2023年上海市重点图书

中国人类遗传资源的共享设计与解决方案

Design & Solutions：
Human Genetic Resources Sharing of China

主　编　金　力

副主编　杨亚军　满秋红

编　委　金　力　杨亚军　满秋红　李　卡
王亚林　蒋跃明　薛江莉　许蜜蝶

复旦大学出版社

主编简介

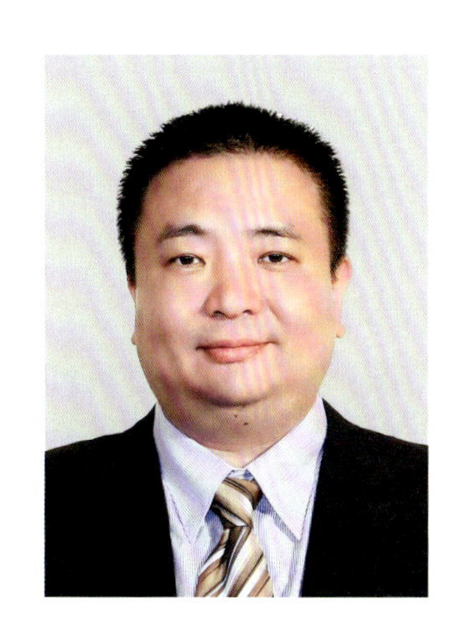

金力　中国科学院院士、复旦大学校长、复旦大学上海医学院院长。德国马普学会外籍会员，先后担任*Phenomics*等10余家国际学术期刊的主编或编委。担任“十二五”国家863计划前沿生物技术主题专家组组长，“十三五”国家精准医学研究重点专项专家组组长，“十四五”国家生物与信息融合重点专项专家组组长。

主要从事人群的遗传结构、人群的起源和迁徙、人类复杂遗传病和计算生物学等方向的研究。迄今，在*Nature*、*Science*、*Cell*等国际重要学术刊物发表论文900余篇，被引60 000多次。

近年来，承担国家重点研发计划、国家科技支撑重点项目、国家自然科学基金委基础科学中心项目和创新研究群体项目、上海市市级科技重大专项等多项研究。

曾获国家自然科学二等奖（2次，第一完成人）、国际人类基因组组织（HUGO）卓越科学成就奖、谈家桢生命科学成就奖、谈家桢生命科学创新奖、何梁何利基金科技进步奖，以及省部级科学技术一等奖等。

副主编简介

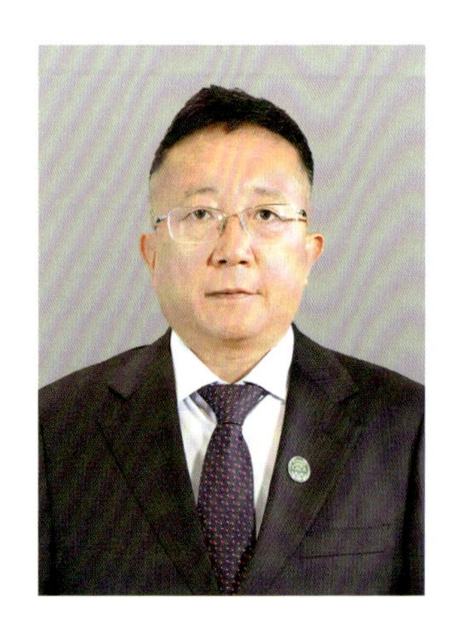

杨亚军 博士，教授。科技部中国人类遗传资源管理专家，全国生物样本标准化技术委员会委员，中国医药生物技术协会组织生物样本库分会副主任委员。担任国家高技术研究发展计划（863计划）“遗传信息的数字化关键技术”项目首席专家，主持完成2项国家自然基金项目，作为骨干成员参与完成973项目、科技支撑项目、国家基础专项等重大项目。

2008年至今，从事中国环境流行病学社区人群队列建设，以及中国少数民族遗传资源调查和遗传多样性研究，并参与建设泰州队列大型生物样本库和复旦大学人类遗传资源共享平台。

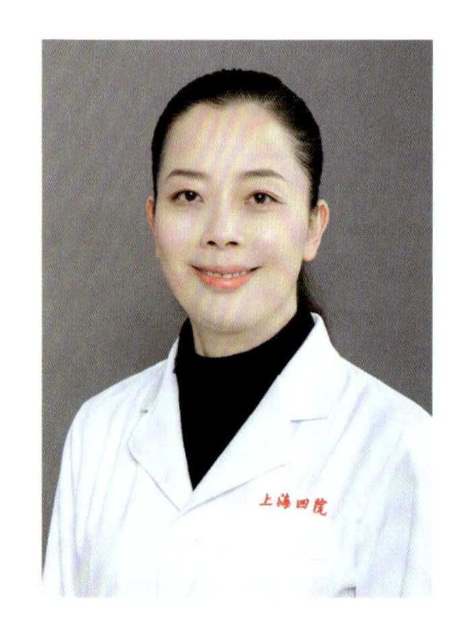

满秋红 主任医师，同济大学附属上海市第四人民医院检验医学科主任。现任国家科技部人类遗传资源管理专家，上海市实验医学研究院分子诊断创新技术研究所副所长，白求恩精神研究学会检验医学分会副会长，全国生物样本标准化技术委员会委员，中国研究型医院学会临床数据与样本资源库专业委员会常务委员，中国医药生物技术协会第六届理事，上海市康复医学会第一届检验与健康专业委员会秘书长等。

主要从事临床检验诊断和临床生物样本库标准体系化建设与管理。主持和参与国家自然科学基金、部委重点项目、上海市专项等课题30余项。参编专著10部，参与国家行业标准制定工作6项，在*Cell Discovery*、*Journal Of Medical*、*Virology Emerging Microbes & Infections*、*Biosens Bioelectron*、*Neurology*等期刊发表多篇论文。

前　言

人类遗传资源是开展生物医药研究和创新的重要基础，是认知和掌握人群健康和疾病规律，推动疾病预防和控制策略开发的重要保障，也是公众健康和生命安全的战略性、公益性、基础性资源。精准医学是实现疾病预防的有效路径，体现了医学科学的发展趋势，也代表了临床实践未来发展方向。开展围绕人类遗传资源的研究是当前精准医学研究的关键途径。

人类遗传资源如同人类的“生命说明书”，是孕育前沿生物科学技术的宝库，具有重大的科学、社会与经济价值，已成为国家重要的战略资源。早在 2009 年，美国《时代》杂志就将生物样本库列为将来改变世界的十大规划之一。欧美国家较早部署收集人类遗传资源样本和信息的研究计划，如英国的英国生物样本库（UK Biobank）、美国的“我们所有人”（All of Us）研究计划等。我国拥有 14 亿人口、56 个民族，其中少数民族人口超过 1 亿人，人类遗传资源极为丰富。这不仅是人类遗传多样性的重要保证，也是研究中华民族起源、基本生命现象、生理和病理机制以及行为的物质基础，更是促进人口健康，维护人口安全，控制重大疾病，推动医药科技创新和增强国家核心竞争力，实现高水平科技自立自强的重要物质基础。精准医学面向世界科技前沿，面向经济主战场，面向国家重大需求，面向人民生命健康，为科技创新和健康产业带来了新的驱动力。因此，基于人类遗传资源开展精准医学的研究，有助于更好地理解人类健康与疾病的本质。

我国在未来巨大的新药开发和医疗保健领域中能否获得自主知识产权，很重要的一个方面是能否有效地收集、保护并开发利用我国宝贵的人类遗传资源。从 2016 年开始，我国正式启动了中国精准医疗计划，积极布局精准医学研究，部署构建了百万人以上的自然人群大型健康队列、重大疾病专病队列和罕见病的临床队列研究等，建设了中国人群全基因组数据库和生物样本库，为精准医疗奠定基础。

人类遗传资源目前呈现以下几个新特征：第一，遗传资源的多维化、深度化、标准化和精密化；第二，除基因组等少数表型外，人体多数表型具有动态变化的属性；第三，遗传资源的信息化、可视化和智能化，此举不仅有利于研究人员进行大规模的科学研究，也有利于将宝贵的生物资源进行统一管理；第四，遗传资源的共享与安全面临新要求，在队列信息数字化资源整合和共享方面，需要更多的经验积累和模式探索。

人类遗传资源的共享是加速生命科学和医学研究进展的重要手段之一。通过共享，不仅可以减少资源浪费，还可以提高研究效率，加快科学发现的进程。通过跨机构的资源共享，不同研究机构可以获得多样化的样本和信息，提高研究结果的可重复性。然而人类遗传资源的共享也面临着一系列挑战，包括数据安全、隐私保护、利益分享等。

2023 年 11 月，英国生物样本库公布了迄今世界上最大的全基因组序列数据集，包含近 50 万人的基因数据。这一举动，使人类遗传资源的共享再次成为行业内讨论的热门话题。目前，全球 80% 以上的人类基因组数据是由英美产生。参与研究的人群样本具有明显的族群偏向性——这也是人类基因组研究中长期存在且至今未能解决的问题。总体来说，我国队列研究规模和数据积累与欧美国家主导的研究还存在一定差距，其在人类遗传资源方面的超前投入和长期积累导致我们目前能获取的大部分人口医学信息、药物开发的基准多是基于欧美人群遗传资源，中国作为一个多民族、大人口国家，基因组、表型组自有其独特性，不可能长期依赖于欧美人群遗传资源来开展我们自己的人口健康事业。国际上在基因资源用于医学诊断、药物开发、治疗、预防等领域的竞争进入新的阶段，对我国人口健康、卫生保健和生物医药产业的发展形成严峻挑战。我国人口基数大，民族多样性丰富，地区差异明显，疾病谱复杂，具有开展大规模人群队列研究的独特优势。近年，我国也加大了对大型队列研究的重视力度，以中国慢性病前瞻性队列、泰州队列、中国健康与养老追踪队列(CHARLS)、心血管病高危人群早期筛查与综合干预队列等为代表的大规模人群队列研究项目均取得了重要进展，这为制定符合我国国情的疾病防控对策提供了新思路与科学依据，也为全球队列研究提供了“中国样本”。

在国家的支持下，复旦大学在人类遗传资源库的建设方面做了一些探索。早在 2007 年，复旦大学便启动了以泰州市 500 万居民为框架人群建设而成的大型自然人群队列及人类遗传资源库，是中国百万人群队列计划的主要组成部分，旨在研究遗传因素、环境因素及其交互作用与重大慢性疾病的关系，目前已拥有 20 万人的多次随访采集的生物样本及相关信息，作为我国最大的单一地区人类遗传资源库，累积 PB(千万亿字节)量级的表型组资源，是国际领先的高质量、高标准的人类遗传资源库。近年来，复旦大学联合我国 26 家科研单位自主发起中国人群泛基因组计划(CPC)，并发表了首个高质量中国人群专属泛基因组参考图谱——这也是世界现有的两张人类泛基因组图谱之一。该图谱对形成我国自主可控的人类基因组资源与核心技术发挥重要作用，实现了我国在人类基因组学研究领域的国际地位从跟跑到领跑的飞跃，同时为“健康中国”“精准医学”等重大国家战略提供了科学支撑。上述工作也从遗传学角度求证中华文明的发展与延续，对于筑牢中华民族共同体意识具有重要的社会意义和价值。

随着队列研究和基因组等前沿技术的发展，当前学界从多学科多中心协作、标准体系统一、生物样本数据共享等方向，针对人类遗传资源的使用提出了新的需求，只有将人类遗传资源妥善保护和共享利用有效结合起来，才能成为国家真正的战略资源。在人类遗传资源库建设的过程中，我们对于人类遗传资源的共享进行了深入的思考和实践，努力为我国人类遗传资源的共享寻找一些解决方案。

本书成稿于五年前，经过五年的快速发展，我国人类遗传资源库的建设取得了显著成就。据估计，全国已经建立的大型生物样本库超过千家。总体来看，我国人类遗传资源保藏活动正在向标准化、信息化发展，然而也存在着量大面宽、利用率低下、缺乏有效共享等弊端，严重制约了我国生物医学领域科研成果的转化和应用。人类遗传资源共享是盘活我国生物样本库存量、提高我国人类遗传资源使用效率的最有效途径。近年来，国家通过基础条件平台建设推动人类遗传资源的共享，但是人类遗传资源共享领域的问题仍然十分突出，特别是存在着严重的重复建设问题，所形成的资源不能为全社会所共享，资源利用效率低、资源浪费与闲置现象仍然十分严重，长此以往会影响我国在生命科学和医学研究领域的国际竞争力。因此，破解当前我国人类遗传资源共享难问题的需要越来越迫切。

本书共有九章。第一章“概述”，人类遗传资源共享的起点就是建设各种类型的人类遗传资源库，对人类遗传资源、人类生物样本、生物样本库的定义进行概述，帮助读者了解人类遗传资源库与人类生物样本库概念是实质统一的，人类遗传资源基本等同于人类生物样本。人类遗传资源的共享单元是生物样本库，并不是单个的生物样本和信息。第二章“人类遗传资源库发展现状”，欧美国家对于人类遗传资源的保护与开发、共享开始较早，中国虽然起步较晚，却发展迅速，但在人类遗传资源共享方面仍存在较大差距。本章介绍了国内外人类遗传资源库的发展情况，希望读者能够了解推动我国人类遗传资源保护、开发和共享有着非常重要的意义。第三章“人类遗传资源的共享设计”，系统介绍了人类遗传资源库共享的基本理论以及当前我国人类遗传资源共享的研究背景，综述了国内外人类遗传资源库共享的研究现状，借鉴国外典型人类遗传资源库共享的管理经验，总结十多年来我国人类遗传资源库的共享经验，反思我国人类遗传资源共享中存在的困境和亟待解决的问题，分析我国人类遗传资源共享利用的重要性和可行性。第四章“人类遗传资源共享平台的构建”，建立规范、统一、高效的人类遗传资源共享平台是推动我国实现人类遗传资源共享的重要措施。本章介绍国内外人类遗传资源共享平台构建的模式，在此基础上，我们提出了中国人类遗传资源共享平台构建的主体思路以及中国人类遗传资源信息化共享平台管理模式和方案，探究了我国人类遗传资源创新合作与共享机制。第五章“我国人类遗传资源共享使用的法律法规和伦理准备”，人类遗传资源共享一方面有利于促进科学研究的发展，另一方面，也会引起社会对人类遗传资源的隐私保密、基因歧视及滥用基因数据等潜在问题的担忧。本章介绍了人类遗传资源共享相关的伦理问题，国内外人类遗传资源相关的法律法规和伦理建设情况，针对我国人类遗传资源管理条例和伦理审查办法进行解读，最后重点介绍我国人类遗传资源共享伦理规范建设。第六章“中国人类遗传资源共享平台规划实施方案”，本章参考国际上大型人类遗传资源样本库的遗传资源共享模式，结合我国实际发展情况，研究建立统一的国家遗传资源共享平台，并设计了较为全面、规范的共享流程。样本信息管理是遗传资源共享平台运作的基础和核心，因此本章还介绍了遗传资源共享平台样本信息管理模块的设计与实现。信用机制是维持共享活动进行、保障双方权益的核心机制，本章在现有电子商务信用机制的基础上，针对遗传资源共享的特点和具体问题提出与共享平台相匹配的信用机制。一个基础良好的平台软硬件系统、功能模块、易于操作的界面是遗传资源共享平台日常运营良好的基本条件。本章从投资建设主体、系统架构、流程设计介绍了遗传资源共享平台构建，对共享平台模块进行了功能点分析，并介绍了遗传资源平台实施的技术方案。重建设轻运营是长期困扰我国许多公共建设项目的顽疾。最后，本章针对遗传资源共享平台的运营与推广进行了系统的思考。第七章“中国人类遗传资源共享平台信息系统的架构和功能要素”分享了我们对于我国人类遗传资源共享信息平台的主体要素、主要参与方职责、业务流程、服务功能、信息架构、编码要求以及汇交信息最小数据集的沟通与实践。第八章“中国人类遗传资源共享平台的长效运行管理机制”介绍了我国人类遗传资源共享平台管理模式、准入机制、监督机制、内部共享和外部共享机制、产学研合作模式等方面。第九章“现阶段人类遗传管理新进展”介绍了五年来主要介绍了我国在人类遗传资源管理制度体系建设和行政管理以及人类遗传资源生物安全和保护等方面的新进展。

我们相信未来不同的人类遗传资源库之间、研究者之间共享人类遗传资源将成为研究界的常态。如何打造人类遗传资源基础信息利用、保护、共享的国家平台、样本库平台、数据库平台模式将成为需要科学家继续探索的问题。只有对人类遗传资源的保护和开发利用并重，才能抓住时代契机，促进我国生物医学研究的国际化发展，实现健康中国伟大蓝图。希望本书能为人类遗传资源库建设的参与者和利益相关方提供一些参考和启发，共同推动我国人类遗传资源的共享，助力卫生健康科技创新事业的发展，实现高水平科技自立自强和科技创新，引领行业高质量发展。

本书由在人类遗传资源库管理与共享领域深耕多年的专家团队合力编写，不仅系统阐述了遗传资源库发展现状，共享的理论框架、关键流程和平台架构，而且详细探讨了共享平台的运营管理机制以及相关的法律法规和伦理问题，确保内容的科学性、前瞻性和操作性。针对如何高效、合规地实现遗传资源共享，本书提出了一系列创新思路和实用策略，旨在促进我国在这一领域的健康发展。因此，本书既适合对人类遗传资源管理与利用有兴趣的广大读者群体，相关领域的从业人员、政策制定者、法律工作者、生命伦理学者等，也适合作为生物学、医学等相关专业的教师和学生的参考书籍。

由于我国人类遗传资源管理和建设的飞速发展和我们的知识水平有限，书中难免存在遗漏和不妥之处，敬请读者谅解和不吝指正，以期不断完善和改进。

本书的出版得到了编委和各方同仁的大力支持，在此致以真诚的谢意！同时真诚感谢九十多家人类遗传资源库同行的热心供稿和照片提供！

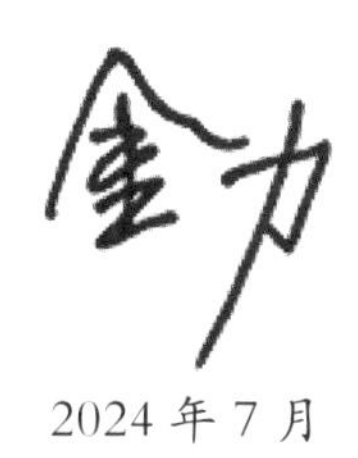

2024 年 7 月

目 录

第一章　概　　述

第一节　人类遗传资源

联合国环境规划署（UNEP）将自然资源定义为，在一定时间和一定条件下，能产生经济效益，以提高人类当前和未来福利的生活和生产的物质。资源可分为自然资源与经济资源。自然资源是指自然界赋予或前人留下的，可直接或间接用于满足人类需要的所有有形之物与无形之物。能满足人类需要的整个自然界都是自然资源，包括空气、水、土地、森林、草原、野生生物、各种矿物和能源等。自然资源是动态的，能够为人类提供生存、发展和享受的物质与空间，是人类生存和发展的物质基础和社会物质财富的源泉，是可持续发展的重要依据之一。对自然资源，可分类如下：生物资源，农业资源，森林资源，国土资源，矿产资源，海洋资源，气候气象，水资源等。任何生物，例如植物、动物、微生物都是自然资源，当然，作为生态链中重要一环的人类自身，也是重要的资源。

遗传资源是指取自人体、动物、植物或者微生物等的含有遗传功能单位，并具有实际或者潜在价值的材料。人类遗传资源作为一种特殊资源，具有重要的研究开发价值。

遗传学的快速发展，使得所有生物样本的资源特性出现了极大的扩展，基因技术的飞速发展已赋予人类遗传资源新的内涵，世界各国对相关基因资源的争夺更加激烈。“任何一个与重要经济价值有关的基因被别国以自主知识产权的专利形式占有，那么该资源的拥有国在此领域所享有的经济利益权利将被长久剥夺。”植物学家、中科院院士洪德元说。植物如此，动物如此，人类遗传资源更是如此。因此，在生物技术这一快速发展的领域，一场看不见硝烟的“基因资源争夺战”悄然展开。1996 年 7 月，《科学》杂志称，国外某大学要在中国开展遗传疾病研究合作，会应用我国人类遗传资源样本。而且，该报道称由国外某制药公司支持的多个项目已在进行中，包括对 600 万中国人进行哮喘基因筛选。这引起我国遗传学奠基人、复旦大学教授谈家桢先生的警觉。“如果中国没能拿到自己的基因专利，那么，在下一个世纪中，我国的生物工程产业，特别是医药行业，很有可能会像当年的北洋水师一样全军覆没。”他在 1997 年给中央领导人的一封信中这样写道。谈家桢先生认为，我国人类遗传资源最有效的保护是加快遗传资源的开发利用。

谈家桢先生的信得到了中央的重视，时任中共中央总书记的江泽民同志批示，科技部会同卫生部积极采取了对应措施。1998 年，为了有效保护和合理利用我国人类遗传资源，在广泛征求专家和有关部门意见的基础上，我国制定了《人类遗传资源管理暂行办法》，科技部成立了专门的部门，以制止任何类型的人类遗传资源买卖与违反公平公正共享原则的不公正国际“合作”，我国人类遗传资源管理从此迈入了制度化轨道。同年，我国随即启动了中国人类基因组计划，中国的基因组研究迈出关键一步，国家人类基因组北方中心和南方中心正式成立，成为我国基因组研究开发领域重要基地。中国人类基因组计划的启动，使我国成为国际人类基因组计划中唯一的发展中国家；同时，面向国际前沿和国家需求，我国还启动了全国人类疾病遗传资源收集网络等研究。

基于人类基因组的共性和个性，人类遗传资源的研究可以在不同的层面上展开。我国作为人口众多的多民族国家，拥有丰富的人类遗传资源。人类遗传资源就如同人类的“生命说明书”，是孕育尖端生物科学技术的宝库，是认知和掌握疾病发生、发展的基础资料，也是推动疾病预防干预策略的开发、促进人口健康的重要保障，这些均已成为国家重要的战略资源。研究表明，人与人之间在基因组上的差异非常小，相似程度高达 99.9%，然而，正是这 0.1%的不同，加之环境因素的影响，导致我们在个性特征、疾病易感性等方面都存在差异，也导致各种出生缺陷和疾病的发生。

人类遗传资源管理是伴随生物技术发展而出现的新生事物，需要在发展过程不断探索和规范。随着基因组研究和测序技术的飞速发展，当前关于人类遗传资源的内涵和外延已发生变化。“人类遗传资源有两个属性——物质属性和信息属性”，金力院士曾经说过，“它不仅包括传统的人体组织、细胞、DNA 等实体样本，也包括人类基因序列数据等遗传信息。”

根据 2019 年国务院颁布并实施的《中华人民共和国人类遗传资源管理条例》的解释，人类遗传资源是指与人体相关的一切遗传材料及信息资料，主要包括人体的器官、组织、细胞、血液、基因组、基因、重组体等及其制备物。人类遗传资源分为一般人类遗传资源和特殊人类遗传资源。特殊人类遗传资源包括单基因和遗传度较大的大家系、大样本、具有明显地方性高发特征疾病的大样本病例-对照的遗传资源。一般人类遗传资源是指除特殊人类遗传资源外的人类遗传资源，包括个体提供的用于临床医疗的遗传材料等。

至今，对于人类遗传资源的普遍共识是，它不仅包括具有遗传功能的基因组，还包含遗传资源的数据信息等。具体可以分为以下 4 个方面：①来自人类个体的遗传材料，即通常所说的实体遗传资源，如血液、血浆、血清、组织、细胞等，还包括病理组织切片、石蜡包块等；②遗传附属物，如采自于人体的毛发、唾液、尿液、粪便等；③遗传衍生物，如包含人类基因组、DNA 片段的质粒、DNA 文库以及永生细胞系等；④与人类遗传资源相关的信息数据，包括基因组、表观组、转录组、蛋白质组、代谢组、微生物组、环境暴露组，职业/营养/环境/教育等相关信息。

海量的人类遗传资源数据和人类疾病诊疗信息属于大数据研究的内容，而大数据是一次历史性的机遇，是先进生产力的重要基础，所以这方面内容发展变化日新月异，主要包含以下 3 个方面：①检测数据，例如基因组测序数据，基因组拷贝变异数据、基因甲基化检测数据、GWAS 数据、基因表达谱、蛋白质组、磷酸化蛋白质组数据等；②人类表型数据，例如重要疾病和重要生理功能相关的表型数据，以及个体特异性与群体特异性表型的描述性数据信息等；③医疗数据，例如个人和社区人群诊疗信息，电子病历信息，重要疾病遗传资源图像，例如大脑磁共振图像等。

其中，现阶段遗传资源管理部门监管的数据主要是指基因数据，如全基因组测序、外显子组测序、目标区域测序、人线粒体测序、全基因组甲基化测序、lncRNA 测序、转录组测序、单细胞转录组测序、smallRNA 测序等。

第二节 人类生物样本

《中国医药生物技术协会生物样本库标准(试行)》对人类生物样本的定义为“任何包含人体生物信息的生物物质，包括人体组织、血液、分泌物、排泄物及其衍生物”。对人类生物样本(biospecimen)的定义是:“一些组织、血液、尿液或其他生物衍生材料可用于诊断和分析。标本是指一次活检组织样本可能产生包括多个蜡块或冷冻标本等几种类型的标本。样品主要是指包括一切从亚细胞结构(DNA)到细胞、组织(骨骼、肌肉、结缔组织和皮肤)、器官(例如肝、心、肾、膀胱)、血液、配子(精子和卵子)、胚胎、胎儿组织、尿液、粪便和其他(汗、头发、指甲、脱落的上皮细胞、胎盘)。”

标准化生物样本既是基因组、功能基因组等科学研究、临床研究的基础和源头，又是实现分子诊断标志物及药物靶点的大样本验证、快速实现转化与个性化精准诊疗的基石与核心关键环节。中国生物样本资源极其丰富且具有民族多样性。近十余年来，生物样本库备受政府部门、研究机构、临床单位和生物医药企业界的高度重视，呈现良好的发展势头。2009 年，《时代周刊》更是将生物样本库列为“改变世界十大规划”之一。自 2016 年以来，生物样本库及相关疾病队列建设成为精准医学重点研发计划的重中之重。生物样本库能为研究医疗产品提供可靠的生物样本。根据收集的生物样本的不同，可将其分为两类：一是基于人群研究的人口生物样本库；二是面向疾病研究的临床疾病生物样本库。

第三节 生物样本库

一、生物样本库的定义和范畴

提到生物样本库，人们脑海中会浮现出冰箱中装满冷冻组织样本和血液，或是病理部门在收集石蜡切片的场景。一般来说，生物样本库起源于 100 多年前的病理样本收集，之后科学研究也开始越来越依赖样本，样本库应运而生。美国武装部队病理研究所(AFIP)是最大最久远的生物样本库之一，在美国内战时期开始建立，之后几十年，很多机构也相继成立各自的样本库，同时进行样本收集和医学研究。近 30 年来，生物样本越来越普遍地应用于临床研究、流行病学研究、生物标志物的发现等。目前，个性化医疗(精准医疗)研究中应用的生物样本种类已扩展到各种组织、体液和细胞，同时其采集和处理的方式也是多种多样的。在有关生物样本库涉及的问题越来越复杂后，人们认识到需要发展一门专门的生物样本学科。

生物样本库又称生物银行(Biobank)或生物样本资源库,是指标准化收集、处理、储存和应用健康和疾病生物体的生物大分子、细胞、体液、组织和器官等样本,以及与这些生物样本相关的临床、病理、治疗、随访、知情同意(informed consent)等资料及其质量控制、信息管理的应用系统,是融合生物样本实体、生物信息以及样本表型数据和样本研究信息的综合资源库。

根据经济合作与发展组织(Organization for Economic Cooperation and Development, OECD)的定义,生物样本库是一种集中保存各种人类生物材料,用于疾病的临床治疗和生命科学研究的生物应用系统。该系统既包括来自人体的生物标本实物(如血液、尿液、组织、DNA、细胞等),也包括标本试验和分析过程中产生的试验数据以及与标本有关的信息(如人口统计学信息、临床诊疗信息、生活方式、环境信息等)。美国国立癌症研究所(NCI)将生物样本库定义为用于研究的人类生物样本、相关数据、数据储存的实体及相关流程和政策的集合。根据《中国医药生物技术协会生物样本库标准(试行)》的定义,生物样本库是以标准化的方式收集、存储和处理离体人类生物样本,是为人类健康、疾病诊断和药物研发等生物医学研究提供资源的系统。

生物样本库的定义表明生物样本库不仅仅是保存生物样本,同时还担负着样本相关联的数据收集、存储,还有相关流程和政策。生物样本和生物样本库定义的最终目的是将样本转化为具有丰富信息的"标准样本",而不仅仅是人体细胞、组织、器官的单纯存储。

二、生物样本库数据的定义

生物样本库中的丰富信息,即称为生物样本库数据。生物样本库的数据类型非常多样,主要是根据生物样本库的类型或者说所要研究的内容来确定需要收集的数据种类和条目,同时,还要参考科技最新发展水平,与时俱进地增加数据的种类以及相关的质控方法,从而使建立的生物样本库更完善和全面。根据不同研究目的和研究内容,不同生物样本库的数据类型存在很大差异。例如研究脑胶质瘤的生物样本库和研究脑科学认知功能的样本库,数据的确定和收集较之单一的基因组研究复杂。

用表型组研究来说明数据的收集,其复杂程度远高于基因组。体质人类学表型特征是指人的外在或内部、生理或病理生物学的性状,主要包括头面部和体部的观察与测量性状,以及人体功能类、生理生化类、疾病相关类、语音类等表型特征,全面系统地刻画人类个体和群体的体质人类学表型特征,是人类了解自我的重要基础。系统地研究人类所有表型特征的集合,即表型组,可以更全面有效地理解遗传、环境等内在及外部因素对人体生理和病理性状等各类表型特征的影响,具有重大的科学意义和广泛的应用价值。因此,进行中国人群体质人类学表型特征的综合调查,有助于全面了解和刻画中国各民族人体的体质特征和差异,从而可精细绘制出中华民族体质人类学表型特征图谱。

体质人类学表型特征的调查内容主要包括描述性、测量性、检测性指标等。描述性指标主要是根据一定的标准对人体进行表型特征的观察,如头发的形状、硬度和颜色;皮肤的颜色,虹膜的色彩;鼻根、鼻梁、鼻尖、鼻基底及鼻翼的外观特征,颧骨突出的程度和面部扁平的程度等。测量性指标则是应用某些仪器对人体各部位的尺寸和角度进行测量，如头的长度、宽度和高度；面的宽度和高度；眼、鼻、耳的长度和宽度，以及身高，体重，臂、腿及其他各部分的长度等。检测性指标是利用一些仪器设备，通过检验人体的血液、尿液、粪便等物质，检测人体的肝功能、肾功能、基础代谢、营养状况等生理、生化和遗传学指标。另外，还有应用一些专门仪器设备，检测握力、听力、视力、肺活量等人体的功能性性状，利用语音学的发音等辅助手段，收集和检测各人群或民族的语言声调、音系、字音等语音学特点等。

三、生物样本库分类

生物样本库按照保存内容的性质，分为只保存数据的干库和只保存样本的湿库。事实上，绝大多数样本库是具有样本+ 数据的综合体。从样本的简单分类上，人类生物样本库分为健康人群库，例如健康队列、双生子队列，以及疾病人群库，如各种单病种队列。从建设单位上，分为科研院所库、医院库、第三方储存库。

四、生物样本库的功能

生物样本库的资源，对于了解疾病的分子机制和遗传研究起着非常重要的作用，同样重要的是，它们对于医药研发也有重大意义。据估算，2015 年之前，生物样本库市场每年以 30%的速度增长。2015 年达到了 1 830 亿美元市场规模。

生物样本库有助于大规模的药物研发，尤其是在由遗传与环境引起的疾病方面的药物研发。生物样本库能提供大量样本，可供疾病致病基因的相关研究，也可以用于 GWAS 的研究。所有的生物样本库可以提供大数量的样本及相关数据，供相关研发人员应用，最终为人类身体健康作出贡献。

生物样本库的资源为发展个性化医疗提供了一个很好的工具。人类群体生物资源样本将逐步取代实验动物模型，成为临床基础研究的重要选择。个体化医疗和精准医疗都要求一个精准的生物样本库，包括高质量储存的生物样本和相关数据的支持。未来的医学将根据每个人的基因背景与他的表型和相关环境因素，制订一个适合其自身的医疗保健计划，来代替传统的一些治疗方案。

人类的生物样本资源储存在生物样本库之中，是人类遗传研究的宝贵材料，更重要的是每个样本的相关信息，起到了连接分子信息和临床信息的桥梁作用，储存于生物样本库中的临床信息，能让研究者确定是什么内部的或者外部的因素，影响了疾病的进程和发展，由此，不断地发现疾病相关的生物标志并进行验证。

此外，生物样本库的商业市场将获得快速发展，其发展的驱动力源于个体化医疗和干细胞治疗研究，同时，生物样本相比于动物模型，在临床前的药物研发上具有更大的好处。未来的市场扩张将特别地依赖使用生物样本库而成功地研究其成果。

第四节　实质的统一

人类遗传资源库与人类生物样本库概念是实质的统一。通过比较人类遗传资源的生物样本定义，可以发现人类遗传资源基本等同于人类生物样本。当然，不是所有的生物样本都可以称为遗传资源。我们把人类生物样本中含有基因信息的材料称之为遗传资源。随着生物科技的不断提升发展，尤其是单细胞培养、单细胞测序技术的出现，原先不认为含有遗传物质的材料，例如尿液，一般情况下，是把它作为代谢终产物，自从发现尿液中有脱落上皮细胞，并且通过人工培养，也能够完成基因检测，以此类推，粪便、汗液、乳汁、唾液等，因为可能含有脱落细胞，因此也可以归属为人类遗传资源。

也就是说，人类生物样本库，也可以称之为人类遗传资源库。人类遗传资源不是虚拟的存在，它的具体表现形式就是多种多样的人类生物样本。所以，要保护、共享和利用这些生物样本，必经的路径就是建立人类生物样本库，即人类遗传资源库。人类遗传资源共享的起点就是建设各种类型的人类遗传资源库，即各种类型的人类生物样本库。要特别强调的是，人类遗传资源的共享单元是生物样本库，并不是单个的生物样本和信息。

第二章　人类遗传资源库发展现状

第一节　国外人类遗传资源库发展

近年来，世界各国都认识到建立生物样本库的必要性。美国从 1987 年开始就出现了专门的生物样本库，2009 年美国国家癌症研究所开始筹划建立美国第一个国家级肿瘤生物银行。有科学家认为，该生物样本库建设是美国医学研究领域一个重要里程碑。现如今，美国已拥有至少 179 个生物样本库。美国 RAND 公司的研究报告指出，21 世纪初美国生物银行存贮的人体组织样本数量超过 3 亿份，并以每年 2000 万份的速度增加。2001 年欧洲生物库建立，随后，英国、奥地利、澳大利亚等国家也相继建立了自己的生物样本资源库。截至 2011 年，来自欧洲的统计资料显示已经建立了 250 个大型的生物样本库，其中法国 50 个，德国 28 个、英国 24 个、澳大利亚 6 个、意大利 26 个、西班牙 13 个、土耳其 13 个、匈牙利 20 个、挪威 11 个，瑞士 15 个，荷兰 24 个，匈牙利 20 个；现如今，欧洲国家已拥有超过 400 个生物样本库。

进入 21 世纪以来，随着现代生物技术的快速发展，分子遗传学取得了巨大的发展。国外对于人类遗传资源的保护与开发研究势头强劲，主要呈现两个特点：一是在标准化前提下遗传资源库的大型化。例如，于 1999 年设立的英国生物样本库（UK Biobank），在英国 6 个中心范围内收集超过 50 万样本。二是各个国家内部研究机构和国家之间对遗传资源库的共同建设和共享。典型的实例是欧洲营养与肿瘤调查项目。该项目是在欧洲 10 个国家（丹麦、法国、德国、希腊、意大利、挪威、瑞典、荷兰、西班牙和英国）、23 个中心开展的样本量为 52 万人的遗传资源研究。

一、人类遗传资源库大型化的趋势

在标准化前提下生物样本库的大型化，是全球生物样本库发展的趋势之一，如第三方存储中心——生物银行。20 几年前，冰岛基因解码（deCODE Genetics）公司开创了生物银行的先河，目前，它已经拥有冰岛全国公民的相关数据。英国生物银行登记超过 50 万人的数据，有望成为世界上最大的生物银行。正如英国生物银行首席科学家和执行官罗瑞・考林所说，“生物银行的价值就在于它的庞大和详细，希望科学家能够使用它们。”2012 年举行的美国人类遗传协会

(ASHG)年会上,研究人员整合了他们收藏的加利福尼亚州北部 10 万人的基因和医学数据,并发布了初始研究成果,极大推动了美国规模最大生物银行的建立。

由于大型人类遗传资源库规模较大,花费不菲,故建成数量较少,但它们的建立可成为地区性、国家性和世界性水平的代表。表 2-1 展示了部分以大规模人群为基础的生物样本库在世界范围的分布情况,表 2-2 展示了专门针对疾病研究而建立的疾病人群样本库。存在于冰岛、瑞士、英国、卢森堡和其他欧洲国家的大规模群体型生物样本资源库基本上都是国家建设的,事实上,大多数的群体生物样本库也都是由国家管控的。如美国国立卫生研究院(NIH)是由联邦资金资助的,卢森堡政府提供了 2 亿美元用于卢森堡联合生物样本库(IBBL)的扩展,同样英国生物样本库最初的启动资金 9500 万美元,也是源于英国政府健康部的药物研发机构。国家级别的生物样本库要比其他生物样本库大很多。许多国家包括冰岛、爱沙尼亚、英国、加拿大等都有国家级别的生物样本库,在亚洲地区,韩国、日本、新加坡也都拥有国家级别的生物样本库。国家级别的生物样本库在欧洲建立和发展得非常好,包括爱沙尼亚、英国、瑞典、德国。此外,有些国家正在筹建本国的国家级别的生物样本库,如澳大利亚的家庭健康研究中心、中国的百万人群队列建设等。

表 2-1　以大规模人群为基础的生物样本库在世界上的分布情况

名　　称	国家与地区
泰州生物样本库	中国
英国生物样本库	英国
LifeGene	瑞典
Kaiser Permanente	美国
日本生物样本库	日本
Canadian Partnership for Tomorrow	加拿大
基因解码(deCODE Genetics)	冰岛
爱沙尼亚基因组计划(Estonian Genome Project)	爱沙尼亚
马来西亚人群研究计划(Malaysian Cohort Project)	马来西亚
Genizon Biosciences	加拿大魁北克
苏格兰的一代(Generation Scotland)	英国苏格兰
拉脱维亚人口的基因组研究(Genomic Studies of Latvian Population)	拉脱维亚
Pop-Gen (University Hospital Schleswig-Holstein)	德国
CARTaGENE	加拿大魁北克
NUgene Project	美国
台湾样本库	中国台湾地区
国家公共健康协会(National Public Health Institute)	芬兰
国家健康与医学研究院(INSERM)	法国
Trinity Biobank	爱尔兰
神经肌肉组织与 DNA 样本库	意大利
GenomEUtwin	芬兰
多瑙河生物样本库基地(Danubian Biobank Foundation)	德国
INMEGEN	墨西哥

续表

名　称	国家与地区
KORA-gen	德国
Singapore Tissue Network	新加坡
卢森堡综合生物样本库(Integrated BioBank of Luxembourg)	卢森堡
国家 DNA 样本库	西班牙
澳大利亚西部基因组健康项目(Western Australian Genome Health Project)	澳大利亚

表 2-2　针对疾病研究而建立的疾病人群样本库

名　称	疾　病	国　家
维也纳总医院生物样本库(AKH Biobank)	老化和生活方式疾病	澳大利亚
比利时根特大学医学中心(University Medical Center Gent)	哮喘、过敏	比利时
巴黎内克尔医院——内克尔 DNA 样本库(Hopital Necker Paris-Necker DNA Bank)	罕见疾病	法国
昂热大学医院(University Hospital Angers)	罕见疾病	法国
Tumorothèque Necker-Entants Malades	肿瘤	法国
图宾根大学遗传医学部(University of Tuebingen, Department of Medical Genetics)	神经和精神疾病	德国
德国功能型痴呆网(German Dementia Competence Network)	认知功能障碍	德国
匈牙利生物样本库	癌症、风湿性关节炎、哮喘	匈牙利
国家环境健康研究所	神经与线粒体疾病	匈牙利
米兰大学血管疾病血管 c/o 研究中心(VAS c/o Research Centre of Vascular Diseases, University of Milan)	血管疾病	意大利
Fondazione I.R.C.C.S. Istituto Neurologico C. Besta	神经肌肉疾病	意大利
格丹斯克医科大学冷冻组织与基因样本库(Bank of Frozen Tissues and Genetic Specimen, Medical University of Gdansk)	癌症	波兰
丰登医院临床研究所(Fundeni Clinical Institute)	结直肠癌	罗马尼亚
Fundación Istituto Valenciano de Oncología	癌症	西班牙
CLB/阿姆斯特丹医疗中心(CLB/Amsterdam Medical Center)	艾滋病	荷兰
莱顿大学医学中心(Leiden University Medical Center)	偏头疼、头痛	荷兰
OnCore UK	癌症	英国

2012 年，日本厚生劳动省计划在 10 年内采集并分析 50 万人的血样和 DNA 并用于构建对患者血样和信息进行统一管理及研究的生物样本库，除了供 6 家机构用于疾病与基因间关系的研究之外，还将允许制药公司和其他研究机构使用，以促进新药和新医疗方法的开发。2012 年 3 月，世界最大的生物样本库，存储样本总数超过 5 000 万份的“英国生物样本库”在英国正式开放。同时，存储量为 600 万份的生物样本库也在哥本哈根落成。这两个举世瞩目的事件，将全球生物样本库的发展推向了一个全新的阶段。

首先，建设一个生物样本库需要相当大的投资；其次，维持生物样本库长期运行需要更大的资金投入，能否长期获得资助更是至关重要。在国外，生物样本库在长期运行机制上通常采用国家投资和商业服务相结合的途径。

二、人类遗传资源库的共同建设和共享机制已经成为趋势

国家内部研究机构的样本库共建与资源共享情况，如美国研究机构内部有几家较大的生物样本库正在建设中，并且各个研究机构也都开展了遗传资源收集合作项目。凯萨医疗机构（KP）的研究部门和来自加州大学旧金山分校（UCSF）的合作者，从加利福尼亚州10万成年人的基因组中收集了几十万个 DNA 标志。同时，还将采集各种各样的匿名数据医疗记录——从用药到脑影像中。这些数据也会向外部研究人员共享开放。科学家相信，这里将是储备丰富的数据库，希望能够广泛地应用起来。

国家与国家之间生物样本库资源的共享情况，如欧洲国家之间人类遗传资源库的共享，较早期的欧洲前瞻性营养与肿瘤调查，以及近几年发展建设的泛欧洲生物体样本库与分子生物资源研究平台（Biobanking and Biomolecular Resources Research Infrastructure，BBMRI）。欧洲前瞻性营养与肿瘤调查是在欧洲 10 个国家 23 个中心开展的样本量为 52 万人的遗传资源研究，这项调查研究实现了国家与国家之间对样本资源的一种跨越性的共享。生物体样本库与分子生物资源研究平台致力于协调生命科学研究开发相关生物样本资源的获取，来促进欧洲国家范围内对疾病的预防、诊断和治疗，提升人们的健康水平。来自欧洲 24 个国家超过 200 个机构加入了这一平台，有超过 1 000 万例样本的资源。

在人类遗传资源共享方面，由于不同国家法律、伦理、文化建设等各个方面存在差异，共享资源机制的建设已成为生物样本库建设发展的难题。同时，随着经济社会的发展、知识产权意识的加强，将会产生更多的问题。美国学者对医学研究者围绕生物样本库共享问题开展的调查表明，阻碍生物样本库共享的主要原因是生物样本的相关性数据缺乏和临床生物样本注释不全，缺乏足量多样化生物样本和资源，因此研究者不愿意共享。

生物样本资源库建设、发展和共享的基石是建立完善的生物样本资源质量管理体系，具体建设的标准可参照国内国际相关标准、指南和文献。生物样本资源能否高效合理配置应用，依赖于高质量生物样本信息资源管理体系的建设。生物样本资源的采集，除了可以为已立项的研究项目提供资源，更多的应是为后续加入进来的研究者提供所需的生物样本资源。研究者以往放弃一些研究，重要原因之一是没有获得满足其研究需求的合适的生物样本资源。生物样本库有了高质量的生物样本资源，还需要把这个信息传递给研究者，让研究者挑选。如何做到这一点，建立一个安全开放共享的高质量生物样本信息资源管理系统已经成为必然。研究者通过授权进入平台在线查询系统，即可找到感兴趣的样本资源，开展项目研究与申报、寻求国内、国际重大项目合作等，在提升样本库建设和单位自身的研究水平的同时，扩大了对外交流合作；在充分发挥生物样本资源平台的良好社会效益的同时，实现生物样本资源的价值转换，把资源平台真正打造成为提升整体医疗和科研水平、引进项目与人才的亮点工程。

第二节　我国人类遗传资源库发展历程

一、我国人类遗传资源库发展的阶段

一个理想的生物样本库，应该是捐献者或注册者们充分了解并信任生物样本库，非常乐意贡献自己的生物样本和数据用于相关研究；研究者们可以无障碍地充分利用生物样本和数据，开展相关研究。加拿大学者根据生物样本库的发展进程将生物样本库的发展分为 3 个阶段：第一阶段是以数量为主；第二阶段是以质量为主；第三阶段以可持续性发展为主。在可持续发展阶段，不但要充分整合和共享生物样本库已有资源，还应重点关注生物样本库的三大利益相关者，即捐献者或注册者、投资者、研究需求者的需求。值得说明的是，以上 3 个阶段并没有严格的界限，在很长时间内是共存发展的。

中国生物样本库在近 10 年的快速发展历程中，也快速经历了这 3 个时期。如果把生物样本库建设的质量、信息、应用 3 个重要元素作为我国生物样本库建设的核心要素，此阶段的建设应为我国生物样本库发展的第一个阶段。目前，中国生物样本库的发展建设应该处于第二个阶段。第二个阶段的特征应由 3 个重要元素构成：一是以构建临床研究资源或科研服务平台为导向，开展基于资源内容与特征研究的生物样本库的建立，如 2016 年国家精准医学研究指南中强调的建立大型健康队列和重大疾病专病队列，构建多层次精准医学知识库体系和生物医学大数据的共享平台。二是以构建应用研究资源策略性方法为需求的生物样本库的建设，即在构建生物样本库资源之前，就要有科研方向的设计，而设计往往决定了生物样本库资源的应用价值。其中策略性方法构建资源的要素主要有以下几个方面：①应用于病因学研究的资源，重在确定生物样本采集的时间节点；②应用于临床诊疗研究，重在区分疾病与对照，以及疗效分析与评估的可行性；③应用于干预治疗的研究资源的建设，重在时间、分析与评估方法；④应用于转化应用，重在资源构建方法的可推广性。三是指导资源构建和应用。资源与平台构建与管理包括多方面因素，其中智能化生物样本库建设是生物样本库发展的趋势和终极目标。智能化生物样本库是将生物样本的生物特征，和相关临床信息的有机结合与分析，加强整合分析能力，以利于快速发现生物标志物，促进医学科研的决策力，这就是生物样本库的智能化的发展与应用目标。

二、注重遗传资源信息建设势在必行

当前，各机构生物样本库建设注重实体样本的收集和保藏，忽略了数据资源信息的系统收集，而且数据资源存在流失情况。政府有关部门，应尽快从国家层面建立人类遗传资源信息中心，以整合国内相关的数据信息，打造规范化、标准化的人类遗传信息数据分析平台，将产生的数据信息保存在国家的生物信息中心平台；与此同时，为防止基因数据非法出境，应加强信息数据的存储管理，开发信息安全等相关的核心技术。

2016—2018 年 3 年间国家科技部批准了 101 项生物样本库建设项目。根据统计分析可知，北京、上海、广东三地获批生物样本库数量排名前三，分别为 32 项、17 项和 10 项；3 个地区获批数量分别占总获批数量的 31.7%、16.8%和 10%。综上所述，从地区和科研系统分布特征来看，我国生物样本库分布极其不均，东部经济发达地区和科研实力强劲单位获批生物样本库数量较多，而中西部欠发达地区获批生物样本库数量较少，全国缺乏统一的协调和规划。医院获批数量最多(82 项)，占全国生物样本库总获批数量的 81%；其次为大学，占比 8%；科研机构占比为 6%；公益性事业单位占比为 3%；企业占比最低，仅为 2%。其中，承建生物样本库的 3 家公益性事业单位，分别为西藏自治区疾病预防控制中心、河北省计划生育科学技术研究院和国家心血管病中心；两家企业分别为深圳华大生命科学研究院(承建深圳国家基因库生物样本库)和河南省华隆生物技术有限公司(承建河南省华隆人类干细胞资源库)。总体来看，各类医院、大学、科研院所成为我国建设生物样本库的主力军，社会力量如企业等占比较少。这也表明，目前我国生物样本库建设主要以政府或研究所等投入为主，社会资金投入样本库建设项目较少(仅为 2%)，这种建设的格局不利于促进我国生物样本库在生物医药产业发展中的引领和带动作用，也不利于样本库自身的可持续发展和被合理利用。

三、我国人类遗传资源的保护情况

1994 年，中国人类基因组项目的第一课题——中国不同民族基因组的保存及遗传多样性研究，在国家自然科学基金重大项目和国家科技部支持下正式启动，至今，基因组已建立了 58 个民族群体(含民族支系)的 3 119 株永生细胞株，并保存了 6 010 份 DNA 样本。

20 世纪 90 年代以来，国家对我国人类遗传资源保护和利用愈加重视，各部委、省科技计划、国家高技术研究发展计划“863 计划”等对我国人类遗传资源建设开展了多渠道的支持。2003 年 7 月 23 日，国家科技部在北京正式启动了国家科技基础条件平台建设。中国人类遗传资源平台(National Infrastructure of Chinese Genetic Resources, NICGR)作为国家自然科技资源共享平台的重要组成部分开始启动建设。目前，我国已完成标准化的人类遗传资源库建设，主要包括肿瘤疾病人类遗传资源库、心血管疾病人类遗传资源库、传染性疾病人类遗传资源库、单基因遗传病资源库、先天性疾病人类遗传资源库、空间诱变细胞资源库以及少数民族人类遗传资源库。原教育部科技司负责的教育部科技基础资源数据平台也初步建成，采用超级计算机和网络技术对人类遗传资源进行数字化储藏、分析、管理应用。这些平台包括人类遗传基因信息数据整合及共享信息平台、中国人类遗传相关疾病资源库共享信息平台、中国妇女儿童疾病监控系统及实物资源平台、中华民族群体遗传资源数据整合共享平台等。2007 年，在教育部的主持下，四川大学、中南大学、西安交通大学对原有的 3 个平台又进行了重新组合和合并，组建成新的“中华民族健康与疾病遗传资源共享平台”。此外，教育部、科技部、“863 计划”还资助建设了“东北地区常见重大疾病与人群遗传资源库的建立”项目；中国科学院上海生命科学研究院承担的“中国人群遗传多样性数据库的建立”项目；国家人口计生委科学技术研究所承担的 2004 年度“人类遗传资源整合与共享试点研究”项目。建立了区域性人类遗传资源数据共享平台，如“中国东北地区群体遗传资源数据共享平台”“东北地区汉族及少数民族资源库的建立与应用研究”等。

从2016年开始，我国正式启动了中国精准医疗计划，旨在累积中国人群基线数据、疾病谱调查资料。由此筹建中国人群全基因组数据库和生物样本库，为精准医疗奠定基础。到2030年前，我国将在精准医疗领域投入600亿元，其中，中央财政支出200亿元，企业和地方财政配套400亿元，正式成为“十三五”国家科技发展战略规划，进行产业化集群式发展。为了满足科学家对科研资源的需求，大规模生物样本库已经成为生物科学研究必备的基础平台。“十三五”期间，科技部先后发布多个重点专项申报指南，旨在加强人类遗传资源基础设施建设，推动我国人类遗传资源采集、收集等工作，整合已有人类遗传资源及数据，建设大型人类遗传资源样本库和数据库，构建总量超过百万人级自然人群国家大型健康队列和特定疾病队列。在精准医学研究指南中，国家将区域自然人群队列作为国家生物医学研究的重要支撑平台。基于队列建设的特点，需要大量人群长时间地追踪研究，所以不可避免地要建设人类生物样本库。

精准医学开展研究最终目标是走上临床应用实践，形成重大疾病的风险评估、预测预警、早期筛查、分型分类、个体化治疗、疗效和安全性预测及监控等精准防治决策系统，形成可用于精准医学全过程的大数据参考、分析判断、快速计算和精准决策的系列分类应用平台，建设中国人群典型疾病精准医学临床方案的示范、应用和推广体系。

2016年科技部发布“精准医学研究”重点专项项目指南，以我国常见高发、危害重大的疾病及若干流行率相对较高的罕见病为切入点，构建百万级自然人群国家大型健康队列和重大疾病专病队列。同时，各省市级、医院、企业积极响应并做出相应布局，如江苏省启动“百万人群基因组测序计划”，中科院启动“中国人群精准医学研究计划”，复旦大学附属儿科医院发起“中国新生儿基因组计划”，上海交通大学医学院附属新华医院启动“千天计划”，华大基因启动大型基因组测序项目等。

2017年启动的精准医学专项项目有：华东区域自然人群队列研究；华南区域自然人群慢性病前瞻性队列研究；西北区域自然人群队列研究；西南区域自然人群队列研究；东北区域自然人群队列研究；中国人群多组学参比数据库与分析系统建设；中国常见风湿免疫病临床队列及预后研究；神经系统疾病专病队列研究；中国精神障碍队列研究；肺癌专病队列研究；前列腺癌专病队列研究；肝癌、肝病临床和社区人群大型队列研究；结直肠癌专病队列研究；规范化大型胃癌队列的建立及其可用性研究；中国重大疾病与罕见病临床与生命组学数据库等。

另外，我国人类遗传资源信息化建设虽与国外相比较为落后，但也正在快速进步。我国研发的核酸序列公共数据库BioSino收集了国内各基因研究中心的核酸序列，包括500多个主要数据库的相关信息。中国科学院遗传所人类基因组研究中心在测序处理及数据库系统方面已开展相关研究。北京大学也建立了PDB数据库中国接点，同时将EMBEL数据库移植到国内，提供数据检索等服务。但这些已建立的信息中心和数据库都比较分散，信息内容都比较单一，互相之间联系不够，并且这些数据库的功能较少，一般仅限于储存资料，而信息交流的网络功能较差，还需进一步发展完善。

四、我国人类遗传资源管理

为有效保护和合理利用我国人类遗传资源，在广泛征求专家和有关部门意见的基础上，1998年6月10日，我国《人类遗传资源管理暂行办法》（以下简称《暂行办法》）诞生，从此开启了用制度保护和利用国家人类遗传资源的时代。同年，国家人类基因组北方中心和南方中心正式成立，中国的基因组研究迈出了关键一步，成为我国基因组研究开发领域的重要基地。此后20年，它形成的保护开发体系对我国生命科学和生物技术的发展产生了深远的影响。在人群遗传结构及特点研究、遗传性疾病和出生缺陷的基因诊断及防治、恶性肿瘤、罕见病的基因诊断和治疗等方面取得了突破性进展。人类遗传学家、中国科学院院士金力在接受《中国科学报》专访时说："中国人类基因组的研究达到了一个高度，它的最大成就是使我国成为国际上基因组数据最大的产出国之一。"

自2006年以来，国家科技部会同卫生部等开展了人类遗传资源管理条例的起草制定工作，《人类遗传资源管理条例（送审稿）》（以下简称《条例》）于2012年10月面向社会公开征求意见。《条例》加强了对收集、保藏和研究利用我国人类遗传资源活动的行为规范和监督管理措施，强调"外方合作单位应当保证在合作期间使中方单位的人员实质性参加研究开发活动"，进一步明确国际合作中的国家利益；同时进一步完善了管理机制，明确细化法律责任。

2015年3月，国务院审改办依据《暂行办法》，同意将行政许可名称由原"涉及人类遗传资源的国际合作项目审批"，变更为"人类遗传资源采集、收集、买卖、出口、出境审批"，进一步强调了对采集和保藏的审批。同年7月，科技部公布《人类遗传资源采集、收集、买卖、出口、出境审批行政许可事项服务指南》，这意味着"实行分级管理、统一审批制度"的监管制度得到进一步规范和完善。2016年，国务院法制办就《条例》再次向社会公开征求意见。送审稿强调，生物安全是国家安全的重要组成部分，加强对人类遗传资源的管理是保障国家安全和种族安全的重要措施。2017年10月底，科技部发布优化审批流程的通知，对为获得上市许可、利用我国人类遗传资源开展临床试验研究的审批程序进行了简化，提高审批效率，促进新药和医疗器械研发；也对研究中合作双方的责任作了进一步明确。

在此过程中，2018年3月，《条例》列入国务院2018年立法工作计划，2019年6月10日，李克强总理签署的国务院令《中华人民共和国人类遗传资源管理条例》公布，我国遗传资源保护将揭开从制度规范到立法的新篇章。中国生物技术发展中心张新民主任表示，国家人类遗传资源管理和保护涉及生命伦理和国家安全，以后应在资源保护管理及开发利用等方面要建立良好、恰当的平衡。

2019年8月30日，国家市场监督管理总局（国家标准化管理委员会）发布2019年第10号中国国家标准公告，批准GB/T 37864－2019《生物样本库质量和能力通用要求》（等同采用ISO 20387：2018）国家标准发布。该标准作为生物样本库领域首个国际标准，对于我国生物样本库学科发展有重大意义，为生物样本库标准化建设奠定了坚实基础，也标志着我国生物样本库行业将进入全面标准化的时代。

第三节　我国人类遗传资源保护、开发和共享的意义

中国拥有世界上最丰富的人类基因资源。我国人口多，民族多，疾病的种类多，疾病谱广泛、复杂，少数民族聚居，而且中国几代同堂的现象非常普遍，这使得家系遗传资源非常纯粹。但由于我国经济发展、地域开放、人群流动、新老代谢等一系列因素的存在，都可能导致遗传隔离群体和资源的逐渐散失、消亡而永久性地不复存在。

我国在未来巨大的新药开发和医疗保健领域中能否获得自主知识产权，很重要的一个方面是能否有效地收集、保护并开发利用我国宝贵的人类遗传资源。

要实现健康中国，首先需要解决的关键问题是必须建立国家级别的样本库并实现样本库共享。人类遗传资源是一种重要战略资源，具有重大的科学、社会与经济价值，对于基础理论探索以及实际应用都发挥着重要作用。我国是一个人口大国，以我国 14 亿多人口为基础的人类资源，不但是保护人类遗传多样性的重要保证，也是研究中华民族起源、基本生命现象、生理和病理机制以及行为的物质基础，更是促进人口健康、维护人口安全、控制重大疾病以及推动医药创新的重要物质基础。同时还是推动重大科技创新和增强国家核心竞争力，创造社会财富，造福人群的物质基础。

一、共享的意义是减少国家不必要的资金重复投入

我国是一个人口大国，不仅占有世界人口总数的 22%，而且是一个多民族国家，除汉族外，还有 55 个已识别的少数民族，拥有 14 亿多的人口的宝贵遗传资源。但据权威部门统计，我国科技成果转化率全国平均水平只有 15%，大量的科技资源更是只为各自的拥有者服务，共享占比少之又少，大大降低了资源的利用率。所以，国家主管部门积极引导和鼓励遗传资源共享，引导不同主体之间的资源共享，最大限度地发挥遗传资源的效用和效率，为国家避免不必要的资金重复投入。

二、共享可为科学研究提供大量的样本

随着生物样本在科研过程中的地位逐步升高和需求量的不断上升，生物样本的稀缺性也更为凸显。如疾病风险相关基因的研究，要通过大量生物样本研究才能发现，少量生物样本不具有统计学价值。一些罕见疾病或罕见基因型，通常在特定区域内要耗费较长时间才能得到足够量的研究生物样本，这就减缓了疾病研究过程。例如，复旦大学泰州健康科学研究院以泰州地区人群为对象，采集了数十万人口的血样、体液和 DNA 样本，然后每隔 2~3 年对曾经采集生物样本的人群进行回访并重复基线样本采集，力争经过 30 年乃至 50 年的跟踪研究，找出中国人群中脑溢血、心肌梗死、糖尿病等常见慢性病病因的共性因素，推动中国人慢性病预防、诊治水平的提高。

三、共享为生物样本库提供一条商业化产业链

我国生物样本库建设起步虽晚，但发展迅速。1994 年中国科学院建立了中华民族永生细胞库，随后，山东省脐带血造血干细胞库、北京脐带血造血干细胞库、复旦大学泰州健康科学研究院、SBC 芯超生物银行等专项生物样本资源库也相继建立。各大生物样本库都有了自己的一套采集、处理、保藏、运输样本的技术流程，以及拥有一批具有丰富经验的生物样本库管理人才。但是，由于大多数生物样本库缺乏有效的信息交流途径，生物样本库资源只为各自生物样本库拥有者服务。然而，大多数类型的生物样本是有一定有效储存时间的，储存时间越长，生物样本就越可能失去活性从而丧失研究价值。所以，生物样本库机构可以将过剩的生物样本或暂时用不到的生物样本与其他单位共享，或以其他方式与样本需求者合作以获得本会失去的利益。从而为生物样本库的“入口”与“出口”找到一个长远发展的平衡点，实现其商业化价值产业链。

四、吸引更多志愿者提供自身遗传资源

大多数疾病的研究往往与遗传物质紧密相连，并且疾病的研究是需要庞大的人类遗传资源生物样本经过统计分析后，才能发现某种特定的规律与疾病发生的可能原因。1999 年被提议设立的英国生物样本库在 2007—2010 年 4 年中募集了 50 万人（占英国总人口的 1%），采集了年龄 40～69 岁志愿者的血液样、尿液样以及人类遗传数和生活方式等详细的个人医疗信息，并在未来的 30 年或者更长时间内，对其健康情况进行跟踪研究。研究人员希望收藏的大量信息能够帮助弄清人类基因和环境的相互作用对一些常见疾病，如心脏病、癌症、糖尿病和痴呆等发生的影响，并找出治疗和预防的方法，并且希望在未来，医生能够根据一个人的基因特性，精准定位可能患有某种特定疾病的风险。又如，2002 年，爱沙尼亚政府资助的爱沙尼亚基因组计划期望建立一个关于该国人口基因图谱的详细资料库，来改善国民的生命质量。工作人员通过收集 1 万名 16 岁以上捐赠者血液样本，并主要结合健康调查问卷来收集生物样本资料进行初期试验，用以检测该生物信息库操作系统的安全性、可行性，截至 2013 年收集了 100 万名公民（全国公民的 3/4）的样本。工作人员据此绘制出每个公民的详细基因图谱，然后将其存入生物信息库，并最终将个人的基因档案作为关于未来的健康资料回馈给捐赠者们。由此可见，许多志愿者都愿意参与到各种疾病的调查研究中，志愿者们的遗传资源大大推进了各项疾病的研究进展，加快了生命医学的发展。

五、共享可放大生物样本信息量和利用价值

人类遗传资源共享可最大化地放大资源生物样本的信息量和利用价值，其主要原因是遗传资源生物样本当中包含了大量可利用的信息数据，而一个研究人员或研究机构对一份资源生物样本的价值提取很可能只是单纯的一部分信息。例如，一份血液样本，在某个研究者那里，他只

可能会提取血液样本中的某一成分，只单纯做某一项研究。如果，将这份血液样本共享出来，其他研究人员可能就会利用这份血液样本进行全基因组测序、遗传疾病分析统计等各种研究等。可见，人类遗传资源样本只有通过共享才会将它里面包含的大量有利用价值的信息最大化，为生物研究、临床医疗等行业提供最基础的信息资源。

第四节 中国代表性人类遗传资源保护和样本库建设

一、中国科学院北京基因组研究所

中国科学院北京基因组研究所（以下简称“基因组所”）成立于 2003 年 11 月。2007 年 10 月，基因组所迁至临时所址；2013 年 1 月，迁至中国科学院奥运村科技园区内的永久所址。基因组所成立以来，承担了“863”、“973”、国家自然科学基金重大项目和中科院知识创新工程等多项重大科研任务，取得了令人瞩目的成就，参与完成了国际人类基因组计划、单体型图计划和中科院中国人群精准医学研究计划等一系列重大科学项目，在肿瘤微进化、表观遗传学、精准医学、数据库建设等领域取得了突破性进展。

基因组所不断优化学科布局与运行机制，根据学科发展前沿和国家重大需求组建了“基因组科学与信息”和“精准基因组医学”两个院重点实验室及生命与健康大数据中心（BIGD），搭建一流的基因组测序与分析平台，并形成了精准医学、大数据中心和公共安全三大战略布局。

二、深圳国家基因库

2016 年 9 月，经过 4 年筹建的深圳国家基因库在广东深圳东部大鹏湾畔揭幕，宣告正式运营。这是我国唯一一家获批筹建的国家基因库，是全球继美国国家生物技术信息中心、欧洲生物信息研究所、日本 DNA 数据库之外的世界第四大基因库。深圳国家基因库着眼于为我国生命科学研究和生物产业发展提供基础性和公益性服务平台，储存和管理我国特有的遗传资源、生物信息和基因数据，是维系一个民族生存与发展的命脉，具有国家水平、服务国家战略需求的公益性创新科研和产业基础项目，为存储、管理、利用人类遗传资源，为我国生物技术和生命经济发展提供了支撑。

国家基因库落成、运营，并后来居上，超越了欧美和日本的基因库，成为世界上最大的综合性基因库。与世界其他 3 家基因库相比，深圳国家基因库不仅仅是单一的数据库，而且是国际上现有的各类生物样本库、数据库、生物多样性库、疾病库等的综合升级版。其中最大的不同便是“干湿库相结合”，即综合了“干库”信息数据库和“湿库”生物样本库，而其他 3 家基因库目前以数据库运营为主，没有样品保存功能。

国家基因库是依托华大基因组建、运营，采用基因信息数据库和生物样本资源库相结合的建设模式，主要存储管理我国特有遗传资源、生物信息和基因数据的一个基因库。它主要由“三库两平台”构成，“三库”指的是干库（生物信息数据库），湿库（生物样本资源库）与活库（生物活体库），“两平台”指的是“写平台”，即合成与编辑平台，以及“读平台”，也就是数字化平台。简单来说，这艘中国版“诺亚方舟”，承载着人类及其他生物的遗传样本和密码——基因、蛋白、分子等生物信息数据，储存在超级计算机房里；人体肠道微生物、植物种子等生物资源样本，藏在医疗级“冰箱”里；黑天鹅、梅花鹿、火烈鸟等生物活体，则在园区安家。

作为服务国家战略的科研及产业基础设施，国家基因库的使命，便是基于对生物遗传资源的保藏、开发和利用，为科研与产业的发展架设平台、输送动力。截至目前，国家基因库已开放 40 余个数据库，访问量达到 1.18 亿，有 2 000 万份可溯源生物样本储存能力。它以生物资源为依托，形成资源到科研到产业的全贯穿、全覆盖模式，实现大资源、大数据、大科学、大产业的整合与应用。

国家基因库集生物资源样本库、生物信息数据库和生物资源信息网络为一体。通过建立高水平的生物样本资源库，高效的生物信息数据处理、存储与管理系统以及覆盖广泛的联盟网络，有效保护、合理开发和利用我国生物资源及基因数据资源，充分调动、发挥及整合各地区、各单位的资源和技术优势，积极开展广泛的交流与合作，提高我国生命科学研究水平和国际影响力，促进我国生物产业发展。

三、特定地区青藏高原人类遗传资源样本库建设

青藏高原人类遗传资源样本库是属于青藏高原遗传隔离、单纯收集和长期保护的生物样本库。青藏高原是典型的地理隔离区域，从而形成了典型的人类遗传隔离群体，青藏高原人类遗传资源对研究人类在极端环境中通过自然选择产生的可遗传的生理和生化特性改变有着重要的研究意义。同时，青藏高原又是我国重要的战略屏障，研究人类迁居族群对极端环境的适应机制以及对国家安全也有重要意义。

青藏高原人类遗传资源样本库中包括青藏高原原住族群和两代以上迁居族群的人类遗传资源样本库、青藏高原人类遗传资源采集保藏标准规范和质量管理系统。实体生物样本库保藏不少于 2 万人份的符合质量标准的青藏高原原住族群生物样本，其中不少于 200 个家系；不少于 5 万人份符合质量标准的青藏高原两代以上迁居族群的生物样本，其中不少于 500 个家系。建立青藏高原人类遗传资源信息管理和分享平台，可以实现和中国人类遗传资源样本库信息管理平台共享互联。

四、中国各民族体质人类学表型特征调查

中国各民族体质人类学表型特征调查属于基础研究类型。我国特有的人群遗传结构与环境因素共同塑造了中华民族独特的体质表型特征及其丰富的多样性。全面系统地刻画人类个体和群体的体质人类学表型特征是人类了解自我的重要基础。该研究调查了中国 56 个民族人群的体质表型特征，全面获取了国人体质信息资料，这将为精确绘制中华民族表型组图谱、深入解析

体质特征与差异、系统揭示各种表型的发生和发展机制奠定核心基础，也将为生物医学、司法鉴定与国家安全、人体工效学、特殊职业人群选材等相关应用领域提供基础数据。

该项目联合国内优势单位，开展了中国各民族人群体质人类学调查，针对我国 56 个民族，67 个现场，19~70 岁人群，包括中国汉族、阿尔泰语系少数民族、藏缅语族少数民族、壮族、侗族、苗族、瑶语族等少数民族共计 4.2 万人，进行传统观察类、传统测量类、生化类、新增体质类、语音类等体质人类学基础表型特征调查，并同时采集所有 4.2 万人的遗传生物样本。体质人类学表型特征是指人的外在或内部、生理或病理的生物学性状，主要包括头面部和体部的观察与测量性状，以及人体功能类、生理生化类、疾病相关类、语音类等表型特征的中国 56 个民族体质人类学表型特征数据库和生物样本库平台。

该项目的实施为研究中国人群的体质特征与差异提供了基础数据，为大规模研究中国人群表型特征与基因型的关系奠定了基础，是中国科学家倡议发起的“人类表型组”国际大科学计划的重要组成。众所周知，人与人之间是有形态差异的，男性与女性不同，不同种族不同民族的人不同，不同地域的人也不同。生活在不同地区的人群在形态特征上的差异明显。从外观上看，非洲人肤色黝黑、鬈发浓密、鼻子扁平、鼻孔宽阔、嘴唇厚而凸起、下颚突出，亚洲人肤色泛黄、头发黑硬平直、鼻基略上翘、颧骨突出、面部扁平、眼外角向上，欧洲人肤色浅淡、金发碧眼、面狭鼻窄；从竞技能力上看，非洲人擅长短跑、拳击、篮球等项目，欧洲人擅长游泳、跳跃等项目，亚洲人擅长技巧类的项目。从对某种疾病的易感性来看，镰状红细胞性贫血的病例通常发生于非洲或地中海成分较多的族群，而囊肿性纤维化则主要发生在欧洲裔族群中，某些药物在不同种族、不同民族中其耐受性与代谢也是不同的。另外，人类在形态、功能代谢、免疫、疾病易感性上不仅存在着群体间的差异、性别上的差异，而且在心理上、行为科学上和认知能力上也存在着差异。

体质人类学表型特征主要由个体和群体的遗传特征决定，也受到环境因素的影响。中国科学院古脊椎动物与古人类研究所刘武研究员说：“人类外表形态特征（包括牙齿、骨骼、皮肤、毛发、汗腺等）的人群分布与遗传控制机制一直是古人类学、体质人类学、遗传学等学科关注的问题。国内学术界在这方面开展的研究还不多，尤其是将形态与遗传信息数据结合在一起进行分析的研究更少。体质人类学表型特征的遗传学研究，对于推动国内相关学科的研究有积极意义。”随着基因组学和系统生物学的发展，基因组测序技术有了飞跃的进步，解决这些难题的机会已经成熟。

2018 年 10 月 31 日，“人类表型组计划国际协作组”和“中国人类表型组研究协作组”正式成立。2019 年，“人类表型组”国际大科学计划（一期）在上海开展研究，相关专用研究平台初步建成，并开始对志愿者进行全面表型测量，最终形成了全球人类表型组参比图谱，这将帮助科学家进一步解读出更多未知的生命信息。

五、中国人群遗传资源平台

中国人类遗传资源平台（NICGR）于 2003 年 7 月建设。目前已建成中华民族遗传资源中心、国家重大疾病遗传资源中心、国家生殖遗传资源中心、特殊人群遗传资源中心、自然人群遗传资源中心、极端环境遗传资源中心、肝细胞遗传资源中心、分子影像资源中心等资源中心，各中心包含有多个国内遗传资源库。

基因组中心是国家人类遗传资源共享服务平台的重要组成部分之一。基因组中心基于分布式存储的云平台系统，旨在搭建一系列面向生物医学科研和健康相关应用的精准医学信息学解决方案。作为集成化可扩展的生物医学大数据分析平台，基因组中心云平台提供了满足单基因病、常见慢性病、常见肿瘤等多种不同精准医学应用场景的分析功能和工具，帮助用户从海量数据中快速而高效地获取有价值的信息，实现多种遗传检测平台从原始数据到报告的自动化智能化解读，促进精准医学相关的研究发现、新技术新产品的不断推广和应用，助力“健康中国”战略。

此外，我国正在加强相关布局。科技部官网显示，截至 2017 年 8 月底，获得许可开展人类遗传资源保藏的单位共 75 个。“十三五”中国人类遗传资源样本库项目“生物安全关键技术研发”重点专项“分布式人类遗传资源库建设与应用示范”和“中国人类遗传资源样本库建设”项目的实施。初步建立全国范围内生物样本库联盟体，目前，参与这两个项目的实施单位为 90 多家医疗单位和科研院所。

六、中国慢性病前瞻性研究项目

中国慢性病前瞻性研究（China Kadoorie Biobank，CKB）项目是中国医学科学院与英国牛津大学联合开展的慢性病国际合作项目。项目在中国 10 个省内开展，共涉及 51 万余人，是一项多因素、多病种、多学科合作的大规模慢性病病因流行病学研究，也是目前世界上最大的涉及长期保存生物样本的前瞻性人群队列研究之一。

七、中国生物样本库联盟

2016 年 7 月 30 日，由“生物芯片上海国家工程研究中心”牵头，全国 50 多家著名三甲医院共同发起成立的“中国生物样本库联盟（China Biobank Alliance，CBA）”在浦东张江正式揭牌成立，这是我国第一个由社会医疗机构共同发起、得到政府有关部门认可成立的行业、专业领域合作联盟。中国生物样本库联盟的建立是推进集约化生物银行与生物样本虚拟信息化及共享化的重要探索，目前拥有 400 多家三甲医院生物样本库的加盟。

事实上，遍布全国的 1000 多所三甲医院，数千家二甲以上医院，全国上千家大专院校，都建立了规模不等的人类遗传资源库。在医院内部还有数量庞大的科室库，科研单位也有数量庞大的研究课题组生物样本库，另外，还包括干细胞公司、临检中心等多种类型的生物样本库的不同方式的存在，也都参与了生物样本的收集。

八、复旦大学泰州健康科学研究院生物样本库

（一）泰州队列生物样本库建设概况

1. 基本情况　2007 年 1 月，国家科技部就建设生物样本库的相关事宜，召开了生物样本库

建设与共享研讨会，之后地方政府本着提高生物样本库建设水平、整合生物样本库资源、争取国际认可的目的，也开展了相关工作。江苏省泰州市和复旦大学在 2007 年 6 月开始了科技合作，在泰州市人民政府领导下，由复旦大学和泰州医药高新技术产业园区联合建立了事业型研究机构——复旦大学泰州健康科学研究院。在国家科技部、卫计委和泰州市政府的全力支持下，本着整合资源、提高生物样本库建设水平、争取国际认可的目的，由复旦大学金力院士领衔，俞顺章、叶为民等多位国内外流行病学专家为指导团队，以 500 万泰州常住人口作为中国人群的样板人群，以 25~75 周岁的城乡社区居民为研究对象。培训建立了专业的现场调查队，借鉴了欧美大型人群队列的建设经验，精心打造具有前瞻性的中国社区健康人群队列。迄今，已完成约 20 万人群的社区健康人群队列——泰州队列的建立，同时建设了配套的大型队列生物样本库。该生物样本库也是目前我国最大的单一地区健康人群生物样本库。

2. 泰州队列建设取得的成绩　泰州队列（图 2－1）建设得到了泰州市各级政府机构的大力支持，见证并参与了泰州医药高新技术产业园区的发展与壮大，同时也对地方经济社会发展特别是大健康产业的发展，发挥了重要的支撑作用。主要表现在：一是加强了复旦大学和泰州市政府的合作；二是提高了泰州市在基础科研领域的影响力；三是在一定程度上，提高了泰州居民对健康的认识水平；四是为相关领域的企业提供科技服务。具体主要包括：①从 2007 年泰州队列建立至今，已完成覆盖泰州市海陵区、高港区、泰兴市三地的泰州人群健康基线调查，累计调查人数达 20 余万人。②建立大型队列生物样本库，收集样本包含血液、唾液、尿液、粪便及固体组织样本等，迄今为止，已完成采集的生物样本及相其关信息达 150 余万份。③在泰州队列建设的基础上，开展了各种常见慢性病的分子流行病学研究，包括恶性肿瘤、心脑血管疾病等，并取得了一定的成绩，在国内外期刊上发表多篇研究论文，复旦大学依托泰州队列资源，以第一作者或通讯作者发表论文 116 篇，其中 SCI 收录论文 100 篇，中文核心期刊论文 6 篇。通过调查人群的疾病谱，预警诱发重点疾病的可疑危险因素，为泰州市制定疾病防治规划和公共卫生政策提供依据。④泰州队列生物样本库建成后，从 2010 年至今，复旦大学依托泰州队列生物样本库的资源所申请研究项目合计 13 项，获得项目经费 1.47 亿元。

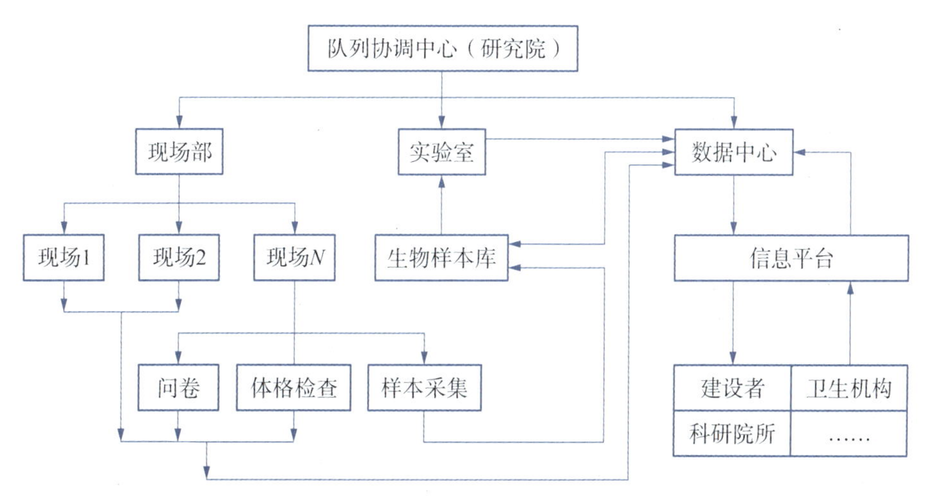

图 2－1　泰州队列管理架构图（单位）

3. 泰州队列的合作共享 泰州队列在建设过程中得到了多家单位的协助，在建设健康人群大型队列的同时，又着力建设了若干子队列，如：风湿免疫系统疾病子队列、上消化道肿瘤疾病子队列、心脑血管疾病子队列、口腔疾病子队列、皮肤衰老研究子队列等。目前正按照计划进行队列人群的信息回访。队列建设支持了包括“十二五”、“863”、“973”、国家科技支撑、重大基础专项、“十三五”国家重点研发计划等多个项目的科学研究。

2007 年和 2008 年是复旦大学泰州健康科学研究院生物样本库建设积累阶段，从 2009 年开始，在队列建设的同时，研究院开始了生物样本库的资源共享，逐渐从初期的内部共享延伸到外部共享，即从最初的复旦大学扩展到复旦大学外的大专院校、科研机构、医疗机构，现已延伸至商业合作单位，行业延伸已经展开。共享需求方依靠泰州队列生物样本库高质量的样本保存体系，缩短了他们的研究周期，加快了研究进程，提早产出成果。

复旦大学泰州健康科学研究院资源共享的单位有：复旦大学、山东大学、山东大学公共卫生学院、海南医学院基础医学部、复旦大学附属肿瘤医院肿瘤研究所、中国中医科学院中药资源中心、中国科学院马普学会计算生物所、复旦大学附属眼耳鼻喉科医院、第二军医大学（现为海军军医大学）附属东方肝胆外科医院、山东大学附属生殖医院、鹍远基因公司等。

4. 泰州队列生物样本库发展前景 泰州队列目前已成为我国生物医学领域发展不可或缺的平台，也是人类表型组国际大科学计划不可缺少的平台、复旦大学科研发展不可缺少的平台。泰州队列生物样本库正着手搭建人类遗传资源共享平台，为国内分散、独立、无序的生物样本库建设提供一个信息桥梁，拥有巨量资源的各大生物样本库共享平台，通过统一管理信息，实时查询，使生物样本资源的利用率得以有效提高。

（1）建立产业化平台和成果转移基地。定位为中国精准医学研发高地与科技成果转化平台，集复旦大学、泰州市和复旦大学泰州健康科学研究院三位于一体（图 2-2）。

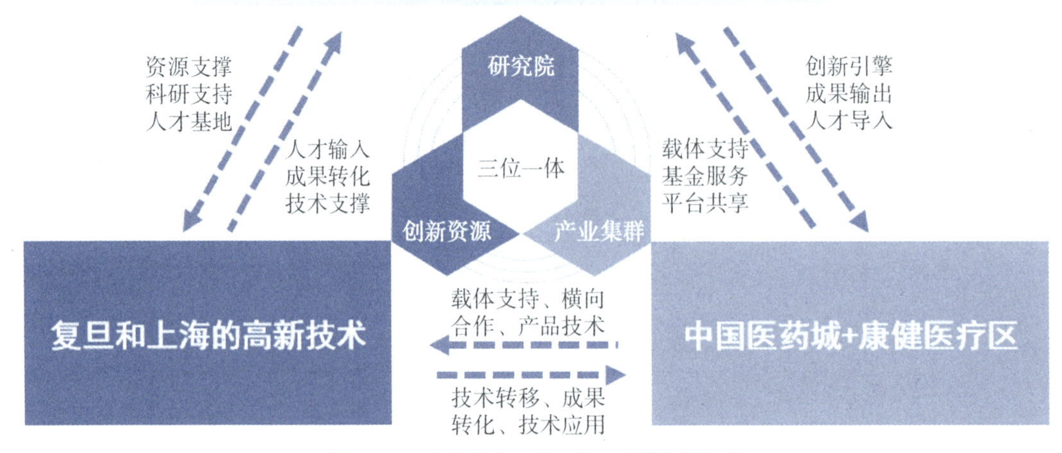

图 2-2 产业化平台“三位一体”运行机制

(2) 建立精准医学研发与服务中心。承载队列资源的建设，并进行研发创新，加深队列资源共享资源的纵深发展，并提供科技服务(图 2-3)。

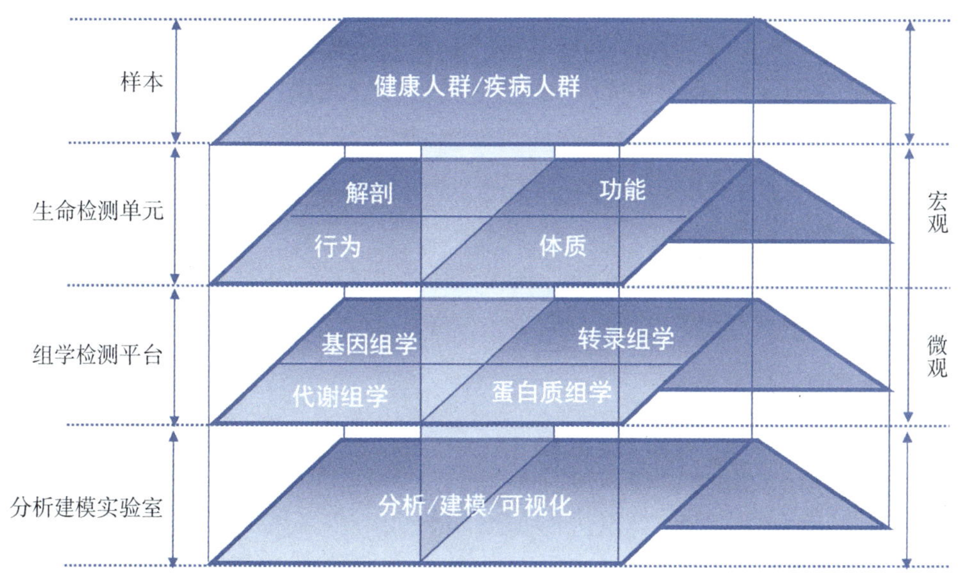

图 2-3　精准医学技术研发规划

(3) 建立健康医疗大数据共享平台。基于泰州队列和医疗数据资源，建立泰州市健康医疗大数据平台，打通基于科研和真实世界的数据采集路径，着力在大数据分析和人工智能方向开展研究和技术研发(图 2-4)。

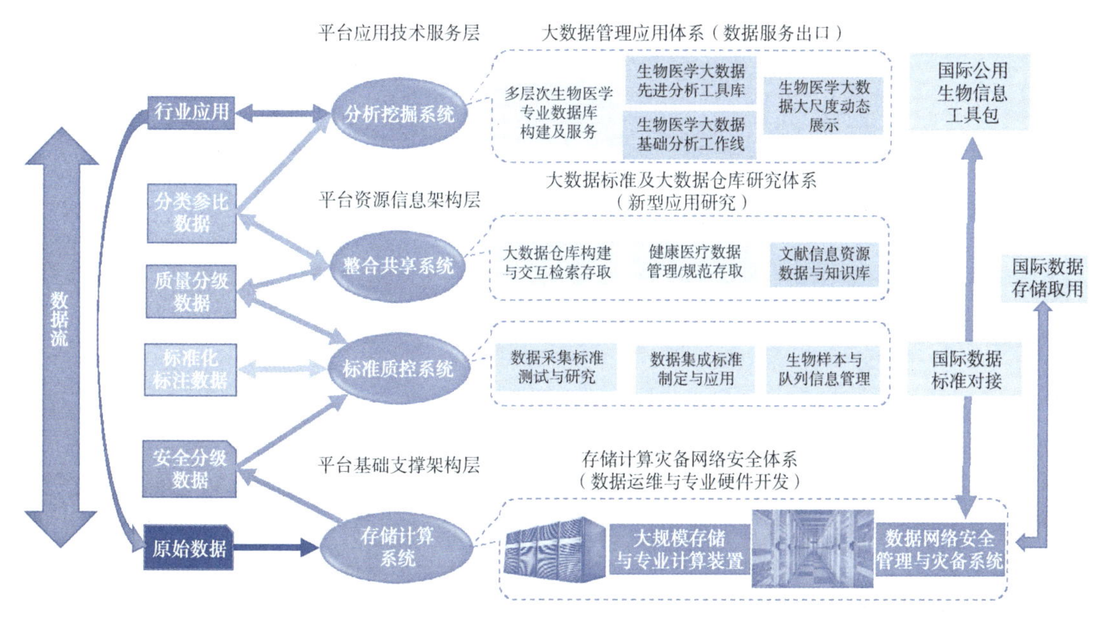

图 2-4　健康医疗大数据共享平台技术路线图

泰州市委、市政府和医药高新技术产业园区将立足长远，对复旦大学泰州健康科学研究院给予更多关心和支持，推动研究院强盛展放，使之成为泰州科技创新的一面旗帜。在不久的未来，泰州医药高新技术产业园区和复旦大学泰州健康科学研究院将高起点规划，加快建立健康医疗大数据共享平台、产业化平台和成果转移基地，不断提升拓展生物样本资源库和平台的服务能力，在技术研发、企业服务以及社会健康服务等方面发挥更大作用。

第三章　人类遗传资源的共享设计

第一节　概述

我国人类遗传资源样本库虽获得了快速的 10 年发展，但诸多要素仍处在探索、建设的阶段。目前，我国人类遗传资源样本库建设有别于传统的人类遗传资源样本库管理和存储，今后的发展有两个方向：一是整合有限的生物样本资源或相应数据资源，以未来共享应用；二是以遗传资源生物样本库作为公共资源管理和交流平台，为跨专业和学科的研究者提供合作机会，以便资源需求者享用整体观的研究和分析结果。事实上，人类遗传资源样本库的临床研究资源，就是按照全新的组织机构和管理模式来建设的，便于促进人类遗传资源样本库的协同管理，使有限的资源获得最大的价值化，为研究者探索医学提供合作与交流交互的资源公共平台，这是现阶段我国人类遗传资源样本库实践和探索的主题。

人类遗传资源样本库建设不应该仅把它作为一个独立的保藏生物样本的个体实体机构来建设和管理，而应该从现实临床研究需求出发，把其看作生物学研究体系中的一个部分。人类遗传资源样本库的建设需要资源和运用方面的全盘考虑。

为适应国家战略需求而提出的重大慢性病专项和精准医学专项研究项目，是驱动我国人类遗传资源样本库内涵发展的主要动力。我国已有大多数人类遗传资源样本库的建立是由项目驱动，或不同医疗机构内部资源的积累而形成的。生物样本和信息收集内容和方式存在着很大差异，无法将资源合并进行综合性研究。人类遗传资源样本库建设经历了 10 年热潮的深入实践、探索和研究，我国对人类遗传资源样本库的建设发展赋予了更深层含义。在新的历史时期下，如何重构临床研究资源，建立标准体系化、可操作性、可持续性发展人类遗传资源样本库已经成为趋势。以人类遗传资源样本库价值和应用为导向的内涵性建设和发展，已经成为人类遗传资源样本库实践探索和研究的重点。

在法律层面，共享定义为资源和空间的共同共享和利用，是与组织及他人共同拥有或转让物品或信息的使用权。

资源共享是指资源拥有不同的主体，资源拥有方通过优化配置、合理整合，实现不同程度的资源共用和分享。对于人类遗传资源的共享，生物样本库的观点是将已收集的资源通过平台分享给需求方。人类遗传资源样本库的共享可以解释为以下两点：一是人类遗传资源样本库的生物样本和信息资源共享；二是人类遗传资源样本库内的基础设施如场地、仪器设备共享等。本书将共享的定义和范围指定为生物样本和信息资源的共享，也就是根据已定协议，向需求方共享生物样本和信息资源。

人类遗传资源样本库资源共享可以表述为，向其他单位或科研人员提供人类遗传资源样本库中储存的样本和信息的使用权。狭义地讲，人类遗传资源的共享指的是"生物样本库内部参与单位之间按照协议"在两个或多个机构单位实现的一种人类遗传资源生物样本实体共享或样本数据共享模式。从更大的层面上来讲，人类遗传资源共享是在国家主管部门的指导下，全国范围内的人类遗传资源按照一定的法律、伦理和科研规范，建立起人类生物样本和数据联合使用和成果的共享。

人类遗传资源样本库共享平台建设工作的核心是实现资源共享，主线是资源系统整合，旨在推动打破资源分散、封闭和垄断的状况，按照国家提出的整合、共享、完善、提高的要求，最终实现信息资源和生物样本实体资源的全面共享。为促进人类遗传资源样本库的开放与共享，首先要科学、精准地识别共享中所有参与者的需求，然后采取相关措施，确保共享的效果和效率。

第二节　人类遗传资源样本库共享的基本理论

一、人类遗传资源样本库公共产品理论

公共产品理论是将公共产品和私人产品均纳为社会产品，认为公共机构中的生物样本和信息资源是一类公共产品。公共产品理论的代表人物为美国现代经济学家保罗·萨缪尔森，他在1954年撰写的《公共支出的纯粹理论》中指出"纯粹的公共产品或服务是某人消费这种产品或服务，不会减少别人对这种产品或服务的消费"。结合这一分析，公共产品与私人产品有明显不同的3个特征：首先，公共产品能满足人们的公共需求；其次，人们对公共产品的消费是非竞争性的；第三，人们以非排他性的方式从公共产品中获益。相反，任何能被个人占用，具有敌对性、排他性和可分割性的产品均为私人产品。公共资源不具备排他性和竞争性，双方可以共同拥有，当一方拥有时，并不会妨碍另一方同时拥有。

有些科技资源可以无条件共享，例如科技信息资源归属公共资源，应当无条件共享；有些科技资源可以有条件共享，例如科技物力资源归属共有资源，可以有条件共享，能够有偿使用。综上所述，人类遗传资源样本库资源共享是生物样本实体（科技物力资源）和样本信息（科技信息资源）的汇合，是具有公共资源属性的能够共享、有偿使用的科技资源。

二、信息资源管理理论

信息资源管理理论是在美国发展起来的一种应用理论，后来逐渐传播到世界各地。信息资

源管理分为广义与狭义两大类。广义的信息资源管理是管理信息内容及其相关的资源，例如技术、设施等。狭义的信息资源管理是管理信息内容自身，使人们能够更便捷、高效地利用信息资源。

信息资源管理是延伸和扩展了文献、知识和信息的管理；是基于社会经济迅速发展的经济资源的管理。

信息资源管理包含信息采集、组织加工、储存与保存、检索与服务等。信息资源的开发和利用是信息资源管理的目标。信息资源开发是经过搜集、组织、加工和传递信息，使信息价值得到增值的活动，同时开展的信息系统建设、信息环境维护等活动。信息资源利用是为满足个人和社会需要，开展的有目的、有选择、能动地利用信息资源的行为。信息资源开发和利用的意义是为国家决策和行动提供依据，为国家和社会发展提供战略资源。

科研数据是重要的信息资源，具有共享性、非损耗性和可再生性等特点，具备潜在的经济价值和社会价值，应该良好管理、开发和利用科研数据，充分发挥其价值。科研数据的开发和利用依赖于相关政策法规的规范，同时也依赖于有关信息技术的支持。从而能够规范、有序地开发利用科研数据，保证科研数据的各类价值最大化。

目前，欧美等发达国家长期致力人类遗传资源样本库的建设和基础与应用的研究，并正在努力开发人类遗传资源信息的数字化技术、生物信息整合技术和高效共享的关键技术，以实现人类遗传资源样本库的整合和共享，避免重复建库所带来的财力和精力的浪费，抢占标准及专利话语权。同时，在人类遗传资源样本库基础上开发各种生物和医学技术，形成生物医药产业国际竞争和垄断优势。如在 20 世纪 60 年代，美国开始建立手工搜集的蛋白质数据库。1979 年，洛斯阿拉莫斯国家实验室建立了基因信息库，目前，它由美国国家生物信息中心管理维护。1982 年开始，欧洲分子生物学实验室建立 EMBEL 数据库及欧洲生物网，1994 年起由英国剑桥大学的欧洲生物信息研究所管理。1984 年，日本建立国家级的核酸数据库 DDBJ，1987 年开始提供服务。德国、法国、意大利、澳大利亚、以色列等在分享其他国家的生物信息资源的同时，也纷纷建立了自己的生物信息中心，为本国研究服务。

第三节　我国人类遗传资源共享研究背景

一、人类遗传资源样本库的重要地位

人类遗传资源样本库存储的生物样本和信息，将可能应用于今天不一定能预见的未来研究。人类遗传资源样本库资源是一种重要的战略资源，具有重大的科学、社会与经济价值。

在国外，人类遗传资源样本库并不是一个新概念。特别是近几年以来，越来越多的国家开始实施人类遗传资源样本库计划，这些计划不仅覆盖了这些国家的大规模人群，而且还获得了政府机构或公共基金的资助和支持。随着社会的进步和发展，未来的竞争主要是科技和经济的竞争，而生物技术和产业发展水平高低，直接决定了科技和经济发展是否具备核心竞争力。中国生物

样本资源极其丰富，且具有民族多样性及地方特色。2016 和 2017 年，人类遗传资源样本库已经成为中国精准医学专项资助的重中之重。目前，各级政府、医院和相关高等院校都高度重视人类遗传资源样本库的建设，并纷纷建设基于重大项目、医院、高等院校及区域的人类遗传资源样生物本库。获得的生物样本和数据如何使更多的人共享和受益，需要进一步探究。人类遗传资源样本库资源的共享管理，在普及生物技术、提高技术效率、缩短创新周期和可持续发展等方面发挥着重要作用。

二、人类遗传资源样本库资源共享管理迫在眉睫

近年来，我国人类遗传资源样本库建设虽然取得了显著成就，但人类遗传资源样本库资源共享工作还没有大力推进。人类遗传资源样本库资源共享，是盘活我国遗传资源生物样本库存量、提高人类遗传资源样本库使用效率的最有效途径。近年来，国家通过基础条件平台建设虽然促进了资源的共享，许多部门都采取了相应措施推动了人类遗传资源样本库资源的共享，人类遗传资源样本库资源的共享已经有了较大的进展。但是，人类遗传资源样本库资源共享领域的问题仍然十分突出。特别是科技管理体制的条块分割导致我国有限的科技投入存在着严重的重复建设，而且所形成的资源不能为全社会所共享，资源利用效率低、资源浪费与闲置现象仍然十分严重。长期以来，人类遗传资源样本库资源共享率不高，长此以往会影响我们国家科研能力的提高，同时浪费了国家科研投资，影响我们国家的科技进步。

欧美地区及发达国家长期致力于人类遗传资源样本库遗传资源的建设和基础与应用的研究，目前正在努力开发生物信息整合技术和资源高效共享的关键技术，以实现人类遗传资源样本库的整合和共享，避免重复建库带来的财力和精力的浪费。

三、人类遗传资源样本的共享在具体实施层面中存在的矛盾

近年来，我国各级政府投入了大量经费用于建设各类遗传资源样本库，目前已建立了一些人类遗传资源样本库，收集了很多生物样本及其相关信息，但人类遗传资源样本库存在着量大面宽、利用率低下、缺乏有效共享等弊端。最为重要的是，这些人类遗传资源样本库中的样本无法形成集成优势、利用率不高和共享率低，导致了不少垃圾库、私库与死库的存在，也导致人类遗传资源样本库资源的分散、重复投资，实际造成遗传资源的浪费。以上因素严重制约了我们国家生物医学领域中科研成果的转化和应用。

在这种形势下，如何有效地实现这些人类遗传资源生物样本的共享以提高样本的利用率，是目前我国人类遗传资源样本库发展的一个关键问题，同时也成为人类遗传资源样本库发展的一个契机。

第四节　国内外人类遗传资源样本库共享的研究现状

一、国外研究现状

国外人类遗传资源样本库资源共享的国家和地区主要集中在美国、欧盟等，研究的内容主要从实际角度和自身医学研究出发，专注于解决有关人类遗传资源样本库资源共享中的具体问题，研究的重点是人类遗传资源样本库建设与管理的制度和法律。研究内容概括如下。

（一）研究了人类遗传资源样本库的建设与管理

近年，人类遗传资源样本库建设和管理的研究显著增多，相关政策文件层出叠现，相关文献绵绵不断。例如 2003 年美国提出《基因组学：建立非洲裔样本资源库》；2010 年欧盟颁布《针对罕见疾病领域创建欧盟框架行动》；2016 年英国从不同人群和疾病的角度出发，开展人类生物样本资源研究——“患病人群唾液的流行病学研究”，在人类遗传资源样本库的储存、处理等管理方面提出要求，发表了《英国样本资源库样品处理和存储的论证研究》等文献。

（二）研究了人类遗传资源样本库的资源惠益分享机制

一些国际组织或协会发布了一连串声明和宣言，规范人类遗传资源样本库资源共享利益分配。例如，1992 年 6 月，联合国环境规划署签署的《生物多样性公约》将人类遗传资源纳入了保护的范围；1996 年国际人类基因组研究伦理委员会发表了《关于遗传研究正当行为的声明》，1998 年发表了《关于 DNA 取样：控制和获得的声明》，2000 年发表了《关于利益分享的声明》，2002 年发表了《关于人类基因组数据库的声明》、《人类遗传数据国际宣言纲要（修正稿）》等。一连串的声明、公约都介绍了人类遗传资源样本库资源惠益分享的基本框架，建立惠益分享体系是实现人类遗传资源样本库资源惠益分享的重要机制。

（三）研究了人类遗传资源样本库资源共享问题与策略

国外一直有不同利益群体对人类遗传资源样本库资源共享的态度、障碍和需求等方面的调查，通过对人类遗传资源样本库相关人员的调查，为制定人类遗传资源样本库资源共享政策提供了依据。例如 MaiH.Oushy 等在 2015 年向 655 位研究人员发放了问卷，这些研究人员是由美国国立卫生研究院资助、使用生物样本开展研究的研究者。经过研究人员匿名填写，项目调查有关资源共享的需求度、立场、难共享的观点等，将问卷进行统计分析，统计分析结果可以为政策制定者提供一定的参考；研究者 Flora Colledge，来自瑞士巴塞尔大学，他在 2014 年访问了 36 名专业人员，关注他们对于共享不公平性及共享的重要性的认识，同时获得他们在原先工作中的经验等。除了研究资源共享问题外，有研究人员还研究了共享政策和资源共享案例，例如荷兰学者

Riegman 早期全面研究了遗传资源样本库共享策略，并提出实现的因素有惠益分享机制、成本补偿、人类遗传资源样本库管理等，他的观念为制定资源共享策略提供了参照。Vaithilirigam 等分析研究了资源共享服务系统的建设现状、使用情况和存在的问题。

二、国内的研究现状

国内研究目前有不少阐述了人类遗传资源样本库资源共享的现状，提出共享性差的问题，暂时没有研究人类遗传资源样本库资源共享管理问题的系统性文章。研究的内容概括如下。

（一）研究人类遗传资源样本库建设与管理

从 2008 年开始到 2015 年，人类遗传资源样本库建设与管理步入了一个研究的高峰期。例如张雪娇在其文章《国内人类遗传资源样本库建设现状分析与对策探讨》中提出了我国人类遗传资源样本库建设过程中存在的问题，在借鉴国际经验的基础上，提出相应的改进措施。另一个视角是从技术角度研究遗传资源样本库的建设与管理，例如张颖华撰写的《闵行区慢性病遗传资源样本库的建立》和李海波的《遗传病遗传资源样本库的建立、优化及应用》等，皆从专业方面对人类遗传资源样本库建设的相关准备工作，包括人力、建设环节等进行了论述。

（二）研究人类遗传资源样本库信息共享平台设计和建设

该领域的研究人员一般具有计算机专业知识，侧重探索通过设计信息系统带动生物样本和信息的共享。例如冯阳的论文《生物样本信息整合与共享服务平台的设计与实现》，论述了人类遗传资源样本库信息共享平台的需求、平台的架构和关键技术等问题，其介绍的关于信息共享平台搭建的平台架构，对于建立国家性质的人类遗传资源样本库信息共享平台，具有一定的参考价值。

（三）人类遗传资源样本库资源共享的理论与实证研究

当前，关于人类调查遗传资源生物样本库共享的论文，国内仅能检索到复旦大学唐密撰写的《遗传资源样本库共享理论与实证研究》，该研究通过访谈和问卷对上海市人类遗传资源样本库的管理人员、技术人员进行调查；统计了上海市在人类遗传资源样本库建设和资源共享方面的具体情况，其研究的结果对于本研究的展开具有关键意义。学者唐密调查了上海地区的 13 家人类遗传资源样本库，了解资源共享情况，发现资源以内部使用为主，其他机构的研究人员较难获得资源的使用权，约 2/3 的人类遗传资源样本库没有共享过样本和信息，剩余 1/3 的人类遗传资源样本库即便开展过共享，但是开展合作共享的频率非常低。在生物样本资源共享过程中，需求方一旦遭到拒绝，就会减少参与资源共享的意愿，同时会排斥其他人的共享需求，这种情况会导致人类遗传资源样本库重复建设的现象越发严重。

在关于人类遗传资源样本库资源共享的研究中，张新庆教授在 2006 年比较了中国、美国、韩国、印度四国的研究人员的调查结果，发现中国研究人员的资源共享愿望较强，但大多缺乏产权保护意识。此外，有学者提出了实现我国人类遗传资源样本库资源共享的策略，如张连海、季加孚在《疾病生物样本资源的共享与利用——和谐与标准化》中阐述了“将来人类遗传资源样本库资源共享的主要前提是实现利益相关方的和谐与标准化管理”。从全局看，我国对于人类遗传资源样本库资源共享问题的研究还比较浅薄。

国内学术界对人类遗传资源样本库资源共享的研究相对较少，对于如何进行资源共享的有效管理的研究更是难得一见，在管理层面的探讨主要集中在如何制定人类遗传资源样本库的操作规范，并未深入研究如何通过科学合理的管理方式来保障人类遗传资源样本库的资源共享。人类遗传资源样本库在世界范围内的发展已不仅是从无到有，更重要的是如何优化发展。因此，通过对比和探讨不同国家在人类遗传资源样本库资源共享管理方面的模式和办法经验，从而形成顺应我国人类遗传资源样本库资源共享发展现状的管理方式，对提升我国遗传资源样本库资源共享的管理能力具有重要的意义。

三、国外典型遗传资源样本库共享的管理经验

（一）基于完善法律法规体系的人类遗传资源样本库资源共享管理

韩国生物银行网络（KBN）和韩国国家生物银行（NBK）控制中心的领导机构是韩国疾病预防和控制中心（KCDC），韩国的资源共享采取法律保护措施，其行政框架正在完善中，韩国主要考虑的是在国际基因组数据共享方面的关键问题，包括知情同意、隐私和安全措施。

1. 知情同意　人类遗传资源样本库资源共享，必须取得生物样本供体的书面知情同意，而共享数据的研究人员和机构的范围必须在知情同意书中注明。经签署知情同意收集生物样本后，无需进一步同意即可共享基因组数据。人类遗传资源样本库负责审查第三方提交的研究建议，并决定是否提供生物样本或基因组数据。研究计划书，包括知情同意书和基因组数据共享计划，应由机构生物伦理委员会批准，研究人员只能在获得该批准后将其提供给第三方的人类遗传资源样本库或其他研究人员。根据《2005 年生物伦理与安全法案》（2017）修订版中的相关法规，这种广泛的知情同意书模版现在可以接受，可以向第三方提供临床数据，适用于商业基因组数据共享和公司合作。跨境数据共享需要额外的单独知情同意。

2. 隐私　过去，韩国制定了单独的法律来规范公共和私人部门对个人数据的使用。1995年（2008）《个人信息保护法》适用于事业单位，1999 年（2017）《信息通信网络利用和信息保护促进法》适用于私营部门。《个人信息保护法》于 2011 年颁布，旨在整合这两个行业。它强调信息隐私权，规定数据主体的自决权包括一系列权利，例如“获告知处理个人资料的权利”、“同意或不同意处理个人资料及同意范围的权利”，“要求确认个人资料处理的权利”、“要求查阅个人资料的权利”、“要求处理暂停、改正、删除和销毁个人资料的权利”和“要求个人资料处理所造成的损害赔偿的权利”。

遗传信息被韩国 2005 年《生物伦理与安全法案》和 2011 年《个人信息保护法》认为是“敏感信息”，因此需要高度保护。只有在数据处理过程中，或在处理涉及个人信息但与原始知情同意书不同的另一份同意书时，或在其他法规允许跨国处理数据的情况下，才有可能对敏感信息进行

处理。

3. 安全措施　随着人类遗传资源样本库价值的增长，对一个健全的安全系统的需求也在增加，以保护个人信息免受丢失、盗窃、数据泄漏、伪造和损害。具体来说，行政措施包括对受托人处理个人信息的管理和监督；技术措施包括个人信息的访问控制、连接日志的检查、唯一标识信息的强制检查和安全程序。

个人信息中的生物信息包括遗传信息，应严格地通过密码或个人识别码进行人工存储。个人信息处理器必须存储生物特征信息（包括遗传信息），并在通过信息通信网络传输或通过辅助存储介质传输时对其进行加密。尽管存在这些安全措施，信息泄漏仍然是政府公共卫生数据库中的一个严重问题。

（二）人类遗传资源样本库资源共享管理应健全管理体制机制

许多欧洲国家都建立了高质量的人群样本类型和特定疾病研究型等不同类型的生物样本库。泛欧洲生物样本库与生物分子资源研究平台（BBMRI）是进行共享尝试较为成功的组织。组成 BBMRI 的会员有 54 个，吸引了欧洲 30 多个国家的 280 多个人类遗传资源样本库。BBMRI 管理了十几万份生物样本，生物样本数量在继续补充中，同时注重提高生物样本的质量、减少分散的程度、扩展了研究的范围。我们国家的情况比较类似，有几十家大型人类遗传资源样本库，分布在国内 30 多个地区，另有数百家小型人类遗传资源样本库和临床、基础科学研究机构。

BBMRI 的样本库成立时就成立了专门的技术团队，负责欧盟各国不同信息数据与信息系统转换软件的开发，达成各国样本库间的信息共享，拥有欧洲最大的遗传资源样本库资源网络。他们的网络设计成分布式枢纽结构，以协调样本收集、管理、分配和数据分析。

（三）基于信息化建设的人类遗传资源样本库资源共享管理

亚洲研究资源中心网络（Asian Network of Research Resource Center，ANRRC）是由韩国 Yeonhee Lee 教授发起。它是以形成一个网络化的研究资源中心为目标，来提高科技领域生物样本资源的使用和共享，最终有助于提高亚洲人的健康水平。2009 年 1 月，Lee 教授在韩国首尔制订了 ANRRC 的组织架构和职能，ANRRC 成立之后先后在中国和韩国举办了两次重要会议，并在会上宣布成立数个工作小组来加强 ANRRC 的具体事务执行能力。2012 年 10 月在韩国济州岛举行的会议上，来自 18 个亚洲国家生物样本库的 200 多名代表参加这个会议。ANRRC 目前正在努力邀请澳大利亚和新西兰的生物样本科研中心，并且通过与 ISBER 的欧洲分支机构 ESBB 签署战略合作备忘录，使 ANRRC 更为普遍和更广泛地向科研群体开放。

ANRRC 生物样本库工作重点如下：①不断发现与人类、动物、植物、微生物和非生物材料相关的资源；在亚洲范围内促进生物样本信息技术的学术交流；②促进研究人员的教育和培训；③发展生物样本库的共同标准操作实践；④规范样本材料转化和质量控制过程文件；⑤促进建立共同认证制度。

四、我国人类遗传资源共享利用的管理经验

（一）基于完善法律法规体系的资源共享管理

尽管我们国家的生物产业有了飞速发展，但大批资源未能规范化应用，因此，有必要建立标准规范、安全可靠和共享服务的国家级基因库。同时，聚合全国各地区的资源，使开展大科学工程成为可能，满足国家的战略需要。

2011 年 1 月，经国家发展和改革委员会批复，建立了深圳国家基因库，存储和管理国家特有的遗传资源和生物信息，为国家生物产业发展提供保障性服务。深圳国家基因库建立了伦理审查委员会，按照生命科学伦理原则，制订了《国家基因库伦理审查规范与管理制度》。伦理审查规范制度包括知情同意书的签署、样本采集的规范及伦理要求、样本的使用范围、数据资源的使用范围等，有效地监督和审查了国家基因库资源的收集及利用。同时，深圳国家基因库建立了相关管理规范，发布了《人类样本库建设与管理规范》《生物基因信息数据库建设与管理规范》。

（二）基于健全管理体制机制的资源共享管理

上海生物样本库工程技术研究中心于 2012 年底正式投入运行，主要管理生物样本的收集、利用共享等问题，减少重复建设，推进研究合作，提高资源利用效率，推动我们国家生物样本收集和利用的效率，推进转化医学的迅速发展，提升中国生物医药产业的国际竞争力。该中心设有理事会、科学委员会、伦理和法律委员会、执行委员会。理事会主要负责审查和评估执行委员会的工作，审查提交的预算计划，监督选举工作委员会人员，对接国家重大发展计划，并且协调在跨部门工作中人类遗传资源样本库所产生的问题。科学委员会的职责是综合考虑国家战略的需要和国内技术力量的贮备，处理国内临床实践中的实际问题。伦理和法律委员会根据相关国家法律与国际公认的伦理规范，独立参与生物样本库建设的各个子项目，讨论对社会伦理的影响，并提出建议。执行委员会主要承担技术平台、质量控制平台的运行，并且拟定国际先进的标准和规范，监督规范的严格执行，建立信息交换平台，提供人员培训，提高资源的利用效率。

（三）基于信息化建设的资源共享管理

中国人民解放军总医院临床生物样本库是一家综合性临床人类遗传资源样本库，开展的业务涉及多种疾病和样本类型，实现了医院层面生物样本资源的统一规范管理。该信息管理系统已与医院 HIS 系统相连接，能够实时提取病例数据、诊疗信息、影像检查信息和影像检索、病理数据。在实际操作中，采用差异管理模式，也就是通过计算机技术实现了生物样本信息的网络连接，在生物样本统一的出入库管理平台上，账户实施分号授权管理，在统一监督下实现相对独立的操作。整合了重大疾病数据平台，通过结构化处理实现统一的标准化储存、管理和共享。

样本库是在医院统一管理下建立的公共科研服务平台，为医院内的研究人员提供了多样标准化样本的采集、分离、储存和使用等服务。通常，研究人员首先提交样本采集申请，通过专家委

员会与伦理委员会审核批准后，生物样本库将根据研究的需求提供常规或特别样本采集服务。在分配样本使用权上，在项目开展期内首先保证项目组利用，项目结束后将样本的所有权转移给生物样本资源库所有，同时发布信息到公用信息平台，供院内部和外部人员使用。在生物样本利用上，采取以项目为牵引的方式，研究项目须通过学术委员会审核批准后才能够进入出库申请程序。同时，为激励生物样本的采集，样本提供者在同等条件下有优先使用权。

总之，伴随着测序、组织学和大数据技术的发展，实行因病因人而异的精准医疗将成为必然趋势，精准医疗的实现需要高通量、高质量生物样本资源的支持。我国人类遗传资源样本库在"十一五"和"十二五"期间，得到了快速发展，在"十三五"规划中，为了实现精准医学，我国逐步加强了大型人群健康队列和疾病队列中大样本和大数据的建设，此举将对人类遗传资源样本库提出更高的要求。

第五节　我国人类遗传资源共享中的困境和亟待解决的问题

我国生物样本资源量大，资源种类多样化，能在较短时间内积累大量资源。我国学者对人类遗传资源样本库共享问题的研究表明，目前人类遗传资源样本库资源利用率非常低，人类遗传资源样本库之间共享应用率更低，主要原因是技术规范的不统一，政策、制度和管理的不健全、不衔接，信息化落后，缺少共享文化，这些都是阻碍我国生物样本共享应用发展的主要问题。

由于处于初期发展阶段，我国生物样本库建设一方面存在着基础薄弱、条块分割、缺乏有效共享、缺乏标准化流程、缺乏质控体系与信息化管理、临床资料（尤其治疗与随访资料）残缺不全、伦理学与法律不健全等问题，另一方面还存在着重复性投资建设、利用率低下、资源严重浪费、资源流失甚至为国外研究机构所掠夺等严峻问题。这些问题严重降低了我国生命科学研究与转化医学水平，阻碍了创新性新药研发与临床诊治技术的开发进程。

一、我国人类遗传资源共享中的困境

（一）生物样本库建设独立无序现象严重

我国生物样本库很多，但呈现着分散、独立、无序的状态。一般来说，国家、协会、科研机构、药企、医院乃至某个特定科室都可以建立人类遗传资源样本库，但我国大多数样本库是医院或科室建立的，从经费到使用基本是自产自销，造成的结果是生物样本库建设的规模小，存在重复建设、分散、缺乏统一管理的问题。

（二）样本质量、信息缺乏统一的标准

我国大多数生物样本库都出自医院或科室，大多用于科研或临床，然而，国外则扩展到药物研发等多方面。从这个角度来讲，可以看出国内大多数生物样本库都有一套自己采集、处理、保

藏和应用生物样本资源的规范，各个生物样本保藏机构缺乏统一的样本管理标准，导致我国生物样本库还属于单兵作战，不能做到资源共享。对于生物样本的选择、质量保证、以及生物样本信息的采集标准和规范化，样本采集中的知情同意等相关内容，都缺乏操作时的标准化依据和实施过程的规范化监管。生物样本的储存、转运和备份，缺乏统一的技术标准和规范，尤其是目前已经建立的生物样本库，水平、质量参差不齐。

（三）生物样本资源的价值评估体系尚不成熟

我国虽然建立了许多生物样本库，但样本资源仍处于供不应求的状态，尤其是符合特定研究要求的优质生物样本。其主要原因是我国大多数生物样本的收集存在各种各样的问题，主要有：缺乏生物样本采集及管理标准流程、有效的生物样本质控体系、规范的生物样本运输过程管理以及缺乏生物样本安全保障设施、样本信息管理系统。这导致各类生物样本很难有统一的价值评估体系，即使同一种生物样本但源于不同生物样本库机构，质量都会不同，价值也会不同。

（四）国内现况难以有效进行资源共享

目前，我国人类遗传资源共享情况少之又少，其主要原因是国家科技管理体制的缺陷、共享过程信用保障的缺乏、科技活动机构内部效益追求的缺失和利益分配的不当，导致国家也很难对生物样本资源的采集、储存以及共享进行有效的监督和管理。另外，由于科技成果的独特性以及信息不对称，其价值和价格难以通过充分的市场竞争形成，而只能通过评估和有限的谈判形成。不完善的评价体系造成供需双方在利益分配上的分歧，导致资源共享的过程漫长，甚至失败。

（五）人类遗传资源缺乏监管，缺乏引导，缺少顶层设计

研究者的科研项目对生物样本的科研价值的挖掘和利用水平参差不齐，也没有专门的学术机构予以监管；不同研究项目、不同研究单位对同一批生物样本的共享机制没有相应的管理和协调，该方面的缺漏如果得不到有效的纠正，花了大量的时间和经费建立起来的生物样本库资源，只是为了满足一时、一地或一个项目的研究需要，这其实是浪费的行为。

我国人类遗传资源样本库疾病种类和资源纳入种类多，收集标准规范不统一，缺乏顶层设计，资源建设和积累的能力高低差别大。针对人类遗传资源样本库的资源的整合与共享所面临的挑战，始终以大框架式解决方案来应对共享面临的问题很难触及其根本点，实际问题难以解决。

二、我国人类遗传资源共享亟待解决的突出问题

（一）人类遗传资源共享机制有待健全

缺乏顶层设计与统筹规划是人类遗传资源样本库资源难以共享的基础原因。人类遗传资源样本库资源共享没有现成的规章可以遵循，同时没有建立地区间资源共享的运行机制，导致一方面生物样本资源拥有者积存了大量的资源，不清楚谁需要共享这些资源，另一方面需求方对人类

遗传资源样本库资源有强烈的共享需求，但不知道谁拥有有价值的资源。由于人类遗传资源样本库资源难以共享，使人类遗传资源样本库从重复的低水平建设演变到现在的高水平的重复建设。同时，缺乏对人类遗传资源样本库资源占有者的科学评价和激励机制也是阻碍共享的客观原因之一。

人类遗传资源样本库资源隶属于不同政府部门管辖，由具体不同的政府部门进行监管，各管理部门常从自身利益出发提出相应的工作要求。而各部门的工作要求有时不一致，有时甚至是矛盾的。各监管部门在人类遗传资源样本库资源共享的管理上，欠缺有效的部门间协调机制，很难产生协同效应，对国家资源的宏观调控不利，难以提高财政投入的效率，同样不利于国家对资源的保护。

共享应用机制需包括以下 4 个方面：①建立人类遗传资源样本库共享管理的基本原则；②建立共享管理的申报和审批程序；③建立人类遗传资源样本库共享管理的应用保障机制；④建立人类遗传资源样本库资源发布平台，定期将可共享的资源信息向社会发布、推广和应用，以便寻找更多合作，实现人类遗传资源样本库资源的有效共享。

（二）共享管理的国家标准有待制定

当前，我国一些已经建立的人类遗传资源样本库，虽然拟定了操作规程和相关标准，但是很难保证标准的专业性与权威性。国外大部分人类遗传资源样本库都有严谨的质量控制体系，如英国生物样本库通过颁布伦理和管理框架，精密研究了样品的存储与处理程序的效用。技术规范的国家标准缺乏，可能会导致珍贵生物样本因为操作不规范而被浪费。

（三）全国性资源共享平台尚未健全

“十二五”和“十三五”期间，我们国家已经建立了少量的生物样本资源共享平台。例如：中国人类遗传资源平台从 2003 年开始建设，目标是“到 2010 年，建立起与人类资源收集、保存、整合和共享要求相适应的跨部门、跨地区、布局合理、技术先进、功能齐全、动态发展，并与国际接轨的中国人类遗传资源平台，解决人类遗传资源收集、保存、整合和共享过程中的关键技术问题，实现我国人类遗传资源收集、整理、保存和共享的标准化、信息化和现代化”。中国人类遗传资源平台建设的初期愿望很美好，但是在实际运行过程中，很难达到预期的效果，在一些关键技术上难以攻克。深圳华大基因在 2015 年牵头建立了国家基因库资源信息共享平台（E-Biobank 平台），主要展示了资源供需信息，但截至 2016 年底，这个平台仅有 50 多家成员机构，且只是一个机构间自发共享平台，不是在全国统一管理下的生物样本资源服务平台。目前，我国缺少全国性的资源共享平台，此平台能够为资源共享提供增值服务，为使用者提供技术支撑和质量保证，是跨地区且高带宽的现代化信息平台。

（四）缺乏资源共享信息化管理平台

生物样本库之间信息联系不足。由于没有信息化联系平台，生物样本库重复建设的情况越发严重，利用率不高，造成资源的严重浪费与破坏。如何建立我国开放的人类遗传资源信息化管理平台和样本共享机制，在此基础上，建立人类遗传资源样本库及其资源共享网络，提高生物样本利用率，减少重复建设，同时减少破坏性采集应该是“十四五”期间需要解决的重大课题。我们需要构建开放的信息化管理平台，实现海量生物样本信息的自动上传和集成功能，同时具备生物样本信息交互功能如统计、发布、检索、申请、追踪和反馈等。

整合生物信息学工具能够推动人类遗传资源的管理，提高生物安全的保障能力，同时能够提升人类遗传资源样本库资源共享的能力。目前，我国的生物信息学研究比较落后，开放的网络资源比较少。利用国外的在线信息分析工具，从某种意义上讲，会造成我国人类遗传资源的泄露，不利于国家生物安全。整合信息学工具能够使我国研究人员获得生物信息学在线服务。

资源共享包括信息共享和样本共享，以信息共享带动样本共享。随着信息技术的发展，一方面生物样本拥有方可以使用信息系统发布可供共享的资源信息；另一方面，生物样本需求方可以使用信息系统发布需求信息，查询、申请所需样本，同时能够查询到所需样本的信息，直接和生物样本拥有方取得联系。然而，我们国家目前缺少成熟的人类遗传资源样本库资源共享网络，暂时还没有信息发布与检索系统，需求方无法把握对自己有价值资源的分布情况，资源拥有方不知道谁需要资源、需要什么资源，共享服务很难开展。

（五）资源共享的成本核算项目有待研究

许多生物样本库比较重视生物样本的采集、样本质量、所支持的项目、数据质量等指标，而对成本回收率的重视不够，资源共享的成本核算项目尚不完善。2018 年列入国务院立法工作计划的《人类遗传资源管理条例（送审稿）》提出，不得买卖人类遗传资源。按规定，共享过程中的资源不得买卖，但考虑到资源在产生过程中会耗费大量的成本费用，为提高生物样本库成本的回收水平，所回收的成本应能够填补生物样本库的管理开支。

总结生物样本库十多年来的运行情况，间接成本可以考虑如下：一是生物样本采集成本，包括样本检测费、被调查人员的保险费、调查员劳务费、交通费、试剂及耗材购置费、条码的打印费、仪器设备的维修费、被调查人员营养补助；二是生物样本运输成本，包括快递费、生物样本保温剂购置费（如干冰、液氮等）；三是生物样本储存管理成本，包括设备费、电费和设备维修费、日常维护人员费、生物样本出入库人员劳务费、场地物业费、耗材的购置费等；四是生物样本处理成本，包括试剂和耗材的购置费、人员工资、仪器设备的维修费。在实际工作中，不同地区、不同项目的成本核算项目是不同的，例如某项目在少数民族的偏远山区采集样本，交通成本就会提高。

（六）共享的成本回收途径有待探索

1. 加强与高校、科研院所的合作　人类遗传资源样本库资源是遗传学研究最好的生物材料，研究者通过对生物样本和信息的研究，从而确定是机体内在因素还是外在因素影响了疾病的进程和发展，由此，不断地发现疾病相关的生物标志并进行验证。生物样本库建设需要相关各方加强合作。

2. 加强商业合作　人类遗传资源样本库建设的目的是将人类遗传资源样本库的资源转化为商业产品，研究人员有可能因为研究某些生物样本获得知识产权，这就涉及生物样本的商业化和知识产权问题，因此，捐赠者应该被事先清楚地告知，他们是否能够分享这部分利益。通常情况下，捐赠者和参与者不会分享这部分利益。

人类遗传资源样本库的资源也将是个性化医疗的工具。人类群体生物资源将逐步取代动物模型作为临床的基础研究，同样，人类遗传资源样本库资源能够有助于更精准的个性化治疗，而且高效、无不良反应。个体化医疗和精准医疗都需要精准的人类遗传资源样本库，包括储存的高质量生物样本和相关数据。未来的医学将根据每个人的基因背景与表型和相关环境因素，来构成医疗保健计划，传统的治疗方法将被其取而代之。

3. 开展与药企的合作　人类遗传资源样本库可以参与大规模的药物研发，生物样本相比于动物模型，在临床前的药物研发上拥有更多益处，同时在遗传和环境引起的疾病方面，人类遗传资源样本库能够提供大量生物样本用于致病基因研究，最终取得统计学的差异性评价。可以广泛用于 GWAS 的研究，并确知遗传相关性研究能够促进诊断、检测和药物方面的技术发展。人类遗传资源样本库可提供大量生物样本，作为开发新型药物研究和开发新型个性化用药的手段。要做大科学，必须走联合，必须将样本和信息向相关企业开放。

第六节　中国人类遗传资源共享利用的重要性和可行性

一、人类遗传资源共享平台建设的必要性

（一）人类遗传资源共享平台是未来科技发展的需求

明确基因组与疾病之间关系，将依赖基因组学的发展，现阶段基因组学的研究已经取得了一系列的成就，现在迫切需要有价值生物样本和数据集成共享，来获得人类健康总体观的认知和破解重大疾病中的难题。人类遗传资源样本库是生物医学的临床研究主要资源，将会发挥出比人们预料的要好得多的功能。

人类遗传资源样本库的发展也可归于个体化医疗发展趋势和强烈愿望。随着人们对疾病早期预防意识的提高和改变，未来对于个人、家庭和社会来说，储蓄健康比储蓄钱要重要得多，储蓄健康的关键之一，是储蓄能够用于观察和帮助监督个人自身的健康状况改变或改善身体健康的生物标志物。人类遗传资源样本库的建设内容也不局限于疾病期的相关资源的研究，也需要健康人在发病前期的健康档案资源，这样对于个人在疾病发生、发展、治疗、转归方面的信息就比较全面，将有助于个体化的精准治疗。

（二）精准医学推动了人类遗传资源的共享

美国总统奥巴马在 2015 年国情咨文演讲中提出“精确医学计划”，提议在 2016 财政年向该

计划投入 2.15 亿美元，推动个性化医疗发展，这项预算获得了美国两大政党的支持。2016 年，我国“精准医疗”计划同样获得中央政府的批准，国家在“十三五”期间，投入数百亿资金，部署中国版的精准医学计划，造福民众健康，也是推动新的产业发展。2017 年 12 月，中国启动了国家级别的精准医学计划，对于中国老百姓来说，来自中国人的数据，无疑能提供更为准确和相关的精准医学建议。

精准医疗本着患者的最大获益和社会医疗投入的高效配置为宗旨，为每个人提供量体裁衣般的疾病预防、筛查、诊断、治疗和康复计划，它以最小资源投入获取最大健康保障，从而提高整体人群的健康水平。其中，人类遗传资源共享无疑在精准医疗中发挥重要作用，在很大程度上促进各个交叉学科领域的相互合作与发展。

精准医疗是以基因检测为手段的诊疗数据结合，为每个人量身打造最合适的治疗方案，提高治疗的效果。医疗大数据，或者说医疗信息，是指医院对患者治疗疾病所收集存档的各种相关的医疗信息数据。这个理念非常科学，比如同样是失眠，有人可能仅仅是出于精神压力，有人则可能是大脑发生了病变。简单使用安眠药催眠，只是治标不治本，更有可能延误了关键的治疗时机。又如硝酸甘油是一种已经应用了百余年的扩张血管的药物，具有重要的临床应用价值，但临床数据显示硝酸甘油对少部分人的疗效不显著。单独的血压、生化指标等体质特征的长期记录和关联分析并没有解决这个问题，复旦大学的研究发现突变型线粒体乙醛脱氢酶（ALDH2）*E487K* 基因多态显著影响硝酸甘油的疗效，从分子、细胞水平揭示了中国人群心绞痛患者对硝酸甘油的药物疗效差异的机制。根据这一研究成果，携带 *ALDH2* 突变型的人群对硝酸甘油反应不当，所以检测携带 *ALDH2* 突变型人群的基因型，对于东亚人群服用硝酸甘油治疗急性心绞痛具有重要的临床指导意义。

精准医疗并不是美国在 2016 年才提出的，最早是由美国国家研究委员会在 2011 年提出。在此前，人们已经提出了“4P 医学模式”，即预测、预防、参与以及个体化医疗，精准成为第五个 P。精准医疗依据基因组的检测，来确定准确的医疗方案，这个医疗方案包含基因治疗或其他方法的治疗，以及用药的基因筛查，例如有些药对部分人有效果，对其他人可能不适用。以前许多医生用药时会说先吃吃看，就是不能肯定这种药对此病患者有没有效果，如果没效果又会换另一种药。而精准医疗，医院会对疾病患者进行基因组测序，测序后根据结果就可知道哪种药物对患者有效、实施哪种治疗方案效果更佳等。另外，全部的医疗信息数据不是针对个体的，而是全体的，它是作为个性化医疗方案确定之前的一个背景的参照。从精准医疗涉及的学科门类来说，精准治疗涵盖了传统的流行病学、预防医学、临床诊断学和治疗学、康复医学以及卫生经济学等学科，所以它是在传统医学基础上的创新和发展。人类遗传资源生物库的样本和数据共享，是为科学共同体服务的，精准医学因此而受益，最终将惠益全人类。

精准医疗代表了一种先进的治疗理念，但要真正应用精准医学的方法，离不开人类遗传资源的积累和共享。如果，从临床角度要看懂某种疾病的百态，势必需要先收集齐这相关疾病的临床病例资源。为了解决这个问题，科学家们想到了一个方法——建立“生物银行”。就好像我们把钱存进银行一样，科学家们会把生物的遗传信息、生理信息存进“生物银行”，供研究者分析。但是由于人类遗传资源样本库的建设互相独立、建设经费有限等原因，其保存的生物样本不一定能涵盖全部的相关病例。因此，实现人类遗传资源样本库的共享，是精准医疗发展的必然要求。

二、人类遗传资源共享平台建设的意义

（一）人类遗传资源共享平台建设为国内各生物样本库提供联盟平台

目前，国际遗传资源样本库已呈网络化、联盟化发展的趋势。西方国家生物样本库已朝网络化发展，生物样本分散储存在多个加盟单位。人类遗传资源共享平台正是为国内分散、独立、无序的生物样本库组建的信息桥梁，生物样本库机构加盟人类遗传资源共享平台，生物样本储存在各大加盟机构，信息实行统一管理，需方通过共享平台查询，可方便地获得生物资源。

（二）人类资源共享平台为资源用户提供标准化共享流程

人类遗传资源共享平台为资源用户提供标准化的审核流程，包括生物样本库审核、生物样本审核、共享的成果审核。平台评价加盟机构生物样本库的等级和保障样本质量，也会对共享双方起到有效的监督作用。另外，共享平台也会依据自身的规则对各个加盟机构的生物样本信息进行强制性的统一，方便样本信息管理，实现网络快速查询。

（三）人类遗传资源共享平台为样本价值提供有效的评估体系

人类遗传资源共享平台建立了有效的样本分类系统，将样本资源按健康人群样本、少数民族人群样本、疾病人群样本、稀缺样本等划分，实现了对各类样本的一个清晰的分类管理。并且，根据每种生物样本的各种信息描述以及市场对各类样本的需求量，可以方便快速地对生物样本的价值作出一个大致有效的评估。

（四）人类遗传资源共享平台为共享活动提供可靠的信用评价机制

共享平台建立了标准化的信用评价体系，用户在共享活动过程中，共享双方可以就交易的多个方面进行相互评价，形成信用的信息反馈，将所有交易中得到的信用信息反馈，并按一定方式集结为该用户的综合信用分，用于反馈该用户的信用状况，供其他用户在做交易决策时参考。共享平台的这种信用评价机制可以有效地约束共享活动双方，从而保证共享活动顺利进行，使得资源样本得到真正的有效共享。

（五）人类遗传资源的共享利用将更好地支撑产业化发展

“把人类遗传资源有效保护起来并非最终目的。只保护不开发利用，实际上并不构成资源。”金力教授说，只有把保护和利用放在一起才能把资源掌握运用在自己手中。人类遗传资源是生物产业发展的重要基石，是国家战略资源；人类遗传资源同时又是伴随生物技术发展所出现的新生事物，需要在发展过程不断探索和规范。一方面，按照国家人类遗传资源管理条例及行政审批的相关要求，研究和探索我国人类遗传资源采集、收集、保存、运输的相关标准和产业技术及装

备，顺应国家对人类遗传资源从生物安全着眼的管促结合的发展思路，探索我国人类遗传资源在生命伦理框架要求下的共享利用；另一方面，建立以市场需求为牵引，聚集产业、学术、研究、应用、金融、法律等全社会创新力量，共同促进我国人类遗传资源的开发和利用，加速我国转化医学和精准医疗的发展才是重中之重。

人类遗传资源没有产业化应用，生物样本库将走向僵化，它使生物产业的原创性研发，例如新药研发，变得困难重重。中国科学院赵国屏院士表示，中国发展医疗生物技术和制药工业，应认真收集人类遗传资源，积极开展研究工作，特别是注重相关数据和信息的整合管理以及交互共享，中国要有自己的基因组和生物医学大数据核心技术中心及设施，服务全国人民和科研与产业机构，形成自主知识产权成果，支撑健康中国的战略部署。“未来基于人类遗传资源各个学科和领域的科学、技术、转化和应用都将迎来快速发展期，带来的挑战和压力也前所未有。”周琪院士呼吁，应加大人类遗传资源“解读、修饰和编写”等方面的原始技术创新，争取早日攻克核心技术、掌握战略主动。

人类遗传资源共享可最大化地放大生物样本资源的信息量和利用价值，其主要原因是人类遗传资源生物样本当中包含了大量可利用的信息数据，而一个研究人员或研究机构对一份样本资源的价值提取很可能只是单纯的一部分信息。人类遗传资源生物样本只有通过共享才会将它里面包含的大量有利用价值的信息最大化地映射出来，为生物研究、医疗等行业提供最基础的信息资源。

事实上，短时间内在我国实现人类生物样本库的完全共享是困难重重。对此，中国科学院上海生命科学院研究员、上海生物信息技术研究中心李亦学认为：“现在的问题是各单位对采集的生物样本分享的意愿不够，最理想的是能够建立统一管理的国家人类遗传资源样本库网络和信息数据库，在确保生物样本和数据安全的前提下，有效地利用相关资源。”

人类遗传资源的共享从理论上讲，非常美好，但实施起来却困难重重，各个单位为人类遗传资源的收集和生物样本库的建立投入了大量的人力和物力，而且知识产权的分配、惠益分享的理念的实施都有各种各样的阻力。所以，在目前这一阶段，希望建立大一统的国家级别人类遗传资源库，把所有分散的人类遗传资源样本收集在一起，真正实现这种所谓共享还存在诸多困难。但是，如果顶层设计得好，资金能够得到保证，并且按照相关的质量标准和规范，来对样本和信息进行统一规范化收集，也是可行的方案之一。

三、人类遗传资源共享平台建设的主导思想

人类遗传资源样本库资源整合和共享，最基本的问题是两个：第一是拥有方愿不愿意。不同机构有不同的意愿。这是因为牵涉到复杂的知识产权分配、利益分配、行政权力等。如果国家主导，利益分配机制合理，是完全可以解决的。第二是能不能够。由于采集信息方式和内容不一样，造成所采集的信息内容存在异质性，人类遗传资源样本库资源整合的前提是信息整合，没有统一的信息是不可能整合资源的。另外，只有具备相同生物特性的生物样本，才有整合的必要性和可能性，这是技术层面的事情。

人类遗传资源样本库资源整合，首先要保证在各自的数据库和遗传资源样本库做到信息化管理系统的管理和质量评定体系内容具有相容性，一旦需要和愿意，立即可以将相同资源整合与共享，使资源价值最大化。

人类遗传资源样本库共享首先是信息资源共享，而信息共享必须是信息能够交流，交流必须做到信息统一与相容。如果没有人类遗传资源样本库信息相容性，就无法谈共享问题了。只有能够交流和了解了待共享资源，待共享资源才有共享的可能。在信息共享方面主要包括如下步骤：一是临床信息注释信息的生物样本的采集，生物样本相关生物特征的说明和标识，是鉴别生物样本可交流的第一步；二是共享模式是基于单一相同病种还是队列的生物样本的；三是将此模式应用到内容相容的人类遗传资源样本库建设方面，进行相关资源整合与共享的探索和应用；四是以信息化管理方式应用为主导，以共建共享的方式推进资源相容，共建的联盟管理模式加以整合与共享。此共享工作是在意愿共享的前提下开展，只有明确和统一共享定义和范畴以及如何共享，才能实施和推广。

人类遗传资源样本库共享应用机制的建立，是保障生物样本共享应用的基础。尤其是基于临床研究需求而诞生的人类遗传资源样本库，数据和生物样本的共享应用情况直接反映了人类遗传资源样本库的建设效益和发展。建立完善的人类遗传资源样本库收集和共享应用流通机制，应在建设之初就提出比较完善的人类遗传资源样本库资源共享应用方案和共享应用机制。比较完善的共享应用机制，应包括三方面内容：一是建立人类遗传资源样本库应用基本原则，包括遵守我国人类遗传资源法规和伦理；遵守生物样本质量最优原则；遵守资源应用效益最大化原则；遵守成本补偿和非盈利原则等相关原则。二是建立应用申报和审批程序，包括人类遗传资源样本库确定优先支持顺序；研究者申请程序；伦理委员会和科学监督委员会审批程序；人类遗传资源样本库共享应用协议签署；明确相关方利益，如知识产权归属、支付人类遗传资源样本库成本费用额度等相关事宜。三是建立人类遗传资源样本库应用保障机制，应建立人类遗传资源样本库资源发布平台，定期将可利用和共享的资源信息向社会发布，以便寻找更多合作。

以上仅是理论上的设计，具体的实施需要政府或主管部门的强力实施，也需要各级各类的生物样本库的配合。这 10 年来，我国生物样本库在蓬勃发展、迅速扩张的同时，一些不按照标准规范建设的生物样本库也是不在少数，甚至有些大型生物样本库，由于人员的变动、经济支持的波动等，在质量保证体系上难以持之以恒，种种情况，不一而足。

四、人类遗传资源共享平台建设发展的必要因素

（一）外因

国家主导、顶层设计、管促结合、高效利用，是建立遗传资源共享平台的必由之路。国家相关部门的主导和监管，将是促进共享，打破垄断和资源浪费的外部力量。随着我国科技进步和科学研究的发展，为了充分发挥前人创造的科学成就和积累的遗传资源的作用，人类遗传资源的共享是我们必须着眼的重大事项。

未来，从疾病早期诊断到为药物开发提供基础信息，再到指导人群的健康管理，人类遗传资

源在这个过程中将“大有可为”。金力院士曾经提出：“作为科学家，我们希望国家保护和开发利用并重，这样就可以抓住机会，为国家的发展做出更大贡献。”从保护遗传资源的实际需求和履约要求来看，加强各个生物样本库之间、国内部门、地方之间和国家之间的信息交流已势在必行。

我国在公共卫生事业和生物医学发展的过程中，已经建立起了一些人类遗传资源的生物样本库，收集了很多生物样本及其相关信息，但我国生物遗传资源存在着量大面宽、标准化程度不高、利用率低下、缺乏有效共享等弊端。虽然，人类遗传资源样本库建设和样本收集、保存、处理等相关流程制定了一些操作规程和技术标准，但如何用于指导各种样本库的标准化建设，如何有效地实现这些生物样本的标准化和共享化以提高样本的利用率，已成为我国目前人类遗传资源样本库发展必须解决的问题。现阶段人类遗传资源样本库建设需要持国际视野，互相整合已有的各种资源和成果，只有这样才能有效节约和发挥我国生物资源的作用。

（二）内因

社会效益和经济效益是生物样本库尤其是大型生物样本库必须考虑的问题。创造效益是建立良好的生物样本库自身造血机制并进行可持续健康发展的有力保障。

基于经济效益的考虑，生物样本库建设单位所承受的压力是非常大的。如果人类遗传资源样本库建设需要单位长久地投入却见不到效益产出，各方面的压力会接踵而至，生物样本库的发展会举步维艰，更不要说可持续长久发展了。因此，生物样本资源库建设，必须要有效益。这个效益从何而来？是生物样本建设者们必须面对和思索的问题。

1. 社会效益　生物样本库建设者必须立足平台资源建设，应站在服务于单位的科学研究、医学研究事业，服务于国家重大新药创制等重大生命科学研究和国家战略的高度，来充分建设和利用生物样本资源，使其在申请申报各级政府或其他科研项目中发挥其重要的基础支撑作用，提高科研项目立项的成功率。充分利用人类遗传资源样本库的优势资源，积极寻求参与国内、国际重大项目合作，紧跟时代的步伐，成为国内、国际高水平研究项目的重要参与者，进一步提升建设单位的整体实力。充分利用资源平台的优势，为引进人才打下良好的基础，进一步提升科研综合实力。随着自主研究和重大项目合作研究的不断深入，必将产生大量的如文章、专利等知识产权成果，这些都是整体综合实力的体现。人类遗传资源样本库建设单位综合实力的不断提升，必将使每位员工受益，从而展现出人类遗传资源样本库平台的社会效益。

衡量一个人类遗传资源库产生的社会效益、为社会做出了多少贡献，具体衡量的标准可以参考如下几点：①自主成功申报了多少个各级科研项目；②横向合作支持了多少国内国际重大研究项目；③支持帮助了多少种国家新药的研发（尤其是靶向药物），多少新药获得新药证书并成功上市；④支持了多少个临床诊断试剂产品的研发，多少个临床诊断试剂产品成功上市；⑤生物样本资源库自主和横向合作项目产生了多少文章、专利等知识产权成果；获得多少各级政府的科研奖项；⑥对服务于人才引进和促进国内国际交流合作的突出贡献。

2. 经济效益　人类遗传资源样本库的可持续健康发展，更需要依赖于资源的价值实现，形成以资源养资源的良性循环。开放共享的生物样本资源库建设，属于公益事业的重要组成部分（短期直接服务于生命科学的研究者，长久间接服务于广大中国公民），不应以盈利为目的。虽然生物样本资源是志愿者无偿捐赠的，但是建设和维护生物样本库，需要资金投入。合理地制定人类生物样本资源的有偿使用服务价值体系，收取合理的生物样本资源保藏活动的间接费用，用以生物样本资源库的运行和维护，是实现人类生物样本的资源价值属性、保障人类遗传资源样本库可持续发展的一种途径。

生物样本资源有偿服务价值体系，应根据生物样本库建设的自身实际运行成本投入情况，明确人类生物样本资源采集、处理和保存的成本体系。生物样本资源主要服务应用于基础科学、医学生命科学的研究，生物样本库的建设，除了专项建设资金的投入以外，还会申报并接受各级政府的项目资金支持，接受国内、国际横向合作项目的资金支持，以及商业用户的资金支持（比如国家新药创制企业）。鉴于此，人类遗传生物样本库可根据具体研究项目的级别不同予以区别对待，分别确定不同级别研究项目所需要支付的资源有偿使用费用的权重；根据研究者属于普通科研客户或商业客户的不同，确定需要支付的资源有偿使用费用。根据生物样本资源的稀缺性、获取周期的长短、样本及信息资源匹配度的高低、资源获取的难易程度等，来进行生物样本资源等级分类，确定不同等级生物样本资源的成本价值权重比例。综合考虑生物样本资源的综合成本及资源有偿服务价值，建立适合于建设单位人类生物样本库自身长久健康发展的资源有偿服务价值体系。

五、人类遗传资源共享平台建设方案

（一）人类遗传资源平台建设的主要内容

人类遗传资源平台建设的主要内容包括标准化建设、集约化建设和共享建设。

1. 标准化建设　制定统一的国家人类遗传资源标准规范体系，为我国人类遗传资源的整合和共享提供必要的基础条件。

2. 集约化建设　以标准规范体系为基础，对大量的分散在全国各地独立的人类遗传资源进行标准化整合和数字化表达；在互联网上构建一个集中的、规范的、虚拟的人类遗传资源样本库，即人类遗传资源平台。

3. 共享建设　通过人类遗传资源平台网络将分散在全国各地的人类遗传资源生物样本实体库，实现虚拟库中的资源信息与实体库中的资源实物一一对应。

本书提出构建的人类遗传资源共享平台是集合国内外建设的经验，集成现有国内实际发展状况，研究制定各类遗传资源及其信息的共享关键技术和实施标准，来建立人类遗传资源及其信息共享平台，最终实现信息资源和实物资源的全面共享，为建设国家人类遗传资源重大科技创新奠定基础，也为未来实现国家和国家之间的人类遗传资源联盟和一体化研究奠定基础。

（二）遗传资源及其信息的全面共享关键技术和实施方案

主要包含 3 个方面的建设工作：

（1）研究各类人类遗传资源样本库（包括各类疾病如重大疾病）中的生物样本资源及相关信

息实现共享的关键技术和共性标准，主要是形成各种共识、规范和标准，增强人类遗传资源生物样本和数据进行共享的可操作性和规范性。

⑵ 开发信息管理软件，建立人类遗传资源样本及其信息的共享平台，实现数字化的人类遗传资源和数据的共享，其一是打通困扰多年的资源共享的瓶颈；其二是便于资源的有机整合；其三是利于遗传资源管理部门的监控。

⑶ 服务于科技创新和生物产业。建立可执行的标准并构建人类遗传资源展示、交流和信息共享的平台，利于推动重大科研成果的产出并且倍增的分散、独立的各类样本库的价值，让人类遗传资源真正地推动医疗卫生产业发展和转化医学研究。

(三) 遗传资源及其信息全面共享的实施难点

主要包括两个方面，实现共享的关键技术和共性标准的确立以及信息的标准化整合。

1. 实现共享的关键技术和共性标准的确立　上海交通大学医学院附属新华医院样本库主任王伟业教授曾经指出："数字化建设或者数据库的建设能力将在未来的人类遗传生物样本库共享服务体系中起着决定性的作用，生物样本库的共享最终是数据的共享，一个生物样本库在建设发展过程中，伴随着生物样本不断的应用，它的保存量也许会逐渐下降，但信息和数据的保存量会逐渐上升，这才是正确的发展方向。"

互联网、智能化和大数据是驱动人类遗传资源样本库信息化发展进程中的重要元素。人类遗传资源样本库最终使命就是将生物样本内涵的信息资源，通过科研的不同方式(包括实验设计、生物技术、生物信息学和统计学分析等)将信息挖掘出来。生物样本只是在一定时间内存在的一种形式，生物样本转化为信息是可转变也是必须转变的。众所周知，生物样本资源长期储存后的应用价值会下降，样本质量也会慢慢改变；然而，生物样本转化而来的生物学信息，在应用方面却发挥着越来越大的价值，尤其是整合多方面具有整体观的信息，将会增加其价值内涵，其价值上升的空间非常大。

研究符合我国实际需要的人类遗传生物样本资源及相关信息实现共享的关键技术和共性标准十分必要。这有利于指导该领域进行的各种合作和资源共享，不但使临床资源的利用效益达到最大化，也节约了大量的生物样本收集费用和信息产出费用，而且可以催生更大的原创性的科研成果。北京和上海科技研发水平较高、是生物产业密集的地区，这些地区推出的标准和实施方案，可以辐射全国，引领人类遗传资源及信息产业的健康发展。

中国科学院上海生命科学院生物医学大数据中心首席科学家、中国科学院院士赵国屏说："欧美设立国家基因组数据汇交管理中心已有 20 余年，在国际基因组数据的整合管理与共享方面发挥了重要的作用，但这也在很大程度上迟滞了我国建立自己的生物医学科研数据汇交机制/机构的步伐，造成了数据存储碎片化、管理分散、无安全保障和标准化质控，难以形成规模化资源和有效共享转化等严重局面。"

赵国屏院士指出，我国必须尽早建立有规模、有权威的统一管理的国家生物医学大数据基础设施，集中精力、长期稳定地做好数据安全存储、标准化质控整合的基础性工作以及公信、公平、高效共享的服务性工作。只有这样，才能有效支撑国家人类遗传资源管理和开发利用体系。

2. 信息的标准化整合　信息化系统在人类遗传资源样本库的管理方面发挥了信息化管理和信息化应用两大功能，是人类遗传资源样本库信息化建设发展阶段中两大元素。人类遗传资源样本库无论是分散式管理模式，还是集约化管理模式，都需要集中信息化管理方式来管理人类遗传资源样本库。尤其在2016年，国家精准医学重点专项计划建立了队列资源开放应用机制和生物样本及数据共享机制。人类遗传资源样本库信息化管理和应用，必须首先了解和认识生物样本的性能和特征的信息，生物样本的可用性和适用性取决于生物样本信息化程度，高度信息化的人类遗传资源样本库可以为研究者提供有价值的研究资源，也是人类遗传资源样本库建设的价值体现。

人类遗传资源样本库信息化系统，如果不能实现临床数据的集成和共享，只是生物样本的共享，对未来并没有多少价值。特别是对临床数据的集成和共享，迫切要求数据标准化建设，同时对人类遗传资源样本库的信息化系统的管理和应用数据的自动采集、数据溯源、数据管理、数据的安全等功能也提出了更高的要求。因此，对已经持续收集多年的人类遗传资源样本库要进行共享，很难做到理想化的程度——即全部信息的标准化、规范化、数字化建设。目前我们的建议是通过建立人类遗传资源共享平台，使每个生物样本库按照便于实现共享的思路，按照最小数据集提供自身生物样本库愿意共享的样本数量和数据类型，在可控的共享服务约定范围内，实现虚拟人类遗传资源样本库的资源共享，并且延伸到线下的生物样本及数据共享。这些生物样本保藏必须符合标准，同时要以描述注释的形式在信息库里集中起来。

第四章　人类遗传资源共享平台的构建

人类遗传资源共享是指遗传资源可以进行多向传递，即同一遗传资源有可能为众多的科技创新主体所利用，遗传资源在共享过程中完成增值过程。资源共享是生物样本库建设与发展的趋势，也是提高资源利用效率的最优途径。

近年来，人类遗传资源收集投入的科研经费比重一路攀升，这归因于生物检测技术的成本降低以及生物研究对遗传资源规模的需求增长，随着遗传资源样本在科研过程中的地位逐步升高和需求量的不断上升，遗传资源样本的稀缺性也更为凸显。如疾病低风险相关基因要通过大量样本研究才能发现，小量样本不具有统计价值。当研究目标是一些罕见疾病或罕见基因型时，疾病的研究进程可能会很慢，因为其通常需要耗费较长时间且在特定区域内才能得到足够量的研究样本。目前，我国的大部分研究机构依旧采用自主采样-分析的传统模式开展课题，这使得许多小型的研究机构由于要负担高昂的样本采集成本而难以开展研究。另外，国家虽然设立了许多公众样本库的项目，但由于缺乏有效多样的访问途径，这类项目中的资源实际上只能在小范围内共享使用。国家也很难对人类遗传资源采集、储存以及共享进行有效的监督和管理。并且，多数类型的遗传资源、生物样本有明确的有效储存时间，储存时间越长的样本就越有可能失去活性而丧失研究价值，因此，促进遗传资源共享成为有效控制生物样本资源浪费、降低研究成本的必然选择，这需要建立合适的样本资源访问方案以及便利的样本获取渠道。

所以说，建立规范、统一、高效的人类遗传资源共享平台是推动我国整合人类遗传资源、实现资源的全社会共享所应采取的重大措施，也是提高科技资源的利用效率、增强科技自主创新能力和促进全社会科技进步的基础性和具有重大战略意义的工作。

第一节　国内外人类遗传资源共享平台构建的模式

一、国外典型人类遗传资源共享平台构建模式

（一）美国模式

1. 结构和内容　据统计，2012 年，美国有超过 630 个遗传资源样本库，其中大多数与其他

卫生保健或研究机构有联系和共享。2015 年，奥巴马总统宣布创建一个新的包含 100 多万美国人信息的生物数据和样本库，来支持由美国国立卫生研究院指导的精准医疗计划。此外，联邦政府还经由退伍军人事务部，建立一个涵盖 100 万退伍军人的数据库和遗传资源样本库。

在众多生物样本库中，很少有遗传资源样本库是独立的实体。在一项研究中，88%的遗传资源样本库表明他们是较大组织的一部分，16%表示他们是参与合作研究的联盟或其他遗传资源样本库组的一部分。大型联盟中的大多数遗传资源样本库都在学术机构中，并且超过 1/4 的生物样本库不只是参与一个大型联盟。

美国遗传资源样本库主要服务于学术、政府或行业研究人员，其中行业遗传资源样本库为更多的行业研究人员服务。同样，学术和政府遗传资源样本库往往主要（远超一半）服务于学术和政府研究人员。

2. 内部治理和规则　在这些生物样本库中，部分样本库内部管理比其他样本库对公众更加透明，大约 80%的生物样本库设有内部监督委员会。一项研究表明几乎所有生物样本库使用样本都需要机构审查委员会（Institutional Review Board，IRB）的批准，并且 26%的生物样本库有公共咨询委员会，虽然这些委员会功能不同，但一般都包括政策咨询或修订协议。

3. 样本和数据访问途径　样本和数据的访问可以通过 3 种基本模型访问：开放访问、分层访问和受控访问。开放访问的允许范围是，任何人都可以无限制地访问数据。受控访问仅限于某些已被批准的研究人员和研究协议。分层访问在概念上处于前两者中间，并基于捐赠者本人、样本与数据的性质内容，或研究使用类型来设置访问限制。

如上所述，许多遗传资源样本库和数据库都在联盟或合作组内。联盟或合作组的工作方式是拥有“地理分散的组织中心通过虚拟网络部署的资源，并由全国联网的集中式生物信息和数据管理系统协调和支持”。

几乎所有的遗传资源样本库管理都需要机构审查委员会批准，研究人员才可以访问样本库，有的样本库会有一个小组或委员会来审查样本请求。美国国家癌症研究所发布了国家癌症研究所支持的“生物样本资源”的最佳做法，涵盖生物样本的操作、技术、伦理、法律和政策等方面内容。根据该政策，访问必须由机构的机构审查委员会或科学委员会批准，访问必须限于那些需要访问的人员。需要访问的数据或样本数量必须保持在最低额度，并且访问时必须有监控。这些政策要求包括审核程序、强制措施和对员工的必要培训在内，都必须成文和透明。

此外，NIH 发布了一项基因组数据共享（genomic data sharing，GDS）政策，该政策则强调对基因组数据的共享而不是限制访问，适用于所有由美国国立卫生研究院资助的大规模人类和非人类研究项目生成的基因组数据。尽管为达到资源的最大化利用，需要很大程度上的数据共享，但隐私保护也是 NIH 政策的必要部分。数据存储在以数据敏感和隐私度为基础的双层系统中。只有当个人对开放权限声明知情授权后，关于他们的去标识的数据才会放在公开网站上。

4. 隐私和保密　除了通过限制访问来保护隐私外，研究人员可以被要求遵守某些隐私保护条例，例如确保在研究之后销毁数据或样本。

美国国立卫生研究院政策规定，应该根据通用规则和 1996 年通过的《健康保险携带与责任法》(*Health Insurance Portability and Accountability Act*，HIPAA)对数据去标识。国家癌症研究所列出了可以保护隐私的方式，这也遵守通用规则和《健康保险携带与责任法》隐私规则。国家癌症研究所的最佳做法规定，政策“可能包括加密，编码，建立有限访问，以及设计分层访问，不同级别的员工允许访问的资源不同”。国家癌症研究所也建议使用可靠的中间人，在样本或数据的来源和研究者之间指定一个独立的中间人，这个中间人拥有识别研究参与者的关键权限。在1987年成立的联合人类组织样本库网(Cooperative Human Tissue Network，CHTN)就是使用“可靠的中间人”来保护参与者的隐私，同时也使用有限的数据。CHB作为国家癌症研究所遗传资源样本库的一部分，没有规定是否对数据和样本提供分层访问，但会通过采集处的编码样本来保护隐私，并且限制代码的访问权限。

保护样本捐赠者隐私的另一种方式是保密性证书，这已变得越来越重要。无论研究是否由联邦政府资助，美国卫生与人类服务部(U.S. Department of Health and Human Services，DHHS)都向研究人员提供保密证书。因为个人不愿透露可能会被执法使用的犯罪活动的信息，这些证书在20世纪70年代获得国会授权，用于药物使用研究。

5. 知情同意　大多数遗传资源样本库和联盟会使用知情同意书或另外不太苛刻的途径获得样本。在任一情况下，个体都必须确认同意将他们的样本或数据放置在遗传资源库中。美国国立卫生研究所关于数据共享的政策使我们认识到遗传数据永远不能真正匿名，即使数据被去标识，研究人员也应该获得参与者对数据的“潜在未来使用”的同意。然而，一些遗传资源样本库使用最初临床中的残余组织和血液作为样本。例如，CHB和联合人类组织样本库网都依赖于残余样本。联合人类组织样本库网没有规定如何取得知情同意，但它要求所有样本收集必须经过当地机构审查委员会的批准，每个收集样本的机构必须有一份担保文件。CHB会提供知情同意书的模板，可以根据收集站点的具体要求进行修改。

大多数遗传资源样本库都提供了知情同意的指南政策或实际知情同意的模板文件。个别遗传资源样本库也可以要求未来使用样本的大范围知情同意。国家癌症研究所的生物样本研究机构和生物样本研究部门建议要获得明确的同意，指出研究人员应该告知参与者样本是否将用于进一步的研究。CHOP生物存储研究机构有一个知情同意书模板，每个特定的研究再根据需要进行修改。使用未来有可能需要重新识别的样本，遗传资源样本库还具有额外的同意要求。PGP可开放获取资源，但需要比普通情况更多的知情同意和更严格的知情同意程序。参与者必须通过遗传学和参与风险的了解测试，才能被允许参与PGP。

6. 安全　很多遗传资源样本库和数据库，包括数据库联盟都很少提供数据和样本的安全性的证据，而只是陈述信息是安全的。常见的安全措施是限制样本和数据的获取，或者锁定存放样本和数据的设施，以及在使用后破坏或返还样本和数据。此外，遗传资源样本库会提供更多具体有关其网站安全的信息。

(二) 欧洲模式

欧洲许多国家都建立了高质量的人群样本型和特定疾病研究型等类型的遗传资源库。根据2010年欧委会委托联合研究中心和前沿技术研究所(Institute for Prospective Technological

Studies）联合进行的调查，欧洲区有超过 170 个遗传资源库或组织。在 126 个参与调查的机构中，68%的遗传资源库为单独运营，32%与其他遗传资源库建立了伙伴关系，分享信息，联合研究。在建立伙伴关系的机构中，62.5%的机构会与本地遗传资源库合作，其余的则进行跨境合作。这表明，欧洲遗传资源样本库在跨境合作和网络建设上仍有很大空间可以开发。

1. 所有权　欧洲大多数遗传资源库隶属于大学（39%）、国家或地区的研究机构（39%）及非盈利性组织（19%），只有 3%的机构为私营。在建立了遗传资源库的机构中，36%的机构声称是以公共研究为主要研究模式，24%的机构兼顾公共研究和临床研究。

2. 功能类型　参与调查的遗传资源库机构中 27%的遗传资源库为特种疾病研究型，21%为随机人群样本型，而 16%为随机人群和特种疾病双重功能型。

3. 收集的样本材料类型和数据类型　欧洲大多数遗传资源库属于小型（少于 1 000 份样本）或中型（不超过 1 万份）规模。多数遗传资源库存储 DNA 和血清及全血和不同类型组织，只有 12%的遗传资源库仅储存 DNA。

4. 遗传资源库的信息分享　欧洲多数遗传资源库都采取信息分享政策，其中，17%的资源库信息在欧盟内分享，33%可在全球分享；但相当数量的机构表示，其信息仅属于收集数据的研究者（20%）或只能在本单位内共享（10%）。这些数据说明，生物资源共享的网络建设方面及其合理操作模式还有待开发。

5. 知情同意和隐私　欧洲几乎所有的遗传资源库都建立了伦理委员会，且 63.5%的机构对于组织共享建立了法律同意机制。69%的遗传资源库对于数据共享存在知情同意机制，多数机构制定了一种或多种同意表格或方式，但该方面仍有改善的空间。在隐私保护方面，74%的机构通过样本编码保护捐献者隐私。

6. 人类遗传资源相关法律和政策框架　欧洲遗传资源库的管理是在生物医学研究总体管理框架下进行的。这是一个在成员国和欧盟层面的正规法律工具和管理机构，是与诸多非正规的管理工具和指南（如专业指南和最佳实践等）相结合的复杂的综合体。

欧洲理事会和欧盟根据保护人权和公共卫生发展原则制定了一系列法律文件，包括一些特定法律条文和不同机构制定的总体法律框架。欧洲理事会发布的《关于生物和医学应用中保护人权和人类尊严公约》（*Convention for the Protection of Human Rights and Dignity of the Human Being with Regard to the Application of Biology and Medicine*）（Oviedo，1997 年 4 月），是欧洲在科学研究中的基础性文件，用以确保人体的物质使用权力。

在卫生领域，1993 年签署的《马斯特里赫特条约》对欧盟或成员国遗传资源库管理起到支持和补充的作用。目前，虽然关于遗传资源库管理和研究方面无专门规定，但有关临床试验和数据保护指令的原则，为遗传资源库参与者权益保护提供了主要管理支持。

虽然欧盟层面针对遗传资源库管理无统一法律框架，但一些成员国建立了各自适用的法律，这些法律具体要求各不相同。为促进跨境遗传资源库研究，欧盟已同意建立一个新的关于遗传资源库的法律框架，即欧洲研究资源平台联合体（European Research Infrastructure Consortium，ERIC）。

（三）日本模式

日本生物样本库（BioBank Japan, BBJ）项目是一个多中心的以医院为基础的注册机构，最初目标是专注于人类基因研究。该项目不仅着眼于新产生的病例，还包括在纳入该研究前，既往诊断并且治疗过的病例。项目研究对象来自 2003 年 6 月至 2008 年 3 月，全国 66 家医院组成的 12 个联合医疗机构中确诊患有 47 种目标疾病中的任何一种。在入组之前，患者会收到一个专门做项目培训的专家进行详细的项目介绍，随后各个医院收集并匿名调查对象的生物标本和临床信息。所有的纳入对象都被诊断患有 47 种目标疾病中的一种或者多种。这些目标疾病是根据日本全国的发病率及死亡率，并整合专家意见讨论确定的。疾病诊断由各个医院的医生进行。日本生物样本库排除进行骨髓移植以及非东亚人种的患者。

1. 生物标本库以及临床信息　日本生物样本库通过合作医疗机构收集了研究对象的 DNA 和血清样本并存入日本生物样本库 DNA 库和血清样本库。详细的血样本信息和储存流程见"血样本和储存"部分。临床信息先存在合作的医疗机构，然后每年年末匿名化后上传到日本生物样本库。

日本生物样本库的生物标本储存开始于 2005 年，已经经过样本提供委员会的支持，可以为各个研究机构以及公司提供样本储存。

2. 基线研究　日本生物样本库使用标准问卷，通过病史采集者以及病例记录浏览者采集纳入对象的临床资料。病史采集者的共同采集要点包括抽烟和饮酒习惯、身高、体重、血压、既往史、家族史、饮食习惯、运动健身以及生育史（女性）。病例记录采集共同要点包括出生日期、性病、纳入研究 1 个月之前用药情况，药物不良反应史、常规实验室检查（血常规，尿常规，生化检查包括肝肾功能、血脂、血糖）。

疾病特异性实验室检查以及影像学资料的采集仅限 15 种疾病。比如，日本生物样本库收集了 13 种肿瘤疾病的手术史、化疗史、内分泌治疗史、放疗史以及肿瘤标志物。对于心血管疾病，日本生物样本库收集了心脏超声和冠状动脉造影的信息。根据不同的疾病，采集的信息也不同，包括起病情况、症状、分型、严重程度、并发症。因此，日本生物样本库项目研究对象包括发病病例以及预后病例，纳入对象的患病时间也不同，包括疾病发病或诊断日期，或者入组日期。所有的研究均在合作的研究机构中。

3. 数据清理　为了提高起始数据质量，日本生物样本库筛选了所有数据项目，在 17 850 个项目中筛出 4 627 个项目，这些项目存在 50%以上纳入者；还筛选出一些具有重大临床价值的项目（例如 TNM 分期）。日本生物样本库筛查了所有数据的分布情况，并制定了每个项目的排除标准。以便数据分类，BBJ 筛查了相关变量的一致性，并且排除了不一致的指标，并实验了各个变量的同质性。

4. 血样本和储存　采取每个研究对象 14 mL 全血样本，分装在两个 7 mL 含 EDTA 的试管中。一管送到 3 个商业实验室（SRL、BML、MBC）进行 DNA 分离。在根据各个实验室标准进行 DNA 分离后，将 DNA 浓度调整到 100 ng/μL，分到 3 个 1 mL 离心管中，在底部贴上 2D 的条形码。所有的 DNA 管保存在 4～10℃ 并转运到 BBJ。在进行条形码以及纳入对象的匿名数量核对后，将 DNA 样本保存在 4℃ DNA 库中。对于儿童以及那些采血困难的研究对象，可以收集口腔拭子、指甲屑、头发屑来提取 DNA。

另外一管全血在各个医院进行离心，获得的血清分装到 3 个 1 mL 离心管中，贴上 2D 条形码。所有的血清样本最开始存放在各个医院 - 80 ℃冰箱中。在样本数量足够多的时候送到 BBJ。在进行核对后，所有的血清样本，存放在-150 ℃的环境中。日本生物样本库要求研究对象截止在 2013 年 3 月前，每年提供一次血清。

5. 随访研究　在初始研究后，截至 2013 年 3 月，日本生物样本库每年通过浏览病例记录，继续收集研究对象的临床信息。如果已入组研究对象新发 47 种目标疾病中的一种，那么需要登记一个新的记录并收集相关临床数据。

此外，日本生物样本库的研究对象，收集了 2010 年登记的医疗记录的 47 种目标疾病中的 32 种疾病的生存相关数据。医疗助手会通过查看研究对象的最后随访日期，确定出那些超过一年没有来过医院以及在随访过程中死亡的患者。医院再通过政府部门获得一个关于这些研究对象的居住证的备份。然后，医疗助手记录研究对象是否存活、是否搬家。对于搬到其他地方的研究对象，可以在新的医疗机构进行随访。对于已经去世的研究对象，医疗助手会记录死亡日期。日本生物样本库可以通过日本健康劳务福利省的数据信息部门获得死亡研究对象的详细数据，并根据 ICD - 10 来确定他们死亡疾病类型，匹配依据包括出生日期、死亡日期、性别、当地政府邮编。

6. 伦理　日本生物样本库项目的研究方法通过了东京大学医学部、山本研究机构以及 12 家合作医院的伦理委员会支持。所有的研究对象均签署了知情同意书。

7. 最终结果　一共有 20 万名对象参与了该研究。排除由于撤销知情同意书以及错误纳入，一共有 199 982 名对象的临床信息纳入了该项研究。在 20 万名研究对象中，161 823 名研究对象在 2010 年的医疗记录中记录了 32 种疾病病种。其中，日本生物样本库排除了 20 211 名研究对象，原因包括拒绝生物标本项目、拒绝签署知情同意书、被错误纳入。最终，141 612 名研究对象的生存数据被用于分析。随访率为 97%，平均随访年限为 7.7 年。

该研究总共包括 291 274 名原始研究对象。其中，占比最多的疾病为血脂异常，其次为糖尿病。疾病起病以及诊断信息包含了 31 种疾病。日本生物样本库统计入组病程长短发现，大多数肿瘤的平均病程较短，而过敏性皮炎、支气管哮喘、类风湿关节炎病程较长，表明患这些疾病的预后病例数量占比高。研究对象中，53.1%是男性。男性的平均年龄是 62.7 岁，女性的平均年龄是 61.5 岁。在 20 岁以上的研究对象中（包括 20 岁），27.5%的男性以及 23.7%的女性患者超重或者肥胖。27.3%的男性和 10.3%的女性抽烟，54.9%的男性和 23.6%的女性饮酒。51%的男性和 43%的女性诊断患有高血压。

日本生物样本库项目在第一个 5 年期间，纳入了将近 20 万名研究对象。存放在日本生物样本库的 DNA 和血清样本可以用于研究常见病的新的基因以及新的生物标志物。收集的临床信息以及随访研究数据可以为日本常见病的诊疗提供参考素材，包括治疗方式以及导致疾病的原因。理想状态下，这些研究结果最终可以贡献于选择性的临床治疗，主要依据为个体化的基因组成。

二、国内人类遗传资源共享平台构建模式

（一）台湾模式

1. 发展进程　台湾人体生物资料库（Taiwan Biobank）发展历程共分为3个阶段，大体可分为三大计划，分别为建置台湾生物资料库可行性计划、建置台湾生物资料库先期规划以及台湾人体生物资料库（一般民众）计划。

（1）第一阶段：台湾生物资料库可行性计划（The Pilot Study），2005-08-01—2007-07-31。

台湾地区科学委员会委托生物医学所于2003年规划建置《台湾生物资料库的可行性评估计划》，拟邀请1000名年龄层分布于40~70岁的健康民众参与研究，采集自愿参与者的血液、尿液与健康相关资料，探究台湾三大不同族群的基因变异与环境因素对于人类特定疾病间的致病关联，期望建立一个能够长期追踪的前瞻性队列（prospective cohort）。后该评估计划由于引发违反隐私基本权的争议，受到挑战，历经多次复审依然无法顺利进行。故最后仅收集了1000名参与者基本健康资料，没有采集样本。

（2）第二阶段：台湾生物资料库先期规划，2007-11-01—2011-12-31。

台湾地区卫生署委托生物医学所继续进行下一阶段的长期的医学研究计划，实施《台湾生物资料库先期规划》，邀请15000名30~70岁民众参与研究，建立属于台湾地区的生物资料库。台湾地区生物医学所机构审查委员会意识到了建立遗传资源样本库的重大意义，因此要求另设一个具有超越台湾地区生物医学所且具社会代表性的委员会，进行专业伦理与民众利益的监督。因此2009年1月伦理治理委员会（Ethics and Governance Committee EGC）成立，之后开始实施台湾生物资料库先期规划。

为求人体生物资料库完善建置，台湾地区也相继拟定了相关法规草案。如2010年2月3日《人体生物资料库管理条例》公布施行，具体规范人体生物资料库的设置、管理及运用，保障生物资料库参与者的权益。在此同时，为保障人体研究之研究对象权益，2011年12月28日《人体研究法》相继公布施行。至此台湾已有相当明确的管理规范。除了台湾人体生物资料库外，台湾各大医院纷纷着手建立各自医院人体生物资料库，依据台湾地区卫生福利部门2017年公布的生物资料库许可名单，目前台湾已核准建立30个人体资料库。

（3）第三阶段：建立台湾地区人体生物资料库（一般民众），2012-01-01—2023-12-31。

2012年10月24日台湾人体生物资料库正式设立，计划时程长达10年，前5年主要为参与者召募期。针对本土常见疾病进行大规模的世代研究，台湾人体生物资料库将招募20万名年龄在30~70岁自愿者参与，召募对象排除不具台湾地区户籍、具外国血统或经医生确诊罹患癌症者。截至2017年3月底，资料库已招募到80303名一般民众参与者，累计追踪数为10188。除了前述一般民众资料库，台湾人体生物资料库计划新增疾病患者档案，希望从医学中心召募10万名常见的10~15种疾病患者，借此了解台湾地区民众常见疾病及其致病因子与机制，协助改善疾病治疗方针与预防策略，促进民众健康。

2. 参与者的直接利益 《人体生物资料库管理条例》第七条明示，参与者不会获得任何形式的利益，“本人了解参与资料库并不会因而获得任何形式之利益。本人同意未来资料库因商业运用产生之收益，由资料库依《台湾人体生物资料库商业运用利益回馈作业要点》统筹执行相关回馈事宜”。

基于民众对个人健康资讯的关切，台湾人体生物资料库并不反对提供一般血液生化检验数据结果供参与者参考，但强调提供的检验数据并非健康检查，以免误导民众参与的动机，建议民众仍须向医疗院所寻求咨询服务。知情同意书的告知部分这样书写：“本资料库之建置专以生物医学研究为目的，并非旨在提供健康检查。本资料库专以生物医学研究为目的，性质不同于医疗院所做的正式健康检查。除非您要求，否则本资料库将不会主动提供检测结果，若您有要求寄发检查报告，本资料库将于 2 个月内寄送，但是报告中只会列出检验数据供您参考。本检查报告无法取代医疗院所之检验报告，但为了提升您的健康，本资料库鼓励您持报告向在地卫生所或其他医疗院所寻求咨询服务。”

由于目前各国生物资料库的建设邀请参与计划，纯粹是参与者利他的行为，参与者无法获得任何直接利益，也无法被告知是否罹患特定的遗传性疾病，因此，生物资料库建置计划的告知同意事项中，特别明确告知参与者的行为主要是利他行为，“虽然在参与研究期间，您个人可能无法获得任何经济上利益，但随着疾病研究的进展，研究成果将会对您与您的家人以及其他社会群众的健康有所助益。”并表示台湾人体生物资料库研究成果将以综合结论方式定期公布，成为全球医界的公共资源，个人不得对此结果主张任何权利，如果直接或间接衍生出具商业价值的产物（例如知识产权），则属于进行研发的单位。

3. 伦理治理与审查机制 生物资料库的伦理治理机制与伦理审查机制的整合模式大致上可分为四种。分别为模式一：单一组织及单一审查程序；模式二：单一组织及双重审查程序；模式三：双重组织及单一审查程序；模式四：双重组织及双重审查程序。台湾地区《人体生物资料库管理条例》第五条第一项“设置者应设伦理委员会，就生物资料库之管理等有关事项进行审查及监督”。《人体研究法》第五条第一项“研究主持人实施研究前，应拟定计划，经伦理审查委员会审查通过，始得为之”。在两种法规下，生物资料库建置专属的伦理治理组织体，伦理审查的权责则仍交付既有的研究伦理委员会体系，属于模式四整合模式，双重伦理委员会组织及双重审查程序。

（二）内地模式

我国的遗传资源样本库建设起步较晚。1994 年中国科学院就建立了中华民族永生细胞库，在这之后，北京脐带血造血干细胞库、山东省脐带血造血干细胞库、泰州（复旦）健康科学研究院、SBC 芯超生物银行等专项生物标本资源库也相继建立起来。同时还有美国癌症研究基金会（NFCR）与北京大学临床肿瘤学院肿瘤组织库（建于 1996 年）、天津大学附属肿瘤医院（建于 2004 年）共同联合建立的肿瘤组织库、湘雅医院等医院的精子库、天津脐血库等。

2008 年，上海市成立了以上海医药临床研究中心为第三方协作单位，由复旦大学、上海交通大学医学院、同济大学、上海中医药大学、第二军医大学（现海军军医大学）、中国科学院上海生命科学研究院以及 15 家三级医院共同组成的、多家单位协作的上海遗传资源样本库资源网络（Shanghai Biobank Network），采用“集中管理，分散储存”的模式。2009 年，北京市科委正式启动“北京重大疾病临床数据和样本资源库”项目，首都医科大学作为项目主持单位，统一协调各疾病库的建设工作，该项目建设采用的是“1 个信息平台，11 个疾病库，政府主导，统一管理”的模式。

作为我国开展高水平临床研究的主要力量，国家临床医学研究中心（以下简称临床中心）的 5 年（2017—2021 年）建设目标中包括打造一批规范化、标准化、规模化的健康医疗大数据平台、遗传资源样本库和信息库，搭建国际一流的临床研究公共服务平台。标准化的遗传资源样本库可以为开展高水平临床研究提供使用平台。已建设的临床中心共有 29 家依托单位，其中 17 家已获得中国人类遗传资源管理办公室批准开展人类遗传资源的收集（保藏）活动。“十三五”国家重点研发计划“重大慢性非传染性疾病防控研究”重点专项中针对临床中心定向设置了“临床研究大数据与遗传资源样本库平台”方向，组织建立符合标准的遗传资源样本库平台并探索临床研究大数据与遗传资源样本库平台的高效运行与数据共享机制。截至 2018 年 6 月已有 4 家单位获批立项，国家下拨经费 6 356 万元，涉及心血管病、脑血管病、恶性肿瘤和精神心理疾病领域，项目承担单位均已获批开展人类遗传资源的收集（保藏）活动。

2016—2018 年，科技部人类遗传资源办批准了 101 项人类遗传资源保藏许可，根据统计分析可知北京、上海、广东三地获批样本库数量排名前三，分别为 32、17 和 10 项；从地区和科研系统分布特征来看，我国“人类遗传资源”库分布极其不均，东部经济发达地区和科研实力强劲单位获批样本库数量较多，而中西部欠发达地区获批样本库数量较少，全国缺乏统一的协调和规划。而且目前我国“人类遗传资源”样本库建设主要以政府或研究所等投入为主，社会资金投入样本库建设项目较少（2%），不利于发挥我国遗传资源样本库在生物医药产业发展中的引领和带动作用，也不利于样本库自身的可持续发展和合理利用。

遗传资源样本库对于加快生物医学研发进程和成果转化具有重要作用。总体上看，样本库建设还处于探索前行阶段，尚缺乏规划、缺少社会资金、可持续发展动力不足和数据信息资源流失等许多问题。对此，提出以下建议。

1. 制订样本库建设规划，统筹各地区协调发展　目前，全国遗传资源样本库主要集中于东部经济发达地区和一些科研实力雄厚的机构，全国分布极其不均衡。全国没有统一协调的国家级样本库体系或系统，处于“自由发展阶段”。政府管理部门（发改委、科技部和卫健委等）应尽快制订短期和长期规划，统筹形成全国均衡发展的格局，稳步推进国家级样本库建设；形成华北、东北、西北、华南、华中、华东和西南七大片区的样本库保藏格局；对少数民族地区和重点家系样本进行科学、有序、合理保藏，形成涵盖全国各地区、各民族、各人群的，同时拥有健康和疾病样本的具有代表性的中华民族遗传资源样本库。

2. 推动国家临床医学研究中心样本库的建设　国家临床医学研究中心 5 年（2017—2021 年）发展规划明确确定了“依托临床中心，加强临床科研资源共享，推动生物样本、医疗健康大数据等资源的整合利用，建成国际一流的样本库和数据库”的重点任务。为此，还需进一步推动临床中心样本库和数据库的建设，建成人类遗传资源样本库和数据库领域的“国家队”，充分发挥临床中心在成果转化中的作用。

第二节　我国人类遗传资源共享平台构建的主体思路

人类遗传资源共享平台的建立是掌握资源现状、促进资源的合理利用、制定更具可操作性的管理措施的基础。人类遗传资源共享平台是由人类遗传资源与信息保障系统以及相关的共享制度和专业化人才队伍组成的，是服务于科研工作者、社会公众和政府的系统。人类遗传资源共享平台至少包含 3 个方面的保障：一是国家层面上的人类遗传资源共享的系统化支撑体系，二是不仅包括人类遗传资源（标本实物和数据信息）本身与共享信息系统，而且包括相关的以共享机制为核心的制度体系和服务于平台建设与运行的专业化人才队伍，三是能够为全社会人类遗传资源的科技创新活动提供可行、有效、高质量、公平的共享服务。

人类遗传资源的保存和共享是人类遗传资源整合的最终目标。共享包括信息共享和实物共享，以信息共享带动实物共享。数据信息从描述到网络共享公布，经过几个环节的流通，各环节之间需要对信息进行秘密等级划分和信息整合。以资源信息描述规范为基础，构建分级分类的资源数据库，进而实现资源信息保密分级，然后不同分级的用户，通过人类遗传资源共享平台，就可以实现不同分级资源信息的网络浏览、查询和下载等服务，获取相关资源保藏信息，与人类遗传资源共享平台联系和协商，可获取样本以进行各种形式的合作和共享利用。

中国人类遗传资源共享平台是国家科技创新活动的公共平台，将面向全社会开放共享，为所有科技创新活动成员提供服务，是政府主导投资的公共产品，具社会公益的特点。

一、我国人类遗传资源生物样本实体共享平台构建模式

（一）构建模式的分类

目前我国人类遗传资源生物样本实体库，即遗传资源样本库，构建模式主要分为 3 种。

1. 个人或研究机构、医院等出资筹建的样本库　这类样本库大多依托科研项目支持，有明确的建设目的，但后续能力不足，样本利用率低；建设门槛低，全国广泛分布，操作规范性较差，样本存储条件及安全性不能保证。

2. 多个医院或科研机构联合组成的样本库　具有代表性的是 2008 年上海市成立的“上海遗传资源样本库资源网络”（Shanghai Biobank Network）和 2009 年北京市科委正式启动的“北京重大疾病临床数据和样本资源库”项目等。这类样本库多为发达省市或地区既有样本库的强强联合，有比较统一规范的流程化操作标准，样本质量较高，硬件设备投入少、效率高，由政府或学术组织参与管理，有较完善的运行机制；但实体分布松散，人员构成、设备质量不尽相同，且样本归属权不变，不能有效解决样本综合共享利用的问题，成果分配也难以协调。

3. 以第三方存储中心的形式建设样本库　例如上海市“芯超生物银行”，其主要特点为基础设施和硬件一次性投入大，标准统一，管理简单且样本的一致性非常好；支撑运行的资金来

源于服务费，运营相对稳定，成本核算及投资回收非常重要；对样本来源机构的门槛降低，有利于更多收集临床生物资源，区域特点明显，但远距离服务受样本运输等因素制约。这种样本库最大的优点就是规范和方便，研究部门只需支出服务费用即可，不用自己投入建设和维持样本库运行。

人类遗传资源生物样本实体共享平台，以遗传资源样本库为依托，建设一个或几个集中管理的大型生物样本储存设施为核心，强调实体生物样本的汇集。参照我国遗传资源样本库构建模式，样本的汇集方式可以分为两种：方式一是制订我国人类遗传资源生物样本采集方案，以统一的采集、运输、保藏等标准，在全国范围内采集；方式二是收集整合国内已有样本库生物样本。

若采用方式一，不仅需要解决巨额的投资问题，还要承担不菲的样本采集运输费用，还会产生重复收集的现象，造成资源浪费；采用方式二虽然可以充分利用已有样本库资源，但如果采取单纯整合模式，又可能遗留协调管理难度大、标准不统一、共享机制难推进、参与单位主动性不强等问题，使样本实体共享平台成为空架子。因此，建设遗传资源样本实体共享平台需探索新的构建模式。

2012 年科技部、国家卫生计生委和总后卫生部联合展开了国家临床医学研究中心的建设工程，以全国范围内专业领域综合实力强大的几所医院为建设依托，遴选本领域临床研究实力较强的省市级医疗机构和县级推广单位组成协同研究网络，推进我国临床研究和转化医学的发展。国家临床医学研究中心协同研究网络范围大，基本涵盖了个人或单一医疗机构样本库，为资金投入较少，管理依赖较大的整合模式提供了保障，协同研究网络内部可以科研项目为依托，在协调管理、规范标准等方面发挥优势。2016 年复旦大学牵头中国科学技术信息研究所、中国医学科学院北京协和医院、中山大学、四川大学华西医院等单位申报建设中国人类遗传资源样本库，建成华东、华南、华西和华北 4 个人类遗传资源样本库集群。每个集群包括一个 3 省以上多家法人主体组成的中心样本库和 2~3 个法人主体建设的卫星样本库，形成了一个信息平台，可供访问者检索、浏览、部分生物信息分析和数据挖掘，建立了多样的人类遗传资源样本库建设模式和新的人类遗传资源样本保藏类型。这种构建模式充分整合了我国知名研究型医院和研究机构原有样本库资源，已在华东、华南、华西和华北分别建设了分布式的实体样本库集群。整合样本相关信息，上传到国家人类遗传资源样本信息管理平台，形成虚拟样本库和数据库。利用虚拟数据库和全国多地区分布式实体库集群结合的形式建设统一的中国人类遗传资源样本库，体现了国家库跨地区、广覆盖、多群体、多病种、多样本类型的特点。

（二）需要解决的问题

国家级遗传资源样本库建设是我国人类遗传资源生物样本实体共享平台的基础。不论采用哪种建设方式，都需要着力解决几个主要问题：

1. 标准问题　我国仍缺乏队列建设统一标准和最佳实践的指导。目前生物样本的收集方法良莠不齐，知情同意、采集、质量控制、编码、保存和运输等各环节均缺乏指南，影响了样本的质量，也不利于资源共享和监管。

2. 样本汇总　集成和整合跨区域的中国人类遗传资源样本库，收集汇总已有样本库生物样本、样本特有信息及衍生数据困难。由于我国人类遗传资源样本库建设不全部为政府支持，医院、高校院所、企业等样本库建立资金来源不同，涉及的利益关系复杂，依从性低；加之我国之前人类遗传资源采集审批监管相对薄弱，难以将各样本库样本全部收集起来。若采用强制措施，则无法保证样本来源真实性，会对科研造成更大的损失。

3. 运行资金　人类遗传资源生物样本实体共享平台前期建设主要以国家财政以科研项目经费的形式支持，实体共享平台建成及运行也需要持续的资金。

4. 开放共享　目前我国已建成国家级遗传资源样本库雏形，对一定数量和规模的遗传资源样本库进行了初步整合，但共享范围尚未推广到全国各企事业单位，大部分共享活动仅限于参与建设的单位。与个人、中小型科研机构等单位建立的小型遗传资源样本库联系不足。已有的小型生物样本库缺点很多但基数大，在这些小型样本库中可能保留了罕见、珍贵的数据，如能加以规范利用，必将发挥巨大价值。

因此，构建人类遗传资源生物样本实体共享平台需要政府大力引导和资金支持，发布中国人类遗传资源样本库建设标准规范、质量控制体系及样本共享机制，更需要样本库所属单位的充分配合，以推动样本汇集和开放共享。创新管理体系，在共享能力建设初期政府应将管理权适当下放，给予人类遗传资源生物样本实体共享平台建设或依托单位一定的决策主导权，和必要的专项经费保证；在政府支持下，建设单位要重点探索约束保障机制，创新资源共享机制，同时注重服务能力建设，努力通过共享将样本库做活，避免资源浪费，并发挥其公益特点。

二、我国人类遗传资源信息化共享平台的构建模式

相较于生物样本资源实体共享平台，开放的信息化共享平台是实现人类遗传资源共享的更有效途径，也是人类遗传资源可持续发展的必备条件。数据库作为人类遗传资源信息的存储载体，是信息共享的基础。在此基础上，信息化共享平台具备上传、统计、分析及信息发布能力，可用在线工具对上传的一些分子生物学信息，进行部分生物信息分析和数据挖掘。我国人类遗传资源信息化共享平台可以将来自不同遗传资源样本库的数据整合到一起，所得信息必须由本地收集并分发到可搜索的、较高级别的信息遗传资源样本库目录中，最大限度地提高我国人类遗传资源信息化共享平台知名度。

大数据时代已经到来，生物技术的迅速发展所产生的海量数据必须通过规范化的数据库来实现数据存储与管理。只有建立了规范化的数据库，将来才有可能对接到大型研究中，比如超大规模的分子流行病学研究计划，从而为制定公共卫生政策提供基础数据。一个样本收集的信息量越丰富，这个样本的潜在研究价值就越高。通过样本共享和开放数据库的应用，提高样本利用率，并将研究数据反馈给遗传资源样本库，从而不断丰富样本的各类数据，使之能够应用于更多有意义的研究。这是一个良性循环过程，其最终结果是通过加快对样本的透彻研究，产生对样本贡献者及全人类有用的成果。

项目资源之间的信息统一（data harmonization）与共享（data sharing）在国际上已经开展多

年，最显著的例子是生物医学资源整合机构 BBMRI 采用分布式中心（distributed hub）的模式，将样本和数据存储于分布式中心，由虚拟的中心用联邦制方式管理数据。目前，国内资源共享的项目尚缺乏经验和模式。

近年来，欧洲多国样本库实践的最小数据集模式，我们可以很好地学习和借鉴。即不同项目按相同的定义和标准来收集共同的最核心数据，用这些核心数据来代表研究群体的特性，并在项目及样本库之间共享。这种模式的可行性和可变性比直接集中数据高得多，所以多家国家标准化研究机构都聚焦于某一特定领域数据集，开展多中心合作。

我国已建成的遗传资源样本库由于目的不同，样本来源、种类、数量、调查信息等都不尽相同，收集到的人类遗传资源信息多、杂。基于此，通过最小数据集实现队列之间共享成为可能，加之该模式的可变性高，建成后的人类遗传资源信息化共享平台内容可随着我国人类遗传资源收集情况更新扩展。

1. 实现共享的共性标准研究与内容　从不同的数据模式中统一和整合遗传资源样本库数据时，会出现语义和结构异质性。模式异质性包括多个数据模式中彼此独立开发的核心概念、命名差异或语义对等实体之间的不兼容结构，需要进行模式整合与统一，研究实现共享的共性标准和内容。

（1）确定核心实体。对我国人类遗传资源进行分类，确定和定义资源核心实体。例如最小数据集核心实体为"遗传资源样本库"，"样本集合"和"研究"，遗传资源样本库代表组织或组织单位，存储与样本相关的样本和数据。样本集合表示一组具有至少一个共同特征的样本。研究代表了一组在研究背景下汇集的样本。

（2）制定数据词典。对拟进入共享平台的人类遗传资源保藏单位/队列，制定各自的数据词典。数据词典定义数据流图中的各个成分的具体含义，对数据流图中出现的每一个数据流、文件、加工给出详细定义。

（3）建立数据集交流平台。在国家层面上成立遗传资源样本库数据共享最小数据集研讨组，建立国家人类遗传资源信息共享网络，相互分析对方的数据词典中参数变量内容，了解各自项目研究信息内容的设计，充分交流各队列的研究方向。对数据进行分类，建立我国人类遗传资源信息化共享模块和通用架构，定义模块。

每个参与平台建设的队列都被要求提供一个或多个联系人来参加几次遗传资源样本库数据共享最小数据集审查会议，其中大部分会议是通过电话和网络完成的。在会议中和两个会议之间，每个数据共享最小数据集数据元素都要经过所有人的审查，大家提出变更建议，并表示接受或拒绝该建议。坚持一个共识决策模式，它具有以下特点：

1）参与和协作：所有团体成员都被纳入并被鼓励参与和合作，在具备可用性、专业知识和特殊需要的感兴趣领域基础上参与。

2）寻求同意：如果可能的话，寻求广泛或完全的同意。致力于达成尽可能多的同意，但是如果属性在短期内被排除在数据共享最小数据集之外，或者必须纳入和同意，那么将会在项目和个案的基础讨论上逐项进行"同意、不同意"。

3）定向过程：仔细考虑作出决定的过程，而不仅仅是结果，这也是为了以类似的方式维持数据共享最小数据集。协调人和特意设置的讨论结构限制了权力杠杆，也限制了其他群体的操纵和抵制。

(4) 统一数据元素和最小数据集。对模块内各方都收集的变量进行可同质化水平划分，分为“完全相容”“部分相容”“完全不相容”三个级别。对于完全相容的变量，各方对变量的定义和数据处理方式基本一致，可以直接共享数据；而对于部分相容的变量，双方的提问方法、数据采集方式或其他操作细节存在差异，但本质科学问题相同，可以通过特定方式将变量转化一致，使得这些变量也能够完成数据相容。对于不能相容的变量，由于各方的变量定义和数据收集方式存在不可调和的矛盾，无法共享数据。在选择变量和转化变量后，制定编写合作方能共享的最小数据集。

参照以上方法并结合我国遗传资源利用现状，多方参与的队列信息资源共享项目很多，但存在的难点和问题也不少。第一，不同队列研究方向不同，收集的变量不同，且缺乏统一的数据收集标准与交换格式，致使收集的数据可比性无法得到保证，数据存在很大的异质性，缺乏共享基础，跨系统、跨部门、跨地区的数据共享也受到数据异质性的制约。因此，如何提高不同队列之间的数据相容，是很有现实意义的。

国内的大多数数据共享项目都是在数据收集开始后才有共享意向，这样的流程导致不同项目之间的数据很大的异质性。如何同质化数据实现数据的融合，采用什么方式在满足伦理法规的条件下充分共享数据，使多方的共享意愿变为现实是非常急迫的问题。

此外，在信息整合共享过程中，需要建立数据交换核心原则，保护样本捐赠者敏感信息，符合捐赠者知情同意，确保仅发布授权正确的信息，规定数据修改权限等，保证信息准确的同时保护样本捐赠者。

2. 实现共享的遗传资源库技术规范　有关这方面的内容可以参阅《中国生物样本库——理论与实践》一书中的有关章节(郜恒骏主编，科学出版社，2017)。

3. 实现共享的关键硬件技术

(1) 信息管理系统：人类遗传资源信息化共享平台的多功能交互，要求必须具备强大的信息管理系统，准确记录和跟踪样本的接收、运输、采集、处理、贮存和发放等流程，具备数据存储、上传、汇总、分析等功能。

(2) 计算存储系统：采用高性能专用计算环境形成高性能存储计算系统。建设人类遗传资源信息的安全存储、有效压缩操作，智能化调度，高速传输，以及大数据汇聚、汇交、管理和共享系统，解决生物医学大数据“整合”的资源供给问题；实现科学实验数据、队列化数据、“组学”数据和海量临床随机数据的系统整合、精确标注、深度分析和超大尺度多维度展示；实现不同类数据的贯通整合，解决不同数据库间的数据割裂问题。

(3) 标准质控系统：实现人类遗传资源信息、生物医学大数据产生和处理的标准化管理，研发建立涵盖生命组学与健康医疗分层分类的数据标准，产出基础的标准物质与标准数据，建立数据质控系统。通过建设标准化服务能力，解决生物医学大数据研究中“质”的问题。建立各类生物医学大数据的数据标准和标准化处理流程；建立各类研究或临床数据获取的操作标准、研发标准品和参比数据；解决不同标准数据的全局结构耦合与检索操作问题。

(4) 通信网络和数据交换平台：用于进入人类遗传资源信息化共享平台的队列与平台之间的通信和数据交换。各家联网单位配置专用前置机设备，安装数据交换平台和代理服务功能，以实现技术上的互联互通。

(5) 内部网站以及通用互联网站：内网是为人类遗传资源信息化共享平台以及各人类遗传资源采集、保藏单位相关部门设立的系列功能，包括：数据整合质量分析报告、医学教研、管理类数据传报、实时业务统计分析等。通用互联网站的服务对象是队列资源使用者，使用者可以在网站自主检索、浏览队列资源，以及部分生物信息分析和数据挖掘。

(6) 搭建跨区域系统的交换服务平台：跨区域系统的交换服务平台，是指人类遗传资源采集、保藏单位信息更新后可自动与其他单位已有信息进行匹配、补充，在平台主动推动展示，促进资源整合。

4. 实现共享的信息系统软件研发和共享平台开发

(1) 面向支持人类遗传资源集中式管理与分布式共享的需求，开发人类遗传数据资源管理与共享技术体系，建成高安全级别开放的中国人类遗传资源信息管理平台(图 4－1)。

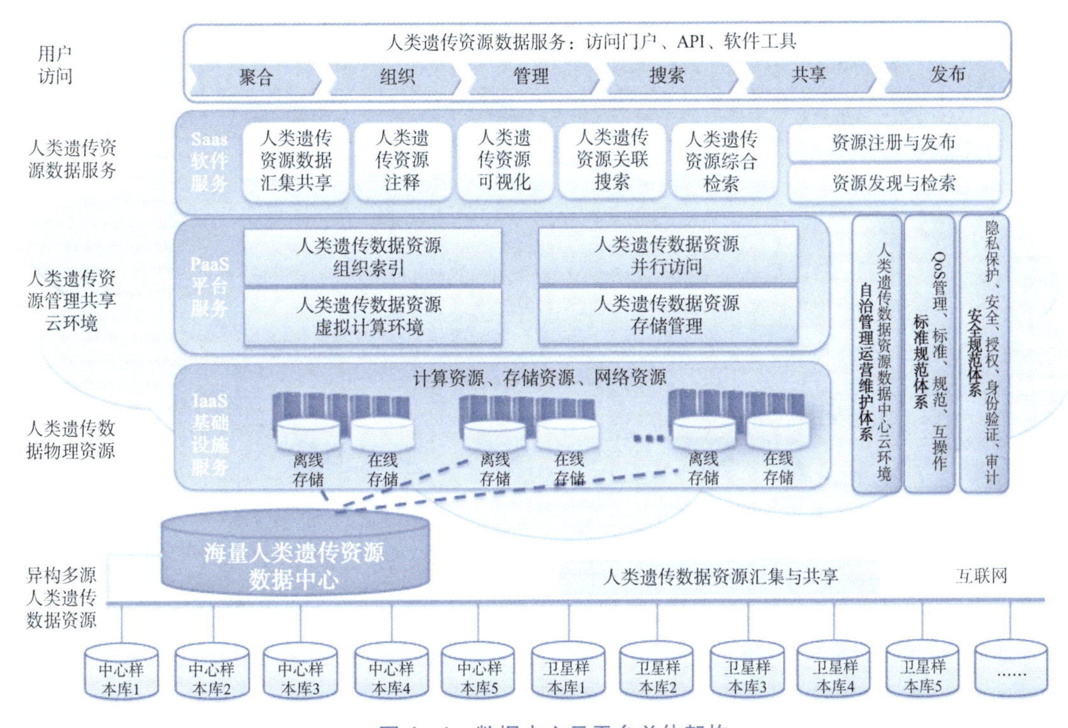

图 4－1　数据中心云平台总体架构

(2) 开发人类遗传资源信息提交工具，将人类遗传资源信息元数据及质量要求工具化，内置收集端提交质量控制策略，满足用户单个、批量等信息汇交要求，实现我国人类遗传资源样本信息的收集与汇交。

(3) 进行人类遗传资源信息关键技术研发和系统建设。

1）基于本体和元数据的我国人类遗传资源描述与资源目录构建技术与方法研发（图4-2）。面向我国人类遗传资源描述需求，通过采用本体技术，搭建元数据框架，通过深化需求分析，采用与领域专家座谈交流、前期进行模型试算和验证等方式，分析应用要求，不断交互验证，指导系统技术研发。坚持先进性设计，优选有竞争力、可持续发展的技术，合理控制技术风险，研究基于本体和元数据的我国人类遗传数据资源描述与分类技术。

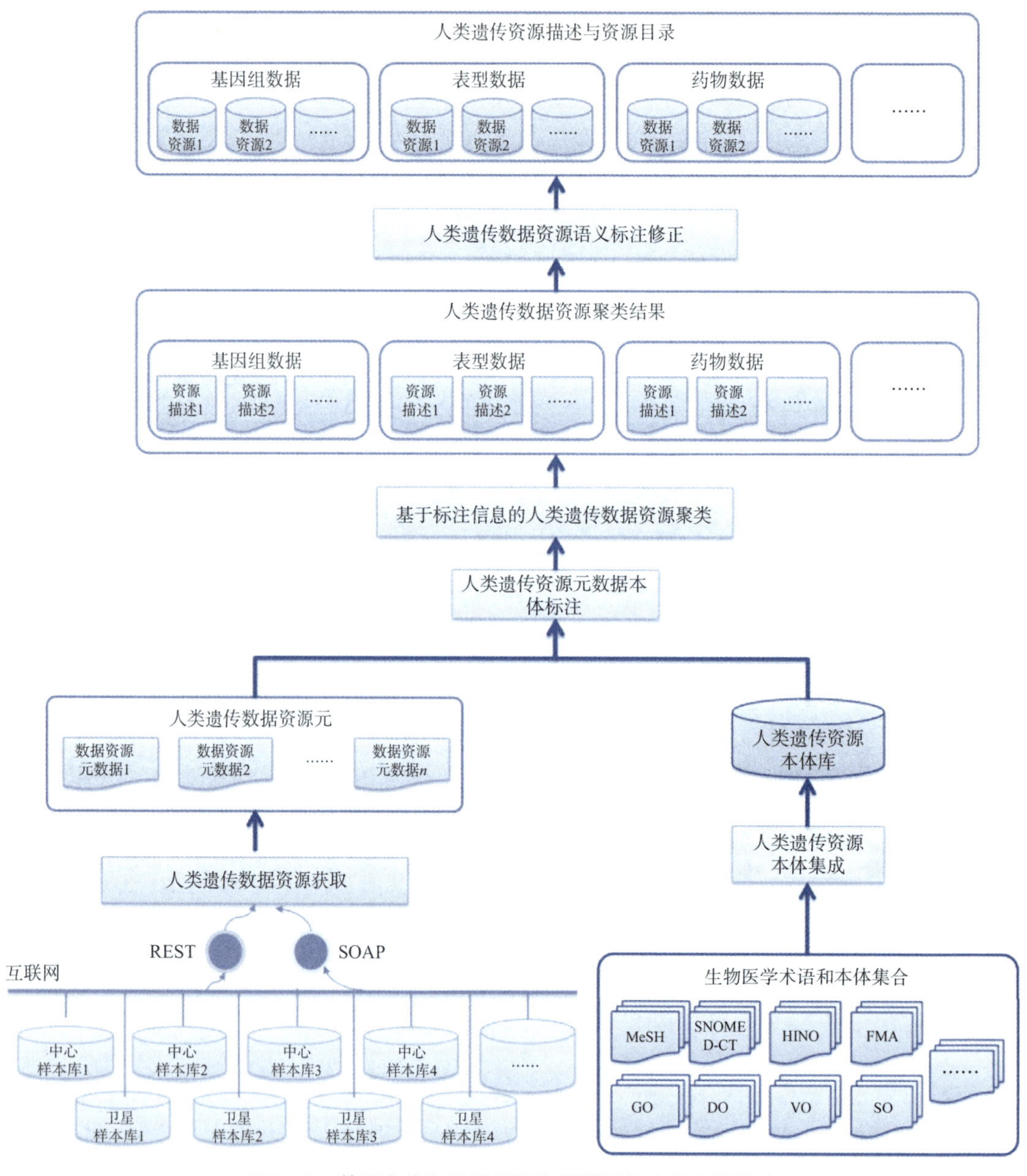

图4-2 基于本体和元数据的资源描述与资源目录构建

2) 人类遗传数据资源可扩展存储与管理技术与系统研发(图 4-3)。面向我国人类遗传资源数据,研究基于关系型和面向列的人类遗传资源数据库构建和存储管理技术。

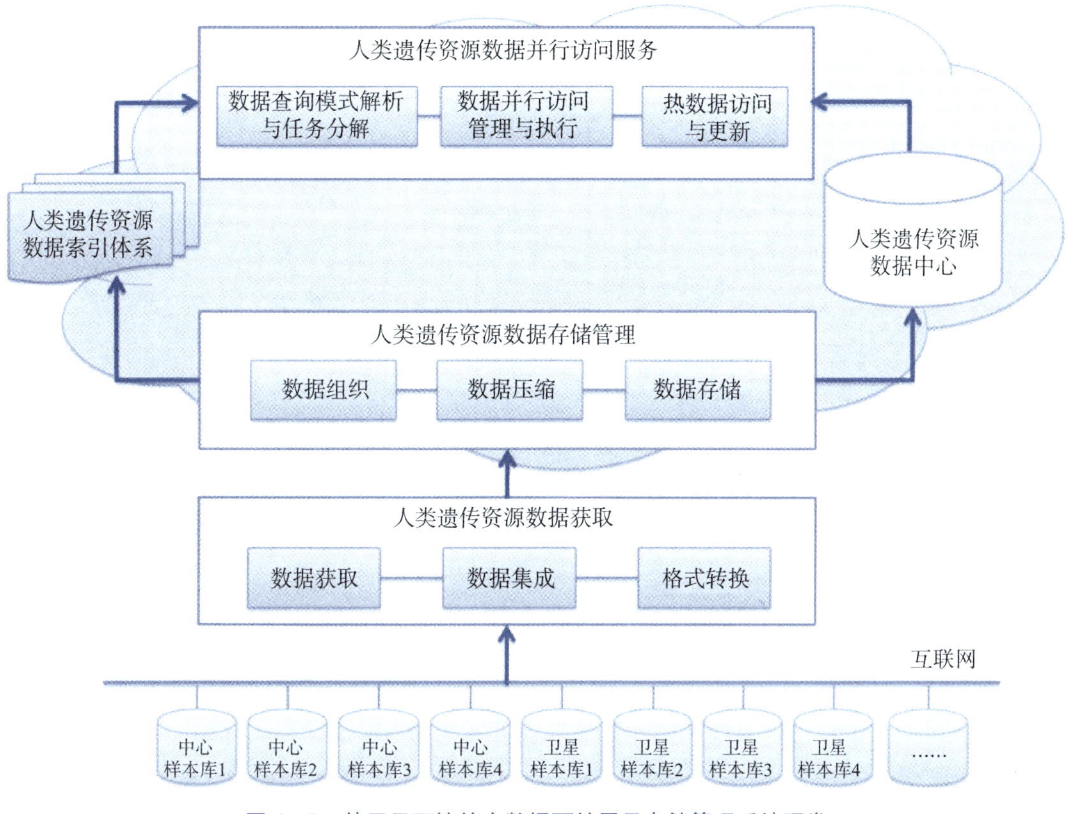

图 4-3　基于云环境的大数据可扩展云存储管理系统研发

3) 人类遗传资源数据索引技术与系统研发。面向我国人类遗传资源数据的组织需求,针对不同的人类遗传资源数据,建立人类遗传资源术语与数据资源索引,建立人类遗传数据资源的高效索引体系与系统(图 4-4)。

4) 人类遗传资源综合检索技术与系统研发。面向人类遗传资源查询与访问需求,研究针对用户查询的生物医学语义解析方法,研究用户查询搜索的人类遗传数据资源关联关系和交叉引用关系(图 4-5)。

5) 基于语义关联的人类遗传资源关联搜索技术与系统研发。面向人类遗传数据资源关联搜索需求,研究基于生物医学术语语义关联索引的语义关联关系表示及其关联度计算方法、语义相关的人类遗传数据资源检索方法,以及基于生物医学语义关联的人类遗传数据资源关联搜索技术与系统,支持语义关联的人类遗传数据资源搜索(图 4-6)。

6) 人类遗传资源信息数字对象唯一标识支持系统关键技术研发。构建数字对象唯一标识体系,开展标识对象、标识符选用及标识符生成规则、标识符分配规则等研究;开发数字对象唯一标识分配工具。

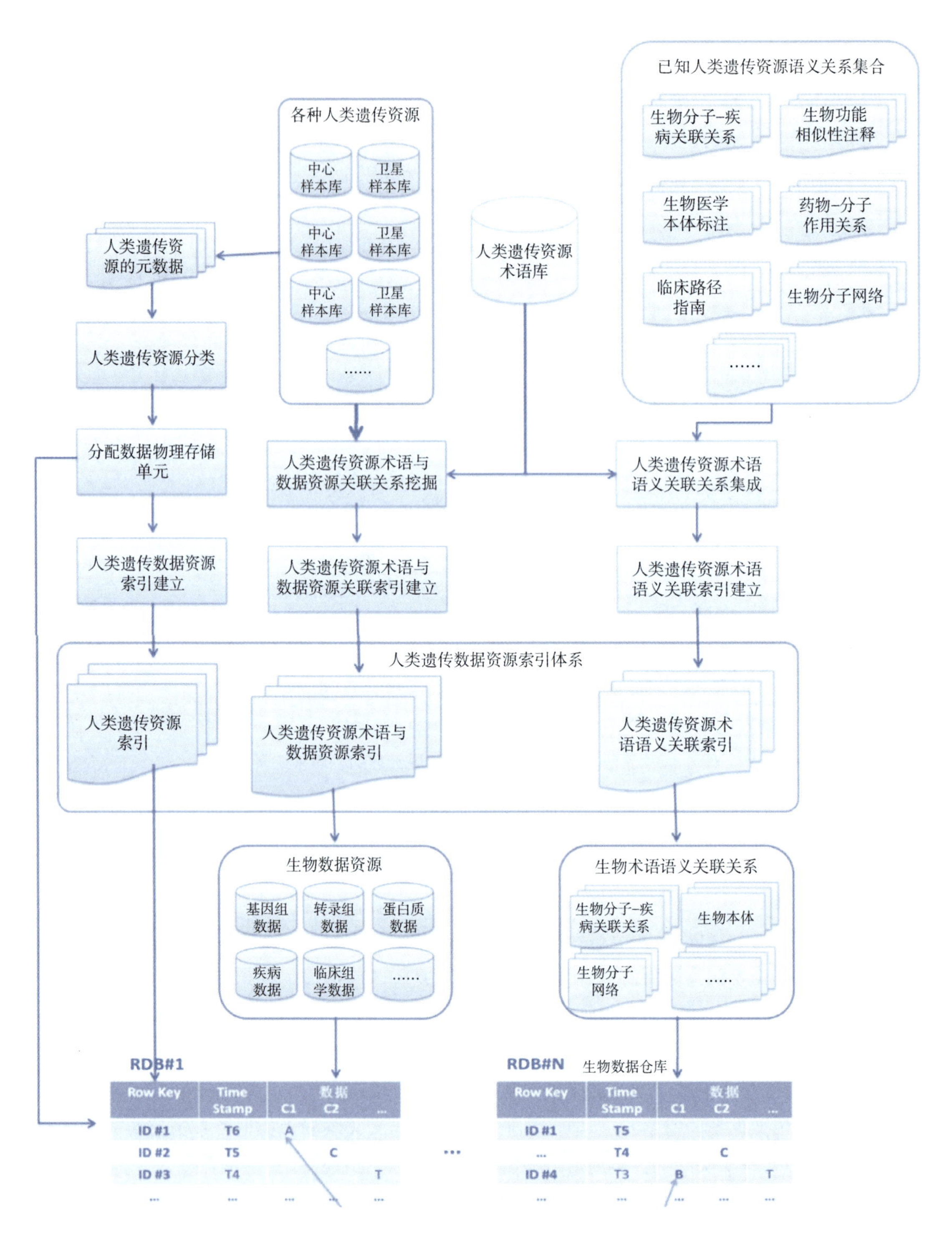

图 4-4　数据索引技术与系统

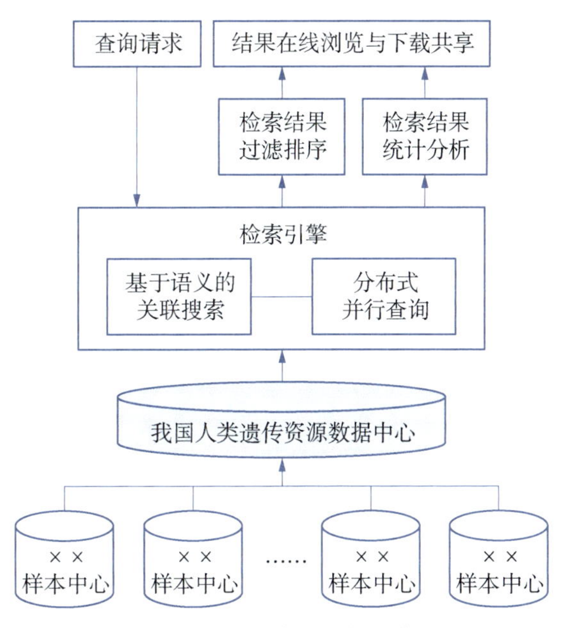

图 4-5　综合检索技术与系统研发

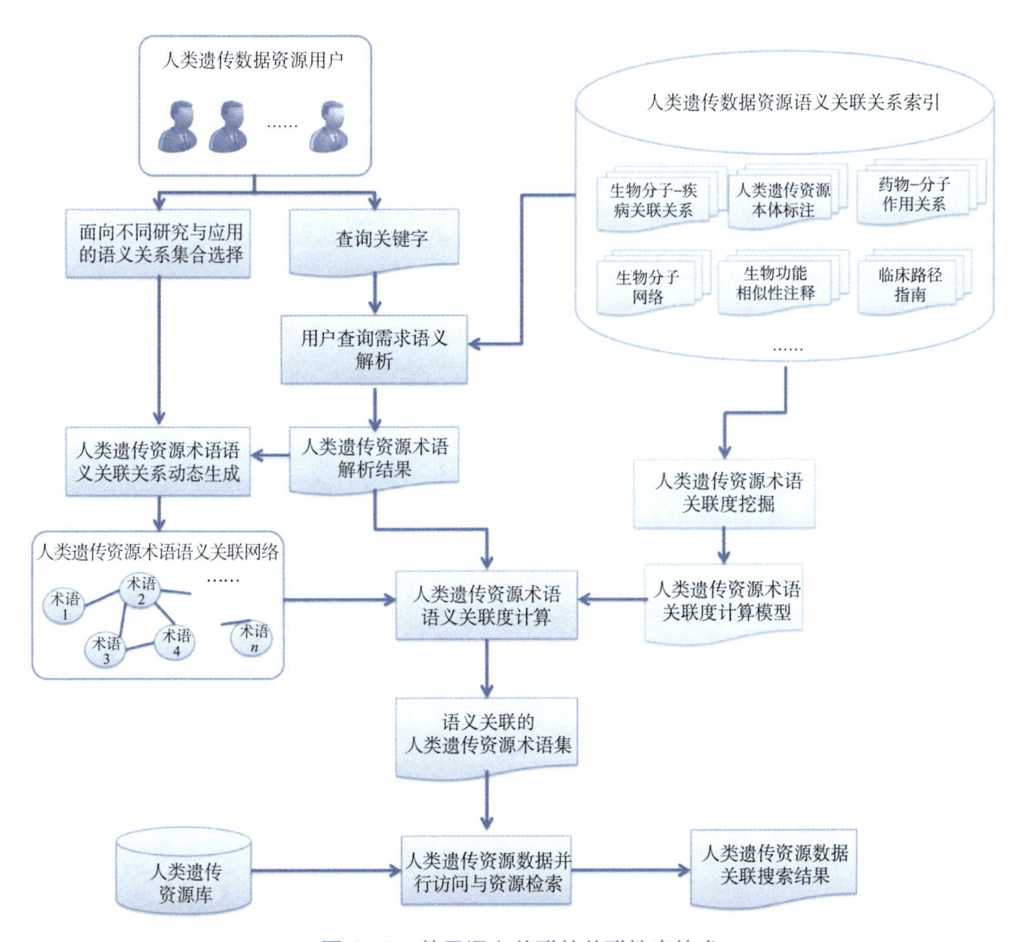

图 4-6　基于语义关联的关联搜索技术

7）人类遗传数据资源可视化技术与系统研发。研究人类遗传数据资源可视化技术与系统与系统，特别是人类基因组相关数据、知识和注释的表示与组织方法；支持海量个人基因组差异及其相关功能注释的可视化（图4－7）。

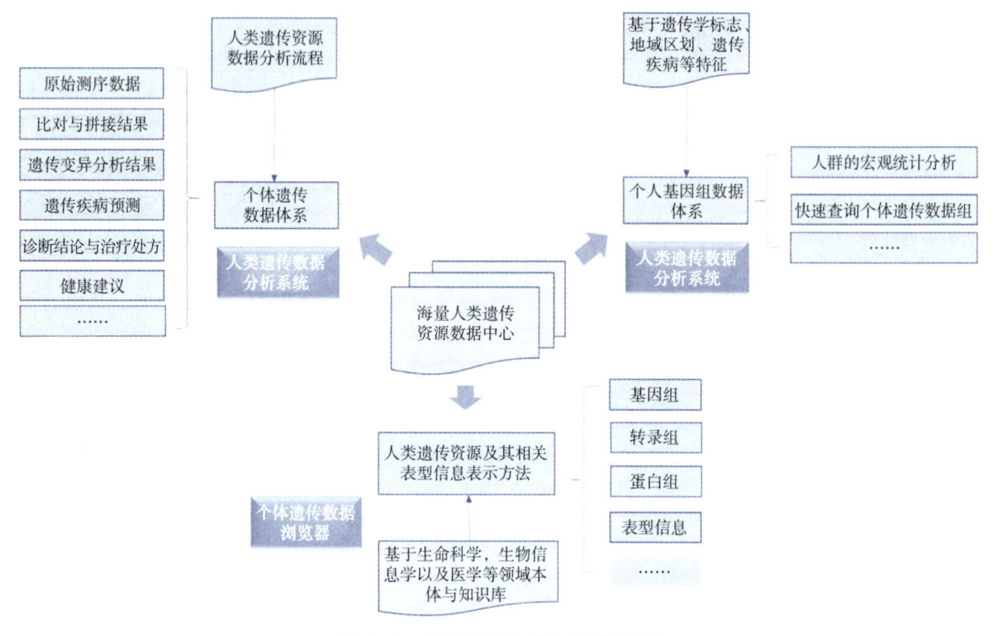

图4－7　可视化技术与系统研发

8）人类遗传资源数据汇集共享与数据质量控制技术与系统研发（图4－8）。研究基于SaaS

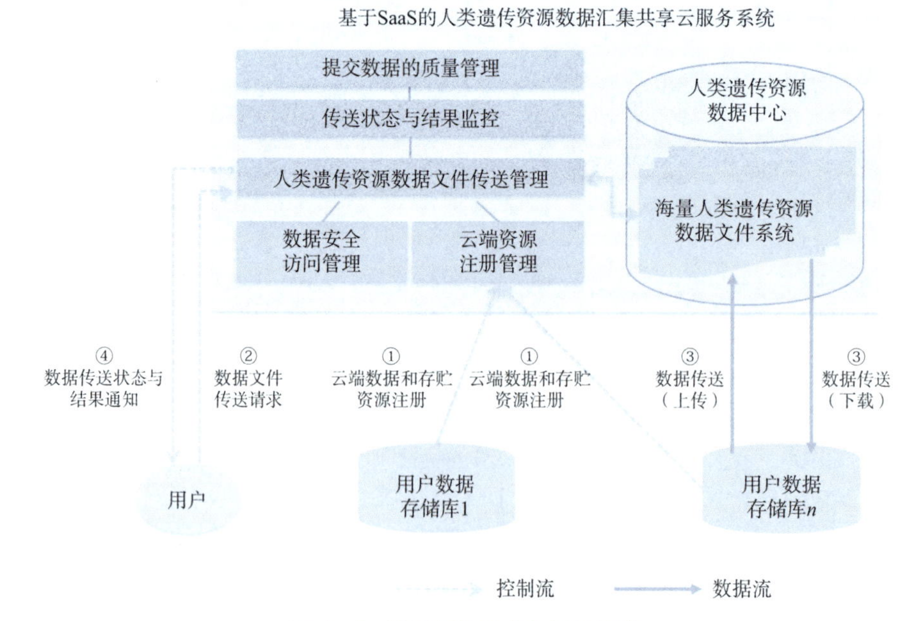

图4－8　数据汇集技术与系统研发

的人类遗传数据资源的汇集共享服务技术，研究大规模人类遗传资源数据高效可靠在线传送技术，建立云端组学数据汇集共享服务模式，实现人类遗传资源的数据质量控制。

9) 人类遗传资源信息资源安全防护系统关键技术研发。面向人类遗传资源信息应用需求，针对特定用户、应用场景，构建信息资源安全防护体系，研发适用于人类遗传资源特点的安全防护系统，保障人类遗传资源信息的可控和安全。

(4) 建立人类遗传资源数据挖掘与分析的应用示范。将平台开发的数据管理工具、应用算法和分析工具进行示范，总结反馈示范中出现的问题，努力完善、优化平台。

第三节　我国人类遗传资源信息化共享平台管理模式和方案

人类遗传资源信息化共享平台整合了样本信息，其信息资源可重复利用，通过共享可发挥其最大价值。人类遗传资源样本信息的共享因涉及各相关机构之间的利益问题而变得十分复杂。

一、国家对于人类遗传资源信息化共享平台的管理

国家主管部门对遗传资源及其共享活动的监管，是为了有效实现遗传资源管理。从国家科技资源管理的整体利益出发，对遗传资源各配置主体行为进行监察和督导。所谓监察，就是检测和考察遗传资源采集、保藏和共享活动的基本运行情况，判断他们是否符合既定目标，并查明偏差程度和原因；所谓督导，就是督导和引导各科研主体的行为，引导共享活动的顺利有序开展，有效地实现目标。

(一) 对遗传资源采集和保藏总体情况的监督

国家主管遗传资源共享平台首先可以实现对遗传资源采集和保藏总体状况的监督，对遗传资源的保藏机构有全面、准确的统计和管理，对于遗传资源的采集情况、采集规范等也能有统一、规范的管理。这些对于掌握我国遗传资源储备和分布无疑是非常重要的，有了这些数据可以避免重复投入。在积累了大量数据和相关属性后，可以依托平台对遗传资源的利用进行有效控制和高效配置，例如遗传资源储备预警、资源失效预警等。

(二) 对遗传资源共享活动总体态势的监督

遗传资源共享平台的建立目的就是实现共享活动，国家主管部门依托共享平台可以实现对遗传资源共享活动总体态势的监督。通过对共享活动数据的分析，可以了解共享活动发生的频率、成功率等信息，同时可以通过产生成果的情况对共享活动的效果进行评价。对共享活动的监督可以了解遗传资源共享的活跃程度以及相关领域的科研动态和研究热点，这些对于科研项目的审批和跟踪是很有帮助的。

（三）对遗传资源共享平台和共享规则的监督

遗传资源共享服务机构是共享平台的实际运营方，理应受到国家主管部门的监管，主管部门对于共享服务机构的运营能力和服务能力进行监管，对于共享平台运营的各项制度，特别是共享规则等要进行监督和引导，积极发挥共享活动的监督者和引导者的作用。

近年来相关的管理办法在不断完善，包括 2015 年科技部发布的《人类遗传资源采集、收集、买卖、出口、出境审批行政许可事项服务指南》，2016 年出台的《人类遗传资源管理条例（送审稿）》，2017 年正式实施利用中国人类遗传资源开展国际合作临床试验的优化审批流程，2019 年 6 月正式发布《中华人民共和国人类遗传资源管理条例》并于 7 月 1 日开始实施。同时，国家积极推进中国人类遗传资源的基础设施建设，包括共享网络与信息化平台，研究相应的标准规范、质量控制体系等。近几年开展的人类遗传资源样本库建设项目包括科技部“生物安全关键技术研发”重点专项支持的青藏高原人类遗传资源样本库建设（2016 年）、中国人类遗传资源样本库建设（2016 年）和分布式人类遗传资源库建设与应用示范（2016 年），科技部“十三五”重点研发计划精准医学专项支持的“中国十万人基因组计划”（2017 年），教育部“科技基础资源数据平台建设计划”资助的中华民族群体遗传资源数据整合共享平台（2015 年）等。

完善共享机制建设，推动中国人类遗传资源的有效、合法利用及数据共享是全球科学研究发展的必然趋势。大数据时代，科技创新越来越依赖于科学数据的综合分析，但科学数据管理在中国属于“短板中的短板”。2018 年 3 月，国务院办公厅正式印发《科学数据管理办法》，对进一步加强和规范科学数据管理，推动科学数据开放共享，更好地服务于创新提出了明确的管理要求。

生命科学研究正在进入大数据、大平台、大发现时代。数据共享管理机制的缺乏在一定程度上迟滞了中国对资源的有效利用和在该领域的原始创新，也不利于对资源的管控和监管。目前迫切需要建立与国际接轨的资源采集、收集、保藏、研究使用，特别是国际合作中的数据共享的规范和标准，以发挥中国人类遗传资源的优势，在生物医学研究的核心关键技术领域做好前期布局。

加强资源共享平台建设，为共享提供合法途径，为“健康中国”战略建设提供资源保障。中国虽然是资源大国，但不是资源强国，只有将保护和开发利用有效结合起来，才能成为国家真正的战略资源。中国的资源和数据存储碎片化、管理分散、无安全保障和标准化质控，难以形成规模化资源和有效共享转化，因此需要统一布局，建立起类似美国 NCBI、欧洲 EBI、日本 BBJ 这样具有规模，由国家统一管理，与国际接轨和国际认可的国家级资源战略保藏平台，摆脱中国科学家只能到他国数据库中上传数据的局面，为支持“健康中国”战略的科技创新提供资源保障。

二、样本信息提供方、样本信息需求方与人类遗传资源共享平台的管理

（一）资源信息更新

数据库是在实物基础上建立的，每份样本有对应的数据记录，资源信息提供方根据数据的记录条码，内部编号，可以查找到对应的资源，同时在资源消耗和使用时，数据库对记录进行自动更

新，动态监测资源使用状况。

（二）资源信息保密性分级

人类遗传资源由于其特殊的性质，涉及伦理学等，很多信息不能在网络上发布，但是这部分信息又是许多研究者非常感兴趣的。这部分信息对于研究中国人群、种族、生理特性尤其重要，所以在遵守《人类遗传资源管理办法》的基础上，对信息系统中人类遗传资源信息进行分级共享是必需的，但为了信息安全，规定了如下几级信息使用权限：

第一级：完全公开。这部分数据主要是面向公众开放的，开放的数据是按照共性描述规范收集的信息数据，这部分数据在国家自然科技资源平台上可以免费查询，同时这部分数据也能在人类遗传资源共享信息系统上获取。这些数据不存在任何资源保密的信息，可以免费共享，用户无需网上注册即可查询。

第二级：部分公开。这部分数据存在人类遗传资源共享信息系统数据库中，用户必须通过网络注册，必须提供详细的个人资料，并在网络数据管理员对提交的个人资料核实后，通过其身份验证，然后方可查询这部分数据。这部分数据信息对于资源获取提供了可靠的线索，获取这部分信息后，可以通过信息系统与资源保藏单位联系，与资源保藏单位达成协议，通过不同的共享方式进行资源共享。

第三级：完全保密。该部分数据提供了资源采集时的用于研究或利用的许多信息，这部分信息对资源研究具有非常重要的价值，用户只有通过书面协议的方式获取身份验证后方能获取。这部分数据在网络只提供少量示例，不能直接通过网络直接获取全部的信息。

（三）用户对象分级

人类遗传资源信息系统浏览的对象主要分为如下几类。

第一类：普通网络浏览者，这部分浏览者可以通过平台或者人类遗传资源信息系统浏览共性描述的字段数据库信息，无需通过身份验证。

第二类：人类遗传资源研究者，这部分使用者在通过共性描述字段获取信息后，可以通过网络注册人类遗传资源信息系统，通过数据库管理者身份验证后查询自身感兴趣的资源信息，通过信息联系资源保藏单位进一步获取资源。

第三类：对资源信息系统的个性数据感兴趣的使用者，这部分使用者须通过信息系统提供的联系方式，直接与平台管理办公室联系，在获取研究资源样本的同时，获取详细的资源研究部分信息。

第四类：资源保藏单位和资源信息提供者，这部分人群均为资源研究使用者，他们通过信息系统能完全了解本资源领域的详细资源信息，同时享有比其他资源使用者优先获取使用资源的权力。

第五类：资源数据管理者，这部分人群对数据的存储结构，保存现状，以及对数据管理都有权限，并担负维护数据库网络信息系统运行的职责，同时对注册用户信息进行身份验证。

三、目前人类遗传资源信息化共享管理的不足与改进的建议

目前我国在人类遗传资源信息管理上还存在以下问题：①监管力度位阶不高，刚刚立法，资源非法盗取事件尤其是数据违法外流事件难以全面遏制；②遗传资源获取和共享过程的知情同意和惠益分享等方面的监管细则不够明确，受试者隐私保护存在安全隐患及应得利益被非法攫取；③对遗传资源的数据管理和共享使用还未出台与国际接轨的官方规范和指南，现在主要依赖国际生物信息数据库提供的服务，不利于规范的数据共享并会引起资源的隐性流失等问题。

为此，我国需加大力度推动《中华人民共和国人类遗传资源管理条例》实施，提高监管能力，运用法律手段解决资源共享过程中产生的问题。近年来生物技术的发展，很大程度上得益于对遗传信息的获取、解读，但不法组织和机构对中国人类遗传资源的攫取和非法利用情况屡禁不止，因此需要尽快将管理条例付诸实施，通过法律手段解决科学数据应用与共享过程中必然产生的利益均衡问题、生物安全问题，加大对违法行为的处罚和约束，提升监管机构的监管效力。

人类遗传资源样本信息的整合共享过程是一个需要长时间资源积累的长期过程，不可能一步到位，因此实现样本信息资源建设与共享的可持续发展就愈发重要。要想谋求长远发展，就不能一直依赖于国家政府投资补贴，要自力运营。从长期考虑，共享后的收益必须大于样本信息化成本与样本信息提供方利用自身样本库产生的收益之和。因此，共享平台作为联结各个样本信息提供方的中介，其功能不仅是信息的集结，更有其格外重要的管理激励机制。

共享平台不仅是样本信息的整合平台，而且应行使一定的管理与激励职能，在初始建设阶段，需要政府的支持和鼓励。目前，我国样本信息共享平台多采用公益性共享，使得样本提供方的积极性不足，共享的样本信息多为价值含量低的浅层信息。若想改变现状，共享平台需采取一定的激励机制和奖惩措施来促进样本信息提供方的信息共享，但是在共享平台建设初期，“样本信息提供方-共享平台-样本信息需求方”的样本信息共享链还没有建成，缺乏资金来源，需要政府的资金支持和制定相关激励政策。

样本信息具有巨大的社会价值和经济价值，样本信息提供方提供的信息成本高，因此，共享平台必须给予样本信息提供方“一定”的补偿。但是，出于人类遗传资源不可买卖的法律与道德的双重约束，共享平台给予样本信息提供方的“补偿”需量“量”而为，该“补偿”应略大于样本信息化成本以及样本信息提供方利用自身样本库信息产生的收益之和。

为了考虑人类遗传资源样本信息共享的长远之计，样本平台需建设样本信息分级有偿服务价值体系，以此促进样本信息共享系统的快速可持续发展。人类遗传资源样本信息根据其价值、用途可以分为管理信息、转化医学信息以及样本成果信息三大类。管理信息是指与人类遗传资源样本存储、管理相关的信息；转化医学信息是指具有医学价值的信息；样本成果信息是指利用样本及样本信息进行数理统计或医学研究所产生的阶段性研究成果信息。此三类信息的成本不同，其价值亦有所差异，因此，为节约成本，同时提高样本信息提供方的积极性，共享平台应采取分级有偿服务价值体系。

人类遗传资源信息化共享平台管理必须重视由此带来的生命伦理及信息安全问题。目前我

国需要在基本的伦理原则指导下建立共享平台的伦理准则与相应的伦理操作规范。该平台需要独立、多元化、多学科的伦理委员会，执行和监督信息共享过程中是否符合伦理原则与法律规则。建立切实可行的伦理准则和安全便捷的信息管理系统，是保证人类遗传资源信息化共享平台正常运行的前提。

第四节　我国人类遗传资源创新合作与共享机制

遗传资源的经济价值越来越多地被世界各国所认识，发达国家及其支持的跨国公司利用其在经济和技术上的绝对优势，无偿或低价从发展中国家获取遗传资源并进行商业性开发利用，但它们在获取巨额利益的同时却没有让发展中国家公平合理地分享利用遗传资源所获得的经济、科技和其他各种惠益，因此我国的遗传资源共享，需要严格遵循《中华人民共和国人类遗传资源管理条例》，严格按照我国遗传资源样本共享可依据的法规制度、标准规范进行共享。

一、我国人类遗传资源创新合作共享方式

（一）我国遗传资源样本库合作共享方式

遗传资源样本库的建设通过制定生物样本采集及流转处理的精细操作标准及遗传资源表型的统一医学数据标准，保证了遗传资源样本的状态的一致性，并利用遗传资源信息管理平台实现遗传资源样本信息数字化及远程共享。这种共享方式兼顾了临床生物样本来源不同、科研体制和管理机制制约等诸多因素，极大地提高了有限的生物样本的利用效率。而单纯提供有形组织标本的共享模式，会造成遗传资源样本库资源的大量损耗，且导致组织生物样本和相关信息的无谓浪费，严重降低有限组织生物样本资源的有效利用率，很难使组织库持续发展。

1. 人类遗传资源信息共享方式　目前国内有关方面都在积极推进遗传资源样本库的建设工作，但由于缺乏足够的交流与沟通，不同的遗传资源样本库在建设过程中没有统一的标准，在管理和质量水平上存在较大的差别，与国外的遗传资源样本库也存在着一定的差距。国内资源共享的项目尚缺乏经验和模式。我国周光迪等人曾提出，人类遗传资源信息共享方式主要有3种。

第一种为直接集中数据，将各中心数据直接集中在一起，统一管理、分析、利用。优点是标准统一、便于大数据整合，缺点是可变性小，可行性低。因为各研究中心往往有不同的研究偏向，不同的具体条件，不同的知情同意与伦理法规。在这样的前提下，强行统一变量的选择和数据标准并不现实，几乎无法实施。

第二种共享模式为通过最小数据集，即不同项目按相同的定义和标准来收集共同的最核心数据，用这些核心数据来代表研究群体的特性，并在项目之间共享。这种模式的可行性和可变性比直接集中数据高得多，所以多家国家标准化研究机构都聚焦于某一特定领域数据集，开展多中心合作。

第三种共享模式是在项目已经进行、数据已经收集后，再开始数据共享工作。这种模式的问题是由于项目各方在变量定义、收集标准、数据分级等很多问题上不一致，即使只是实验检测方法或标准的不同，都会给数据共享造成困难。因此，就需要首先转换统一变量，让数据同质化、提升数据的相容性。这种模式的主要步骤是针对已经完成和存在的信息资源首先分析可能统一的数据元素，将统一后的数据元素作为多方共同的数据集，再通过分析在统一数据元素的前提下的项目信息，以适应前瞻性队列项目的需要。

2. 遗传资源样本库共享模式　目前广为大众接受的遗传资源样本库共享模式有四种，分别是虚拟样本数据库共享模式、国家样本库共享模式、样本库分布式轮毂结构、样本库慈善信托模型。前3种通过具体实例验证了各自共享模式的优势，第四种目前还处于理论阶段。

(1) 虚拟样本数据库共享模式。美国合作人体组织网络(Cooperative Human Tissue Network，CHTN)目前正在应用这一模式。生物样本共享方式采取就近原则，根据生物样本申请人所在的地域指定最近的成人生物样本分部为其分配生物样本，儿童生物样本司接收来自美国各地的儿科标本需求。为了更快地满足生物样本申请人的要求，若申请人提交申请超过若干星期仍没有得到生物样本，则他的申请将会被联网到整个组织网络进行生物样本配送，不采用就近原则。为方便各部口之间的高效沟通，分担申请人的要求，确定生物样本的可用性。

(2) 国家样本库共享模式。用此模式的是英国生物样本库，生物样本的研究者来自英国和海外。研究者不论是来自学术界，产业界，慈善机构或政府出资的研究都需要通过严格审查，研究必须与健康相关，符合公众利益。不提供涉及隐私的生物样本信息。生物样本申请应用程序在网上进行。

(3) 样本库分布式轮毂结构。运用此模型的是泛欧洲生物样本库与分子生物资源研究平台(BBMRI)，BBMRI采用“分布式轮毂结构”，旨在方便扩展基础设施，通过扩张达到泛欧洲的标准。其总部设立协调中心，负责各个国家节点的合作，总部提供生物样本资源访问门户及必要的设施和技术；各个国家中也建立在总部之下，与国家科研机构联系(包括大学、医院、研究中心、资源中心)，网络最终覆盖整个欧洲。

(4) 样本库慈善信托模型理念。这一模型目前仍处于理论阶段，但其新颖的共享解决方式对样本库的共享仍有很好的借鉴意义。

3. 我国区域或机构间遗传资源样本库共享实践　为满足日益增长的生物样本需求，促进科研交流与合作，国内已有一些地区开展了区域内遗传资源样本库共享活动，例如北京市建立的“重大疾病临床数据和样本资源库”。另外一种模式是由具有全国影响力的机构发起组建样本库联盟，例如深圳华大基因发起的“国家基因库联盟”。

(1) 北京市重大疾病临床数据和样本资源库。北京市于2009年启动了由市科委总协调，委托首都医科大学牵头下的“北京重大疾病临床数据和样本资源库”建设工作。目前，该项目初步完成了管理体系、SOP、考核机制建设工作，初步建立了中心和各库分中心的信息与管理。该平台项目的组织采取两级分层责任管理，第一级设在首都医科大学，第二级设置在各病种资源库的承建单位。项目通过明确研究组织职能、优化研究流程、规范操作方法、统一信息标准、委托第三方监管来保证各疾病资源库临床数据和样本资源的质量水平。该项目还建有信息平台以实现疾病样本及其相关临床数据资料采集、保存、管理、应用以及过程质量控制的全流程管理。信息平台包括设在各病种疾病库承建单位的院级平台以及设置首都医科大学的项目综合管理平台。

(2) 国家基因库联盟。2011 年,深圳华大基因联合国内 44 家机构发起成立了"国家基因库联盟",包括中山大学标本库、广东医学院遗传资源样本库等。联盟采取会员制,会员范围涵盖医院、高校、科研院所、企业等。而成员间的合作也不仅只是样本和信息的共享,而是扩展到整个科研活动的交流与合作。

4. 我国人类遗传资源创新合作共享惠益方式　人类遗传资源样本库共享的一个重要阻碍因素就是共享动力不足,而动力不足的深层原因就是各利益相关方的利益未得到很好的表达和满足,彼此之间的利益未得到有效均衡。利益分配自然涉及分配机制的问题,包括产权的认定、针对样本供方的激励方式、转移协议的合理性、失约行为的惩罚措施等。同时还需要有一个强有力的组织方,然而我国目前这方面的实践探索几乎仍是一片空白。

(1) 惠益分享模式。遗传资源获取与惠益分享的模式有公法模式和私法模式之分,两者在遗传资源的管制模式和具体导向上既有相同点又有不同点。美国与欧盟均采取私法管制模式,我国是世界上生物多样性与遗传资源最为丰富的国家之一,在遗传资源的交易中主要处于提供国的地位,在此场景中我国遗传资源的盗取和剽窃屡见不鲜。而我国又是社会主义市场经济体制,应当采取公法管制模式,通过修订或制定相关立法,就获取与惠益分享问题确定遗传资源利用者必须遵守的最低标准,要求其在管制框架内开展相关的遗传资源开发活动。当前我国已经制定了一些与遗传资源获取及惠益分享相关的法律法规,基本上形成了该领域的制度框架,但至今尚未出台一部独立的法典,或者建立一套独立的体制用于统合现有的法律法规。我国可以制定出一部有关遗传资源获取及惠益分享的独立的法典,将零散的法律法规编入法典中;也可以在法典中只规定遗传资源获取及惠益分享的基本原则,然后在附录中列出相关法律法规,以便人们查询。当然,除了立足于公法管制模式之外,我国还可以充分借鉴美国和欧盟在私法管制模式方面的经验,以私法管制模式为辅助,通过主体之间的合同自治充分调动其积极性,实现相关产业的良性和快速发展,并充分有效地保护我国的遗传资源和生物多样性。

(2) 惠益分享方式的基础。在人类遗传资源惠益分享方面,一些国际组织或协会发布了一系列用以规范人类遗传资源共享的利益分配的声明和宣言等。如 1992 年联合国环境规划署联合会员国签署的《生物多样性公约》将人类遗传资源纳入保护范畴之列;2001 年颁布的《关于获取遗传资源并公正和公平分享通过其利用所产生的惠益的波恩准则》规定了遗传资源知识产权惠益分享的实现步骤;另外,1996 年国际人类基因组研究伦理委员会发表了《关于遗传研究正当行为的声明》,1998 年发表了《关于 DNA 取样:控制和获得的声明》,2000 年发表了《关于利益分享的声明》,2002 年发表了《关于人类基因组数据库的声明》、《人类遗传数据国际宣言纲要修正稿》等,这些声明或公约都明确提出了人类遗传资源获取和惠益分享的基本原则,构建起获取和惠益分享制度的基本框架,是人类遗传资源获取和惠益分享最重要的实现机制。

根据《生物多样性公约》第 4 条的规定,只有原产国的遗传资源或根据《生物多样性公约》合法获得的遗传资源才有资格分享惠益,并且可以要求分享这些遗传资源嗣后的应用和商业化所产生的惠益。

《中华人民共和国人类遗传资源管理条例》规定：利用我国人类遗传资源开展国际合作科学研究，产生的成果申请专利的，应当由合作双方共同提出申请，专利权归合作双方共有。研究产生的其他科技成果，其使用权、转让权和利益分享办法由合作双方通过合作协议约定；协议没有约定的，合作双方都有使用的权利，但向第三方转让须经合作双方同意，所获利益按合作双方贡献大小分享。

5. 我国人类遗传资源创新合作共享展望 为顺应全球生物样本资源共享大趋势，实现我国遗传资源样本库资源共享，我国的设想是：

(1) 统一样本库管理信息系统，建设国家遗传资源信息化共享平台。我国人类遗传资源实现共享的一个重要条件就是建立统一的、与临床和检验等数据库互联互通的遗传资源库信息系统(BIS系统)，以实现生物样本信息的完整性和增加科研价值。应该与遗传资源样本库系统互相开放接口的信息系统有：门诊及住院管理系统(HIS系统)、检验信息系统(LIS系统)、影像归档与传输系统(PACS系统)。具体而言，HIS系统要增加BIS系统提交患者信息申请单的功能，HIS系统审核通过申请单后传送所申请患者信息到BIS系统中；还要将LIS数据与HIS数据进行代码对应；当样本准确录入BIS系统后，BIS系统会自动发送影像检查申请单至PACS系统，PACS系统也会将各种检查项目报告写入BIS系统，如X线平片、CT、磁共振和超声报告等。

(2) 形成利于资源开放共享、能够实现多方受益的制度。生物样本资源的持有者能够有意愿加入共享网络需要形成良好的共享机制，得到共享制度的保障。国家(公共资助方)应允许遗传资源样本库运营者根据运营成本费用核算，适度收取成本费用，并引导运营者开发相应的增值服务，合理盈利，提高运营积极性。在鼓励共享的同时，国家(公共资助方)也应建立一定的约束机制，将资源开放共享程度作为重要的考核指标纳入科技项目资助、基地挂牌、机构建设评估等各项科技管理工作中，严格实施奖惩制度。作为社会资源，遗传资源样本库的建设方还应更多考虑与公众的互动，利用平台、媒体宣传遗传资源样本库已解决了哪些健康问题、将解决哪些问题，尝试建立与样本提供者的联系，加深公众对遗传资源样本库建设工作的理解，争取更多支持。

(3) 应着力研究符合国情的共享利益分配机制。我国的科研经费申请使用是一种竞争体制，科研经费的分配多数流向资源集中的高校和研究院所，而临床资源丰富的医院在科研项目申请中处于劣势。并且我国现有职称评定体制只承认第一作者和通讯作者的贡献，医院科研能力评价也主要通过发表论文数量和科研项目申请数量考评，虽然要求论文中标注样本来源，并发表对样本库的感谢和支付一定使用费用，但这种不完备的利益分配机制在临床和科研机构更为关心的考核评级中显然是无效的，生物样本共享机制在这些错综复杂的利益纠葛中步履维艰，成为制约我国人类遗传资源样本库质量升级和科研合作的体制机制性障碍。基于此，我国应着力研究符合我国国情的遗传资源共享机制，通过了解遗传资源样本库样本捐赠者、样本库管理方、样本使用者等各利益相关方的诉求，分析资源共享环节中每一环的问题，并不断改进。破除现有职称考评机制，规范样本使用合同制度，制定更符合我国国情的共享机制。

我国应参考国际经验，在掌握国内样本库建设、使用详细情况的基础上，制定符合我国国情的生物样本资源惠益分享制度及文件。《波恩准则》提出惠益分享允许货币惠益分享与非货币惠益分享两种方式，在《世界人类基因组与人权宣言》实施细则中也提倡以包括货币补偿在内的多种形式对当事人提供补偿，我国应允许遗传资源样本库的运营者向使用者收取一定的运营成本费用，形成生物样本持有方和使用方的良性互动。

由于人类遗传资源的特殊性质，伦理学问题无法避免，因此我们在遵守国际和国内相关的公约和法规基础上，对资源信息的保密和用户进行分级，并对信息的共享利用方式进行相应界定等。通过人类遗传资源平台的建立和创新合作机制、共享机制的进一步完善，能够进一步加强我国人类遗传资源的收集、整理、保存与共享利用工作，从而有效地促进我国人类遗传资源的合理保护、科学管理和高效共享，为全社会的人类研究相关科技活动提供大量高质量的原始性创新资源，同时也能够有效确保我国的人口安全、卫生安全、资源安全、国家安全以及社会安全，最终为我国人口-环境-资源协调发展战略的实施提供科技基础。

参考文献

[1] 曹宗富，曹彦荣，马立广，等.中国人类遗传资源共享利用的标准化研究[J].遗传，2008，30(1)：51-58.
[2] 曹宗富.人类遗传资源整合与共享的初步研究[D].北京：中国协和医科大学，2008.
[3] 陈美羽.基于中国国情的遗传资源共享平台的设计与相关规范的建立[D].上海：复旦大学，2019.
[4] 邓春蕾.生物多样性的知识产权保护[D].南昌：南昌大学，2009.
[5] 何蕊，董妍，刘静，等.典型人类遗传资源管理模式及对我国的启示[J].中国医药生物技术，2018，13(6)：566-568.
[6] 何晓.当我们进入转化医学时代[J].中国医药科学，2012，2(1)：68.
[7] 侯聪聪，赵伟，白晨.人类遗传资源样本信息共享中提供方之间的博弈分析[J].中国科技资源导刊，2018，50(4)：71-77，109.
[8] 胡序怀.我国人类遗传资源信息描述规范的研究制定与初步应用[D].北京：中国协和医科大学，2006.
[9] 李新，杜昕，马长生.从遗传资源样本库到开放数据库[J].转化医学杂志，2014，3(6)：327-329.
[10] 刘菲.欧美遗传资源获取与惠益分享制度比较[J].经济论坛，2010，1：213-215.
[11] 刘海龙.人类遗传资源的法律保护问题探讨[J].河北法学，2008，26(7)：28-30.
[12] 卢方建.对医院患者随访系统的设计探索[J].计算机光盘软件与应用，2012，6：189-190.
[13] 聂建刚.欧盟人类遗传资源生物库政策框架及现状[J].全球科技经济瞭望，2013，(12)：5-11.
[14] 潘子奇，陈小鸥，李苏宁，等.我国人类遗传资源样本库建设现状及建议[J].医学信息学杂志，2018，39(9)：50-53.
[15] 秦天宝，王镥权，赵富伟.欧盟《遗传资源获取与惠益分享条例》述评——兼谈对我国的启示[J].环境保护，2015，43(23)：4.
[16] 苏月，何蕊，王跃，等.加强我国人类遗传资源保护和利用[J].中华临床实验室管理电子杂志，2017，5(1)：9-11.
[17] 谭静.随访资料的统计分析[J].科技信息，2009，(9)：153-154.
[18] 唐汉庆，黄照权.转化医学指导下研究型医院建设的探讨[J].中国医院管理，2012，32(10)：14-15.
[19] 唐密.生物样本库共享理论与实证研究[D].上海：复旦大学，2016.
[20] 唐淑美.「台湾人体生物资料库」发展历程与 ELSI 困境[J].生物产业科技管理丛刊，2017，6(1)：71-90.
[21] 汪楠，严舒，赵聪，等.医学研究遗传资源样本库共享的国际经验研究[J].中华医学科研管理杂志，2018，31 (3)：224-227，235.
[22] 杨渊，秦奕，池慧，等.人类遗传资源数据共享管理研究及对中国的启示[J].中国医学科学院学报，2019，41(3)：396-401.

[23] 于广军，何萍.上海市市级医院临床信息共享暨协同服务——“医联工程”[C]//中国计算机用户协会信息系统分会 2013 年第二十三届信息交流大会，2013.

[24] 张连海，季加孚.疾病生物样本资源的共享与利用——和谐与标准化[J].中国肿瘤，2015，24(4)：253－256.

[25] 张雪娇，李海燕，龚树生.国内遗传资源样本库建设现状分析与对策探讨[J].中国医院管理，2013，33(7)：76－77.

[26] 赵聪.我国公共机构医学研究遗传资源样本库共享问题研究[D].北京：北京协和医学院，2017.

[27] 甄守民，曹燕，王弋波，等.人类遗传资源样本库建设初探[J].中国科技资源导刊，2019，51(5)：97－102.

[28] 周光迪，吴美琴，赵丽，等.中国和加拿大合作出生队列研究数据统一及共享方法[J].中国医药生物技术，2015，10(6)：494－497.

[29] HARRELL H L, ROTHSTEIN M A. Biobanking Research and Privacy Laws in the United States [J]. J Law Med Ethics, 2016, 44(1):106.

[30] HUGO Ethics Committee.Statement on Human Genomic Databases[J]. EJAIB，2003,13:99.

[31] Ministry of Science and Technology. Ministry of Health. Interim Measures for the Administration of Human Genetic Resources. Promulgated by the General Office of the State Council upon the approval of the State Council, No.36 1998.

[32] NAGAI A, HIRATA M, KAMATANI Y, et al. Overview of the BioBank Japan project: study design and profile [J]. J Epidemiol, 2017, 27(3):S2－S8.

[33] The United Nations Environment Program. Convention on Biological Diversity, 1992.

[34] The World Medical Association. Declaration of Helsinki, 2000.

第五章　我国人类遗传资源共享使用的法律法规和伦理准备

人类遗传资源是连接研究参与者和科研机构的纽带。 在科学研究中，人类遗传资源的采集、贮存、分发和使用可能引发一系列的法律与伦理问题。 随着人类基因组数据在疾病筛查、刑侦缉捕、学术科研等领域得到广泛应用，各国都纷纷建立了自己的人类遗传资源样本库。这些样本库不仅仅包括样本的收集和存储，还涉及相关数据的收集和存储，如研究样本的医疗记录信息、DNA 测序数据、表现型数据以及家族谱系数据等。

人类遗传资源样本库的建立一方面可以使人类遗传资源集聚并得以共享，有利于促进科研发展和遗传资源的战略储备，但另一方面也引起了人们对人类遗传资源的隐私保密、基因歧视及滥用基因数据等潜在问题的担忧。 同时人类遗传资源样本库在收集人类遗传资源时，对其未来用途的未知性难以全面描述；对以后应用如同意方式、再次同意、隐私保密、样本及数据的归属与分享等法律、伦理问题，对今后的研究是一个严峻的考验。

第一节　人类遗传资源共享相关的伦理问题

人类遗传资源是可单独或联合用于识别人体特征的遗传材料，是开展生命科学研究的重要物质和信息基础，是认知和掌握疾病的发生、发展和分布规律的基础资料，是推动疾病预防、干预和控制策略开发的重要保障，已成为公众健康和生命安全的战略性、公益性、基础性资源。

一、人类遗传资源共享伦理问题的由来

近年来，随着转化医学和精准医学的兴起和发展，众多重要科研成果需要实现快速产业化，以尽快应用到临床，缩短从实验室到临床的过程，从而使患者真正受益于科研成果，而遗传资源样本库则是实现该过程的重要保证。

伴随医学的进步和发展，遗传资源样本库的建设逐渐向高质量、大规模、信息化方向发展，而在应用方面，也从科研服务向临床应用、产业应用方向发展。因此，在遗传资源样本库的伦理和管理方面出现了新的问题和挑战。

在20世纪90年代到21世纪初，许多国家针对遗传资源样本库的管理和伦理规范方面出台了相应的法规和管理规范。但是，这些法规相对于快速发展的遗传资源样本库已经滞后，不能适应新的样本库发展需求。

一个活跃的人类遗传资源库涉及遗传样本或信息的采集、处理、使用和保存，在建立、运行遗传资源样本库的各个环节上都存在伦理问题。主要有：①采集样本时是否获得样本提供者的知情同意；②在不知道个人信息未来用于什么样的研究的情况下将怎样给出知情同意；③将采取什么措施来确保个人的医疗和基因型信息的安全，如果安全被破坏了将采取什么补救措施；④收集的样本将用于什么类型的研究，谁将涉及政策的制定；⑤将能够可及与样本相连的信息的第三方是谁；⑥怎样能预防保险公司、雇主和其他第三方滥用这种信息；⑦将怎样管理这些收集的遗传资源的商业使用；⑧获得的组织样本和数据如何使更多的人共享和受益；⑨是否应该向捐赠者告知源于收集的样本的研究的发现。

遗传资源共享中的伦理问题主要包括：样本收集的知情同意相关问题，包括“再次同意”问题，广泛同意的问题，多年后样本和数据的二次使用、研究结果的反馈和数据的分享问题等；所有权问题及商业化问题；参与者重新样本保存、使用中的信息安全问题；遗传数据交换中的个人隐私保密问题、数据的安全共享的机制与规范问题；样本/数据共享中产生的社会利益和惠益分享原则和知识产权分割等。

事实上，我们讨论的人类遗传资源的共享，是正式的以签署协议为基本规范而进行合作的共享，不包括私与相授。样本库建设的初衷就应该是支撑使用的，只是使用的范围有可能是多层次的，例如自己使用、熟人使用、本单位共享、国内共享、国际合作等，使用的目的也分为科学研究或者商业开发（药物研发、知识产权转让等）。建立样本库之初，样本库管理者就应当考虑所有的伦理规范，这些规范就对共享的方式方法等许多伦理问题有事先的设计，遗传资源共享只是样本库建设后的规范化使用。

（一）知情同意相关的问题

1. 样本收集的知情同意 自《纽伦堡法典》明确揭示“任何人体试验均须出于受试者完全自主同意”这个原则后，“知情同意”原则被各国医学研究的法律、伦理领域奉为圭臬。在联合国教科文组织通过的《国际人类基因数据宣言》中也有类似表述。对于遗传资源样本库的建立而言，不仅需要收集储存大量患者或参与者的生物样本和个人信息，还涉及隐私、知识产权、商业化等问题，因此在收集参与者的血液、肿瘤等组织样本时，需要充分告知参与者研究的目的和内容，以及在知识产权、商业化等方面他们是否享有利益，并让他们签署知情同意书。从字面上来讲，“知情（informed）”就是把研究的相关信息告诉并传达给患者或受试者，让他们充分理解；“同意（consent）”是指个人根据所提供的相关信息，自主地决定是否授权或选择参加研究。简而言之，知情同意就是“充分的告知”和“自愿的同意”。它由信息传达和表示同意两个部分组成。所以，知情同意能否顺利完成或贯彻，一方面取决于信息提供（或传达）者——医生或研究者，能否充分、准确、完全地就某项治疗干预或研究告知患者或受试者；另一方面，也取决于信息接受者——患者或受试者是否具有理解信息的能力，并就此作出符合自己利益的决定（同意）。

2. “再次同意”有关的问题 近年来，许多人认为知情同意和隐私保护是遗传资源样本库研究的主要伦理挑战。然而，知情同意环节并不是遗传资源样本库研究中最重要的伦理问题，尤其是通过表格表述的知情同意，并不能作为确保研究符合伦理的充分手段。因为遗传资源样本库并不是一项研究资源，而应该把它当作一项研究工程来看待，在刚开始签署知情同意的时候，招募者对遗传资源样本库的研究目的、方法、风险、资金来源等知之甚少。此外，遗传资源样本库在执行过程中会对样本/数据进行多次事前无法预料的重组、分享、再利用等。例如，大样本/数据技术中常见的多个样本/数据库依据某标准进行合并或者链接后，事实上就形成了一个新的样本/数据库，于是出现了患者/受试者未曾了解的新用途，新的使用规则，特别是新的接触人员（群体），而这个新的样本/数据库涉及患者/受试者。由于遗传资源样本库研究的不确定性，无法让参与者明白研究的利益与风险。这就是为什么遗传资源样本库研究在对捐献者承诺医疗福利的时候，常常会面临问题。这就产生了备受国际社会关注的“再次同意”（reconsent）问题，即：当因特定目的采集的样本用于未来的其他研究时，是否须再次征求样本提供者的同意。目前被研究者使用并被许多机构推荐的方法是一次性广泛的知情同意（也称为“普遍性”或“概括性”知情同意）方法，受试者将被告知其样本和健康信息可能被用于将来任何的遗传资源样本库研究。但是，一些学者认为广泛知情同意不满足共同法案的基本要求，因为这种形式的知情同意无法向受试者提供充分的信息，无法了解将来研究的性质、风险、获益以及其他研究信息。一些学者甚至因此认为这种形式的同意不应该算作是知情同意。此外，许多捐献者声称他们是在利他的动机下做出捐献行为的，并且希望有一个管理制度能够公平地组织他们的捐献行为。对于这些人，应该真实地告知他们，特别是对治疗和诊断的承诺的有效性必须仔细审核。

3. 个人知情同意程序的问题 原则上，各类机构利用患者样本/数据时，不论是基于尊重患者的人格，还是基于保护患者的利益，都应取得患者的知情同意。但遗传资源样本库在实施传统的知情同意程序时面临困难：①成本压力。临床医学领域动辄数十万条样本/数据记录的挖掘处理，对每个患者都实施传统的知情同意程序，需要支出的经费和人力是科研项目本身难以负担的；②时间压力。即便经费充裕，大样本量的知情同意任务，意味着需要大量时间。

（二）所有权问题及商业化问题

随着基因科技的发展，过去许多被当成废弃物处置的人体组织，在将来可能运用到生物医学研究与开发诊疗等新产品时，医学研究参与人、医药临床执业人、药厂与政治势力之间会有利益纠葛。因此，在其中当一个人的信息资料被另一些人使用时，相关人员对利益的归属不被提出，只有一些个人或公司获利，由此引发了公众对遗传资源样本库的不信任。基因样本来自身体，一旦分离，是无主财产，提供者的利益被忽视。不过，遗传资源样本库又秉承“没有财产”规则的理由，部分原因是个人的使用对实际生物资料库样本会产生阻碍，另外在道德上，样本的“财产化”可能会导致人的商品化。

遗传资源样本库中的人体样本归谁所有，在中国是难点问题之一。中国现在建立遗传资源样本库的主体是国有药企、医院、学校等组织。如果民营法人组织建立遗传资源样本库，属该法人所有无异议。国有企事业法人组织，依现行法律规定其一切财产均归国有，遗传资源样本库当然归国有。然而,捐献者捐献的人体组分是否是财产或物?如不是财产或物,国家和建立生物样品库的法人组织对生物样品享有的是什么权利?如是财产或物,法人组织对样品享有的是什么财产权?显而易见,对生物样品捐献者、设立生物样品库的组织及国家之间的权利关系有待创新破解。

(三)参与者重新接触的伦理问题

反馈(feedback)、重新接触(recontact)正在成为越来越重要的问题。一个遗传资源样本库的样本,其"重新接触"的能力,应视为一个"有限和可耗尽的资源"。因此,重新接触应该是有限的和根据需要来制定,以确保研究长期的可能性。

(四)关于样本/数据隐私保护的伦理问题

遗传信息的一个主要特点是,它始终具有无限的可利用潜能,不管是个人捐赠的样本,还是有关的人(无论是现在还是在未来的)。信息方面是否可以匿名,可不可以实名?亲属有无接近信息的权利?电子信息网站如何给予生物信息的保密和隐私的防护?哪些信息需要特殊的保护?如何保证信息不被第三者窃取、滥用?这一系列的伦理争议如今仍未能圆满解决且随着数据库的增长而加剧。因此,制定相关保密措施对生物库的成长是非常重要的。

1. 患者样本/数据给个人带来的风险　患者样本/数据泄露后有可能对本人造成无法预估的后果(包括伤害、歧视等),国内外已有很多现实案例。在当今样本库越来越多越来越大的情况下,现在的样本/数据技术使用给患者个人的医疗样本/数据带来更大的风险,已成为多数人的共识。有人甚至认为,在大样本/数据时代保护个人隐私已不可能。在我国遗传资源样本库建设中,涉及的患者个人信息相关权利的风险,至少有如下原因:

(1) 样本/数据本身的风险。样本/数据不仅能够不受空间限制复制成无数备份,而且能够不受时间限制永久地存储。当样本/数据规模较小、接触面较窄、存储时间较短时,该特性并不十分突出,但在大样本/数据条件下,该特性就表现为高风险和长期风险。

(2) 大样本/数据技术的风险。首先,大样本/数据的样本/数据整合能力,使既往个人保护的技术运行模式失灵;其次,小样本走向全样本/数据,大样本/数据具有成为监控手段的条件;最后,样本/数据储存网络化,导致个人信息泄露可能性的长期存在。

(3) 患者样本/数据内容泄露的风险。患者样本/数据含有更多敏感内容,隐私性强,因而泄露之后会造成比一般个人信息更严重的伤害,特别是患者的声誉、经济和职业损失。

(4) 商业、学术和社会价值高。患者样本/数据的价值高,必然成为各种机构竞逐的目标。这种潜在的"市场"需求,增大了保护患者样本/数据的压力。

2. 大样本/数据技术给传统样本/数据保护模式带来困境　个人身份再识别的风险问题一度成为讨论的焦点。传统上采取样本/数据去识别化的技术手段,即将样本/数据中与个人身份有明确关联的样本/数据删除掉,使医疗样本/数据与患者/居民的身份脱钩。如 2007 年美国《食品和药品管理修正案》授权创建 Sentinel 健康样本/数据网络,这一网络包括 1 亿人的记录。

"Geisinger 健康系统"建立了一个叫作 MedMining 的公司，来对样本/数据进行去识别化并为研究者服务。但在大样本/数据技术条件下，即使大型样本/数据库使用了匿名的个人加密样本/数据，但仍存在用户身份可被重新识别的残余风险，个人身份可通过样本/数据链接技术操作而重新确定。美国路易斯维尔大学医学院的 Rothstein 教授指出，居民电子健康记录（electric health record，EHR）的去识别化处理并不能保证患者的隐私权：①EHR 样本/数据"去识别化"后，可以通过公共可获取到的资源进行"再识别"。②即使并没有使用到个人标识信息，生物医学科研结果仍可能会为研究的参与者带来损害，包括群组分割、研究对象对研究主题的反感、样本/数据对象不能享受到学术活动带来的商业利益。Rothstein 的观点引发了伦理学家的热烈讨论与回应。不过也有人认为在当前美国的《健康保险携带和责任法案》（Health Insurance Portability and Accountability Act，HIPAA）标准下，有很多实例证明一些被认为去识别化了的样本/数据实际上仍然是可识别的，但去识别化确实可以大大降低隐私风险。还有学者提出，即便经过患者知情同意，将临床试验中的敏感信息放入 EHR 仍可能存在隐私与保密等问题。例如，精神疾病患者，如果将其临床试验信息载入 EHR 这样的大规模样本/数据库，其患有精神疾病等敏感信息就面临暴露。在美国，可能的解决方案是相关研究者从联邦机构获取保密认证书（certificate of confidentiality，COC），但 COC 对于不断增多的保密性要求其功能也是有限的，如无法保护样本/数据库中的无意暴露或恶意使用等，无法对临床试验中信息应用于不同记录时进行区别对待。

3. 基因信息是否是一种特殊的个人数据　近年来，基因测序技术发展并普及的速度出人意料，目前许多大型医院都开始了临床基因诊断项目。基因信息是否是一种特殊的个人数据，从基因特例主义和反特例主义这两个极端观点来看，各有其合理的一面。目前我们的科学技术对基因的认识还不充分，也未能完全了解其相关风险，持一种相对慎重的态度是负责任的。

4. 需深入挖掘——伤害的各种可能表现和预防　遗传资源样本库给捐赠者带来的生理的风险可以忽略不计，其个人信息的泄露给个人保险带来的隐患已经被关注；但是，一个"难以逾越"的风险是对于遗传信息的生物恐怖的防范。需要研究和梳理清楚的是，此风险由科学家来揣度？抑或是其他性质的问题？

5. 关于样本/数据共享中需要考虑的公平问题

（1）公私之间的张力。遗传资源样本库研究，都是患者或民众捐赠样本。这就造成了后期的公立研究机构和私立研究机构对样本使用的问题。

需要研究并达成共识的是：样本捐赠后，捐赠者仍然拥有哪些权利？样本库所有者，拥有哪些权利？

之前国家公立基金支持下建立的样本库和随之产生的数据，如何管理？是否有权利自己处理样本和数据？公益公共背景下的建立，与之后的长远管理（PI 申请国家课题，与课题结束之后）的所有与管理权如何解决？目前存在的一些医院或机构基于此建立的样本库与企业合作，是否存在公平问题？

另外，在现实中有些做法对公立、私立机构在样本转移时有不同的国民待遇，是否也存在公平问题？对以后商业利益的描述，以及样本库与其他库可能产生的分享，怎样操作才能符合公平的理念，都是需要关注的前沿问题。

(2) 资源分配和占有的公平性问题。大样本/数据技术在给人类社会带来了积极变化的同时，也引发了信息异化、样本/数据权利、信息隐私和数字鸿沟等伦理问题。医疗大样本/数据作为成本高昂的健康或者学术资源，无疑是具有高科技性质的稀缺资源，其分配的公平性问题体现在两个方面。

第一个公平性问题存在于患者(样本/数据对象)与机构之间。患者提供了样本/数据，但限于技术能力而无法处理这些样本/数据；医院及其他相关机构不仅接收样本/数据，而且也有手段保存和分析样本/数据。医院有条件成为主要的医疗样本/数据资源的支配者，对样本/数据拥有真实的控制权力；相比之下，患者要弱势得多。美国印第安纳州大学的 Orentlicher 教授以药物处方样本/数据的商业挖掘为例，分析了其中的伦理挑战。他认为，这个大样本/数据应用的结果只是对商业公司有利，例如，以医学学术交流推进营销策略，基于医师-患者或药师-患者关系生成的信息而牟利，而患者并未从中受益。

第二个公平性问题存在于患者与患者之间及学者与学者之间。Lewis 认为，大样本/数据发展起来的干预手段或新知识，对加入大样本/数据服务中的人群是有利的，同时拉大了欧美社会中上阶层与其他阶层之间在医疗及知识上的差距。学者与学者之间的不平等，源自学者所在机构对大样本/数据资源的拥有水平不一。那些个人学者与拥有大样本/数据资源的机构学者相比，就处于更加不利的地位。

第三个公平问题出现在样本和数据共享之中。数据共享已经是全球关注的问题。国际上讨论的是不同国家之间数据共享的问题，包括各国法律规定的不一致，或各地区之间的不一致(如欧盟相关的数据保护和共享的规定标志着最高水准，但符合此标准的能共享的也不超过 10 个国家)。各国之间如何保证数据共享的公平，其实与国内各机构之间数据共享的公平问题，在理念上是同一个问题。亚里士多德关于公平的解释对当今的数据共享的公平仍然有借鉴意义。对此，需要对不同机构之间对共享存在的障碍进行社会学调研，深入理解不同参与方对公平的不同诉求。对于数据把握能力的不足也是影响共享的因素，在共享规范制定时需要将机构之间的强弱势不同考虑进去，并结合中国实际情境，开展深入的研究，其结果也更符合我国的国情。

二、人类遗传资源共享的伦理原则

国际人类基因组组织建议人类基因相关的研究要遵循以下四项基本原则：人类基因组是人类共同遗传的一部分；坚持人权的国际规范；尊重参与者的价值、传统、文化和人格的完整性；承认和坚持人类的尊严和自由。这一建议已经由国际人类基因组组织理事会于 1996 年海德堡会议上批准通过。这四项原则并没有具体的实施条款，但传达了一个精神，即和人类基因相关的科学研究都要尊重并维护人权，关注科学研究带来的伦理和社会问题。

此外，Friedmann 教授在《科学》杂志上曾发表了有关基因诊断与基因治疗等基因工程应遵循的基本原则，也是广为研究人员和医务人员接受的，这五项基本原则分别是：知情同意原则、不伤害原则、尽力避免风险原则、利益协调原则和追踪检测原则。这也符合《生物多样性公约》对于遗传资源国家主权方面的相关原则。

在符合这些公认原则的框架下，结合人类遗传资源的特性，并细化到资源的获取、使用和惠益分享方面，可以得出以下四条伦理原则。

（一）知情同意原则

事先知情同意（prior informed consent，PIC）制度是生命伦理学的核心制度之一，主要有两层含义：一是对于受试者人权的尊重，在研究开始前，事先得到受试者的知情同意；二是跨国进行遗传资源的获取，或是从事相关科研工作时，得到该主权国家的知情同意。我国实行双知情同意制度，研究者在得到生物遗传资源管理部门许可的同时，还需要得到受试者的知情同意。

1. 个人知情同意　知情同意包括了知情和同意两个过程，知情同意权是知情和同意的有机结合，是不可分割的。知情是同意的基础，知情主要是指实验研究成员充分地向受试者提供有关实验的信息和资料，并帮助他们理解这些信息，使受试者真正了解研究的内容，并决定自己是否参加该实验。这些信息一般包括研究的背景、意义、性质、内容、步骤等内容；另外，明确评估研究过程中可能的风险，例如，由于技术的不成熟可能带来的伤害，这项研究可能给受试者带来的影响，获取检验结果的时间，以及受试者可以得到怎样的经济补偿或优先使用研究成果的权利。

由于国籍和教育程度的不同，人们在认知的偏爱和价值取向方面也有所不同。因此，在面对知情同意的伦理问题时显得更加复杂。中国深受儒家文化的影响，整个社会非常强调家族观念，因此进行遗传实验时，除征求本人同意外，还必须征得家庭同意，并且严格保密。而在美国，只要受试者具备一定的行为能力，那么在知情同意书上签字的都应该是受试者本人，无需征求他人同意。因此，在知情同意的统一标准下，如何具体对待不同文化背景下所形成的伦理观念是需要考量的，其中牵涉种族、文化传统对伦理问题的差异性影响。

2. 国家知情同意　最早的跨国遗传资源获取的“知情同意”制度起源于 1989 年的《控制危险废物越境转移及处置巴塞尔公约》。1992 年《生物多样性公约》（CBD）将此制度引入了生物遗传资源保护领域。《波恩准则》第十五条中提到：“遗传资源的取得须经提供这种资源的缔约国事先知情同意，除非该缔约国另有决定。”国际社会开始重视遗传资源的国家权属问题，各国都致力于保护本国的遗传资源多样性及科学研究规范。

不同的国家法律所规定要获取的研究信息范围并不一样，比如哥斯达黎加需要申请者陈述所有申请表中信息及相关技术信息，而有的国家如巴西法律中并未对知情的信息提供作出界定。细节不同，但主要目的大致相同，即申请者必须让遗传资源所在国主管当局了解其资源获取的背景、意义、目的和可能产生的获利及损害，使其行使国家主权。这些信息也关系到后续的专利问题，及惠益分享的协定。这些信息包括如下内容：申请者方信息，所在国的相关国际法规；活动区域及起始日期，采集的人类遗传资源类型和数量，采集方式，科研方法，环境影响评估；惠益分享协议，承诺使用信息的及时反馈，可能的第三方参与等。

知情同意在国家层面不止是人类遗传资源研究获取和使用的原则之一，它适用于所有生物遗传资源的跨国研究。许多国家设有生物遗传资源委员会管理这一块主权的行使，由相关部门机构的成员组成，比如卫生部、科技部、外交部、生物多样性保护组织等，有较成体系的管理机制。我国目前包括有知情同意方面的遗传资源国家主权管理有待完善，涉及有38个主管部门，但互相之间重叠职能较多，管理体系较庞杂，需要一个更高效的执行流程。

通常国家遗传资源委员会认可申请后，会以书面形式许可申请方的科学研究。而在申请国家知情同意的过程中，国家也可以濒危动物保护、负面环境或社会影响等原因，拒绝申请方的知情同意请求。

（二）不伤害原则

不伤害原则是最根本的一条原则，上文提到的知情同意原则也是为了确保受试者完全了解研究的各方面，从而不会因为欠缺考虑而致伤害无法受到法律保护。不伤害原则是指在遗传材料的获取、开发和利用的过程中都不能对受试者施行潜在伤害可能性的行为，不论是身体上的还是精神上的。

1. 不伤害健康　前文中提到人类遗传资源的特殊性在于获取对象是人，现代民法认为人身体部分享有人权。因此遗传资源的获取过程中不能对受试者造成身体的伤害，如功能损坏或身体疼痛等。现代医学技术较为成熟，一般样本为血液或小部分人体组织，这并不会伤害受试者。只有在卫生条件不合格的情况下操作才可能会造成感染，如果造成了伤害应当及时救治，并支付受试者一定的补偿。

2. 隐私保护　人类遗传资源中很重要的一类有效资源即是人体可识别遗传信息，此类信息属于受试者的隐私权保护范围内。因此，不伤害原则还包括对受试者精神上的保护，防止受试者的隐私被泄露，造成其人格或尊严上的损伤，以及后续的伤害，如基因歧视等。只要是无关公共利益的遗传信息，研究方都有义务为受试者保密，未经同意不能公开。

遗传信息包含一个人所有疾病及其生老病死等生命现象的信息，一旦保护不当就会引发一系列严重的社会伦理问题，如基因歧视、种族歧视等。所谓基因歧视是当个人可能有导致或增加遗传疾病可能性的基因突变时，保险、求职等被区别对待，基因筛查的受试者有遭受基因歧视的风险。2010年2月，广东省佛山市禅城区人民法院受理了我国基因歧视诉讼第一案：2009年佛山市公务员考试体检中，有31名考生因为带有地中海贫血基因而被淘汰，其中3人将佛山市人力资源和社会保障局告上法庭。该事件同时也警告我们，在研究人类基因组的问题时一定要充分尊重遗传信息的隐私权，采取保护性、预防性措施，坚决避免基因歧视问题的发生。同时，一个人相关缺陷基因信息的暴露可能不仅使人联系到其家人、后代、家族，甚至还可能联系到其种族，从而造成基因下层阶级或基因弱势群体，造成一种新形式的种族歧视，对现有复杂的种族歧视无异于是雪上加霜。因此，基因信息的不适当暴露不仅可能会给当事人造成情感、经济与身体的伤害，甚至还会对其有关的家族、种族造成普遍性的社会伦理问题。

国家可以对现有立法系统予以完善，将基因隐私权纳入立法系统并进行贯彻和实施，为基因隐私权提供法律保障。明确规定个人基因的信息属于个人隐私，并且享有隐私权，如未经个人同意不得将基因信息公开、传播、搜集、处理和利用。此权利只能是自然人-基因信息拥有者享有的权利，法人、非法人组织不得享有该权利。因此，工作单位、雇主、保险公司、学校、政府等第三者，未经本人同意，不能获知他人的 DNA 信息。如发生侵权行为，将受到法制的制裁。2008 年，美国国会已通过联邦法律《基因隐私和反歧视法案》，反对基因歧视，确定个人拥有基因的隐私权。日本科学技术会议生命伦理委员会也公布了关于人类染色体研究的 27 项基本原则，规定科研人员在研究过程中应遵守道德规范和义务，以此保护公民在基因方面的个人隐私。

（三）有利原则

有利原则是不伤害原则的一种高级形式，因为人类遗传资源通常用作基因工程的研究材料，而基因工程的本来目的就是有益于人和社会，如治愈已存在的疾病，预防可能发生的疾病，或是通过干预动植物的基因从而达到物种的生态平衡等。所以在获取或使用人类遗传资源的过程中，有利原则也是一个较为理想的状态。

我国《人类遗传资源管理条例》第五条也明确支持有利原则："国家鼓励和支持有益于人民健康和社会进步的人类遗传资源研究与开发。"

（四）公平原则

1. 个人公平　2002 年，国际人类基因组组织伦理委员会发布《关于利益分享的声明》，在这份声明中明确了遗传资源的提供者可以公平合理地分享参与研究所获得的利益。《波恩准则》则说明遗传资源提供者可以获得的利益包括金钱利益：收集样品的使用费、商业许可费用、知识产权的共同所有人、研究基金等；以及非金钱利益：研究成果的告知与分享、研究产生的商业产品的使用权、允许使用遗传资源数据库、参与产品开发等。

正如国际法律所认可的，人类遗传资源具有其特定价值，因此遗传资源的提供者理应得到相应产生的回报，例如：最基本的研究者披露研究资源的来源，并表示感谢；比公众更优先使用研究成果，并且不需要支付费用；得到合理的补偿金或是商业产品获利的一部分利润等。在众多权益中，受到争议的是遗传资源提供者是否应该成为专利权的共同所有人，笔者认为不应该，因为遗传资源的提供者并没有对这项技术提供创造性的帮助，但是在专利的申请过程中应该采取来源披露，从而保障提供者的权益及其所属主权国家的权益。

2. 国家公平　公平原则被更多关注的是在保障国际合作的方面，尤其是发展中国家相对于工业国家的公平。《生物多样性公约》第十九条中规定："提供遗传资源的缔约国，特别是其中的发展中国家为惠益分享的主体。"这是因为在过去的遗传资源研究中，发达国家的遗传资源监管法律体系较为成熟，但对国内及国外研究的态度差别较大；发展中国家通过遗传资源获益受到较多限制，但本身因为缺乏本土化的规范法律的保护，反而成为生物剽窃的受害者。在国际社会承认遗传资源的提供者具有国家主权属性后，应该尊重所属国家的法规和利益，使得遗传资源的研究在国际交流方面更有发展空间。

在国家公平惠益分享方面，国家管理机构并不获得个人提供者的金钱利益，而是在专利权等方面获得公平分享。

（五）正当原则

工业国家由于工业文明发展得较早，交通的发达使得人口迁移率较高，从而导致基因家族谱系的不完整，遗传资源的多样性相对发展中国家较低。发展中国家人口基数较大，区域隔离及多样性较为丰富。随着遗传资源的商业价值日益升高，并且由于发展中国家监管法律严重的缺失，工业国家开始使用各种方法采集发展中国家的遗传资源，其中大多为不正当途径。

哈佛大学群体遗传计划在我国以免费体检的名义，与我国医学中心签约，实质上是非法采集了大量血样。也有研究机构希望得到国外研究机构的高额研究经费，与其进行合作研究，在项目过程中使得国外机构更便利地获得基因资源。在科技越来越发达，且国际交流越发频繁的当下，国际上有许多基因序列库等遗传资源平台，使得获取资源的不正当行为变得更易伪装，发展中国家具有前景和潜在经济价值的遗传资源正在流失。

除了遗传资源管理条例对资源获取的正当性管理外，另外一种重要的方法即为专利申请中的来源披露监管。2008 年《中华人民共和国专利法修正案》修改了关于遗传资源保护方面的规定，在第三章“专利的申请”中增加了一款规定：“依赖遗传资源完成的发明创造，申请人应当在专利申请文件中说明该遗传资源的直接来源和原始来源；申请人无法说明原始来源的，应当陈述理由。”在《专利法修正案》中，也强调以违反法律法规形式获取遗传资源，并基于此进行的研究，将不被授予专利权。因此，我国将遗传资源的来源披露于法律高度上作为一个强制性义务看待，从而达到保护遗传资源所有者权益的目的。

第二节　人类遗传资源相关的法律法规和伦理建设情况

一、国际上人类遗传资源法律法规和伦理建设情况

（一）概述

目前，国际上对人类遗传资源法律法规和伦理问题的处理形式和层面都不完全一致，有的国家有专门的具有约束力的法律条例，而有的国家或地区出台的是一些软性规定，比如各种委员会或专业组织的伦理建议等。对于遗传资源样本库来说，比较重要的主要趋势概括起来有以下五方面：

(1) 只要确保研究样本的隐私或保密工作，当将来因一个特定的研究目的而使用收集的样本时，是否允许偏离再次清楚地同意这种传统原则。

(2) 为了解决伦理和法律困境而采用的权宜之计——因为对样本进行自动的不可逆匿名化，这种操作受到了质疑，所以双重编码在许多情况下因为科学或者伦理成为了优先的选择。

(3) 过去一致认为应防止对研究样本和医疗护理中剩余的样本进行未来不确定的使用时采用笼统的同意或一揽子同意(general/blanket consent)，现在人们对此的看法有了越来越多微妙的变化。只要保证持续的监察和伦理审查，人们会越来越认可对遗传研究或遗传样本库的伦

理实用性的广泛同意或笼统的同意(broad or general consent)。

(4) 对于遗传资源样本库的管理和追踪，建议增加伦理委员会的作用。

(5) 在不同层面的项目中，研究者参与到制定独立监察和管理的机制中，并且得到大力推进。

针对人类遗传资源共享使用产生的各种伦理问题，国际社会不断加大规范力度，相关的政策和法规被陆续制定，虽然有世界不同地区文化、信仰、宗教和人群知识素养的差别，但遵循的基本伦理规范却是相同的。

对知情同意的规范，源于第二次世界大战时期德国纳粹分子惨无人道的人体试验的反思及警戒，《纽伦堡法典》于 1946 年公布于世。《纽伦堡法典》是世界上第一部规定人体试验的法典，开启了人类理性规范试验的先河。《纽伦堡法典》仅有简约的十条规定，虽然十分简单，但却蕴含着极为丰富的内涵，充分体现了受试者的权益，即维护受试者知情同意的原则，维护受试者利益的原则，使受试者自愿同意成了医学人体试验必须遵循的一个公认准则，从而赋予人体试验社会正当性和科学性。同时《纽伦堡法典》的另一主张“试验应该收到对社会有利的富有成效的结果，用其他研究方法或手段是无法达到的，在性质上不是轻率和不必要的”也得到了国际社会的认可，成了以后国际社会制定的一系列规范医学人体实验文件的一贯主张。它的制定实施为后来的《赫尔辛基宣言》和《东京宣言》问世提供了基础。

1964 年，在第 18 届由世界医学大会通过的医学研究伦理学准则《赫尔辛基宣言》制定了涉及人体对象医学研究的道德原则，是一份包括以人作为受试对象的生物医学研究的伦理原则和限制条件，也是关于人体试验的第二个国际文件，比《纽伦堡法典》更加全面、具体和完善。该宣言前后经过 9 次修订，2008 年《赫尔辛基宣言》修正版被各国普遍接受，被认为是医学研究人体受试者保护的国际准则。修正版扩展了宣言的适用对象，不仅要求参加人体医学研究的医师遵守这些原则，更鼓励其他的研究参与者也遵循这些伦理原则，重申并进一步澄清了基本原则和内容，加强了对受试者的权利保护，同时还增加了临床试验数据注册和使用人体组织时的同意等新内容，提高了人体医学研究的伦理标准。

新版《赫尔辛基宣言》于 2013 年 10 月在第 64 届世界医学会大会上通过了新的修订，与 2008 版宣言一脉相承，《赫尔辛基宣言》继续秉持和强化了对受试者权利保护的基本理念，扩展了受试者保护人群，强调了研究者的资质，同时还明确了对研究结局、研究发现知情告之等内容，明确规定：确保因参与研究受到伤害的受试者能得到恰当的补偿和治疗，明确了研究申办方保护受试者的责任，这对无医疗保险且资源有限的人群至关重要(第 15 条)；强调合格的研究者必须经过“伦理和科学的教育”(第 12 条)；明确要求研究报告(包含对于研究发现及研究结论的总结)必须递交至研究伦理委员会(第 23 条)；明确在获取受试者知情同意时，所有受试者有权选择是否被告知研究的总体结局和研究结果(第 26 条)；对于研究结束后，仍有需求的受试者如何获得经研究发现有益的干预措施，明确规定了申办者、研究者和研究所在国政府在研究开始前就应拟定相应条款，并在知情同意过程中向受试者披露(第 34 条)。

《赫尔辛基宣言》的“知情同意”影响着以后几十年的医患关系，直到今天，仍可以说这种知情同意是一个准则、标尺。因为其中包括重要的两点：一是医生对患者的充分解释，充分的含义就包括患者或其亲属对“解释”能够理解，这才是充分的尺度；二是患者的“知情同意”是建立在自由的基础之上，即自主自愿。

除知情同意外，人类遗传资源在公平正当方面同样有一定要求。2002 年，国际基因组织伦理委员会发布了《关于利益分享的声明》，这一声明明确表示，遗传资源的提供者可以公平合理地分享参与研究所获得的利益。另外，《中华人民共和国人类遗传资源管理条例》及《中华人民共和国专利法修订案》新增条款都对人类遗传资源的获取和提供作出了法律规定。

在国际间，人类遗传资源的采集与使用遵循着不同的法律和政策，这些法律和政策之间甚至会偶尔发生冲突。因此，人类遗传资源样本库应当谨慎地开展日常工作和国际间样本及数据交流。

（二）国际上遗传资源样本库伦理治理相关的法律法规和伦理建设情况

遗传资源样本库的建设不仅仅是生物样本的收集和存储，而且涉及相关数据的收集和存储及相关流程和政策。因为遗传资源样本库涉及志愿者大量信息，且在收集志愿者样本时遗传资源样本库并不清楚将来样本可能的用途，所以隐私权及知情同意权的保障是法律和伦理的难点，也是未来立法和伦理研究的方向。

遗传资源样本库的法律建设，有两种模式，一种是英国的模式，单独为遗传资源样本库立法；另一种是美国模式，通过一系列法律、法规的法律框架，来规范遗传资源样本库的建设。

1. 以英国为代表的是遗传资源样本库专门立法的模式　冰岛、英国、爱沙尼亚、瑞典都做到了有法可依，有章可循。冰岛以国家立法的形式管理生物样本库，对生物样本库的管理方式及数据的使用等做出了明确规定；英国制定的《伦理与管理框架》，为英国生物样本库在志愿者招募、保密性及数据安全等方面做出了规定；爱沙尼亚颁布的《人类基因研究法》和《个人资料保护法》，为生物样本库的管理提供依据，《人类基因研究法》明确禁止在保险和就业方面施以遗传歧视，所有样本和数据属于国家财产，捐赠者有权提出销毁其已提供的样本和数据；瑞典也出台了《瑞典生物样本资料库法案》，并于 2010 年做了有关修正，该法案明确界定生物样本库的责任，并规定生物样本库需要向瑞典国家健康福利部备案和注册。总之，无论是国家立法还是内部准则，上述国家关于生物样本库的相关法规都具有权威性，并且内容明确，具有很强的操作性和指导性。尤其是爱沙尼亚的两部国家法律规定泄露个人基因资料属于刑事犯罪，需要接受刑事处罚；瑞典的《涉及人类的研究伦理审查法案》规定，对于研究机构的违规行为，瑞典中央伦理审查委员会有权对其进行处罚。

2. 美国模式　通过一系列相关法律、法规的法律框架，来规范遗传资源样本库的建设模式。在美国，还没有联邦层次的关于生物样本库管理医院的单一立法。但是，关于研究活动、隐私、人体组织的法律法规网络构成了生物样本库管理的基础法律构架。

美国联邦法典保护人类受试者部分对所有涉及人类受试者的研究做出严格规定，如必须经过伦理审查委员会的审查、监察和知情同意程序等，所有涉及人体组织的研究都被这一部分法律所覆盖。在隐私和资料保护方面，美国卫生与人类服务部在 1996 年颁布了《医疗保险携带与责任法案》（Health Insurance Portability and Accountability Act）和“隐私准则”（Standards for

Privacy of Individually Identifiable Health Information "Privacy Rule")。"隐私准则"是为实现《医疗保险携带与责任法案》而制定的一组国家标准，准则要求那些使用和披露个人健康信息的机构要服从这个隐私准则及个人隐私权利标准。此外，《美国联邦法典》301(d)节公共卫生服务条例也规定，研究者不能因法院传讯或者任何联邦、州、地方的民事、刑事、行政、立法等程序而被迫泄露研究参与者的信息。2008年，美国国会参议院通过的《遗传信息无歧视法案》规定，如基因检测显示某人易患某种疾病，保险公司不得据此提高医疗保险费或者拒绝为其提供保险。同样，雇主也不能将基因信息作为招聘、解雇或升职等的依据。此外，美国各专业组织也试图为其成员提供涉及人体组织研究和建库活动的指南。例如，美国国际生物与环境样本库协会(ISBER)近期发布了生物样本资料库最佳实践：研究用人类生物材料的收集、存储、回收。这个文件涵盖了从材料管理、设备、质保到安全的各方面。

3. 欧盟国家的工作　欧洲委员会于1997年和2009年分别发布了《在生物学和医学应用方面保护人权和人的尊严公约：人权与生物医学公约》《关于欧洲研究基础设施联盟法律框架》第723号规定。欧洲委员会部长委员会于2006年4月公布了人体组织银行立法建议书、就人源性生物材料研究立法建议书。欧委会欧洲科学伦理新技术小组分别于1998年和1999年发布了《人类组织银行伦理问题》《信息社会卫生保健伦理问题》。欧洲议会关于欧洲议会和委员会于2002年通过了"设置人体组织和细胞捐赠、获得、测试、处理、储存、分发质量安全标准提案的立法决议"。

4. 国际组织的关注和贡献　此外，国际社会对于生物样本库的发展方向及应有规范也越来越重视，包括世界卫生组织(WHO)、世界医学会(WMA)、国际人类基因组组织(HUGO)、经合组织(OECD)等，都陆续针对人类生物样本及基因数据的采集和研究提出了指导纲领。联合国教科文组织(UNESCO)于1997年颁布的《世界人类基因组与人权宣言》(The Universal Declaration on the Human Genome and Human Rights)明确指出，任何有关人类基因组及其应用方面的研究，尤其是生物学、遗传学和医学方面的研究，都必须以尊重个人或有关群体的人权、基本自由和人的尊严为前提；随后，该组织于2003年10月特别再针对人类基因资料及组织样本的搜集及研究，通过了《国际人类基因数据宣言》(International Declaration on Human Genetic Data)。《国际人类基因数据宣言》规范了人类基因数据采集、处理、储存及使用过程中的伦理道德准则，并规定要尽一切努力保证对人类尊严、人权和基本自由的尊重，保证人类基因资源不得用于社会歧视及侵犯人权。宣言还提出，在人类基因数据的采集工作中要遵循自愿原则，采集基因数据者必须事先得到充分的信息并能自由决定是否同意；在处理人类基因数据时要尊重人的隐私权，不能向第三方透露个人信息；在保存人类基因数据时要恰当保护人权和基本自由；在应用人类基因数据时，要保证恰当的用途，并做到利益共享。

为协助经合组织(OECD)会员国与非会员国发展生物样本资料库与基因资料库，OECD于2009年发布《人类生物样本资料库和基因研究数据库指南》，指南内容包含了生物样本资料库与基因研究资料库的基本事项，并对各类事项提出原则与最佳实施范例。鉴于相关技术仍在发展当中，该指南将会定期修正。

国际人类基因组组织(HUGO)也先后发布了《关于遗传学研究正当行为的声明》《关于DNA

取样：控制和获得的声明》《利益分享声明》和《人类基因数据库声明》。

1982 年，国际医学科学组织理事会（Council for International Organizations of Medical Sciences，CIOMS）联合世界卫生组织制定《涉及人的生物医学研究国际伦理准则》（第 1 版），以说明如何有效应用《赫尔辛基宣言》中提出的伦理原则，尤其在资源贫乏地区，如何根据其社会经济环境、法律法规及行政管理制度开展合乎伦理的研究。先后经过 3 次修订，CIOMS 于 2016 年 11 月末发布了其重新修订的《涉及人的健康相关研究国际伦理准则》。

国际生物和环境样本库协会（ISBER）是遗传资源样本库领域世界性的权威组织，于 2005 年和 2008 年已经分别出版了《遗传资源样本库最佳实践》第一版和第二版，2012 年根据最新操作需求及技术发展对原有版本进行改进并出版了第三版。最佳实践主要提供对生物和环境样本的采集、长期储存、检索和分发的标准化方法，以期指导后续样本库的建设。

虽然，这些声明、宣言和指南没有具体的操作规则，也没有强制效力，但是给各国开展遗传资源样本库活动提供了方向支持。由于各国国情不同，这些声明、宣言和指南并不完全符合各国的需要，例如，美国 FDA 因为《赫尔辛基宣言》中对安慰剂的使用条款不适合美国需要而放弃使用《赫尔辛基宣言》。因此，我国在制定关于遗传资源样本库法律与伦理规范时，应结合我国实际情况，不宜完全照搬这些国际准则。

（三）国际上在精准医学领域的伦理探索

精准医学一词最早出现在 2008 年。但其概念第一次得到完整地阐述，是在 2011 年美国科学院研究理事会（NRC）发布的“迈向精准医学：构建生物医学研究知识网络和新的疾病分类体系（Toward Precision Medicine：Building a Knowledge Network for Biomedical Research and a New Taxonomy of Disease）”报告中。2015 年 1 月，美国总统奥巴马在国情咨文中首次提出“精准医学计划”，将其上升为国家战略，并将伦理监管法规、隐私保护、信息安全纳入精准医学计划中并列为其研究重点之一。自此，围绕精准医学的相关伦理问题的讨论也在世界范围内展开。

精准医学是指在大样本研究获得疾病分子机制的知识体系基础上，以生物医学特别是组学数据为依据，根据患者个体在基因型、表型、环境和生活方式等各方面的特异性，应用现代遗传学、分子影像学、生物信息学和临床医学等方法与手段，制定个性化精准预防、精准诊断和精准治疗方案。精准医学研究集合了诸多现代医学科技发展的知识与技术体系，体现了医学科学发展趋势，也代表了临床实践发展方向。精准医学研究的实现，涉及组织样本的采集与处理、表型数据的采集、组学数据的产生和大数据分析与挖掘 4 个紧密相连的环节，这表明了精准医学的发展需要应用多种新兴的生物技术手段，涉及大量人群的医学和生物学信息。在信息采集存储和共享中的每一个环节都涉及个人隐私。此外，精准医学还将把一种新的思维方式和医疗组织形式带入这一模式，患者不再仅仅作为医疗的对象或客体，而是临床实践的积极参与者。综上所述，精准医学不仅包含围绕基因组测序技术的伦理争论，如知情同意、隐私等，还有海量数据的解释、生物信息的安全、个性化医疗中的自主和责任，以及医疗资源的公平分配、强烈的商业化取向可能所带来的一系列问题。由于这一研究模式处于全新的科技和医疗背景之下，现有的法律法规不能涵盖这些研究领域，因此，美国在实施精准医学计划的开始就将精准医疗的伦理法律法规建设纳入其中。

在精准医疗政策法规的研究和制定方面，美国发布了《精准医学计划隐私和信任指导原则》。在队列研究项目启动前，美国发布了“精准医学计划队列项目——建立21世纪医学研究基础”报告，加上与此相关的2012年颁布的《隐私和全基因组测序的发展》报告，美国迄今已经有至少5份直接指导和规范精准医学的原则规范。

2012年，美国总统生物伦理咨询委员会提出，必须尊重和保护个人隐私，并建议：①在提高数据访问和共享能力的同时建立强大的基线保护政策；②确保数据安全性和数据可靠访问；③建立一个完善且便于理解的知情同意管理系统；④积极构建研究-临床相互促进的学习型医疗系统；⑤最大程度地保护公共利益。

2015年，美国国家卫生信息技术协调办公室提出，旨在创建彼此协作的健康信息技术生态系统，同时开展研究保障精准医学参与者的健康隐私和数据信息安全，进一步推进美国医疗信息的安全性交互操作。

同年，美国白宫办公室提出，保护随着精准医学计划发展所涉及的隐私并建立公众信任，同时也使大规模数据收集、分析、共享过程中的固有风险最小化。

同年，美国精准医学计划事务委员会提出，制定数据安全与隐私保护、电子医疗健康档案使用的相关政策，并强调成立监管委员及改革监管机制。

《联邦食品、药品、化妆品法》提出，对两类基因检测服务，即正式批准上市销售的检测试剂盒与实验室研发的检测进行监管，确保医疗器械具有合理的安全性和有效性。

相形之下，欧盟及英国等欧洲其他国家在精准医学的研究方面相对比较滞后。

二、我国人类遗传资源法律法规和伦理建设情况

我国是一个多民族的人口大国，是人类遗传资源最丰富的国家之一。许多民族有各自的聚居地，其中一些群体处于遗传隔离状态。研究表明，一些群体存在着特殊的疾病易感性、发病率或疾病表现，对疫苗和药物也有不同的敏感性。以我国14亿人口资源为基础的人类遗传资源，既是研究中华民族起源以及人类基本生命现象的物质基础，也是保障人口健康、控制重大疾病的物质基础；因此，我国人类遗传资源作为国家科技创新资源中的重要组成部分，其主要作用表现在以下两个方面：一是在基础理论探索方面，是研究人类基本生命现象、生理和病理功能以及行为的物质基础；二是在实际应用方面，是保障人口健康、维护人口安全、控制重大疾病以及推动医药创新的物质基础。

（一）我国人类遗传资源管理政策发展历程

早先，由于缺乏有效的管理制度和保护措施，我国人类遗传资源流失较为严重。2000年1月13日，在基因组信息领域处于领先地位的美国塞莱拉公司（Celera Genomics）宣布在台湾与上海同时登陆。在台湾，他们得到了政界首要的支持，计划投资1亿美元。在上海，他们收购了

原先以测序服务注册的基康生物技术公司(Gene Core)47%的股份。塞莱拉公司认为：得到中国丰富的动物、植物和人类遗传的多样性资源，是其扩大国际商务与基因信息的基础。面对如此严重的基因流失和国际竞争，对我国遗传资源的保护已经刻不容缓。1997年，遗传学家谈家桢院士致信时任中共中央总书记的江泽民同志，呼吁要保护我国的基因资源，积极参与跨世纪的"基因争夺战"，江泽民总书记批示，建议召开会议认真研究提出解决问题的办法，指示"人无远虑必有近忧，我们得珍惜我们的基因资源"。国家科技主管部门提出加强人类基因研究，迅速起草人类遗传资源管理办法。

1998年，科技部和卫生部联合成立中国人类遗传资源管理办公室(以下简称"遗传办")，负责全国人类遗传资源的管理，遗传办设在科技部。同年6月10日，发布施行《人类遗传资源管理暂行办法》(国办发〔1998〕36号)(以下简称《暂行办法》)，确立了由各省、自治区、直辖市科学技术行政主管部门和卫生行政主管部门负责本地区的人类遗传资源管理工作，国务院有关部门负责本部门的人类遗传资源管理工作的中国人类遗传资源管理模式。并对利用我国人类遗传资源开展国际科技合作，以及我国人类遗传资源出境审批程序等做出规定，对有效保护和合理利用我国人类遗传资源，加强我国人类遗传科学研究，促进平等互利的国际科技合作和交流发挥了积极作用。

2012年，国务院发布《国务院关于第六批取消和调整行政审批项目的决定》，将人类遗传资源管理审批部门由科技部及卫生部调整为科技部。次年，国家卫生计生委科教司致函遗传办，正式退出遗传办，进一步优化我国人类遗传资源的管理机构。

2013年，为进一步加强我国人类遗传资源管理工作，科技部经会签卫生计生委，就《暂行办法》实施以来，我国人类遗传资源流失现象发布《科技部关于进一步加强人类遗传资源管理工作的通知》。强调凡涉及我国人类遗传资源的国际合作项目，中方合作单位必须按照有关规定办理报批手续，经审核批准后方可正式签约；对未通过审批的涉及我国人类遗传资源的国际合作项目，立即停止实施。同时要求对研究机构、医疗卫生机构和相关企业进一步加强相关法律法规的宣传教育，提高对人类遗传资源保护的认识，确保其在开展相关国际合作项目时能严格按规定办理报批手续，杜绝人类遗传资源违法违规出境。

进入"十三五"，科技部先后发布多个重点专项申报指南，指引社会积极加强人类遗传资源基础设施建设，推动我国人类遗传资源采集、收集等工作，整合已有人类遗传资源及数据，建设大型人类遗传资源样本库和数据库。其中明确要求专项研究涉及人类遗传资源采集、收集、买卖、出口、出境等须遵照《人类遗传资源管理暂行办法》相关规定执行，对参与涉及我国人类遗传资源采集、收集行为的单位，均需提供"人类遗传资源采集、收集、买卖、出口、出境审批"相关资质审批批件。这一举措，将我国人类遗传资源管理、审批推向了全国各项目申报、参与单位，推进了人类遗传资源管理相关规定宣传和实施，引起各企事业单位及研究人员的重视。

2015年2月，遗传办向中央编办申请将"涉及人类遗传资源的国际合作项目审批"行政许可名称变更为"人类遗传资源采集、收集、买卖、出口、出境审批"，3月中央编办批准更名，并将变更后的行政许可事项发布于其官网。10月，正式实施更名后的行政许可，进一步完善了对人类遗传资源采集和收集行为的管理。7月2日，依据《中华人民共和国行政许可法》等相关规定，科技部将《人类遗传资源采集、收集、买卖、出口、出境审批行政许可事项服务指南》向社会公布。这意味“实行分级管理、统一审批制度”的监管制度进一步得到了推动。目前，这项审批是科技部保留的两项行政审批之一。

另外，在认真总结《暂行办法》实施的成功经验上，积极借鉴国际规则和国外管理经验，加强对口管理衔接，增强法律规定的针对性和可操作性，科技部起草了《人类遗传资源管理条例（送审稿）》（以下简称《条例》），国务院法制办公室于 2016 年 2 月下发《条例》征求社会各界意见。为了简化流程，加快审批，2017 年 10 月底，科技部发布了优化审批流程的通知，更加简化、高效地加强我国人类遗传资源管理，减少造成生物安全风险的可能。2019 年 3 月会议通过并发布《中华人民共和国人类遗传资源管理条例》，并于当年 7 月 1 日开始正式实施。系统强化了对人类遗传资源的规范管理，鼓励对人类遗传资源的合理利用，要求积极提升人类遗传资源政务的服务能力。

为适应当代科学技术发展的大趋势，切实解决人类遗传资源管理面临的一些新问题，并响应社会各界的一些诉求和呼吁，最新发布的《中华人民共和国人类遗传资源管理条例》，较 1998 年制定的《人类遗传资源管理暂行办法》在四个方面加强统筹，包括界定我国人类遗传资源管理的范围和边界，明确人类遗传资源责任主管部门，划定涉及人类遗传资源活动的五条红线，树立了发展的鲜明导向。

(1)《条例》管控范围限定在人类遗传资源的采集、保藏、利用、对外提供四个环节，并且明确“为临床诊疗、查处违法犯罪活动、兴奋剂检测和殡葬等活动所需，采集、保藏器官、组织、细胞等人体物质及开展相关活动”不在本条例管理范围内，按照相关的法律、行政法规规定执行。

(2)《条例》明确国务院科学技术行政部门负责全国人类遗传资源管理工作；国务院其他有关部门在各自的职责范围内，负责有关人类遗传资源管理工作。

(3) 采集、保藏、利用、对外提供我国人类遗传资源，不得危害我国公众健康、国家安全和社会公共利益；采集、保藏、利用、对外提供我国人类遗传资源，应当符合伦理原则，并按照国家有关规定进行伦理审查；采集、保藏、利用、对外提供我国人类遗传资源，应当尊重人类遗传资源提供者的隐私，取得其事先知情同意，并保护其合法权益；禁止买卖人类遗传资源；外国组织、个人及其设立或者实际控制的机构不得在我国境内采集、保藏我国人类遗传资源，不得向境外提供我国人类遗传资源。

(4) 国家支持合理利用人类遗传资源开展科学研究，发展生物医药产业，提升人民健康保障水平；加强我国人类遗传资源保藏基础平台和大数据建设，并依照国家有关规定向有关科研机构、高等学校、医疗机构、企业开放；鼓励利用我国人类遗传资源开展国际合作科学研究，提升相关研究开发能力和水平；对人类遗传资源研究开发活动以及成果的产业化予以支持。在法律层面上统筹、规范了我国人类遗传资源的采集、保藏、利用和对外提供，减少并杜绝我国人类遗传资源非法外流。

(二) 我国在遗传资源样本库伦理治理中的稳步推进

我国的法律体系类似于美国的法律体系，通过《人口健康信息管理办法（试行）》、《人类遗传资源管理暂行办法》、《涉及人的生物医学研究伦理审查办法》、《医学科研诚信和相关行为规范》、《医疗卫生机构开展临床研究项目管理办法》、《中国医药生物技术协会遗传资源样本库标准(试行)》、《人类遗传资源管理办法》等法规、标准来进行遗传资源样本库的规范运作。上海医药临床研究中心独立委员会也针对遗传资源样本库出台了专门的伦理规范。

2003 年发布的《药物临床试验质量管理规范》中要求所有以人为对象的研究必须符合世界医学大会《赫尔辛基宣言》。

2010 年,生物芯片上海国家工程研究中心组织编制《中国遗传资源样本库与数据库建立指南》,为国家"863"重大专项样本收集流程提供规范指导。2011 年,中国医药生物技术协会遗传资源样本库分会制定《中国医药生物技术协会遗传资源样本库标准(试行)》规定了遗传资源样本库设施与保障,规范了肿瘤生物样本操作规程。

2014 年,上海医药临床研究中心独立伦理委员会起草了"上海重大疾病临床遗传资源样本库伦理管理指南"(七章 43 条)、上海医药临床研究中心编写的《上海遗传资源样本库最佳时间规范及标准操作流程文件汇编》(第二版)汇集了国际国内各种操作流程文件、操作流程已有规范。已有规范包括《涉及人的生物医学研究伦理审查办法》、《中国医药生物技术协会遗传资源样本库标准(试行)》(2010 年)等。

2016 年 2 月,《人类遗传资源管理条例》列入国务院一档立法计划。

2016 年 12 月,卫计委发布《涉及人的生物医学研究伦理审查办法》,规范涉及人的生物医学研究和相关技术的应用,保护人的生命和健康,维护人的尊严,尊重和保护人类受试者的合法权益;规定涉及人的生物医学研究的伦理审查原则,伦理委员会的设置,伦理审查的程序、方法,以及审查的监督与管理等。

2017 年 4 月 23 日,深圳国家基因库、华中科技大学和华大基因联合发布《遗传资源样本库样本/数据共享伦理指南与管理规范》,阐述了遗传资源样本库涉及的基本伦理原则;详细界定了不同样本/数据的类型,从样本/数据的采集、管理、国际合作、知识产权、利益分享等环节制定了明晰的管理流程与规范;标志着我国开始探索建立遗传资源样本库伦理规范,在遗传资源样本库建设及生物数据共享机制方面形成了共识。

《涉及人的健康相关研究国际伦理准则》是上海市临床研究伦理委员会胡庆澧教授与朱伟教授翻译,先后经过 3 次修订于 2016 年 11 月末发布的,是由 CIOMS 联合世界卫生组织共同制定,内容为涉及人的健康相关研究的国际伦理准则。全书共计 25 条准则,围绕涉及人的健康相关研究中科学价值、社会价值、个体收益和负担、资源贫乏地区、脆弱群体、社区参与、知情同意、参与者的补偿与赔偿、群随机试验、利益冲突、生物材料与数据使用等进行了详细阐述,作为国际权威机构的官方准则,对中国生命伦理学界、健康相关研究工作具有重要参考价值。该准则为生物医学研究的新变化提出了更相宜的伦理指导,为研究伦理中的许多焦点问题提供了解答,提出了研究的科学价值和社会价值应该并重,提供了资源贫乏地区开展健康研究的特殊准则,细化了在研究中纳入脆弱群体的规定,在健康相关研究中的生物样本和数据收集、储存和使用方面提出了"伦理治理"概念,并对网络环境中获取数据用于研究所存在的隐私风险和如何进行保护作了指导。

2019 年 10 月，国家卫健委国家医学伦理专家委员会办公室、中国医院协会联合发布《涉及人的临床研究伦理审查委员会建设指南（2019 版）》（简称《指南》）。该《指南》包括序言、建设指南和附则三部分。其中，建设指南部分包括伦理审查委员会宗旨与原则、组织与管理、职权、审查内容及要求、审查方式和类别、伦理审查需要的材料以及准备工作、组织审查会议、利益冲突管理政策、术语表等章节；附则部分包括药物/医疗器械、遗传学和生殖医学、精神医学、公共卫生、中医药、干细胞、人体器官移植七类伦理审查。可为我国医院和临床研究者提供一个可遵循的标准，为国家卫生健康管理部门在加强医院伦理建设管理方面提供服务。

从以上法律法规现状分析，我国人类遗传资源样本共享使用方面专门的法律法规还不完善。从具体实施内容分析，关于样本的信息来源、惠益共享、样本收集、知情同意与告知义务、样本及信息的转移转运等的操作流程等技术规范比较具体可行，但法理基础欠缺。需要在遗传资源的共享方面做出政策创新和法律法规。

从国家层面讲，对遗传资源的监管要做到全面细致，涉及遗传资源的取得、保存、研究和应用，遗传资源的保护不仅仅是口头承诺和教育，要上升到国家法律层面，充分保护我国的遗传资源。首先，应加强遗传资源取得的法规建设，建立便利的遗传资源取得法规，制定分享利用遗传资源产生惠益的法规，建立保护遗传资源知识产权的专利制度，加强现有法规的执法力度。其次，加强国内遗传资源的收集、保存和研究，开展重点地区种质资源的收集工作，注重遗传资源的保护及研究鉴定。同时，通过合作交流等方式努力从国外获得优质的遗传资源，丰富我国的遗传资源研究。

（三）我国在精准医学领域的伦理探索

我国于 2016 年 3 月 8 日正式启动了精准医学研究重点专项，并发布了首批项目指南。确定了以我国常见高发、危害重大的疾病及若干发病率相对较高的罕见病为切入点，基于中国人群独特的遗传背景和环境多样性，实施针对我国人群的精准医学研究计划，这将建立中国自己的精准医学体系。

与此同时，精准医学的伦理和法律问题同样也引起了我国学者的关注。可以说，我国精准医学项目的强力推动，是把遗传资源的惠益分享真正从理论探讨推向了实际应用的“运载火箭”。2016 年 11 月，以“精准医学时代的伦理学”为主题的首届复旦生命伦理论坛揭幕。迄今为止，在精准医学领域，我国还没有一个可供参考的完整伦理政策法规框架。2014 年以来，国务院和国家卫计委陆续颁布的包括《涉及人的生物医学研究伦理审查办法》、《关于开展高通量基因测序技术临床应用试点单位申报工作的通知》、《关于开展高通量基因测序技术临床应用试点工作的通知》、《关于规范有序开展孕妇外周血胎儿游离 DNA 产前筛查与诊断工作的通知》等一系列指导性文件，对精准医学的开展具有重要的指导、借鉴作用。

目前我国系统推进精准医学计划的同时，努力实现“健康中国 2030”的目标。科技部于 2017 年立项的国家重点研发计划精准医学专项“精准医疗伦理、政策法规体系框架研究”，重点研究生物大数据环境下，跨系统样本和数据交换中的个人隐私保护和数据的安全共享的机制与规范，同时研究符合中国国情的基因检测和遗传咨询的伦理与政策法规。其目的是保障我国精准医学研究的顺利开展，为我国政府制定符合中国国情的卫生政策提供伦理依据、法律支撑与政策建议。

第三节　我国人类遗传资源管理条例和伦理审查办法研读

中国的人类基因资源非常丰富，由于工业化程度较低、迁徙率不高、家族隔离群多，基因保存得十分完好，能准确地提供研究健康与疾病以及人类基因迁移谱系的充足材料。其中隔离人群、特殊地理环境、家系遗传资源是非常重要的组成部分，这包括我国五十六个民族构成的民族遗传多样性资源、重大疾病和特殊疾病家系遗传资源、长期生活在特殊自然环境且具有特定生理体质或亚健康体质的人群构成的封闭人群遗传资源等。世界上，我国拥有代表东亚人群的最大、最完整的人类遗传资源。我国是多民族的人口大国，具有独特的人类遗传资源优势，拥有丰富的特色健康长寿人群、特殊生态环境人群（如高原地区）、地理隔离人群（如海岛人群）以及疾病核心家系等遗传资源，为发展生命科学和相关产业提供了得天独厚的条件。

特殊民族群体造成了遗传上的差异，长期生活习惯的差异也对疾病具有一定影响。这些人群存在疾病发生的差异，对疫苗和药物有不同的敏感性。人类遗传资源的开发和利用需要结合特定的研究目的，通过建立严格的入选和排除标准，对研究对象进行分析，寻找和疾病相关的遗传位点，用以开发药物或新的治疗手段。研究对象如为一般人的人类遗传资源，由于其遗传背景复杂、样本之间的差异性大，因此寻找和疾病有关的遗传位点难度很大。特殊人群比如遗传家系，或者如海岛、高原人群等隔离群体，由于它的遗传结构背景相当单一，将大大降低研究的难度，因此具有很高的遗传资源研究价值。

近二十余年来，“组学”科技迅猛发展，将我国从人类遗传资源大国，推向了生命科学数据产出大国。随着形势发展，我国人类遗传资源管理出现了一些新情况、新问题：人类遗传资源非法外流不断发生；人类遗传资源的利用不够规范、缺乏统筹；利用我国人类遗传资源开展国际合作科学研究的有关制度不够完善；遗传资源管理暂行办法也存在对利用人类遗传资源的规范不够、法律责任不够完备、监管措施需要进一步完善等问题，因此发生了贺建奎“基因编辑儿童”事件、韩春雨撤稿事件、“黄金大米”试验违规事件等一系列违反伦理的事件。

我国人类遗传资源的共享研究应该符合人类遗传资源研究规范；能够防止法律和伦理风险的产生；能够合法获得法律意义上的物权；其衍生成果得到最大保护；能实现样本捐赠人的目的和意义。

为解决实践中出现的突出问题，我国在总结《暂行办法》施行经验的基础上，出台并实施了一系列的法规、标准，通过《人口健康信息管理办法（试行）》、《涉及人的生物医学研究伦理审查办法》、《医学科研诚信和相关行为规范》、《医疗卫生机构开展临床研究项目管理办法》、《中国医药生物技术协会遗传资源样本库标准（试行）》、《中华人民共和国人类遗传资源管理条例》等法规和标准来进行人类遗传资源的规范运作。

一、《中华人民共和国人类遗传资源管理条例》深度学习和理解

（一）《中华人民共和国人类遗传资源管理条例》的主要变化

1. 概述　1999 年 1 月—2019 年 6 月，我国人类遗传资源管理执行的是行政审批：人类遗传资源采集、收集、买卖、出口、出境审批，整个行政审批是整体打包的。从 2019 年 7 月开始，科技部执行审批制和备案制的结合。其中行政审批包括：中国人类遗传资源采集审批、中国人类遗传资源保藏审批、中国人类遗传资源国际合作科学研究审批、中国人类遗传资源材料出境审批。备案包括：中国人类遗传资源国际合作临床试验备案、中国人类遗传资源信息对外提供或开放使用备案。临床试验和信息对外提供备案属于科技部新增的服务管理类型。各项审批和备案均使用单独申请书。

2. 优化完善了三个方面　系统强化对人类遗传资源的规范管理。①明确开展涉及人类遗传资源的活动必须以维护我国公众健康、国家安全和社会公共利益为原则，应当符合伦理规定，保护资源提供者的合法权益，遵守相应的技术规范。②全面加强对采集、保藏、利用、对外提供我国人类遗传资源各环节的管理，明确管理责任和要求，健全管理体系。③加大对违法违规行为的处罚力度，大幅提高罚款金额，并可采用禁止从事涉及我国人类遗传资源的活动、处分和处罚、记入信用记录等处理。

3. 重点工作　人类遗传资源的管理重点将加强在中国境内从事中国人类遗传资源采集、保藏利用、对外提供等活动的规范和管理：①关于采集，主要指重要遗传家系和特定地区人类遗传资源采集和科技部规定的种类、数量的人类遗传资源采集；②关于保藏，主要指从事中国人类遗传资源保藏活动，为科学研究提供基础平台的事项；③关于利用，主要指利用中国人类遗传资源展开国际合作科学研究的活动，符合条件的可采用备案制管理；④关于对外提供，特指中国人类遗传资源材料出境，也包括中国人类遗传资源信息对外提供或开放使用。以上的出境仅指材料出境，也就是遗传资源实体样本如血样（血浆、血清）、组织块的出境。

4. 申报登记制度和报告制度　申报登记制度和报告制度包含以下三类：①对重要遗传家系和特定地区人类遗传资源实行申报登记制度；②保藏单位应当就本单位保藏人类遗传资源情况向国务院科学技术行政部门提交年度报告；③利用我国人类遗传资源开展国际合作科学研究，合作双方应当在国际合作活动结束后 6 个月内共同向国务院科学技术行政部门提交合作研究情况报告。备案制度包括国际合作临床试验备案、信息对外提供和开放使用备案三类，下面简述之：

（1）关于国际合作临床试验备案。适用于为获得相关药品和医疗器械在我国的上市许可，在临床机构利用我国人类遗传资源开展国际合作临床或验、不涉及人类遗传资源材料出境的。“在临床机构”包括：所涉及的人类遗传资源仅在临床机构内采集、检测分析和剩余样本处理等，或所涉及的人类遗传资源在临床机构内采集，由临床机构委托的单位进行检测、分析和剩余样本处理等。临床机构应与其委托的单位签署正式协议，明确委托检测和分析的人类遗传资源材料的种类、数量、检测内容、转运方式、剩余样本和数据信息处理方式等，并对其委托的活动负责。

(2) 关于信息对外提供和开放使用备案：适用于将人类遗传资源信息向外国组织、个人及其实际控制的机构提供或开放使用。外方单位不准在我国境内采集、保藏我国境内遗传资源，不得向境外提供我国人类遗传资源，外方单位需要利用我国人类遗传资源开展科学研究活动的，应采取与中方单位合作的形式进行。以临床诊疗、采供血服务、查处违法犯罪、兴奋剂检测和殡葬等为目的的活动不在管理范围内。

5. 鼓励对人类遗传资源的合理利用　国家加强对我国人类遗传资源的保护，开展人类遗传资源调查，对重要遗传家系和特定地区人类遗传资源实行申报登记制度。

加强人类遗传资源科学研究基础能力建设，加快标准化规范化人类遗传资源保藏平台和大数据建设，国家人类遗传资源平台和数据库依规开放。

对利用人类遗传资源开展科学研究、发展生物医药产业进行统筹规划，合理布局，加强创新体系建设，促进生物科技和产业创新、协调发展。

鼓励国际合作，实质性参与研究，应遵循平等互利、诚实信用、共同参与、共享成果的原则。

6. 国际合作临床试验备案的管理流程

(1) 登录网上平台目前出现新变化，在线提交备案材料。

(2) 备案材料提交成功，获得备案号后，即可开展国际合作临床试验。

说明：①由中国境内依法成立的法人单位办理；②涉及多中心的临床试验的，应当合并办理，不得拆分备案；③医疗机构组长单位通过伦理审查即可办理备案手续；④参与医疗机构在组长单位获得备案号后，将本单位伦理审查认可或同意的批件及本单位签字盖章的承诺书上传至平台，即可开展国际合作临床试验。

7. 信息对外提供或开放使用备案的管理流程

(1) 申请人登录网上平台提交信息备份，并确定备份成功。

(2) 信息备份成功后，申请人可登录网上平台在线提交备案材料，申请获得备案号。

(3) 申请人获得备案号后，即可将人类遗传资源信息向外国组织、个人及其设立或者实际控制的机构提供或开放使用。

(4) 需先完成备份，再申请备案。

8. 国际合作科学研究审批　只适用于对利用中国人类遗传资源开展国际合作科学研究的规范和管理。利用中国人类遗传资源开展国际合作科学研究，确需将中国人类遗传资源材料运送、邮寄、携带出境的。

审批条件：应当由中国境内依法成立的法人单位办理报批手续；申请人为具有法人资格的中方单位或外方单位；港澳台组织及港澳台组织、个人设立或者实际控制的机构参照外方单位管理；同一国际合作科学研究，涉及两个以上中国境内法人单位的，应当合并办理接批手续，不得拆分报批；对于开展多中心临床试验的，医疗机构(组长单位)通过伦理审查即可办理报批手续；参与医疗机构在组长单位取得行政许可后，将本单位伦理审查认可或同意的批件及本单位签字盖章的承诺书提交至科学技术部，即可开展国际合作。

申请利用中国人类遗传资开展国际合作科学研究应具备或符合如下条件：

(1) 对中国公众健康国家安全和社会公共利益没有危害。

(2) 合作双方具有开展相关工作的基础和能力。

(3) 合作研究目的和内容明确、合法，期限合理。

(4) 合作研究方案合理。

(5) 拟使用的人类遗传资源来源合法，种类、数量与研究内容相符。

(6) 通过合作双方各自所在国（地区）的伦理审查。

(7) 研究成果归属明确，有合理明确的利益分配方案。

符合下列条件的仅备案，无需审批：为获得相关药品和医疗器械在我国上市许可；在临床机构利用我国人类遗传资源开展国际合作临床试验；不涉及人类遗传资源材料出境。

9. 采集审批　采集审批包括对重要遗传家系的采集审批和特定地区人类遗传资源的采集审批，另外，科技部专门增加了对规定种类、数量的人类遗传资源的采集审批，主要是针对具有罕见病、具有显著性差异的特殊体质或生理特征的人群的遗传资源采集审批；同时增加了对资源数量累积 500 人以上的采集行为必须审批的规定。

重要遗传家系：原有指南定义为遗传性疾病或特定体质特征发生在家族式的、有血缘关系的群体；两代及以上人员。现有指南定义变更为患有遗传性疾病或具有遗传性特殊体质或生理特征有血缘关系的群体；患病家系或具有遗传性特殊体质或生理特征成员五人以上，涉及三代及以上人员。

特定地区人类遗传资源：原有指南定义为特殊环境下长期生活，并且在体质特征或生理特征方面有适应性性状发生的人群遗传资源，如海岛和陆岛人群、处于地理隔离的少数民族聚居群体。现有指南定义变更为在隔离或特殊环境下长期生活，并具有特殊体质特征或在生理特征方面有适应性性状发生的人群遗传资源；不以是否为少数民族聚居区为划分。

10. 保藏审批　保藏是指将来源合法的人类遗传资源保存在适宜环境条件下，保证其质量和安全，用于未来科学研究的行为，不包括实验室检测后按照法律、法规要求或临床研究方案约定的临时存储行为。例如医院检验科的暂存样本，体检中心的保存样本，临检中心的样本等。甚至也不包括为完成特定的科研项目，例如国家自然基金而专门采集一些样本用于实验的短时间储存。

适用于在中国境内从事中国人类遗传资源保藏活动、为科学研究提供基础平台的项目的规范和管理，其实主要是指建立一个遗传资源样本库的审批。而且从 2019 年底开始，科技部开展了对人类遗传资源库的现场考核制度。

申请保藏活动，申请人必须为具有法人资格的中方单位。申请开展中国人类遗传资源保藏活动应具备或符合如下条件：

(1) 具有法人资格。

(2) 保藏目的明确、合法。

(3) 保藏方案合理。

(4) 拟保藏的人类遗传资源来源合法。

(5) 通过伦理审查。

(6) 具有负责人类遗传资源管理的部门和保藏管理制度。

（7）具有符合国家人类遗传资源保藏技术规范和要求的场所、设施、设备和人员。

（二）《中华人民共和国人类遗传资源管理条例》的研读和体会

在新的历史条件下，党中央、国务院高度重视人类遗传资源的开发与保护，《中华人民共和国人类遗传资源管理条例》（以下简称《条例》）的出台，必将强化对我国人类遗传资源的保护和管理，促进我国人类遗传资源的合理开发利用，鼓励以保护人民健康为目的开展人类遗传资源研究开发活动，为我国以及全球的生物医学发展做出贡献。

《条例》规定“国家加强对我国人类遗传资源的保护，开展人类遗传资源调查，对重要遗传家系和特定地区人类遗传资源实行申报登记制度”。通过对重要遗传家系和特定地区人类遗传资源的保护和利用，充分发挥疾病家系对探索疾病发生发展机制及诊断治疗的潜在价值。

由于生物医学大数据与生俱来的“多尺度、高维度、异质性、复杂体系”的自然属性，以及数据产生使用中受社会发展层次制约形成的责权利分配和隐私安保等社会属性，生物医学数据往往被标准化质控及整合共享的困难所累，存在“数据大”而非“大数据”的严重问题。究其原因，一方面，是建立在尊重知识产权基础上共享交流机制的内在文化精神及外在规范准则滞后，另一方面，则是二十年来一直未能建立全国统一的生物信息中心，基础性工作欠债严重。《条例》强调，“国家加强人类遗传资源保藏工作，加快标准化、规范化的人类遗传资源保藏基础平台和人类遗传资源大数据建设，为开展相关研究开发活动提供支撑。”“国家鼓励科研机构、高等学校、医疗机构、企业根据自身条件和相关研究开发活动需要开展人类遗传资源保藏工作，并为其他单位开展相关研究开发活动提供便利。”这就从根本上为人类遗传资源及相关数据的整合管理、共享利用指明了方向。

《条例》注重资源与数据的“全过程”管理。首先，强调“国家加强对我国人类遗传资源的保护，开展人类遗传资源调查，对重要遗传家系和特定地区人类遗传资源实行申报登记制度”。其次，加强对保藏机构的管理，制定相应的规范。最后，对于资源数据的国内外合理有效共享利用，制定了重要的规范。

竞争与合作，永远是促进科学研究发展的动力，但也永远是不易妥善处理的社会难题。对于遗传资源和数据的利用来说，如何面对这一挑战，将资源和数据的保护与管理转化为保障公平竞争、促进高水平合作的杠杆，是一个需要妥善处理好的课题。

《条例》迈出了重要的一步。它特别强调“国家人类遗传资源保藏基础平台和数据库应当依照国家有关规定向有关科研机构、高等学校、医疗机构、企业开放。为公众健康、国家安全和社会公共利益需要，国家可以依法使用保藏单位保藏的人类遗传资源。”这一系列规定，为我国人类遗传资源与数据的共享利用，提供了从“理念”到“实践”的明确规范。

《条例》为人类遗传资源与数据的国际合作，作出了细致而明确的规范，特别强调了在双方合作中尊重中方权益、公平共享利益的原则，有利于促进国际合作在依法依规的道路上不断发展。

《条例》精准聚焦了我国创新能力不足的问题，所以一是规定了国家应鼓励各级政府利用人类遗传资源开展科学研究、发展生物医药产业，加强创新体系建设，促进生物科技和产业创新、协调发展；二是鼓励科研机构、高等学校、医疗机构、企业根据自身条件和相关研究开发活动需要，利用我国人类遗传资源开展原创研究和国际合作科学研究，提升相关研究开发能力和水平。强调了科技创新对临床的疾病诊断方式、疾病的分型、疾病临床路径、诊疗规范标准有举足轻重的作用。《条例》鼓励对我国人类遗传资源的合理开发利用，为我国实现生物技术强国的目标提供有力的法律保障。我们正在迈向精准医学时代，靶向药物、生物治疗、组学技术、大数据、分子诊断、分子影像等正在蓬勃发展。发展精准医学需要建设相应的支撑体系和平台，其中人类遗传资源是精准医学研究的基石。

《条例》的颁布实施，对我国的人类遗传资源收集、保藏和研究利用等活动实行规范性管理，设立行政许可制度，同时注重知情同意、伦理审查、惠益分享。在维护国家利益的同时，兼顾研究者、人类遗传资源样本提供者等多方权益，该管理模式对多方利益起到了平衡作用：

(1) 惠及个人利益。通过惠益分享保护人类遗传资源提供者的利益，避免因为过分注重监管而忽视个人权益。人类遗传资源的提供者享有资源的最初始权利，即收益和处分的权利。收益权，是指从人类遗传资源的研究中获得利益；处分权，是指有提供或者不提供以及如何提供人类遗传资源样本的权利。在人类遗传资源利用和开发过程中应注重知情同意原则，未经样本提供者同意，不得获取、使用该样本；人类遗传资源在经过样本提供者同意后，其使用权归属于研究者，研究者可以在样本提供者的授权范围内进行使用。

(2) 强调国家主权。人类遗传资源研究开发活动涉及国家生物安全。从国家角度而言，由于人类遗传资源的特殊性，公民个人难以对采集后的人类遗传资源研究开发过程加以限制和管理，当大量的人类遗传资源汇集到研究机构或少数研究者时，资源所产生的价值远远超出采集时的预期，这对人类遗传资源研究开发的管理埋下极大隐患。基于公共利益和相关国家法理论，国家应当对人类遗传资源进行监管，因此，国家设立对人类遗传资源采集、开发研究、出口审批权，维护了国家权益。

(3) 充分发挥人类遗传资源的价值。人类遗传资源是全人类的宝贵财富，充分、合理地利用人类遗传资源对新药品研发，医疗手段的改进等都具有十分重要的意义。综合实施管理模式，一方面，可以保护人类遗传资源不被窃取和利用，保护公民个人和国家安全，使得参与人类遗传资源捐献的个体能够在捐献过程中建立与研究者的信任关系，为研究者提供源源不断的样本；另一方面，也使得人类遗传资源的开发者和研究者可以从知识产权中受益，激发研究者的积极性。

科技创新合作已成为世界科技发展的重要推动力，通过国际科技创新合作，可以促进国际间科技创新资源的互补共享，更好地整合优化全球科技资源和要素，提高创新效率和水平。《条例》第二十五条规定“利用我国人类遗传资源开展国际合作科学研究，合作双方应当按照平等互利、诚实信用、共同参与、共享成果的合作原则”，这为我国科研工作者在利用我国人类遗传资源开展同世界高水平研究机构合作中，增强能力、提高水平、有所获益提供了法律保障，有利于我国生命科学和医学的不断创新，研究成果的不断产出，为健康中国建设提供强有力的科技支撑。

《条例》强调法规与平台建设双管齐下，支撑国家人类遗传资源管理利用体系。这一指导理念将强有力地加速国家生物医学大数据设施，以及在此基础上发展的国家生命科学信息中心的建设。生物资源保藏系统与生命科学数据信息系统的有机结合，将为我国的生物资源开发、生物医学研究和健康中国战略的实施，提供强劲的支撑。

当前，全球正处于一个“大科学、大数据、大平台、大发现”的时代，中国正加速融入全球创新网络。《条例》实施后，科技部将制定重要遗传家系和特定地区人类遗传资源申报登记具体办法，组织我国人类遗传资源调查。依托我国重要遗传家系和特定地区人类遗传资源，有望借助基因组学、蛋白组学、代谢组学、表型组学等组学研究及多学科交叉融合，挖掘生命科学和医学领域新线索和提出新问题，并在此基础上促进精准医疗和个性化治疗发展。未来，从疾病早期诊断到为药物开发提供基础信息，再到指导人群的健康管理，人类遗传资源特别是重要人类遗传资源将“大有可为”。只有对人类遗传资源的保护和开发利用并重，才能抓住时代契机，更好地开发利用宝贵资源，促进我国生物医学研究的国际化发展趋势，实现健康中国伟大蓝图。

(三)《中华人民共和国人类遗传资源管理条例》中的伦理相关规定

1. 采集时的知情同意和相关处罚

(1) 采集人类遗传资源。应当事先告知人类遗传资源提供者采集目的、用途、对健康可能产生的影响、个人隐私保护措施及其享有的自愿参与和随时无条件退出的权利，征得人类遗传资源提供者书面同意。在告知人类遗传资源提供者前款规定的信息时，必须全面、完整、真实、准确，不得隐瞒、误导、欺骗。

在采集人类样本以及实施与人类相关的科学研究时，研究者可以向参与者分发一份资料表或小册子，对研究进行描述说明，告知此项研究的目的用途以及其对参与者可能产生的影响等，同时要取得患者自愿签署的知情同意书。为了保证受试者的利益，必须为捐赠者提供足够的选择机会，使其获取足够的信息，能够自主地决定是否向样本库捐赠样本和个人信息，以及是否同意样本和信息用于未来科学研究。当捐赠者表示退出此项研究时，要充分理解并予以尊重。

(2) 违规的处罚。采集我国人类遗传资源未经人类遗传资源提供者事先知情同意，或者采取隐瞒、误导、欺骗等手段取得人类遗传资源提供者同意，由省、自治区、直辖市人民政府科学技术行政部门责令停止开展相关活动，没收违法采集、保藏的人类遗传资源和违法所得，处 50 万元以上 100 万元以下罚款，违法所得在 100 万元以上的，处违法所得 5 倍以上 10 倍以下罚款。

人类遗传资源相关信息属于国家秘密的，应当依照《中华人民共和国保守国家秘密法》和国家其他有关保密规定实施保密管理。单位和个人有本条例规定违法行为的，记入信用记录，并依照有关法律、行政法规的规定向社会公示。违反本条例规定，侵害他人合法权益的，依法承担民事责任；构成犯罪的，依法追究刑事责任。

(3) 遗传资源共享方面的伦理建设。人类遗传资源样本库负有更有效应用样本、建立样本分享体系促进样本使用、加快生物医学技术的进步及产业化进程、从而攻克疾病的义务。遗传资源共享体系是人类样本库对于样本及相关信息、衍生物在同行业内进行流转的机制。建立遗传资源共享体系是实现给予者捐赠目的的最大利益途径，也是样本库的基本法律和伦理义务。

尽管我国已经发布《中华人民共和国人类遗传资源管理条例》，但目前在管理上还存在以下问题：①监管力度位阶不够，刚刚立法，资源非法获取事件或者违规使用在一段时间里会惯性存在。②遗传资源获取和共享过程的知情同意和获益分享等方面的监管细则不够明确，受试者隐私保护存在安全隐患及应得利益被非法攫取。③对遗传资源的数据管理和共享使用，还未出台与国际接轨的官方规范和指南，主要依赖国际生物信息数据库提供的服务，不利于规范的数据共享并引起资源的隐形流失等问题。④目前，我国还缺乏共享平台的伦理准则和相应的伦理操作规范。在进行遗传资源共享平台管理的时候，必须重视由此带来的生命伦理及信息安全问题。建立切实可行的伦理准则和安全便捷的信息管理系统，是保证遗传资源共享平台正常运行的前提。

二、我国遗传资源样本库共享的标准规范建设

2011 年，中国医药生物技术协会遗传资源样本库分会组织国内基础、临床、病理、建库技术、法律等领域 20 位专家，共同编制了《遗传资源样本库标准》。该标准分为两个部分：第一部分是遗传资源样本库设施与保障；第二部分是遗传资源样本库操作规程。它是目前国内较为完整的样本库建设标准，但由于调研范围有限等制约，该标准仍不能在全国范围内推广。

2019 年 8 月 30 日，国家标准 GB/T 37864—2019《生物样本库质量和能力通用要求》正式发布。

国标的发布是生物样本库行业“高质量发展”的重要因素，生物样本库认可制度的建立是生物样本库质量的重要保证，是对习近平主席“高质量发展”的号召落实。SAC/TC559 秘书处于 2016 年 2 月 1 日申报《生物样本库质量和能力通用要求》，国家标准化管理委员会于 2016 年 12 月 28 日下达该标准的制定计划，2017—2018 年期间多次开展标准讨论会，于 2018 年 7 月形成征求意见稿，2018 年 11 月形成送审稿，2019 年 1 月报批。国家标准 GB/T 37864—2019《生物样本库质量和能力通用要求》规定了生物样本库质量和能力所涉及的术语定义、通用要求、组织结构、资源要求、过程要求和管理要求等内容；通过描述样本库操作能力、公正性和一致性等质控要求，来保证样本库的样本质量符合要求，适用于包括人、动物、植物和微生物等生物样本库活动。

GB/T 37864—2019 标准的发布，推动了生物样本库领域的标准化和规范化，该标准是生物样本库领域基础、框架性标准，后续必然会在此基础上产生一系列相关的细化标准。生物芯片上海国家工程研究中心作为全国生物样本标准化技术委员会（TC559）、中国医药生物技术协会组织生物样本库分会（BBCMBA）与中国抗癌协会肿瘤样本整合研究分会的秘书处与主任委员单位，是国家发改委于 2003 年投资 2.9 亿元打造，是我国组学、分子医学领域代表单位，也是上海分子医学工程技术研究中心所在地。

GB/T 37864—2019《生物样本库质量和能力通用要求》为我国生物样本库首个国家标准，对于我国生物样本库学科发展有重大意义，为生物样本库标准化建设和人类遗传资源共享奠定了坚实的基础。同时，推进中国合格评定国家认可委员会组织制定了我国生物样本认可准则（试行版发布）。本标准结合《中华人民共和国人类遗传资源管理条例》，标志着我国人类遗传资源样本库建设将进入全面标准化、认可与规范化管理的崭新时代。

三、《涉及人的生物医学研究伦理审查办法》研读

（一）历史沿革

2007 年，卫生部发布了《涉及人的生物医学研究伦理审查办法（试行）》（以下简称《办法（试行）》）。该审查办法对宣传普及科研伦理原则，建立健全受试者保护机制，规范生物医学研究行为起到了积极促进作用。

该办法的发布推动了我国各级医学伦理委员会的建设和发展。据不完全统计，目前三甲医院绝大多数设立了伦理委员会，具有药物临床试验机构资质的二级、三级医院也设立了伦理委员会。伦理委员会在促进涉及人的生物医学研究中保护受试者的生命和健康，维护受试者的合法权益方面发挥了重要作用。

但随着生物医学研究的快速发展和伦理审查工作的逐步深入，《办法（试行）》作为规范性文件已不能满足现实的发展需要，迫切需要根据当前临床研究管理工作要求，统筹规划制度建设，进一步细化伦理审查、知情同意内容和规程，加强涉及人的生物医学研究伦理审查工作的法制化建设，提高伦理审查制度的法律层级，从而进一步明确法律责任，更好地保障受试者的合法权益。因此，在借鉴国内外管理经验的基础上，卫计委充分调研听取各方面的意见，对《办法（试行）》进行修订，按照规章制定程序，于 2016 年 12 月形成了《涉及人的生物医学研究伦理审查办法》（以下简称《办法》）。

（二）主要变化

《办法》进一步明确了医疗卫生伦理委员会的职责和任务；补充了伦理审查的原则、规程、标准和跟踪审查的相关内容；进一步阐述了知情同意的基本内容和操作规程。

关于伦理审查的研究活动范围，参照了世界卫生组织《涉及人的生物医学研究国际伦理准则》和世界医学大会《赫尔辛基宣言》等文献，在《办法（试行）》基础上补充了流行病学、社会学、心理学等方面的内容。

在监管方面，明确了医疗卫生机构是涉及人的生物医学研究伦理审查日常管理的责任主体；规定了县级以上地方卫生计生行政部门对伦理委员会备案和伦理审查监管的职责和监督检查的内容；明确了国家和省级医学伦理专家委员会在监管工作中各自的职责任务。《办法》还补充了中医药管理部门对中医药研究项目伦理审查工作的监督管理职责以及中医药研究伦理委员会的职责任务。

（三）重点内容

（1）涉及人的生物医学研究应当符合以下伦理原则：

1）知情同意原则。尊重和保障受试者是否参加研究的自主决定权，严格履行知情同意程序，防止使用欺骗、利诱、胁迫等手段使受试者同意参加研究，允许受试者在任何阶段无条件退出

研究。

2）控制风险原则。首先将受试者人身安全、健康权益放在优先地位，其次才是科学和社会利益，研究风险与受益比例应当合理，力求使受试者尽可能避免伤害。

3）免费和补助原则。应当公平、合理地选择受试者，对受试者参加研究不得收取任何费用，对于受试者在受试过程中支出的合理费用还应当给予适当补偿。

4）保护隐私原则。切实保护受试者的隐私，如实将受试者个人信息的储存、使用及保密措施告知受试者，未经授权不得将受试者个人信息向第三方透露。

5）依法补偿原则。受试者参加研究受到损伤时应当得到及时、免费治疗，并依据法律法规及双方约定得到赔偿。

6）特殊保护原则。对儿童、孕妇、智力低下者、精神障碍患者等特殊人群的受试者，应当予以特别保护。

（2）项目研究者开展研究，应当获得受试者自愿签署的知情同意书；受试者不能以书面方式表示同意时，项目研究者应当获得其口头知情同意，并提交过程记录和证明材料。

（3）对无行为能力、限制行为能力的受试者，项目研究者应当获得其监护人或者法定代理人的书面知情同意。

（4）知情同意书应当含有必要、完整的信息，并以受试者能够理解的语言文字表达。

（5）知情同意书应当包括以下内容：

1）研究目的、基本研究内容、流程、方法及研究时限。

2）研究者基本信息及研究机构资质。

3）研究结果可能给受试者、相关人员和社会带来的益处，以及给受试者可能带来的不适和风险。

4）对受试者的保护措施。

5）研究数据和受试者个人资料的保密范围和措施。

6）受试者的权利，包括自愿参加和随时退出、知情、同意或不同意、保密、补偿、受损害时获得免费治疗和赔偿、新信息的获取、新版本知情同意书的再次签署、获得知情同意书等。

7）受试者在参与研究前、研究后和研究过程中的注意事项。

（6）在知情同意获取过程中，项目研究者应当按照知情同意书内容向受试者逐项说明，其中包括：受试者所参加的研究项目的目的、意义和预期效果，可能遇到的风险和不适，以及可能带来的益处；有无对受试者有益的其他措施或者治疗方案；保密范围和措施；补偿情况，以及发生损害的赔偿和免费治疗；自愿参加并可以随时退出的权利，以及发生问题时的联系人和联系方式等。项目研究者应当给予受试者充分的时间理解知情同意书的内容，由受试者作出是否同意参加研究的决定并签署知情同意书。

在心理学研究中，因知情同意可能影响受试者对问题的回答，从而影响研究结果的准确性，研究者可以在项目研究完成后充分告知受试者并获得知情同意书。

（7）当发生下列情形时，研究者应当再次获取受试者签署的知情同意书。

1）研究方案、范围、内容发生变化的。

2）利用过去用于诊断、治疗的有身份标识的样本进行研究的。

3）生物样本数据库中有身份标识的人体生物学样本或者相关临床病史资料，再次使用进行研究的。

4）研究过程中发生其他变化的。

（8）以下情形经伦理委员会审查批准后，可以免除签署知情同意书。

1）利用可识别身份信息的人体材料或者数据进行研究，已无法找到该受试者，且研究项目不涉及个人隐私和商业利益的。

2）生物样本捐献者已经签署了知情同意书，同意所捐献样本及相关信息可用于所有医学研究的。

第四节　我国人类遗传资源共享伦理规范建设

一、概述

国家《“十二五”生物技术发展规划》中明确要求“建设国家生物信息科技基础设施——国家生物信息中心，建设包含信息库、蛋白质组、代谢组、基因组，以及大型生物样本、病例资源和人类遗传资源库以及共享服务体系；建设若干生物医学资源基础设施”。《“十三五”国家科技创新规划》提出“以实验生物资源库（馆）等为载体构建具有国际影响力的国家重大科技资源基础设施集群，以增强科技创新基础能力、夯实科技创新物质基础为主线，创新工作机制，全面推进国家科技基础条件资源建设与开放共享”。并提出了“顶层设计、优化布局、重点建设、持续发展、分类推进、分级管理、创新机制、强化服务”的基本原则，提出奋斗目标是“力争到 2020 年初步形成功能明确、布局合理、管理科学、运行高效、协同发展的科技基础条件能力保障体系”。《中华人民共和国人类遗传资源管理条例》在国际公约的框架下为管理遗传资源进出口和国际合作相关工作提供法律依据，主要关注在国际合作中利用中国遗传资源时所产生的惠益分享机制，规定了成果归属、使用权、转让权约定机制等。这些法规是国家层面对人类遗传资源样本库资源共享提出的要求，是进一步开展遗传资源样本库资源共享活动的政策。

人类遗传资源样本是支撑人类疾病及健康研究的基本条件，是基础研究和临床医学的基石。在生命科学领域，随着精准医学时代的开启，越来越多的科研人员聚焦遗传资源样本库的建设和研发。通过共享样本来解决疾病研究中的复杂问题已经成为科学界的共识。随着后基因组时代的来临，生物医药领域的科研人员聚焦于设计并操控遗传资源样本库的采集、处理、分装、储存、分析、管理、分配生物样本和数据以备未来的研究使用。然而，生物标本的大量信息价值来自对捐赠者的身体指标评估、医疗和生活史以及其他表型数据，而表型数据目前缺乏系统的收集和整理，很难直接用于遗传研究；遗传资源样本的共享存在相当的伦理风险，共享过程中捐赠者的隐私保护、科研结果的反馈与公开、遗传资源样本价值的商业化等问题都需要道德行为与伦理标准进行规范。

人类遗传资源是国家战略资源的安全保障，是维护国家经济利益最大化的前提条件，而伦理规范建设作为其中重要一环同时需要引起足够的重视。加强我国人类遗传资源管理十分重要，而且形势紧迫。对于人类遗传资源管理既要管住，又要放开，树立“放管服”理念；进一步协调配合，优化管理程序，促进人类遗传资源管理规范化，提高科研水平，占领科技领域制高点；加快人类遗传资源信息库建设、加强样本收集过程中的伦理建设。

为了有效保护和合理利用我国人类遗传资源，维护公众健康、国家安全和社会公共利益，我国十分重视对人类遗传资源的保护，规定对重要遗传家系和特定地区人类遗传资源实行申报登记制度。因此，在采集、保藏、利用我国人类遗传资源时，应当遵守相关的技术规范和法律规定。

建立并完善规范的人类遗传资源样本库及相应的分享体系，是推动我国生物医学技术及产业化、实现创新驱动、转型发展战略的重要基石之一。样本库和标本的管理应该依据现实中有效的中国法律、法规、标准、规范及行业标准，即尊重医学研究的国内外管理和习惯，遵守现行的有效法律法规和相关原则，尤其要注重遵循公认的伦理准则。

二、不同人群人类遗传资源样本库伦理建设的基本要求

（一）健康人群的知情同意

知情同意是健康人群遗传资源样本库建立过程中最为重要的一个伦理问题。因为科研工作人员和医生在临床研究和实践中都需要让样本捐献者签署相应的知情同意书，确保样本捐赠者或参与者了解并理解科学研究的研究目的和内容，告诉样本捐赠者在样本采集过程中存在的各种风险。从临床实践和研究中样本捐赠者自由选择权的保证和利益的保护，到生物样本捐赠的权利让渡和信息隐私保护，知情同意似乎成为使捐赠者或参与者得到保护的唯一办法。

知情同意是保护样本捐赠者或参与者权益的基本要求。按照表达同意的方式不同，知情同意在实际操作时可以分为口头和书面两种。在我国人类遗传资源管理条例或相关伦理准则中，均要求以书面方式表达同意；在某些情况下，为尊重当地习俗或个人习惯，可以采用样本提供者口头同意的方式，但需由独立于样本采集单位的第三者（如当地的医生、村委会）签字证明。

按照表达同意的主体划分，知情同意可分为个人同意、家庭同意和社区同意三种。英国和冰岛在采集志愿者的血样时采用的是个人知情同意，添加实行家庭协助下的同意（family-based consent）。如果要采集的是特定地区罕见的人类遗传资源样本，也应提倡征求该群体的同意。在我国，原则上应该坚持“家庭协助下的个人同意”，但也不排除选择其他同意方式。

可能有的样本库在建立过程中会觉得告诉捐赠者或参与者具体的研究目的和内容很麻烦，特别是大多公众对遗传资源样本库不了解，解释起来很费时费力，怕和他们说清楚了，有些捐赠者或参与者反而不想捐赠他们的样本。或者有些医生在患者不知情的情况下，将患者的生物样本储存起来供研究使用。这些操作方法貌似省时省力，但在将来会给自己带来很多麻烦。比如，在学术论文发表，特别是参与国际合作，都会涉及对知情同意的审查。若在知情同意问题上出现问题，这些样本就失去了原有的价值。总之，在收集样本前，研究人员需要精心设计知情同意书，注意告知内容的完整性，伦理审查委员会在审查遗传资源样本库项目时，对知情同意书也要严格

审查。在收集样本时，要充分告知捐赠者和参与者知情同意书中的相关信息，获得他们的知情同意，做到有备无患。

（二）弱势人群人类遗传资源伦理规范建设的基本要求

1. 国际社会对弱势群体的伦理规范 在科学研究中，生物样本的采集、贮存、分发和使用可能引发一系列的法律与伦理问题。根据《赫尔辛基宣言》，在采集人类样本以及实施与人类相关的科学研究之前，必须取得患者自愿签署的知情同意书。研究必须由专家进行良好的设计和实施，并得出有意义的结论。为了保证受试者的利益，必须严格控制研究中的潜在风险，并且确保这些风险不超过预期带来的利益。尤其当考虑招募脆弱的个体和群体的研究时，研究者和研究伦理委员会更须确保具体的保护措施落实到位，以保护弱势人群在研究期间的权利和福利。

人类遗传资源样本的大数据特征给知情同意原则的实现造成不小的困扰，一个核心争论点在于使用库存样本开展研究是否需重新获得研究参加者的同意？样本采集入库时，都经过了签署知情同意书程序，这是就捐献样本的同意。

人类受试者审查委员会（机构审查委员会或伦理审查委员会）是由正式机构指派成立的理事会、委员会或其他团体，对所有涉及人的生物医药研究或样本采集的发起和进行过程进行定期的审查和批准。应当对所有生物医药实验所需样本的采集、贮存、运输和使用环节进行评估，以确保在这些程序中受试者的利益能得到保护。该审查可能包括审查操作程序和获得知情同意的政策，并保护参与者的隐私和保密信息。该审查委员会还可能包括审查样本库管理和监督系统，以及确保样本用于科学的和符合伦理的研究。数据共享的授权也应该进行审查。在一些国家，一个国家的伦理委员会或一个中央伦理委员会可能有权批准建立和运作国家的人类样本库，以支持医疗卫生研究。

根据《赫尔辛基宣言》，脆弱群体和个人“可能更容易受到虐待或额外伤害”。这意味着脆弱性涉及判断身体、心理或社会层面受到伤害的可能和程度，以及易受欺骗或破坏保密性的可能性和程度。脆弱性不仅涉及最初提供参与研究与否的同意能力，还涉及是否参与研究的相关能力。在某些情况下，人们的脆弱性是因为他们相对或绝对地无能力保护自己的利益。这类情形常见于人们在决策能力、教育、资源、实力等方面，相对或绝对地受到损害。在另一些情况下，人们的脆弱性是因为他们暂时或永久的生活环境，使他们的利益比别人更少受到关注或重视。当这种情况发生于人们被边缘化、污名化或面对社会排挤和偏见时，无论有意或无意，其他人的行为使脆弱人群的利益更加岌岌可危。我们对脆弱性的解读，试图避免把整个阶层的人都视为脆弱的。

2. 弱势群体或脆弱人群的划分 有些脆弱人群具有几种不同的脆弱性，从而使他们比其他人更为脆弱，我们根据一些特征合理地推定某些人群是否属于脆弱人群：

（1）同意的能力受限的人：同意或拒绝参加研究的能力受限是接受最广的脆弱性的标准之一。

（2）等级关系中的人：处于下级地位的潜在参与者，其表达同意参与研究的意愿可能因为某些原因被减弱。这些人有医学院、护理学院的学生，下属的医院和实验室的工作人员，以及研究项目开展的工作人员、武装部队人员或警察。出于对获得更好对待的期望或对遭遇报复的担心，他们的自愿性都会受到影响。

(3) 行为受到限制的人：护理院、精神病院的患者及监狱的囚犯很少有选择的自由。他们的行为受到各种限制，此类人们与护理人员或监护人也可能是一种依赖关系，或许影响其自主性。

(4) 妇女：在某些情况下妇女在研究中变得脆弱，如涉及对女性或变性的性工作者的研究；有关暴力性与亲密伴侣暴力的研究；涉及贩卖妇女、难民和寻求庇护的研究；在堕胎非法地区进行堕胎的研究；对特定文化环境的妇女的研究。她们所处的文化不允许她们对自己参与的研究表达同意，而必须得到配偶或男性家属的许可。因此我们需要更加注意。

(5) 孕妇：孕妇不仅因为其为孕妇而被视为脆弱人群；在某些特定的情形下，对胎儿有风险时，孕妇可能需要得到特别的保护，以保障其合理的权益。

(6) 其他脆弱个体：服用大量镇静剂者、痴呆症患者、意识障碍综合征患者(如昏迷者、脑死亡者、闭锁综合征患者及植物人；接受福利或社会救济的人、穷人和失业者；将参与研究视为获得医疗服务唯一途径的人；某些少数民族；无家可归者、流浪者、难民或流离失所的人；残障人士；患有不治之症或被污名化疾病的人；身体虚弱者、政治上无权者；不熟悉现代医学理念的社区成员等。

考虑到这些人和其他人具有以上讨论的一个或多个特征，研究伦理委员会在避免将群体标签化的同时，必须审查其权利福利是否需要特别的保护。

特殊保护：对参与者个体不具潜在受益的程序，其风险不得超过规定的最小值；将家庭成员、法定监护或其他合适代理人的许可，作为参与者同意的补充；要求所开展研究的目标是针对参与者群体的健康需求。

3. 对于弱势群体的伦理实践　对于群体脆弱性，其判定与个体脆弱性一样有赖于具体的环境，并需要经验的证据证明他们需要被保护。此外还须强调，应避免将整个群体定性为是本质上脆弱的。另外，样本库必须尊重个人隐私和对人体组织和数据的隐私保密，必须考虑到对家庭成员、社区和特定人群的风险和利益。这意味着群体风险和利益不能被忽视。有些国家或地区禁止在生物医药研究中使用胎儿组织、胚胎以及胚胎干细胞。

(1) 涉及无能力给予知情同意的成人的研究：须将无能力给予知情同意的成人纳入健康相关的研究中，除非有合理的科学理由将他们排除在外。无能力给予知情同意的成人，他们有其特定的生理和健康需求，他们应该受到研究者和研究伦理委员会的特别关照。同时，由于他们缺乏提供知情同意的能力，可能无法保护自身的利益，因此有必要为他们在研究中的权利和福利提供特殊的保护。

在对无能力提供知情同意的成人开展研究之前，研究者和伦理审查委员会须确保：①无能力给予知情同意者的法定代理人已给出许可，且这份许可已考虑到当事人此前的喜好和价值观(如果有的话)，须符合其本意。②针对受试者理解信息的能力，研究者提供充分的研究信息，并获得了与受试者能力相符的同意。在收集样本时，要充分告知捐赠者和参与者知情同意书中的相关信息，获得他们的知情同意，做到有备无患。

如果参与者在参与研究过程中，具备了提供知情同意的能力则必须获得他们继续参与研究的同意再继续。作为一般规则，潜在参与者拒绝参与研究的意愿需得到尊重。除非在某些例外的情况下，无能力提供知情同意者参与研究被认为是当时最佳的医疗选择。如果参与者在其具备完全的能力提供知情同意时，已经为是否参与研究订立过预嘱，那么该项预嘱应该得到研究者的尊重。若研究干预或程序对无能力提供知情同意的成人有潜在的受益，则风险必须最小化，同时不得大于预期的潜在个体受益。对于不能为参与者带来潜在个体受益的研究干预或程序，须注意以下两点：

1）如果干预和程序面向的人群，有些是无能力提供知情同意的，有些是具备能力的，那么，如果对无能力者无法获得必要的研究数据，那么，则先对能够提供知情同意的人进行试验。

2）风险须最小化，且不得超过最小风险。

当此类研究干预和程序的社会价值极大，而研究又无法在能够给予知情同意的人身上进行，则研究伦理委员会可允许风险值提升至超过最小风险值的少许风险。

（2）涉及儿童和青少年的研究：必须将儿童和青少年纳入健康相关的研究中，除非有合理的科学理由将他们排除在外。儿童和青少年有特殊的生理和健康需求，他们应该得到研究者和研究伦理委员会的特别关照。不过，儿童和青少年独特的生理和情感发育，也可能使其在研究中受到更大伤害。此外，若没有适当的支持，他们可能无法保护自己的利益，因为他们的知情同意能力还在发展之中。对于儿童捐赠者的样本的采集、贮存和分发有更多伦理方面的考虑，尤其在获取知情同意方面。

在开展涉及儿童和青少年的一系列研究之前，研究者和研究伦理委员会须确保：①儿童或青少年的父母一方或其法定代理人已给予许可。②针对儿童或青少年的成熟程度，提供充分的研究信息，并获得与他们能力相符的同意（赞同）。对于有读写能力的儿童，则必须使用正式的儿童同意书。同意书须表达清晰、易懂且能鼓励儿童提问、质疑。如果孩子在研究期间达到法定年龄，应获得他们继续参与研究的同意。一般来说，儿童或青少年对研究的拒绝参与或继续参与意愿需得到尊重，除非在特殊情况下，参与研究被认为是儿童或青少年最好的医疗选择。

家长许可和儿童同意。低于特定年龄（具体依不同国家地区而异）的捐赠者无法自主签署有效的知情同意书，在这种情况下，得到捐赠者父母的允许和儿童本人的同意，可以由父母代签知情同意书。许可内容须包括：帮助捐赠者了解其身体状况、告知预计的实验结果和治疗手段，并且征询捐赠者对建议疗法的意愿。捐赠者父母的教育程度、年龄、社会地位影响他们对隐私的关注度。教育程度高或者社会地位相对比较高的民众对隐私问题特别敏感，他们可能因为担心隐私问题，拒绝参与遗传资源样本库建立和研究。

对于能给儿童或青少年带来潜在受益的研究干预或程序，其风险必须最小化，且不大于潜在的个体受益。对于不具有潜在个体受益的研究干预或程序，须考虑以下两点：

1）如果干预措施和程序所研究的疾病，同时包括成人及儿童和青少年，除非没有儿童或青少年的参与无法获得必要的研究数据，否则应首先在成人身上进行试验。

2）风险须最小化，且不得超过最小风险。

当包含此类研究干预措施和研究的社会价值极大，而研究不能在成人身上进行，研究伦理委员会则可允许超过最小风险值的少许风险。

(3) 妇女作为研究参与者：妇女必须被纳入健康相关的研究中，除非有合理的理由将她们排除在外。妇女曾被排除在许多健康相关的研究之外，原因是她们要生育孩子。由于女性具有独特的生理和健康需求，她们值得受到研究者和伦理委员会的特别关注。只有女性本人的知情同意才是其参与研究的先决条件。鉴于在某些社会状态下，缺乏对女性自主权的尊重，因此无论如何都不得以他人的同意取代女性自己的知情同意。

必须事先告知育龄妇女，若她们在研究过程中怀孕，研究可能给胎儿带来风险。如果参与研究可能对胎儿或怀孕女性造成伤害，申办方和研究者须保证在研究开始之前和之中提供孕检和有效的避孕方法，并提供合理、安全、合法的堕胎保障。

(4) 妇女和哺乳期妇女作为研究参与者：孕妇和哺乳期妇女具有独特的生理和健康需求。必须促进旨在获得孕妇和哺乳期妇女健康需求相关知识的研究。对于孕妇的研究，只有在细致、全面考察已有的相关数据之后才能启动。在任何情况下，不得以他人的允许来取代孕妇或哺乳期妇女自己的知情同意决定。对于孕妇、哺乳期妇女、胎儿或婴儿有潜在受益的研究干预或程序，其风险必须最小化，且不得大于可能的个人受益。

对于孕妇或哺乳期妇女没有潜在个人受益的研究干预或程序必须满足以下条件：

1) 风险须最小化，且不得超过最小风险。

2) 研究目的必须是为了获得与孕妇、哺乳期妇女及其胎儿特定健康需求相关的知识。

当涉及孕妇、哺乳期妇女及其胎儿或婴儿的研究具有极大的社会价值，且研究不能对非怀孕或非哺乳期妇女进行时，研究伦理委员会可以允许略大于最小风险值的少许风险。

涉及孕妇、哺乳期妇女的研究，根据研究干预措施及其潜在风险，在研究中可能需要对胎儿和儿童进行短期和长期的跟踪随访。

作为一般原则，涉及妇女的健康相关研究，因其对胎儿有潜在的伤害，应该确保妇女获得安全、及时和合法的人工流产，防止在研究中可能出现的意外怀孕。

(5) 服用大量镇静剂者、痴呆症患者、意识障碍综合征患者(如昏迷者、脑死亡者、闭锁综合征患者及植物人：1996 年英国医学大会和 1999 年美国神经学学会伦理与司法事务会议，正式发布了关于对上述捐赠者进行管理的伦理指南：针对有精神错乱或者精神障碍的捐赠者，捐赠者亲属或者法定监护人可以在知情同意书上代表捐赠者签字。而有的国家则要求无论什么年龄、什么精神或病理状态的捐赠者都应获知知情同意的信息。即当捐赠者无能力自行签署同意书时的知情程序需要采取特殊措施。法定监护人可以在知情同意书上代表捐赠者签字。样本库应遵守伦理、法律和社会影响(ethical, legal and social issues, ELSI)规则处理精神障碍者的样本。

(三) 少数民族地区人类遗传资源伦理规范的基本要求

我国人口资源丰富，拥有 56 个民族，环境异质性强，从体质特征到生理数据，从遗传表型到基因型，拥有丰富的多样性，是地方疾病研究、家族疾病谱系研究、人群迁移研究以及基因人类学研究的最好资源。然而由于文化习俗、知识背景、民族宗教文化和信仰等差别，给生物样本的采集和知情同意的签署等人类遗传资源库建设过程带来了挑战，科研工作者应该基于伦理学原则，尊重地区的文化风俗和民族宗教，同时符合相关法律、行政管理程序，才能做好我国少数民族遗传资源样本采集。

做好少数民族样本采集时的知情同意，建立特色遗传资源样本库，为临床研究以及精准医疗的推进奠定坚实的基础。最佳方法是在研究设计、知情同意程序、样本使用和结论公布方面征求该群体代表的意见。具体须做好以下几点：

1. 开展少数民族地区人类遗传资源研究更要注重程序正确，尤其是知情同意书的签署 科学研究是为了人类的福利，也包含了研究者和捐赠者之间的长远利益，知情同意签署和实施是所有涉及少数民族遗传资源研究所必需的首要工作。在中国，“黄金大米”的研究就是一个典型的不履行知情同意程序的例子，而后政府、研究者、当事人都付出了巨大的代价。

在我国，因为人类遗传资源的保护和宣传力度的不断加大，少数民族自治区、自治县或部分少数民族聚集区都有非常严格的审批制度，采集人类遗传资源样本无论是血样、口腔拭子或者唾液样本(最终目的都是获取遗传物质)，甚至接触少数民族从事集体活动，都要相关部门的审批和证明，这些程序不能完成，基层单位如乡镇或自然村不会允许外来人员以任何理由从事群体性活动。因此，需要严格遵守我国法律法规，按照要求行事。在收集样本前，精心设计知情同意书，注意告知内容的完整性，在收集样本时，要充分告知捐赠者和参与者知情同意书中的相关信息，获得他们的知情同意，开展人类遗传资源采集等工作。

2. 少数民族知情同意，除了国家同意，还有各级政府部门同意，之后还应考虑一个族群或家族等的知情同意问题，最后才是个人知情同意 知情同意是保护样本提供者权益的基本要求。按照表达同意的方式不同，可以分为口头和书面两种，目前均要求以书面方式表达同意；在某些情况下，为尊重当地习俗或个人习惯(有些少数民族不会写字)，可以采用样本提供者口头同意的方式，但需由独立于样本采集单位的第三者(如当地的医生、村委会)签字证明。按照表达同意的主体划分，知情同意可分为个人同意、家庭同意和社区同意三种，如果要采集的是特定地区罕见的隔离人群遗传样本，也应提倡征求该群体的同意。例如在我国的穆斯林聚集区中进行样本采集研究，除了获得各级政府的批示外，还应和当地德高望重的族群头人如老人家或阿訇进行有效沟通，获得同意后，再进行家庭同意，之后才能进行捐献者个人的知情同意。其他民族群体如彝族、苗族、藏族也都有类似情况。这一点和汉族群体有比较明显的区别。

事实上，许多遗传病是家族遗传的，研究时需要了解遗传家系的状况，比如测序时，需要遗传相关人的对照，从而得到群体性的样本，而不是单一的。受试者本身带有的亲本基因，也会在其遗传相关人身上检测到，所以受试者相关的人身权和隐私权同样适用于其遗传相关人，他们对研究内容、用途等也应享有知情权。

至于各级政府部门的知情和同意，更是少数民族地区人群样本采集必不可少的，而且与当地少数民族地方政府和相关人员协调联络，可以获得有效支持和帮助。我国有些少数民族地区的经济发展水平较低，医疗事业基础薄弱，地域辽阔，居住分散，医疗保健服务地域广、交通不便且非常闭塞。有些少数民族聚居的村落没有卫生室和卫生员，甚至好多人从未见过采血针，这些不便的条件，给生物样本的收集带来意想不到的困难，同时，语言不通以及文化习俗和民族宗教信仰的差异，更给知情同意的告知和签署带来重重障碍。但少数民族聚集地的人员对当地的政府和干部有信任感，所以遗传资源样本库收集者在样本采集前和个人知情同意签署之前，应先做好相关政府机构的协调联络工作，取得他们的理解、支持与帮助，让他们创造条件，协助进行有效的沟通和积极的宣传，并可让他们当作志愿者，用实际行动带头采样，给广大群众当好示范榜样。

3. 知情同意模式最好采用“全部知情同意”或“广泛知情同意”　遗传资源样本库知情同意的模式一般分为三种，分别为“特定知情同意”、“广泛知情同意”和“全部知情同意”。全部知情同意，指的是收集的样本和信息可以由采集单位用于未来不确定研究内容的各类研究，同时按照约定可以用于国内的科研合作，或者国际间的科研合作，同时研究结果衍生的商业利益也不会和捐赠者分享。广泛知情同意和全部知情同意都是只征询样本提供者一次同意后，以后任何研究无需再征求同意。这种同意方式对样本提供者和研究者均有利。

因我国部分少数民族地区的通讯、交通不便，为了最大可能地促进公共利益，建议知情同意最好采用全部同意或者广泛同意的模式，将生物样本用于未来广泛的研究中。

当然，任何事情都有两面性，基因组学时代带来了新的伦理学的、道义上及宗教方面的问题，有的研究程序的捐献者同意机制过于宽泛，而这会将捐献者置于抉择冲突的境地，导致其产生后悔情绪甚至是道德上的不安感。

4. 少数民族的知情同意应充分考虑民族文化的特性和相关禁忌　生物样本的收集应尊重民族宗教信仰。少数民族在其历史发展过程中，各种民族宗教思想拥有相对稳定的信仰群体，创造了具有本民族特色的民族宗教信仰，称之为民族宗教。我国民族宗教信仰种类繁多复杂，彼此之间形成动态的结构平衡，展现了中华民族多元化特征。我国少数民族地区的人群对自己的风俗习惯、民族宗教思想是否被尊重十分敏感，往往把这个问题看作是否尊重他们的民族问题之一。对少数民族形成的传统风俗习惯、民族宗教信仰等方面的差异，我们要充分理解并给以尊重，不能忽视他们的存在，否则后患无穷。

2010 年发生在美国的对哈发苏派印地安人（Havasupai Indians）的一个研究是比较典型的案例。这一研究始于 1990 年，研究者抽取了部落成员的血样，主要对居住在美国大峡谷、几乎与外界隔绝的哈发苏派印地安人部落进行 2 型糖尿病的遗传学研究。研究者顺便也进行了部落起源的研究，有一篇研究论文提到了哈发苏派人是从亚洲穿越白令海峡到达北美的，这与哈发苏派部落的传说和历史不相吻合；还有一篇论文则报告了哈发苏派人有近亲血缘关系等。哈发苏派人认为这些论文是对他们的攻击、侮辱和歧视，并把主持研究的亚利桑那州立大学告上了法庭。哈发苏派人坚决否认他们同意过血样用作非糖尿病的研究，而且认为在他们同意参与研究前，没有恰当地理解研究的风险。这个研究使亚利桑那州立大学和部落两败俱伤。在哈发苏派人看来，这是对他们的欺骗、蒙蔽和伤害，而亚利桑那州立大学为了这场官司，花费了 170 万美元，为了弥补错误，给部落成员支付了 70 万美元。不仅如此，学校与土著部落的关系也由此恶化。

建议在少数民族遗传资源样本收集中，研究者需要事先考量宗教价值观和偏好对捐献者捐献生物样本时所产生的影响，个人同意声明中应设计捐献者的宗教价值观和偏好内容。

5. 少数民族知情同意中的惠益分享若干问题　生物样本是开展科学研究的重要资源，科学研究工作主要是推动科学和技术的进步，往往没有直接的经济效益或福利，所以捐赠者不会从自身生物样本和数据捐献活动中获得任何报酬，一般也无法获得任何个人收益或者健康上的福利。然而科研工作者灵活掌握知情同意签署中的公平惠益原则，并以恰当的方式予以补偿是非常必要的。

从某种意义上来讲，知情同意的支撑点更主要的是基于一种信任感和尊重感。我们在实践中的一些做法是：

(1) 和少数民族同胞打成一片。

(2) 经济补偿。对捐赠者进行经济上的补偿是非常必要的。具体包括交通补助、营养补助、误工补助等。笔者团队在彝族地区采样时，为响应地方政府在广播中的宣传动员，许多彝族兄弟步行 30 多里山路来捐献样本（他们舍不得坐班车），令人感动，所以交通补贴就是合理的。再如川西山区的藏族农民兄弟放下农活专门来捐献样本，那么误工补贴就是合理的；捐献血液样本，给予相应的营养补贴也是合情合理的。

(3) 科普宣传。每一个样本采集的工作点就是一个群众汇集的热闹地方，尽可能和当地卫生机构合作，做一点卫生保健方面的讲解、宣传很有必要。

(4) 避免捆绑服务。事实上，样本采集和送医送药、卫生服务进行有效结合，是事半功倍的设计，但是要注意的是，不能把送医送药和捐献样本进行直接捆绑，送医送药服务在先，知情告知在后，同意捐献而且是自愿捐献样本是最后环节，这是伦理规范。

(5) 身先士卒做示范。许多少数民族地区例如川西藏区、藏南地区等许多偏远山区的村民从小没有打针抽血化验等卫生体验，所以不能接受抽血。除了民族风俗之外，研究人员可以亲身示范，证明抽血没有什么危害，这比讲原理更为有效。

6. 如何做好少数民族地区知情同意风险控制和补偿 采集我国少数民族地区人群生物样本和信息资料的最大风险就是泄漏信息。样本采集者和单位有责任采取预防措施来保护捐赠者的信息不被泄漏，确保不会公布捐赠者的身份和隐私。按照普遍的常识，收集者将会用编号代表生物样本和调查资料，只有授权人才可以看到相关信息，研究者在使用生物样本时，只用一个统一的编号，关于姓名、地址、电话号码和任何能证明捐赠者身份的信息，都不会与样本编号同时交给研究人员。研究成果的发布将对数据匿名，即不能以可识别数据的形式发布。

采血后的卫生教育。有人采集血样后，马上去河道游泳；或者有人非常好奇，用手反复拨弄针眼，这些都有可能造成伤口感染，所以采集血样后，一定要反复嘱咐捐赠者注意相关的卫生安全，并且多发一个酒精棉签。看似多余的事后关怀，可以鼓励更多的人积极地参与样本采集。

晕血后的救治和教育。不可避免地，总有人会晕血，一定要事先准备好预案，例如预备葡萄糖口服液等，而且要有人关心、陪伴、安抚晕血者，同时向其他人进行科普宣传，许多采样工作中途夭折，也与这种突发状况处理失当有关。

7. 少数民族知情告知应更加浅显易懂 在研究对象招募中，有时因少数民族的风俗习惯不同，有些少数民族同胞认为血液样本是最宝贵的东西，采集其血液样本是很困难的；有些群体认为采集了血液就会让人失去魂魄，身体发生严重状况；还有人对外部世界一知半解，知道血液可以卖钱，所以要求高额的经济回报。在这种工作情况下，收集生物样本的工作离不开当地政府的大力支持，由政府组织和召集少数民族群众，以通俗易懂的方式向捐赠者讲解研究目的、方法、过程、可能出现的风险和受益等方面的信息，也可以把相关内容和当地干部仔细沟通后，由当地干部做知情告知的宣讲。事实上，当地土话和俗语的讲解更能获得群众认可和同意，从而让少数民族地区的捐赠者在理解的基础上自主做出是否参加的选择。

8. 如何做好少数民族地区知情同意咨询的权利　如果捐赠者有不明白的问题，可以咨询收集样本的人员。如果稍后阶段有进一步的询问需要，可以联系联络人。因此，知情同意书上的联络人、联系电话一定要实事求是，而且确实能够有问必答，不能做摆设。

9. 关于少数民族地区的研究结果返还问题　虽然说，科学研究会造福社会和人群，或者对少数民族族群的其他发展有利。但是，科学项目的研究得出确定结果，需要大量生物样本和时间，而且少数民族地区捐赠者也没有必要获得专业性很强的研究结果。因此，调查和分析结果将专门用于科学研究，而不会反馈任何个人性质的结果。当与捐赠者的健康信息有显著关系时，才可能会有结果反馈，也即是一种可能致命的疾病时。所以样本采集时，现场工作人员切忌为了尽快获得同意，而许诺不可能做到的承诺。一般地说，捐赠者获得一份当地医院的体检报告也是不错的办法。

10. 应尽力避免对少数民族人群遗传资源的过度使用　如果人类遗传资源库建设涉及少数民族等弱势群体(主要指文化、经济上的弱势)，首先需确认项目必须得到科学上的严密论证，确保研究成果产生的效益超过潜在风险带来的危害性，即论证该项目启动的必要性。其次，确保弱势群体的知情同意选择是出于真正的自主自愿，而不是在不正当影响或欺骗、强制、压力、胁迫或暴力之下做出的。对于珍贵的、平时难以获得的少数民族遗传资源，应坚持尽力避免对人群遗传资源的过度使用的原则。2018 年，科技部列出科技专项，专门建设青藏高原世居人群样本库，在坚持长期保存，甚至存而不用(不轻易使用)的指导思想下，建立一套保护与开发并重的、相互制约的共享机制，也许是少数民族遗传资源保护机制上的一种不错的探索。

少数民族样本采集时知情同意的顺利进行，特色遗传资源样本库的建立，为临床研究以及精准医疗奠定坚实的基础。具体方法总结为：

(1) 在研究设计、知情同意程序、生物样本使用和结论公布等诸多方面，应事先征求该群体代表或者宗教领头人的意见，并作出有效的沟通，样本收集者需要尊重他们的特殊信仰，以免出现不可预料的情况。

(2) 遗传资源样本库收集、存储、分配、使用和处理样本的程序，应该尊重少数民族捐赠者的要求和传统，并将捐赠者在社会、人群或社区中可能存在的风险最小化。

(3) 某些民族或社会群体仍然会因研究结果的公布而承担风险，要保证捐赠者信息不泄露。

(4) 一些特定的少数民族或社会群体的惠益补偿要到位。

三、我国人类遗传资源共享使用的知情同意技术规程

(一) 概述

知情同意作为保护患者和研究受试者的有效武器在生物医学临床和研究的伦理规范中的作用举足轻重。随着遗传学尤其是人类遗传学、医学遗传学的发展，在相关研究逐渐从个体转变为群体的现状下，对患者个体的研究目前已发展到针对大规模人群的相关研究，所以人群样本库应运而生。国际上各国都针对自身人群特点，建立了群体型和疾病型的人类遗传资源样本库，并收

集与样本相匹配的全面的信息资源。在我国，人类遗传资源的收集和保存工作在国家的大力支持下，经过多年努力逐渐形成规模。人类遗传资源包括大规模队列建立、家系收集和研究、特有遗传资源永生细胞库建立；国内科研机构、医疗单位和院校也收集及保存了大量血液、组织标本、病理切片等。这些都是我国人类遗传资源的宝贵财富。

（二）遗传资源样本库的知情同意模式

遗传资源样本库研究与采集生物样本的传统研究不同，所以其知情同意也存在差异。采集生物样本的传统研究，一般会有明确的研究者或研究团队，能够明确说明样本将被用于什么具体研究，因此通常要求获得每位捐献生物样本的受试者的知情同意。而遗传资源样本库研究，样本可能由不同的研究者或研究团队用于各种研究中，通常在采集样本时不能明确告知样本将来会用于哪个特定的研究，因此，随着研究特点的变化，需要在实践中探索知情同意模式的多元化。遗传资源样本库研究是否需要获取受试者的知情同意，很大程度上取决于研究者是如何采集和管理标本和数据的。

根据一些国家的规范和一些国际伦理指南，常见的遗传资源样本库研究知情同意方法有三种，见表 5－1。

表 5－1　三种研究知情同意方法

知情同意模式	内　容
免除知情同意	使用去标识或匿名处理的生物标本，满足免除知情同意的要求，可以不用获得受试者的知情同意
选择性退出	向预期的受试者提供过关于研究的简介，以及对预期受试者有什么要求，并且附有预期受试者拒绝参加研究的签名处
选择性参加	向预期的受试者提供详细的相关研究信息，他们有主动选择是否参加研究的自由

其他的知情同意还包括：分类知情同意和特定研究知情同意。分类知情同意提供了不同分类的列表，例如，疾病分类列表中包括肿瘤、糖尿病、精神疾病等；研究方法分类列表中包括基因检测、免疫组化检测、病例记录查询等。受试者在第一次参加研究时选择样本或样本/数据将来可能的使用形式。分类知情同意还有一种更为开放的形式，即选择样本和样本/数据不能够用于哪些研究。分类知情同意被许多学者认为是最优的知情同意形式，因为增强了对受试者自主性的保护，但是，由于其不够灵活，给受试者增加了相应的负担，所以有些学者对其持批判态度。特定研究的知情同意模式更像是传统的知情同意，在将来开展其他研究项目需要使用受试者的生物样本和样本/数据时，应该重新联系每位受试者，向其提供详细的信息，询问其是否愿意参加新的研究。为了有效地实施这种知情同意，需要受试者的可识别信息来联系受试者。对于长期的遗传资源样本库研究，可能需要多次与受试者联系，反复与受试者联系也可能打扰其生活，另外，也增加了研究的费用。

在实际操作中，研究者应依据相关法律、法规和制度，在尊重受试者自主性的基础上选择合适的知情同意。需要对最新的 2013 版的《赫尔辛基宣言》中对临床研究中样本和样本/数据有相关规定(在医学研究中,如果使用有个人身份标识的样本或样本/数据,研究者必须获得受试者的同意方可采集、分析、储存或再次使用。有些研究不可能获得受试者的同意,或者获得受试者同意是不现实的,或者会影响研究的有效性,在这种情况下,研究只有获得伦理委员会的批准才可以进行)和 2016 年世界医学会的《台北宣言》中相关的内容,进行梳理,整理到向国内推荐的知情同意书模板中。例如,研究者获得受试者的同意,需要考虑的要点至少应包括:①根据样本库研究的性质,选择不同的知情同意模式向受试者介绍研究目的。如果已明确研究的具体内容,则采用特定项目的知情同意模式,向受试者详细介绍研究目的是什么;如果还不确定具体研究目的,可选择广泛性或分类知情同意。②征求受试者"样本用于将来研究"的同意。③根据目前的医学技术水平,向受试者介绍可预期的未来可能采用的研究方法和技术,是否需要个人信息,以及潜在的风险。④生物样本和个人信息分离,进行去标识处理,即生物样本以一个代码命名,个人信息以另一个代码命名,另设一个两者之间关联的代码,称为代码密钥。明确遗传资源样本库负责人,代码密钥的保管者。确保个人信息的保密,避免没有授权者使用,同时保证样本在必要时可以回溯到个人。⑤随时退出研究的权利,退出后样本的处理。

(三) 我国人类遗传资源收集中的知情同意

知情同意是遗传资源样本库伦理建设的标志和重点环节,知情同意过程的完成是发生在生物样本和信息的收集之前,但它的作用贯穿于生物样本和信息从收集到使用的全流程。

1. 知情同意原则　在进行知情同意的过程中,我们须严格遵守 3 个原则:向潜在捐赠者或参与者提供充分信息;确认参与者真正理解所提供的信息;确保参与者自愿同意参与研究。按照表达同意的主体划分,知情同意可分为个人同意、家庭同意和社区同意 3 种。在收集样本前,研究人员需要精心设计知情同意书,注意告知内容的完整性,伦理审查委员会在审查遗传资源样本库项目时,对知情同意书也要严格审查。

2. 知情同意的两个主要组成部分

(1) 隐私保密:由于遗传资源样本库不仅收集和储存生物样本,还包括和这些样本相连的个人数据,因此隐私和保密成为建立和使用遗传资源样本库的核心问题。当然,有人认为,生物信息库的研究不涉及如一般临床或药物研究的对身体的侵入,因而,风险比一般的研究要低,它的仅有风险是对样本提供者个人信息的散布和泄露。

根据《赫尔辛基宣言》,研究对象对生物样本没有任何兴趣,而是对和他们的样本相连的个人数据感兴趣,因此,保护这些个人信息至关重要。目前采取的隐私保密形式主要是匿名和编码。如果是匿名的话,科研人员不太容易将生物样本和捐赠者联系起来,而大型队列研究通常需要对研究的参与者进行长期的跟踪随访,以便了解某种疾病和环境、饮食、遗传等因素的相互影响。各个遗传资源样本库在建设中需要有专门的人员负责信息数据的管理,确保捐赠者的信息和隐私得到很好地保密。如果在隐私保密上出现问题,这会导致参与者对遗传资源样本库的不信任,有的甚至会要求退出研究,这将不利于样本库开展长期的研究工作。

(2) 利益共享:总体上,中国公众对生物医学研究持乐观支持态度。为了医学进步、人类健康，他们觉得自己提供生物样本供科学研究也没什么，但同时他们也是希望有回报的。由于中国的医疗保障制度还不是很完善，很多人没有体检的机会，他们希望通过参与遗传资源样本库的研究了解自己的健康状况，而那些工作单位本来每年都提供体检机会的人反而对参与遗传资源样本库不是很感兴趣。因此，在知情同意书中，或者在公众参与遗传资源样本库前需要告诉他们，他们是否能得到健康信息反馈，如果有的话，是直接反馈还是通过将来进一步的研究间接告知。

遗传资源样本库研究的其中一个目的是将遗传资源样本库获得的科学知识转化为商业产品，科研人员有可能因为研究某些生物样本获得知识产权，这就涉及生物样本的商业化和知识产权问题。因此，捐赠者应该被事先清楚地告知，他们是否能够分享这部分利益。通常情况下，捐赠者和参与者不会分享这部分利益。另外，遗传资源样本库建立时应该考虑到国际化、数据和研究结果共享问题，那么遗传资源样本库需要设定数据访问权限问题，规定如果第三方使用遗传资源样本库发表相应论文，获得知识产权，其中的利益该如何分享。如果这第三方是科研机构或商业公司，其中的利益如何分享。

另外，为确保生物信息库的研究切实可行，必须在研究项目中建立监督和责任机制。特别是在项目和草案评估过程、整个研究平台的管理以及信息的隐私保护方面。同时，伦理审查也是必不可少的，应建立一个有效的伦理审查基础结构，其内容为：有一个官方认可的有关伦理审查的条例、规章或指导准则；有一个功能良好的伦理审查组织体系；对研究人员和伦理审查委员会委员进行有效的培训；对伦理审查有一个监督、督查体系。

3. 知情同意模式的适用范围 知情同意的模式必须符合使用地区的相关法律法规。依据遗传资源样本库的收集内容和科研项目的不同，知情同意模式大致上可以分为全部知情同意、广泛知情同意和特定知情同意三种模式，不同的知情同意模式适用于不同类型的遗传资源样本库的范围。

（1）全部知情同意也称为“一揽子同意”：多为大型或超大型示范样本库，适用于包括科研、商业等所有形式的研究项目。全部知情同意是指只征询捐赠者一次性的知情同意之后，未来的任何研究项目，都无须再征求捐赠者的知情同意，且知情同意书不可撤回。从遗传资源样本库建设者的角度出发，他们更青睐这类知情同意模式。

（2）广泛知情同意：广泛知情同意适用于所有医学疾病的研究，捐赠的材料和数据将专门用于医学研究。广泛知情同意模板的示范内容一般这样表述：“遗传资源样本库为了最大程度地促进公共利益，捐赠的材料和数据将被应用于广泛的医学研究领域。目前我们也不可能描述出所有将来可能出现的医学研究项目，甚至现在许多已经定义过的疾病的相关机制也不完全清楚，比如癌症、心血管疾病、遗传病等。因此，基于未来医学研究的需要，捐赠者（您）的生物样本和数据可能应用于目前还未知的研究目的，当然也可能是涉及您整个基因组的遗传测序分析。”目前，此种模式多被医院级或科研院所样本库采纳和应用。

（3）特定知情同意：特定知情同意一般是研究目的和研究时限都比较明确，这种模式包含了两种情况，一种是捐赠者不仅表示具体的同意，而且也可以给予某一类的同意，如癌症研究或心血管病研究；二是只同意用于某一项研究，如一项针对乳腺癌的研究。特定知情同意模板的示范内容一般表述为：“捐赠者（您）的生物样本和数据将专门应用于下列疾病或研究（疾病或研究项目名称)，然而确切的研究问题无法当前给定。捐赠者(您)的生物样本和数据将被保藏在安全和标准的条件下(如果合适的前提下，可能在一个未定的时间段)，并且只用于医学研究目的，它们将根据当前状态的技术得到保护，免受侵犯。”此类模式多用于具体科研项目或医院科室库的样本收集。

严格意义来讲，遗传资源样本库应建立多种知情同意的模式类型，以选择的方式呈现给捐赠者，便于捐赠者权衡利弊，充分考虑后再签署。

(四) 免除审查/豁免同意

关于免除审查/豁免同意，除表格中的内容外，还可以根据研究的特殊情况，由研究发起者提出申请，并由伦理委员会审查批准后，研究发起者可以在无需获得样本捐献者签署知情同意的情况下，获得捐献者的样本或者数据，或者样本及数据，进行科研活动。

(1) 研究目的是重要的，该研究有重要的社会价值，例如重大传染病的爆发，疫苗的研发或检测试剂的研发等需要使用患者的样本和信息。

(2) 如坚持取得同意，研究不可行。若规定必需获取知情同意，研究将无法进行，例如对某些无主尸体、组织样本的回溯研究，对常年保存的癌症样本如切片组织的研究；或会影响研究结果准确性，如某些心理学研究等；或尊重受试者本人的意愿。联系受试者真实身份和研究的唯一记录应是知情同意文件，当一份签了字的知情同意书会对受试者的隐私构成不正当的威胁，且主要风险就来自于受试者身份或个人隐私的泄露。例如，敏感问题调查或研究如艾滋病、性病等。在这种情况下，应遵循每一位受试者本人的意愿，决定是否签署书面知情同意文件。

(3) 在研究的干预措施或程序不能使参与者获益时，该研究施加于参与者的风险不大于最低风险。

所谓最低风险，就是我们平时接受医学检查或正常生活状态，例如 X 线、CT、心脑电图检查时，接打电话等所接受的风险。研究对受试者的风险不大于最低风险，可能包含以下 4 种状况：①如果脱离“研究”背景，相同情况下的行为或程序不要求签署书面知情同意。例如，邮件/电话调查；②免除知情同意不会对受试者的权利和健康产生不利的影响；③受试者的隐私和个人身份信息得到切实保护，比如匿名化处理；④不需要进一步跟踪受试者信息。

需要强调的是，伦理委员会审核无知情同意样本的未来使用，需要同时满足以上 3 个条件，也就是伦理委员会应审查确认符合以上全部要点，方可批准免除知情同意。

一般来说，免除知情同意的申请多来自对医院剩余样本的使用或者实验废弃物的使用申请。在符合下述情形时，也可以提交免除知情同意的申请，供伦理委员会审查：

(1) 研究对受试者几乎没有风险或低于最小风险。

(2) 样本提供者身份难以辨认。

(3) 由于无法追踪或联络等客观原因，难以重新取得样本提供者同意。

(4) 样本已经进行了去连结的匿名化处理，确认样本提供者隐私权受到完善的保障，样本及个人数据的记录方式，不会使样本提供者直接或间接被识别。

（五）遗传资源样本库知情同意书的规范化设计

遗传资源样本库涉及人类生物样本及其信息的采集、处理、使用、保存、研究和共享等环节，在建立遗传资源样本库的各个环节上都存在伦理问题。遗传资源样本库假定长期保藏并管理生物样本和数据，将被应用于当下或未来不一定能预见的研究方向和目的。在这些情况下，生物样本捐赠者被请求对未来的某些类型的研究给予"全部知情同意"，而不是通常的对一个具体项目的具体范围的"知情同意"。

因此，一个合适的"知情同意书"文件内容必须包含授予同意的范围和未来研究框架的相关要素，例如生物样本和数据的跨境使用、产权、商业用途、数据保护等。

笔者团队依据现阶段遗传资源样本库建设的特点，提出了遗传资源样本库知情同意书规范性设计的具体内容，即提供遗传资源样本库知情同意书示范模板。知情同意书包括"知情告知"和"自主同意"两大主体内容，以供遗传资源样本库实践者参考和借鉴。

1. 知情同意书主体内容 知情同意书主体内容主要包括两大部分。

一是遗传资源样本库对捐赠者"知情"的充分告知，包括"遗传资源样本库完备告知"和"捐赠者充分知情"两部分、7 个小节内容，分别是：①对遗传资源样本库基本情况告知；②对遗传资源样本库研究计划和收集告知；③告知捐赠者伦理委员会的审批情况；④生物样本和数据采集后是否被再次联系的告知；⑤遗传资源样本库工作程序和研究状况的告知；⑥捐赠者在参与遗传资源样本库活动的时候所受风险和收益的告知；⑦捐赠者所获得权益告知。

二是捐赠者"自主同意"部分，包括：①受测者声明；②捐赠者的同意目录选项；③捐赠者签字、联系方式和相关信息；④遗传资源样本的编码；⑤遗传资源样本库方签字。

2. 知情同意书的"知情"告知内容模板

（1）遗传资源样本库基本情况信息告知：①遗传资源样本库名称；②项目来源；介绍项目的来源、名称、编号；③遗传资源样本库的组织结构：是隶属企业还是科研单位，相关利益方说明。

（2）遗传资源样本库研究计划和收集告知：

1）遗传资源样本库收集的研究计划、目的和意义。

模板示范："遗传资源样本库收集的人体生物样本，如血液、尿液或其他组织生物样本等以及相关的医学信息，将会被长期保藏，为当前和未来医学研究提供重要支撑。该研究（采集/收集）计划已经获得（国家/省/部/市）科研立项。该项医学研究有利于促进疾病的早期预防、诊断和治疗。"不同遗传资源样本库的建设和管理拥有自己的特点，应当尽可能清楚地描述。

2）遗传资源样本库收集生物样本类型和数据告知。

告知捐赠者人群。哪些人群适宜参加该项收集，哪些人不宜参加；如果参加该项目，将需要做什么，包括研究过程、预期参加研究持续时间、需要做的相关检测项目、给予的研究结果反馈内容、需要受试者配合的事项等。

告知收集的生物样本的类型、数量、收集方式、收集的技术人员和收集的工作流程。一般性收集的组织、血液、尿液、唾液等可以简略描述，如果计划收集其他额外的生物样本，如乳汁、脑脊液、细胞涂片、粪便等，应作额外描述说明。

收集的生物样本相关数据主要包括个人的基本信息、医疗诊治信息、健康相关的信息，需要有相应的列表说明，供受试者思考判断。

收集的生物样本涉及需要遗传信息或进行相关基因检测时，需要谨慎协调。

对生物样本进行基因检测时，伦理问题比较复杂。这些问题包括对潜在捐赠者的身份和对其家庭成员的风险的关注。此外，基因分析可能会出现一些复杂的问题，例如，当有致病风险的遗传基因在生物样本中被鉴定发现后，是否告知捐赠者相应的研究结果，是否告知参与者的家庭，是否要求亲属进行遗传基因测试，以及是否建议亲属寻求遗传咨询，这些问题都要在遗传资源样本库采集收集计划确定后并征求捐献者同意。关于使用生物样本进行基因检测的要求，各地也有所不同。遗传资源样本库生成、使用和共享遗传数据应遵守法规法律的特定要求，许多临床试验的知情同意书会明确告知不进行基因检测。

用于遗传分析的样本，也就是当捐赠者的样本可能被用于遗传检验或变异分析时，首先在知情同意书中要有明确告知，例如，是生物标志物的检测，还是基因片段或多位点的分析，或是外显子的检测、甲基化的检测等。从生物样本中获取的遗传信息会贮存至数据库，保护这些信息的私密性以及数据库本身的安全性至关重要。目前，部分国家已经制订了一些保密标准。然而，除私密性以外，随着遗传研究数量的激增，越来越多复杂的伦理问题也浮出水面，比如是否告知捐赠者研究结果，是否告知捐赠者亲属遗传信息鉴定结果，是否告知亲属潜在的疾病风险，是否要求捐赠者亲属配合进行遗传基因测试，以及是否建议其亲属寻求遗传咨询。这一系列的伦理争议如今仍未圆满解决，尤其当死者的疾病尚无治疗手段时。而且，实验报告结果及其解释也未必完全正确，相反地，甚至会对患者造成伤害。因此，在制定生物样本采集方案及知情同意时，以及将研究结果交给受试者、受试者家属和医生前，研究者与伦理委员会进行讨论非常重要。

(3) 告知捐赠者伦理委员会的审批：应告知该项目是否已经获得伦理委员会的评审，伦理评审项目名称、编号和批准的意见。

(4) 生物样本和数据采集后是否需要再次联系的告知：捐赠者在捐赠之后是否再次联系的告知是很有用的。在某些情况下，譬如队列研究中的疾病队列研究，诊治信息的随访或者健康队列的按期回访，都需要进一步的相关信息或者额外生物样本的捐赠。这样，再次联系后就可以将捐赠者之前的数据与后续其他相关数据资源进行整合。如果捐赠者不想被再次联系，需要在知情同意书相关选项中勾选，以拒绝再次联系。

(5) 遗传资源样本库工作程序和研究状况的告知：

1) 生物样本和数据的保藏。

模板示范："捐赠者的生物样本和数据将被安全保藏在标准条件下，并且只能用于医学研究目的和要求，它们将根据当前拥有的保密技术得到保护，免受侵犯。"

2) 生物样本和数据如何使用知情告知。

模板示范："为了最大可能地促进公共利益，捐赠者(您)的生物样本和数据会用于广泛的医学研究中，也可能应用于目前还未知的研究目的，当然也可能是对您整个基因组的遗传特征进行测序分析。目前我们也不可能详细描述出所有将来可能出现的医学研究项目，甚至现在许多已经定义过的疾病的相关机制还不完全清楚，比如癌症、心血管疾病、各类遗传病等。"

3) 捐赠者的生物样本和数据的访问、转让及采取的保护措施告知。

人类遗传资源样本库必须严格执行如下章程，以保护捐赠者的各项隐私：对所有样本和数据均进行匿名处理；对所有样本和数据进行编码管理和/或删除全部身份识别信息；安全贮存样本和数据；对所有样本和/或数据设置访问权限；设置防火墙，以防样本使用者获得捐赠者的身份信息。此类防火墙可以阻断不合法的信息交流（如将捐赠者信息泄露给实验者，或将未验证的研究结果公布给捐赠者）。此外，除非经伦理审查委员会批准，样本使用者才可以访问捐赠者的身份信息，否则捐赠者的身份信息必须在样本提供给使用者之前删除。

模板示范："生物样本和数据只能以编码的受保护形式用于研究用途。任何可直接识别捐赠者（您）的敏感性隐私数据（如姓名、身份证号和住址等）在获取后会立即被编码。接下来在存储前编码数据组会再次重新编码。"根据当前的认知，双编码系统大大减少了捐赠者被非相关当事人识别的可能性。

如果是全部知情同意，则根据预先的标准和相关的申请程序，双编码保护的生物材料和数据可以转给使用者用于医学研究，包括其他大学、研究院、研究公司甚至国外机构。某些情况下，这些数据可能会与其他数据库依法提供的医疗数据相关联。

转移给第三方的生物样本和数据只能用于知情同意书中授权的研究用途，而禁止用于其他研究用途。没用完的材料应当归还遗传资源样本库或者销毁。

研究成果的发布将对数据匿名，即不能以可识别数据的形式发布。任何情况下，个人可识别数据都不会擅自转交给科学家和其他未授权第三方个体，比如保险公司或其他利益方等。不经个人同意的全基因组序列也不得发布。

4）生物样本和数据保存、处理方式告知。

如果研究项目有明确的期限，在预期使用期结束后，生物样本和数据的处理方式应当告知捐赠者。如果生物样本和数据可能保藏并用于不确定计划时间的医学研究，也应给予具体说明。例如：患者在住院治疗期间收集的组织和体液或其他生物样本，仅应用于诊断和治疗目的，按照临床检验相关要求加以短期存储，到期后相关材料将被销毁。如果临床检验剩余样本要用于其他研究，则需要重新签署知情同意。如果病患捐献者不愿意完全接受以上描述的信息内容和持续时间的生物样本的使用，该捐献者的生物样本和数据将不能用于遗传资源样本库。

(6) 风险与收益告知：

1）捐赠相关的风险描述。

模板示范："收集和使用捐赠者（您）在诊断和治疗中产生的剩余生物样本，您将不会承担任何额外的健康风险。如果为了医学研究的目的要额外采集生物样本，例如通过捐赠者上臂静脉采取额外的5毫升静脉血液，不会对捐赠者（您）的健康带来任何额外的风险。捐赠者（您）对遗传资源样本库献血的意愿仅仅和临床常规检验血液采集所承受的小风险相当。少数情况下可能穿刺部位发生淤青，或者极少数情况下，可能会有神经或血管的轻微损伤。"

2）捐赠相关的保密有限的风险告知。

模板示范："个人信息资料在医学研究项目的背景下，任何关于捐赠者（您）的生物样本的采集、储存和数据传输等都可能会有违反保密原则的风险（比如识别出您的个人信息），尤其是关于您的遗传信息。这些风险无法完全排除，并且随着关联数据的增多，风险会加大。遗传资源样本库管理方将采取所有当前技术条件下的有效措施来保护捐赠者(您)的隐私，并且只有那些证明能够提供安全可靠的数据保护和保密措施的研究者才会得到生物样本和数据的使用授权。”

3) 收益告知：

A. 关于参加本研究可能的获益：

模板示范：“捐赠者(您)不会从捐赠生物样本和数据用于医学研究项目中获得任何报酬。也许也不能在本研究中直接获益。本研究时间较短，预期无法向您提供显著的医学获益。”

潜在获益模板示范：“您的捐献有助于医学研究并将对社会产生益处，所有当前和未来的医学研究项目旨在加强我们对发病机制和诊断方法的理解，在这基础上有利于新规律的发现和治疗方法的改进。例如获得新的研究疗法或早期诊疗、预防，您的参加可能在未来帮助其他患者获得更好的医疗。如果有长期跟踪研究参与您的卫生保健，进行全面的医学评估和密切监测，这将可能使您额外获益。”

近年来，关于生物样本捐献的惠益分享问题越来越凸显，避而不谈可能为将来埋下隐患。捐赠者是否会从捐赠生物样本和数据的使用中获得经济利益，即研究结果产生的商业利益是否会与捐赠者分享，这一点遗传资源样本库方要有相对明确的判断。一般的表述为：“捐赠者不会从生物样本和数据的研究结果可能产生的商业利益中获得经济利益。”

B. 关于费用，一般地说，受试者无需为研究目的而进行的检测及操作支付费用。

C. 关于补偿，捐赠者经济利益的补偿一般分为营养费、交通费和误工费。营养费主要考虑到捐赠生物样本后的营养补偿，交通费是补偿生物样本捐献者往来遗传资源样本库的费用，误工费是遗传资源样本库补偿生物样本捐献者在样本捐献和信息采集时的时间花费。

需要格外注意的是，关于获益、费用和补偿，这三者一定分开表述，不可混为一谈，以免陷入利诱捐献者的错误，如果研究有抽取血样或其他侵入式的采样，最好要有相关的补偿。

(7) 捐赠者权益告知：

1) 关于自由和自愿参与：

模板示范：“您的参加是完全自愿的。如果您不愿意参加，可以拒绝参与该研究。”

2) 撤回权利及包括内容：

模板示范：“即使您已经同意参与了该研究，捐赠者(您)也可以自由地撤回您的同意，而不需要给出理由，也不需要害怕有任何损害。”

如果捐赠者在参与研究后打算撤出，遗传资源样本库管理方需要和捐献者进行沟通，让捐献者选择撤出模式，并以协议文件的方式落实撤出程序。撤回同意的三种模式介绍如下：

不再联系：不再与生物样本的捐赠者进一步接触——可以继续保留和使用以前获得的生物样本和信息，以及从健康记录中获取的信息。

不再获得：不再有进一步的访问权限——可以继续保留和使用生物样本和信息，但不允许进一步获取健康记录的信息。

不再使用：不再进一步使用该生物样本——不再进一步与捐赠者接触，生物样本和信息不再提供给研究人员，也无法获取健康记录的信息，剩余的生物样本将被销毁。

3) 关于研究结果的返还：研究结果一般有生化检测、血糖等，有些包含乙肝、丙肝等病毒检测，甚至有疾病易感基因检测的，数据返还也可以理解为一种获益。

研究结果返回给捐赠者的内容和形式，都要设计进入遗传资源样本库协议和知情同意文本中，必须与受试者个人或伦理审查委员会进行有意义的讨论。

如果捐赠者的检测结果显示出捐赠者和/或他们的亲属有严重和重大的健康问题，即一种疾病（可能是致命的）可以预防或未解的健康障碍可以治疗的情况下，必须有结果反馈予以警示和提醒。在结果反馈中遵循三个原则：一是结果必须具有分析的有效性、临床意义的有效性以及能够反馈的有效性；二是不提供健康上不确定的信息；三是关注异常检测信号，仅提醒检查，不做医疗诊断。

（8）咨询的权利：

模板示范："如果捐赠者（您）还有任何问题不明白，可以咨询联系相关负责人（联络人及地址、电话等）进行咨询。"有时还有伦理委员会的联系方式。

（9）关于儿童样本采集的特殊要求：具体的儿童样本采集的法律要求，可能因国家或地区而异，我国目前在伦理方面也没有定论。儿童样本采集须遵守所有关于成人样本使用的要求，这其中包括伦理审核委员会对研究流程的授权批准、对研究过程的风险控制（隐私泄露的风险）和样本资源的使用终止等。

儿童捐赠者的年龄很重要，需要详细的记录（如年、月、日）。低于特定年龄（具体依不同国家地区而异，我们国家法律规定的未成年人为 14 岁）的捐赠者无法自主签署有效的知情同意书，在这种情况下，可以由父母或监护人代签知情同意书。

得到家长同意后，还应该根据儿童的年龄和发育水平来征询儿童同意。工作人员须使用儿童能理解的语言就研究和程序进行讨论，还应给予其提问的机会，从而获得儿童本人的理解或同意。与获得家长同意一样，有些关键议题必须告知儿童，比如他们并非必须参加该研究，或他们可以在今后任何时候决定退出研究。对于无读写能力的儿童，如果伦理委员会批准他们参与实验，可以口头表达知情同意书的内容。而对于有读写能力的儿童，则必须使用正式的儿童同意书。同意书须表达清晰、易懂且能鼓励儿童提问、质疑。总之，与获得家长知情同意的过程一样，获得儿童许可的过程应是一个自由分享信息的互动的过程，并且在双方知情的情况下作出决定。当捐赠者达到法定年龄后，再向他（她）提供一份新的知情同意书。必须告知儿童捐赠者及其父母/法定监护人，他们任意一方在任何时候都有权利撤销许可或同意书，或拒绝参与进一步的实验。

3. 知情同意"自主同意"模板的建议内容

（1）受测者声明：

模板示范："本人已经阅读了有关研究资料，我已获得讨论询问的机会，并且任何疑问均已得到满意解释。完全理解相关研究的资料以及该研究可能产生的风险和受益，确认已有充足的时间进行考虑，知晓参加研究是自愿的；我了解捐献者可以在任何时间以任何理由自由退出，并且不会影响捐献者未来的医疗保健和其他法律权利。"捐献者将获得一份由双方签名并注明日期的知情同意书副本。

（2）捐赠者的同意目录选项表单（由捐赠者自由勾选）：

1）是否自愿参加，并同意申办者按照告知内容采集样本，收集信息。

2) 知情同意模式的选择。例如全部同意,同意捐出的样本和信息用于教学、科研,用于本单位科研;用于国内科研合作,可用于国际科研合作,也可用于商业开发如生物标志物研究或新药研发等,并且放弃自己可能的商业利益。

3) 是否同意对样本的研究包括基因检测。

4) 是否需要研究数据返还,如果需要,则说明返还的内容和方式。

5) 关于隐私信息的有限保密。

模板示范:"我理解申办者、伦理委员会、监察人员等会按照相关规定查阅我的相关信息。我允许这些人员接触我的这些信息。"

(3) 捐赠者签字:包括受试者姓名(正楷),联系电话,签字日期等。

(4) 遗传资源样本库的编码。

(5) 遗传资源样本库方签字:知情同意书一式两份,遗传资源样本库或研究者保留正式版本,捐赠者保留副本。

总之,精准医学的首要任务是建立起遗传资源样本库共享机制,而共享的基础是遗传资源样本库的发展。所以,如何建立科学的遗传资源样本库伦理规范,关系到遗传资源样本库的日常工作和未来的发展,也有助于国家精准医学发展战略,也是现阶段每个遗传资源样本库工作者探索的课题。

医学研究所面临的信息保护与共享之间的矛盾,目的在于既保证受试者或患者个体的信息权益得到充分尊重和保护,同时,又要有利于医学的创新。涉及以人为对象的生物医学研究领域,都要涉及伦理,都要遵循伦理规范。收集者必须获得研究对象或捐赠者的知情同意后,方可进行生物样本和信息收集,以确保研究对象或捐赠者合法权益受到保护,同时也要保护收集者免于诉讼。遗传资源样本库的质量和安全是中国精准医学发展的根本支撑,当然,遗传资源样本库的伦理规范尤其是知情同意的模式和内容一直在发展变化中,所以遗传资源样本库伦理建设,任重而道远。

四、我国人类遗传资源的共享

1. 利益共享　样本研究成果的利益共享对于确保资源供应方,特别是发展中国家,得到公平和公正的对待意义重大。《名古屋议定书》(生物多样性公约的补充协议)要求公平和公正地分享使用遗传资源和/或传统知识所产生的成果。生物材料的使用者或收集者可能需要事先获得知情同意,并共同商定分享经济利益的条款(如能力培养、教育、研究伙伴关系、培训)和/或非经济收益(如访问费用、商业产品、版税、薪水)条款并达成一致。根据资源提供国和国内法规,需要考虑或可能需要与拥有遗传资源的原住民地方社区达成更多的协议。研究中涉及人体样本的采集者,特别是来自发展中国家的参与者,其获益可能包括建设当地样本库和科学研究的基础设施,建立研究合作关系,并可能改善参与社区的健康状况。样本库制度应该解决样本所有权和样本收益之间的关系,包括知识产权。由公共资金支持的样本库,考虑到伦理和法律义务,应使其资源提供给更大范围的研究人员。从其他国家进口的样本和数据,应确保向提供国提供公平和公正的利益。

2. 样本相关数据共享　如果标本（样本）的关键属性和来源等具体数据能够和标本（样本）同时提供给研究人员，这种标本（样本）则最为有用，提供的数据可以帮助科研人员解释和分析科研结果。数据管理方案和政策应该考虑以下内容：数据类型需要同人体来源和/或非人体来源的样本一起提供；遵循数据、协议书、知情同意和样本库管理文件相关的法律要求；执行材料和数据转移协议对人类样本来说保护受试者（捐赠者）的身份和隐私非常重要。如果可能，应该去除受试者所有的身份信息。质量控制措施应确保样本与正确的数据相关联。样本库应制定数据共享政策，描述可以访问和提供的标本（或样本）类型数据。样本库应该根据适用的法律和法规来制定共享样本相关数据的政策，包括知识产权转让、知情同意、伦理和隐私标准以及涵盖特定数据共享的正式协议。

五、我国人类遗传资源共享保密操作规范

隐私和保密是人类遗传资源共享的核心问题。目前采取的隐私保密形式主要是匿名和编码。各个遗传资源样本库在建设中需要有专门的人员负责信息数据的管理，确保捐赠者的信息和隐私在采集、使用、共享过程中得到很好地保密。因此，遗传资源样本库必须制定保密管理制度，并要求与样本及数据产生、流通与存储过程相关的所有工作人员在上岗之前必须签署保密协议。

附录一　人类遗传资源共享保密管理制度范本

一、总则

1. 为加强人类遗传资源共享保密管理，维护人类遗传资源保藏单位及全体员工的整体利益和长远利益，根据国家相关规定，制定本管理制度。

2. 本制度适用于人类遗传资源保藏单位全体员工。

二、保密事项

1. 人类遗传资源保藏单位秘密是指捐赠者的所有生物样本及其调查表、体检结果、实验数据、医学相关资料等所涉及的个人信息和隐私，如电话、住址、身份证号码、疾病等情况及其他经单位确定应当保密的事项，泄漏会导致捐赠者对人类遗传资源保藏单位的不信任，有的甚至会要求退出研究，不利于样本库开展长期的研究工作，使人类遗传资源保藏单位的权益和利益遭受严重的损害的事项。泄密是指向其他单位或个人泄漏与工作内容无关的人类遗传资源保藏单位秘密事项。

2. 保密范围

(1) 现场调查过程中采集捐赠者的人类遗传资源样本及其个人数据。

(2) 实验室数据管理过程中基于捐赠者的人类遗传资源样本产生的实验数据。

(3) 人类遗传资源保藏单位信息管理过程中存储的捐赠者的人类遗传资源样本信息。

(4) 数据中心信息管理过程中存储的捐赠者的个人信息，以及处理并产生的数据。

3. 保密事项分类

保密事项分为对外保密事项和对内保密事项，对外保密事项是指人类遗传资源保藏单位员工不得向单位外部泄漏的秘密事项；对内保密事项是指在单位内部一定范围内知晓的不得超过范围传播的事项。

三、保密管理

1. 人类遗传资源保藏单位保密管理的责任部门为行政人事部。行政人事部负责公司日常保密事务管理，员工保密教育，泄密事件的调查、取证、损害评估、提出对泄密人员的处罚建议。

2. 人类遗传资源保藏单位各部门负责人为本部门保密事务管理负责人。

3. 未经单位许可，不得以任何形式向单位内无关人员、单位外任何人提供、透露、散布或泄漏单位保密事项。

4. 不得向单位其他员工窥探、过问非本人工作职责内的保密事项。

5. 接触单位保密事项的员工，未经单位许可不得向他人泄漏，非接触单位保密事项的员工不得打听、刺探单位保密事项。

6. 涉密文件的管理需要严格遵守文件登记和保密制度。涉密文件由单位机要保密人员统一管理，阅办涉密文件必须在办公室或者安全保密的场所进行，涉密文件应存放在有保密设施的铁皮柜内，计算机中的保密文件必须设置口令，并将口令报告单位负责人。

7. 对涉密文件必须实行专人保管，专册登记，专柜存放，个人不得私自保存涉密文件资料。

8. 各类涉密文件由各责任部门定期整理,纸质原件交单位档案室统一管理,电子资料交单位数据中心统一管理。

9. 涉密文件的印刷、收发、传递、承办、借阅、保管、归档、移交和销毁,必须严格履行审批、清点、登记、签字等手续。

10. 新收进的涉密文件,必须严格进行登记、编号手续。对于一般采集过程中常规登记的信息,需要制定专人负责登记本的妥善保管。

11. 涉密文件应由专人负责印制、收发、传递及保管;未经单位批准,不得自行扩大阅读范围,不得私自翻印、复印、拍照、摘录和外传涉密文件,不得向规定范围以外的人员泄露;因工作需要传阅、翻印、复制涉密文件,应按相关规定经行政部、分管领导批准后进行登记,由机要人员直接传递,不得逾越机要人员任意横传;复印后的涉密文件资料要按原件密级管理;因工作需要长时间使用的,要向机要人员办理手续;根据需要,限定接触涉密员工范围。

12. 在进行人类遗传资源共享和转运时,样本库管理人员需要对涉及捐赠者的信息进行去除,如使用样本库的编号,去除捐赠者姓名、性别、住院号或者门诊号、身份证号码、医保卡号等涉及捐赠者个人隐私的所有涉密信息。

13. 尽量避免样本库数据存放在移动存储设备中,在必须通过U盘、移动硬盘或者邮件传递时,需要经单位负责人批准,并对数据进行加密处理,防止移动存储设备丢失或者数据截获时造成的伦理风险。

14. 严禁携带保密文件到与工作无关的场所。确因工作需要携带涉密文件资料外出的,需经单位负责人批准并采取相应的保密措施,不得在公共场所停留、游览、购物、探亲访友等,返回单位后要及时交机要保密人员保管,确保单位秘密安全。

15. 严禁在公共场合、公用电话、传真上交谈、传递保密事项,不准在私人交往中泄露单位秘密。

16. 严禁将各类涉密载体或者涉密资料当废品出售。

17. 若员工发现单位保密事项已经泄露或可能泄露,应立即采取补救措施并及时报告行政人事部。

四、保密措施

1. 人类遗传资源保藏单位要按照有关法律规定,与全体员工签订保密协议。保密协议作为劳动合同附件。

2. 员工办公电脑、手机、邮箱等必须设置密码,防止信息外泄。

3. 个人计算机或者实验室共用计算机中登陆的样本电子信息,需要对涉及捐赠者信息的文件进行密码保护和定期备份。

4. 各部门应采取措施加强电子信息资料的管理,对重要资料及时备份,防止丢失。

5. 样本库管理系统应该安装在专人管理的服务器中,系统定期自动对系统数据进行备份,保证系统故障时数据的安全。

6. 员工要严格按照保密制度传递涉密信息,妥善保管好经手的各类涉密载体。各部门应按档案管理规定定期整理保密资料,及时移交档案室。员工调离工作岗位,应及时将手中的涉密资料向部门移交。

7. 涉密文件应由发文部门负责人或其指定人员发文或签收，不得交给其他人员。

8. 档案室的保密文件，必须与普通文件区分，按等级、期限加强保护。

9. 宾客到单位参观，必须有专人陪同，不得接触单位保密资料。

10. 单位对外签订的所有合同、协议，均需规定保密条款。

11. 单位员工离开办公室，必须将涉密文件放入有保密设施的铁皮柜中。

12. 员工调职、离职，必须将自己经管的全部涉密文件，上交单位负责人，切不可擅自保留或随意交给其他人员。员工调职、离职后，应继续保守所知悉的单位保密事项，不得披露使用或允许他人使用其所掌握的单位保密事项。

13. 员工调职、离职，单位需要以书面或者口头形式向该员工重申保密义务，并可以向其新任职的单位通报该员工在原单位所承担的保密义务。

14. 对于掌握公司重要秘密的离职员工，单位有权与之签订保密协议。

五、责任

发现失密、泄密现象要及时报告，认真处理；对违反保密规定，使保密事项发生失泄密的，视情节及危害后果予以行政处分或经济处罚，情节严重者单位将诉诸法律途径解决。

附录二　遗传资源样本库知情同意书模板

知情同意书

（备注：适用于样本采集、收集、建立样本库类项目）【黄色部分需要酌情填写或选择填写】

研究方案名称：

方案版本号及日期：

知情同意书版本号及日期：

申办单位：

研究单位：

主要研究者：

尊敬的研究参与者：

您好！我们诚挚邀请您参加＿＿【研究项目名称】＿＿。在您决定是否参加本研究之前，请您仔细阅读以下内容，如果您有任何疑问，您可以随时向为您讲解这份知情同意书的研究人员提出。您是否参加本研究完全是自愿的，您可以拒绝参加。在参加本研究以后，您也可以随时退出，且不会遭到歧视或任何不当待遇，您的权益不会受到任何影响。

第一部分　信息告知部分

一、研究背景、目的、样本的用途（用通俗简洁的语言介绍为什么要开展本研究，目的是什么，300 字以内）

示例：人类遗传资源和人类遗传多样性是研究人类进化、疾病机制、个体化医疗、医药生物制品研发和生物安全等领域的主要材料来源。

“隔离群体”主要是指受空间、时间、文化、宗教信仰等限制不能与其他群体进行基因交流或基因交流显著降低的群体。这些群体在遗传结构、疾病分布等方面与其他群体有较大的差异，是一种特殊的人群遗传资源，是研究人类生物学特征和人口健康的重要关注对象。

本研究的主要目的是通过采集和分析隔离人群的遗传样本及数据，建立中国隔离人群遗传资源特色库，为探讨隔离人群环境适应的遗传学机制、分子生物学特征及后续遗传学研究提供支持和指导，从而促进医学的发展。

本研究中采集的样本及相关数据将用于【何种生物学研究】。

二、研究周期和过程（简要概述本研究拟纳入的受试者例数、研究过程）。

1. 研究概述

示范：本研究计划入组【如 1200 例】健康受试者，分别来自四川平武白马藏族、丹巴嘉绒藏族、石棉尔苏藏族、云南金萍莽人族群，云南西双版纳克木人族群、新疆博尔塔拉州土尔扈特蒙古族 6 个族群，每个族群 200 人。

2. 研究过程（描述受试者参与本研究相关的流程、步骤、持续的时间、随访次数）

本研究的过程分为样本采集过程和样本检测过程。采集过程主要是研究人员采集您的样本，样本检测过程主要由研究人员在我们的检测实验室完成。整个研究需要您来访【如1】次。

如果您愿意参加本研究，我们将请您签署知情同意书，然后研究人员将评估您是否符合本研究的入组条件。如果您符合入组条件，您将进入样本采集过程，这个过程预计需要【如4小时】。

首先，我们将需要收集您的个人信息，包括姓名、出生年月、单位、住址；身份证/驾照等证件号、电话号码等，然后，我们将邀请您前往【体检的单位及地点】进行医学体格检查，检查项目包括【心电图、腹部B超、脑MRI、颈动脉超声】。最后，我们将需要采集您【＊＊＊毫升】血液，收集您的【粪便、尿液、头发、指/趾甲】样本，样本采集将由专业的医务人员进行。

3. 注意事项(概括受试者在研究过程中需要注意的事项)

- 您需要提供有关自身病史和当前身体状况的真实情况；
- 在本次研究期间所发现的任何不适，您需要赶快告诉研究人员；
- 您不得服用研究人员已告知的受限制药物、食物等；
- 您需要告诉研究人员自己最近是否参与其他研究，或目前正参与其他研究。

三、参与研究的受益

参与本研究，您不会获得任何形式的物质或经济获益。由于科研项目的开展时间相对有限，因此我们也无法预知研究所得的结果是否对您或您的家属健康有所帮助和指导。但未来的研究成果可能会造福社会。

四、研究可能的风险及处理措施

研究过程中，我们所取的血样是________毫升，不会影响您的身体健康，但由于个体差异，在采集过程中，您可能会出现瘀斑、轻度疼痛，晕血、晕针及抽血处红肿等现象，但不会对您的健康造成危害，您不用担心。

我们做了诸多制度和技术上的准备以保障您的数据安全，但由于保密技术的局限性，仍可能会存在数据泄露风险。

五、研究相关的费用、补偿与赔偿

与本研究过程相关的医学检查费用将由研究单位承担，您不需要支付任何费用。

我们将提供给您【?】元人民币补偿，分别为营养费【?】元，交通费【?】元，误工费【?】元。

如因参加本研究而发生不良事件并对您造成伤害的，除了医生会对您提供积极治疗，研究单位将依法承担医疗费用及法律规定的其他费用。

六、样本及相关数据的存储、保密、使用、销毁与知识产权

如果您参加本研究，我们会给您一个研究编号，所有的材料将只有您的编号，您的姓名或其他的个人信息不会出现在这些材料中，只有参与招募的研究人员知晓与您编号相匹配的姓名及其他信息。

1. 存储与保密

您的样本将被保存于【如复旦大学人类遗传资源保藏管理中心】，您的所有个人信息及样本相关数据将被存储于【如复旦大学人类表型组研究院】，任何可以识别个人身份的信息(包括但不限于姓名、住址、电话、身份证号码等)将独立保存，并在严格限制的安全环境使用。我们在本研究中获得的所有您的个人资料均会严格保密。除国家法律法规强制执行情况，仅经授权的研究人员可以访问或使用您的样本及相关数据。

您的信息和样本也可能在一定的条件下，被匿名化处理后提供给本机构以外的科研机构用于科学研究，任何使用均需经过包括科学委员会、伦理委员会等的严格审查程序来保障您的权益。研究结果发表时，将不会披露您个人的任何隐私资料。

2. 使用

您的样本及相关数据将被用于国家或地方政府委托复旦大学开展的遗传学领域的科研项目，可能会提供给复旦大学以外的国内科研机构以合作开展健康科学研究，也可能提供给国外科研机构开展国际合作研究。

3. 销毁

当收到您退出本研究的要求和/或本研究项目终止时，我们将按照医疗废弃物处理流程销毁您的剩余样本，并移除您所有的检测数据，包括基因数据、基础信息及其所有备份数据。

4. 知识产权

复旦大学及相关第三方合作机构可能会产生研究成果和相关知识产权，包含但不限于专利、服务、产品、文章、图片、软件、音频、视频。您将不会享有成果所有权及知识产权且不会从中获得补偿。

七、退出研究与撤回同意、再次联系

1. 退出研究与撤回同意

您参加本项研究是自愿的。研究过程中您可以在任何时候、因为任何原因退出本研究且不会遭到歧视或任何不当待遇，您的权益不会受到任何影响。

您也可以撤回您的同意。当您联系我们撤回同意后，我们将：

(1) 不再继续随访或分析您的任何样本及数据；

(2) 移除您所有的检测数据，包括基因数据、基础信息及其所有备份数据，除非样本及相关数据在您申请撤回同意前已经被应用或已做伪名化处理且因为技术局限无法撤回。

2. 再次联系

如果我们在研究中发现有关您的重大健康问题，我们有可能再次联系您，询问您是否将此信息提供给您本人和/或家属，并尊重您的决定。

八、联系信息

如果您有与本研究有关的问题，或您在研究过程中发生了任何不适与损伤，或有关于本项研究参加者权益方面的问题您可以通过(电话号码)与(研究者或有关人员姓名)联系，并得到相应的解答。如果您有任何疑问或在研究过程中对研究人员有投诉，如果您有与自身权利/权益相关的任何问题，或者您想反映参与本研究过程中遭遇的困难、不满和忧虑，可以联系伦理委员会，联系电话:【电话号码】。

第二部分　同意声明

我已阅读以上告知内容，并知道我相应的权益。

我有机会提问而且所有问题均已得到解答。

我理解参加本项研究是自愿的；我可以选择不参加本项研究，或者在任何时候退出，而不会遭到歧视或任何惩罚，我的任何医疗待遇与权益不会因此而受到影响。

我愿意遵守本研究的所有要求。

我清楚签署以后还有疑问可以咨询研究者或伦理委员会的工作人员。

我同意捐赠样本和信息给复旦大学的科技工作者，并保存于复旦大学人遗资源库，以供完成本次及今后的所有科学研究计划，并且同意国内外的科研机构共享研究数据。

我已了解本研究的所有情况，并自愿同意参加。

我将收到一份签过字的“知情同意书”副本。

我　□希望　□不希望　知道任何与我的健康有重大关联的研究结果。

我同意我的样本及数据被储存，并且将来：

□仅用于和本知情同意书提到的研究方向一致的科学研究；

□在伦理委员会的监管下，我授权我的样本用于任何科学目的的研究。

受试者姓名：________________

受试者签名：________________

日期：________年________月________日

我已准确地将这份文件告知受试者，他/她准确地阅读了这份知情同意书，并有机会提出问题，我已提供其一份签署过的知情同意书副本。

研究人员姓名：________________

研究人员签名：________________

日期：________年________月________日

附录三　人类遗传资源共享保密协议范本

×××保密协议

甲方：　　　　　　　　　　　　　　　乙方：
联系地址：　　　　　　　　　　　　　身份证号码：
甲方代表人：　　　　　　　　　　　　联系方式：

为加强人类遗传资源共享保密管理，维护人类遗传资源保藏单位及全体员工的整体利益和长远利益，明确乙方在甲方任职期间和离职后保守甲方秘密的义务，有效保护甲方的秘密，防止该秘密被公开披露或以任何形式泄漏，以更好地保护参与调查人员的隐私，根据国家相关规定，甲、乙双方本着平等、自愿、公平和诚实信用的原则，达成如下协议：

第一条　保密内容及范围

本协议所称秘密是指捐赠者的所有生物样本及其调查表、体检结果、实验数据、医院相关资料等所涉及的个人信息和隐私，如电话、住址、身份证号码、疾病等情况及其他经单位确定应当保密的事项。

保密范围包括但不限于：

(1) 现场调查过程中采集捐赠者的人类遗传资源样本及其个人数据。

(2) 实验室数据管理过程中基于捐赠者的人类遗传资源样本产生的实验数据。

(3) 人类遗传资源保藏单位信息管理过程中存储的捐赠者的人类遗传资源样本信息。

(4) 数据中心信息管理过程中存储的捐赠者的个人信息，以及处理并产生的数据。

第二条　保密规章和制度

乙方在接触甲方秘密期间必须严格遵守甲方的保密制度，履行相应的保密职责。遇到甲方保密制度中未规定或者规定不明确的方面时，乙方应本着谨慎、负责的态度，采取必要、合理的措施，保守其相关涉及的知悉或者持有的任何属于甲方或者虽属于第三方但甲方承诺有保密义务的秘密。

第三条　保密责任

未经甲方事先书面同意，乙方不得以任何形式泄漏、传播、公布、发表、传授、转让、交换或者以其他任何方式使甲方内部无关人员以及甲方外部任何人知悉属于甲方或者属于第三方但甲方承诺有保密义务的秘密，也不得在规定范围以外使用这些秘密信息。

参与数据清理的人员，必须将清理好的数据上交数据中心保管，在没有提出书面申请之前，个人不能私自保留数据。

第四条　保密期限

乙方在甲方任职期间及乙方无论因何种原因离职，自入职之日开始，至甲方秘密由甲方公开时止，应当保守在甲方任职期间接触、知悉的属于甲方或者虽属于第三方但甲方承诺有保密义务的秘密，履行保密义务。

第五条　信息的载体

乙方因工作需要所持有或保管的一切记录有甲方秘密信息的文件、资料、图表、笔记、仪器以及其他任何形式的载体均归甲方所有，无论这些秘密信息有无价值。

乙方相关工作结束后，或者于甲方提出要求时，返还属于甲方的全部财物和载有甲方秘密信息的一切载体，不得将这些载体及其复制件擅自保留或交给其他任何单位或个人。

乙方不得将各类涉密载体或者涉密资料当废品出售。

第六条　侵权责任

甲、乙双方约定：

(1) 如果乙方不履行本协议所规定的保密义务，应当承担违约责任，任职期间接受甲方的罚款、降薪或辞退等处罚；如已离职，一次性向甲方支付违约金10000元人民币。

(2) 如果因为乙方前款所称的违约行为造成甲方的损失，乙方应当承担违约责任，并承担赔偿甲方损失的责任。

(3) 乙方泄密甲方的科研数据秘密，甲方可以选择根据本协议要求乙方承担违约责任，或者根据国家有关法律、法规通过司法的方式要求乙方承担侵权法律责任。

第七条　争议解决

因本协议而引起的任何纠纷由双方协商解决；如果协商不成，任何一方均可向人民法院提起诉讼。

第八条　其他事项

本协议如与双方以前的任何口头或书面协议有抵触，以本协议的规定为准。

本协议的修改必须采用书面形式。

本协议正本一式贰份，甲乙双方各执壹份。

第九条　生效

本协议自双方签字盖章之日起生效。

甲方代表人(签字)：　　　　　　乙方代表人(签字)：

甲方(盖章)：

日期：　　　　　　　　　　　　日期：

参考文献

[1] 程小懿.生物数据库之保密伦理[M].台北:国立中央大学哲学系,1996:54.

[2] 田野.大数据时代知情同意原则的困境与出路——以生物资料库的个人信息保护为例[J].法制与社会发展,2018,24(6):111-136.

[3] 吴静,白桦,王思成,等.2013版《赫尔辛基宣言》评述[J].中国中西医结合杂志,2014,3(1):127.

[4] 翟晓梅,邱仁宗.生命伦理学导论[M].北京:清华大学出版社,2005:258.

[5] 中国医院协会.《涉及人的临床研究伦理审查委员会建设指南(2019版)》受到业内广泛肯定[EB/OL].(2019-11-11)[2020-08-23].http://www.cha.org.cn/plus/view.php? aid=15902.

[6] 朱伟,胡庆澧.涉及人的健康相关研究国际伦理准则[M].上海:上海交通大学出版社,2016.

[7] American Academy of Pediatrics Committee on Bioethics.Informed consent, parental permission, and assent in pediatric practice[J]. Pediatrics, 1995, 95:314-317.

[8] American Neurological Association Council on Ethical and Judicial Affairs. Medical futility in end of life care: Report of the Council on Ethical and Judicial Affairs[J]. JAMA, 1999,281:937-941.

[9] AURAY-BLAIS C, PATENAUDE J. A biobank management model applicable to biomedical research[J]. BMC Med Ethics, 2006,7:4.

[10] Black issues in higher education, howard university looks to create DNA bank noteworthy news[EB/OL]. (2003-06-19)[2020-03-11]. http://findarticles.com/p/articles/mi_moDXK/is_9_20/ai_104521284

[11] British Medical Association. BMA Guidelines on Treatment Decisions for Patients in Persistent Vegetative States[S]. London: British Medical Association,1996.

[12] CAMBON-THOMSEN A, RIAL-SEBBAG E, KNOPPERS B M. Trends in ethical and legal framework for the use of human biobanks[J]. Eur Respir J, 2007,30:373-382.

[13] CAMBON-THOMSEN A. The social and ethical issues of post genomic human biobanks[J]. Nature, 2004,5(11):866-873.

[14] Comment by Gillian Mignott.The importance of biobanking[EB/OL]. (2008-03-02)[2019-11-27]. http://www.biobank.scentral.org/importance/what.php

[15] deCODE genetics. a global leader in human genetics [EB/OL]. (2011-08-05)[2019-11-27]. http://www.decode.com

[16] EGeen. Estonian Genome Project ahead of schedule[EB/OL]. (2002-12-19)[2019-11-27]. http:// www.egeeninc.com/node/40/print

[17] KAUFMAN D, GELLER G, LEROY L, et al. Ethical implications of including children in a large biobank for genetic epidemiologic research: A qualitative study of public opinion[J]. Am J Med Genet Part C Semin Med Genet, 2008,148C(1):31-39.

[18] KELLEY K, STONE C, MANNING A, et al. Population based biobanks and genetics research in Connecticut by The Virtual Office of Genomics. 2007[R]. Connecticut Dept of Public Health, 2007:4.

[19] Ministry of Welfare, Iceland. Biobanks Act, No.110/2000[EB/OL]. (2008-01-08)[2019-12-15]. http://eng.velferda rraduneyti.is/media/acrobat enskar_sidur/Biobanks Act as-amended.pdf.

[20] Singapore Biobank.Singapore tissue network has moved to biopolis.[EB/OL].(2011-08-05)[2019-12-15].http://www.stn.org.sg/08_news.htm.

[21] UK Biobank. Draft Protocol for Biobanks UK: A study of genes, environment and health [EB/OL].[2005-06-19]. http://www.mrc.ac.uk/b2/pdf public biobanks_protocol.pdf.

[22] UK Biobank.UK Biobank-what is it? [EB/OL].(2011 - 08 - 05)[2019 - 12 - 15]. http://www.ukbiobanks.ac.uk/about/what.php.
[23] WRIGHT J. Definition of genomic databases[EB/OL]. (2008 - 01 - 08)[2019 - 12 - 15]. http://www.privileged.group.shef.ac.uk/projstages/stage1/introduction/gendb definitions/.
[24] WRIGHT J. Definition of human population genetic databases [EB/OL]. (2008 - 01 - 08)[2019 - 12 - 15]. http://www. privileged. group. shef. ac. uk/projstages/stage1/introduction/gendb-definitions/.

第六章　中国人类遗传资源共享平台规划实施方案

第一节　遗传资源共享平台规划主体内容

遗传资源的整合是一项重要的基础性工作。现在各样本采集、保存单位的资源描述规范和数据标准自成体系，缺乏有效的信息沟通渠道；各部门、各单位之间资源数据标准不一致，缺乏可比性，影响着遗传资源实物和数据的原始质量。这些因素，使得遗传资源的整合与共享利用难以实现，也严重影响了我国遗传资源管理工作全面走向规范化和科学化。我国遗传资源样本库建设起步晚，对遗传资源共享平台的建设和探索也相对晚于美国、英国、欧盟等国家。为此，笔者团队参考国际上大型遗传资源样本库构建、遗传资源共享模式，结合我国实际发展情况，研究建立统一的国家遗传资源共享平台，并设计了较为全面、规范的共享流程。

一、主要参与方和相关机构

遗传资源样本共享平台主要的参与机构包括国家主管部门、样本保藏机构、样本共享服务机构、样本申请方以及专家/伦理委员会（图 6－1），其中国家主管部门并不直接参与共享活动，但对遗传资源共享进行监督管理，本节将对主要参与方的职能进行简要介绍。

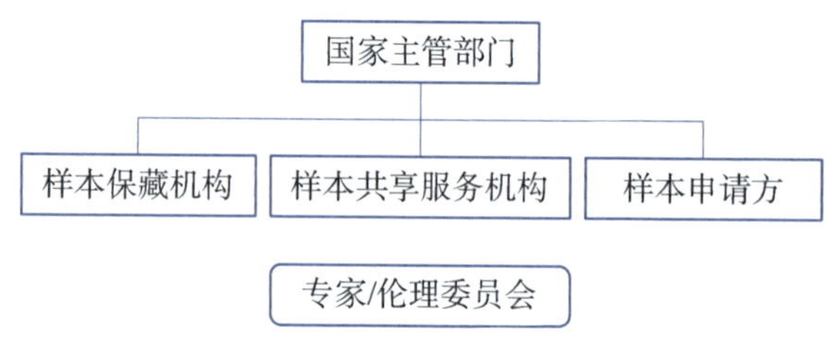

图 6－1　遗传资源共享平台的主要参与方和相关机构

（一）样本共享服务机构

样本共享服务机构是遗传资源共享体系的重要组成部分，是维护样本共享流程的核心机构。

样本共享服务机构以专业领域知识和运营管理知识，与共享平台的其他参与方建立紧密联系，为共享活动提供支持性服务。在遗传资源样本共享过程中，它主要起到协调主管部门、样本使用方、样本保存机构等共享主体，促进共享活动顺利、有效进行的作用。

在遗传资源样本进行共享的过程中，样本共享服务机构的主要职责如下：

(1) 维护平台业务运作，保障共享活动进行。样本共享服务机构担负着共享平台的日常运营、维护和管理职责，负责保障共享平台的正常访问和有效运作，同时确保共享活动的正常进行。

(2) 建立顺畅的中间渠道，协助样本共享双方实现信息交流。样本共享服务机构依靠共享平台建立畅通的沟通渠道，以减少样本共享双方的交易成本和信息不对称，提高样本共享效率。

(3) 提供必要的样本共享咨询服务。共享服务机构为参与双方提供必要的信息咨询服务，以减少信息不对称。

(4) 标准化共享流程，维护双方权益。共享服务机构为各相关主体提供样本，共享信息、沟通、物流等各种规范化服务，以标准化的共享流程来衔接不同共享主体的交往，同时建立共享信用评价体系和规范化管理制度来维护双方权益。

(5) 规范共享主体行为，实施对共享活动的监督和调节。样本共享服务机构还承担着对共享主体的资格认定、共享行为监督与调节的任务，可以起到发挥规范共享主体行为，维持共享活动正常进行的作用。

（二）样本保藏机构

目前大型的样本保藏机构主要是医院以及大型的研究机构、大专院校等。样本保藏机构在共享平台中扮演着十分重要的角色，是遗传资源样本的重要供给方，是共享活动得以开展的基础。只要是符合遗传资源管理有关法律法规的、拥有相应资质和一定规模的样本保藏的机构，都可以选择加入平台成为共享活动的样本提供方。

1. 共享平台的样本提供方的主要职责

(1) 提供详细样本数据，保藏可共享的样本并发布样本信息。样本保藏机构注册成为共享平台的样本提供方后，需要提交必要的样本数据并且发布共享样本信息，这些信息构成了样本共享的基础。

(2) 资源信息更新。数据库是在实物基础上建立的，每份样本对应一条数据记录，根据数据的记录条码，内部编号，可以查找到对应的资源，同时在资源消耗和使用时，数据库对记录进行自动更新，动态监测资源使用状况。

(3) 参与样本共享需求讨论。在样本共享活动进展过程中，样本提供方需要回应共享服务机构的联系事项，并按照日程计划参与样本共享需求讨论，推进样本共享活动的进行。

(4) 按照标准的流程操作，保障出库样本质量。在开展样本共享活动时，样本持有方需要按照有关标准流程操作以保障出库样本的质量符合要求。

2. 样本提供方可以从共享活动中获得的收益

(1) 从共享活动中获取回报。为了鼓励和促进样本共享活动的进行，并且参照国际惯例，样本提供方可以从共享活动中获得所要求的回报，并且共享平台将会维护样本提供方的有关权益。

(2) 享受个性化的样本共享信息服务。样本提供方作为共享平台的用户可以方便地查询、浏览共享平台提供的各类样本、机构和项目信息,并且可以享受到样本共享服务机构提供的个性化定制信息服务。

(三) 样本申请方

实际上,专业科研机构和高等院校在作为样本保藏单位的同时常常也是共享平台的样本申请方。这是因为许多研究机构在开展科研项目的时候,往往缺乏样本的收集技术或者资金支持,另一方面通过共享平台获得样本可以节约科研经费和样本采集成本。这不仅促进了资源的有效配置,而且一定程度上也缩短了项目周期。当然,个人用户也是可以在共享平台上注册并参与共享活动的。

样本申请方在共享活动中的主要义务如下。

1. **提交明确的样本请求和申请样本所需的项目材料**　合法的样本申请方可以通过共享平台查询有关的样本信息,并向平台提出样本申请,这需要提交比较详细的样本需求信息以及研究项目的有关材料。这些信息是共享平台协调共享活动和达成共享的必要条件。

2. **参与协商并签署样本转让协议**　共享双方达成合作意向之后,需要签署正式的样本转让协议,样本申请方可以通过共享平台和样本保藏机构进行沟通协商,并最终完成协议签署。

3. **履行协议中约定的各项条款,特别是在项目结束后返还协议中约定的项目成果**　样本申请方在取得所需的样本后,共享活动就进入项目进展阶段,申请方需按照协议约定或共享平台的要求按期返还项目成果,返还成果的质量以及申请方的共享行为将以信用度的形式记录下来,从而达到规范共享主体行为、监督共享活动、保障共享双方权益的目的。

样本申请方通过共享平台可以查询到必要的样本信息并提出样本申请,同时拥有满足其对样本数量、质量的需求的权利。

(四) 专家/伦理委员会(可选)

《人类遗传资源管理条例》规定:"开展人类遗传资源的收集、保藏、研究开发、国际合作等活动,应当遵守公认的伦理原则,保护资源提供者的安全和个人隐私。开展人类遗传资源收集、保藏、研究开发、国际合作等活动的单位应当设立伦理委员会,对本单位开展的开发利用人类遗传资源的活动进行审查和监督。"因此,现有的所有样本库保藏机构都设立了专家/伦理委员会,这些委员会对本单位开展的项目的合理性以及伦理过程进行审查和监督。遗传资源共享平台可以统一搭建一个专家/伦理委员会平台进行评审,这对于规范共享活动是很有必要的。

专家/伦理委员会的主要职责如下。

1. **参加样本共享评审**　专家/伦理委员会应接受共享平台的邀请参加样本共享的评审活动,履行相应的职责和义务。

2. **评估相关申请材料**　专家/伦理委员会对样本申请方提交的项目有关材料进行评估,对项目可行性以及是否有违伦理规范进行审核。

3. 对参与样本共享过程的机构给出合理的评价　专家/伦理委员会需要对参与样本共享的双方给予评价，将作为样本共享活动的参考内容之一。

4. 给出合理的样本使用建议　专家/伦理委员会可以对于项目应该采用的样本或者共享样本的利用方式提供建议，以使得共享样本被更好地利用。

（五）国家主管部门

国家有关主管部门不是共享活动的主体而是遗传资源共享活动的监管主体。国家主管部门在遗传资源共享活动中的主要职责包括：

1. 发挥引导作用　主管部门要积极引导和鼓励遗传资源共享活动的进行，引导不同主体之间的资源共享，最大限度地发挥遗传资源的效用和效率。

2. 要推动建立和健全遗传资源的共享规则和机制　有关部门要通过法制建设和制度设计，确保遗传资源配置和共享的有效进行，发挥监督和保障作用，进一步规范和统一遗传资源的配置和共享活动。

3. 要承担共享平台所需的基础设施建设的投入　国家有关部门应该在充分考虑科技资源外部经济效益的基础上，构建统一的遗传资源共享平台，促进遗传资源共享活动的广泛开展。

4. 统计和监管遗传资源管理所需的各类信息　主管部门依据共享平台，统计遗传资源的采集、保藏和共享的各类信息，这是作为国家科技资源管理的重要依据。

二、遗传资源共享平台建设目标

遗传资源作为一类重要的科技资源，是科学研究的必要条件和重要物质基础，遗传资源的合理、有效配置可以带来直接或间接的经济效益。直接经济效益表现为遗传资源使用方科研成本的降低等，间接的经济效益表现为科技创新进程的加快，社会总体投资的有效节约等方面。加之国家对遗传资源管理和利用的高度重视，建设遗传资源平台成为促进共享活动、实现规范监管的重要手段，基于此，如图 6－2 所示，笔者认为遗传资源共享平台的建设目标包括遗传资源监管与实现遗传资源样本的共享活动。

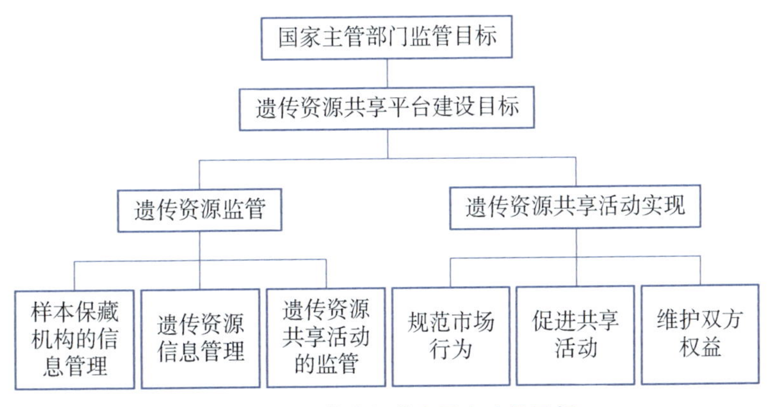

图 6－2　遗传资源共享平台建设目标

（一）遗传资源监管

国家主管部门需要借助平台协调和管理遗传资源，甚至履行相应的公共服务职能。其具体需求如下。

1. 样本保藏机构的信息管理　可以通过共享平台对样本采集、保藏机构的情况进行跟踪、查询、汇总与监督、分析，了解当前活跃的样本机构数量，以及样本机构的等级、地域等分布规律。

2. 遗传资源信息管理　通过共享平台对样本层面各方面情况的跟踪、查询、汇总和分析，了解目前国家收集的样本规模、样本类型、样本采集年限等信息以及分布情况，加强对样本采集、保藏机构之间的合作与协调，避免重复采集。

3. 遗传资源共享活动的监管　通过共享平台，一方面，发挥积极的引导作用，鼓励和促进遗传资源共享活动的进行；另一方面，对共享活动的各方面进行跟踪和监督，例如分析每年共享业务的发生频率、审核成功率以及共享协议的实践情况。

（二）遗传资源共享活动实现

遗传资源共享平台建设的重要目标就是保障遗传资源样本共享活动的实现，从这个角度具体来说，共享平台的建设目标如下。

1. 规范市场行为　共享平台依靠一整套规范化的业务流程来规范共享活动的各个步骤，实现共享业务的规范化、统一化，从制度上保障共享活动的顺利进行，同时规范了共享主体的行为具体措施包括：①需求表单结构化；②共享业务流程化；③平台组建专家组；④专业运输方案外包；⑤提供质量评估渠道等。

2. 促进共享活动　标准化的业务流程和基于信息技术运行的共享平台可以提高共享业务的执行效率、降低交易成本，从而促进共享活动的开展，具体措施包括：①简化需求沟通；②多方案并行处理；③系统知识协助筛选等。

3. 维护双方权益　维持共享活动的不间断开展离不开对共享双方合法权益的保障，共享平台采取了一系列制度和技术设计来维护共享双方的权益，具体措施包括：①转让协议标准化；②过程质量反馈；③建立信用评估体系等。

（三）遗传资源共享平台的核心业务流程

依据遗传资源共享平台的建设目标，共享平台的核心业务包括四个：遗传资源样本信息管理，共享主体信用管理，遗传资源共享以及遗传资源信息及其共享活动监管。参与的主体包括样本保藏机构、样本申请方和共享服务机构。不同主体在共享流程的不同阶段执行不同的操作，同时推进共享流程的运作。

1. 样本信息管理　图6-3所示：共享平台上样本信息发布的业务流程，包括样本库管理的内容。

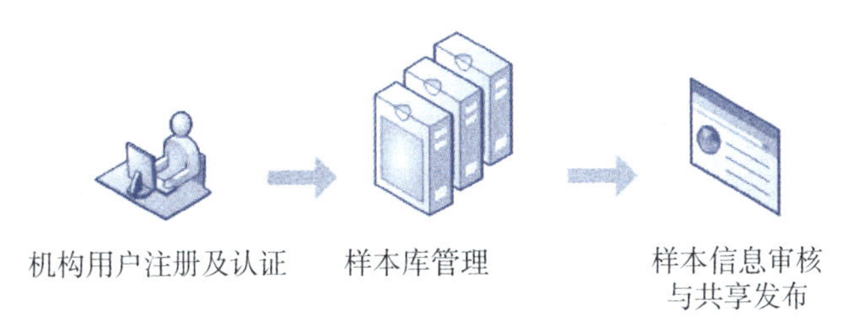

图 6－3　样本信息管理业务流程

(1) 机构用户注册及认证:样本保藏机构首先要在共享平台上进行注册,注册用户在经过共享平台审核确认后可以开展活动,保藏机构需要按照平台的要求完成提交机构用户信息,在平台审核后即可进行下一步操作。

(2) 样本库管理:注册成为共享平台的样本保藏机构之后,机构用户可以有自己的样本管理空间,系统允许这些用户对空间进行分配及管理,不同的样本库空间可以对应保藏机构的多个样本库,或者也可以按照保藏机构的需要进行其他形式的组织。

(3) 样本信息审核与共享发布:机构用户需要按照平台的相关规定提供样本保藏机构的相关信息,而共享平台有权对样本信息进行审核和进一步管理,以便将其用于共享业务,这些信息主要包括:

1) 样本库信息:样本库信息是对样本保藏机构的一个客观评价,样本申请者可以根据样本机构的所在地区、运营状况以及存储的样本类型来确定大致的样本申请范围,从而省略掉不必要的沟通过程,降低交易成本。

2) 样本信息:不同的实验需要使用不同类型的样本,甚至对于相同类型的样本也有着不同的质量要求,因此对于项目研究员来说,进行样本实验之前必须了解样本的基本信息,从而选择类型、质量都合适的样本。样本信息是样本申请方查询相关样本的重要入口。

3) 样本源信息:大部分实验数据都需要进行统计分析,实验检测的数据与表型数据关联在一起才可能得出有效的结论,因此作为项目设计者,样本源信息是必须考虑的因素之一。

4) 伦理信息:所有的样本使用过程都必须符合伦理规范,样本共享也不例外。样本使用方必须确保申请的样本的用途不与伦理条例相悖。因此,样本保藏机构需要提供必要的伦理信息。

(4) 信息保密分级:遗传资源有保密性,很多信息不能公开发布,但在查询时又是十分重要的,因此采取分级保密的方式是很有必要的;现根据信息系统的使用和安全确定了三级遗传资源信息的保密级别。

第一级是完全公开的数据,主要面向公众开放,不存在任何保密信息,在共享平台上可免费查询,用户无需网上注册即可查询,这些数据是按共性信息描述规范收集的。

第二级是部分公开的,用户必须注册并提供详细个人资料,通过身份验证后方可查询这些数据,这些数据信息主要是为资源提供线索,获取后可通过信息系统和资源保藏单位取得联系达成协议进行共享。

第三级是完全保密的,只有用户通过书面协议获取身份验证才能获取,这些数据在网络上只显示少量示例或整体统计学分布的描述。该部分的数据提供资源采集时利用的或用于研究的许多信息，这些信息对资源的研究具有非凡价值。

2. 共享主体信用管理　遗传资源共享平台的建设核心之一就是共享主体的信用管理系统，关于共享平台的信用机制设计、信用评价的业务流程等内容将在后面详细阐述。

3. 遗传资源共享　业务流程见图6-4。

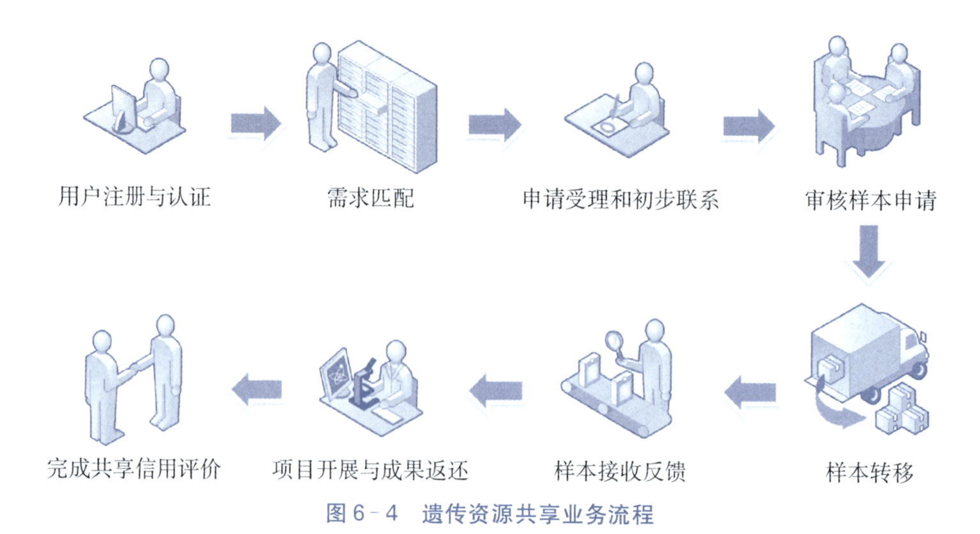

图6-4　遗传资源共享业务流程

(1) 用户注册与认证：样本申请方首先同样需要在共享平台注册，提交必要的信息以供平台进行身份认证，共享平台经过审核完成对样本申请方的初始信用度评价，保障用户可以参与共享活动。

(2) 需求匹配：样本申请方在注册并且身份得到认可后，就能向共享平台提交样本申请，并通过共享平台的遗传资源共享需求匹配搜索引擎进行匹配，样本申请信息可以大致分为两类：

1) 结构化信息：共享平台提供结构化的需求表单，供用户填写，用于帮助申请方查询共享平台上样本的基本情况。该表单包括样本信息要求、样本源要求以及项目使用方案和伦理方案。

2) 非结构化信息：由于样本信息的复杂性和不确定性，加之许多研究人员对于样本库的管理过程并不了解，他们往往会根据自己的项目要求提出样本使用需求，甚至会在沟通过程中隐藏一些需求环节。此时结构化的申请表单就无法满足，而应提供更加直接方便的交流途径确保样本需求的明确落实。

除了申请方的需求信息之外，共享平台还具有遗传资源搜索引擎。样本持有方可对样本资源设置的其他共享属性进行检索和匹配，例如信用度阈值等，最终完成需求匹配工作，并生成排序后的匹配结果。

(3) 申请受理和初步联系：在收到申请方提交的样本需求后，共享平台确认受理申请信息，然后根据样本申请方初步选择的样本保藏机构进行进一步评估，并联系样本保藏机构确认样本情况和共享意愿，之后组织必要材料准备提交专家审核。

(4) 审核样本申请：在共享双方初步达成共享意向后，共享平台会将有关材料整理汇总提交专家/伦理委员会审核，审核的主要内容如下。

1）项目审核：专家委员会根据样本申请方提出的样本使用方案来评估样本申请是否与用途匹配，以及该方案是否能有效地获得一定的科研成果，并给出专家委员会意见。

2）伦理审核：伦理委员会根据申请样本的伦理文件以及申请项目的样本用途来审核样本共享过程是否符合伦理规定，最终给出伦理审核意见。

（5）样本转移：在通过专家/伦理委员会审核后，样本共享双方可以进一步进行协商，从而确认共享样本的共享方式、有关条件以及成果返还形式、期限等内容，并签订转让协议，然后完成共享样本转移过程。这一阶段的主要内容有：

1）签署转让协议：样本使用方与样本提供方需要签署一份完整的样本转让协议，协议中需要明确约定共享样本、共享方式、有关条件以及成果返还形式、期限等内容，明确共享双方的权利和义务。

2）样本（信息、实体）出库：样本出库过程包括了实体样本出库与冷链运输。由于样本实体一般需要苛刻的保存环境，因此一旦出库则需要有合理高效的运输方案以及及时的接受过程。而样本信息（包括源信息）则需要在转让过程中确保安全，应当避免与网络环境接触，以尽可能降低信息丢失、泄露的风险。

3）样本运输：不同类型的样本分别有不同的运输标准，违反相应运输标准会导致样本寿命缩短，从而给之后的使用过程带来损失。

（6）样本接收反馈：样本申请方在收到所需的样本之后，可以对样本进行质量检测并向共享平台上传检测报告，同时完成对样本保藏机构的共享信用评价。如果样本申请方反馈存在严重的质量问题，共享平台会介入调查，保障各共享参与方的权益。

（7）项目开展和成果返还：样本申请方在取得所需样本后，共享活动就进入项目开展和等待成果返还的阶段，样本申请方有义务按照转让协议的约定，在期限内返还相应的成果。共享活动一般要求返还的成果包括：

1）实验原始数据：样本申请方应该按照约定的数据分析方法和质量控制（QC）方法返回实验原始数据和以及质量控制结果，样本申请方有义务保证返还的实验数据的质量，因为只有经过严格处理的返还数据才有再利用价值。

2）项目成果：一般而言，成果以技术专利及发表文献来表现。技术专利可共享技术的使用权利，技术文献则可以根据其综合质量评判其成果质量。

（8）完成共享信用评价：由于共享活动的周期较长，样本保藏机构在获得返还的成果和数据后，根据项目成果和数据的质量，对样本申请方进行共享信用评价，从而完成整个共享流程。

4. 遗传资源及其共享活动的监管　国家主管部门对遗传资源及其共享活动的监管，是为了有效实现遗传资源管理的目标，从国家科技资源管理的整体利益出发，对遗传资源各配置主体行为进行监察和督导。所谓监察，就是监测和考察遗传资源采集、保藏和共享活动的基本运行情况，看它们是否符合既定目标，并查明偏差程度和原因；所谓督导，就是督促和引导各科研主体的行为，引导共享活动顺利有序开展，以有效地实现目标。

如图6－5所示，国家主管部门依托共享平台可以实现对共享主体、共享资源、共享过程和共享成果“四位一体”的监督管理。

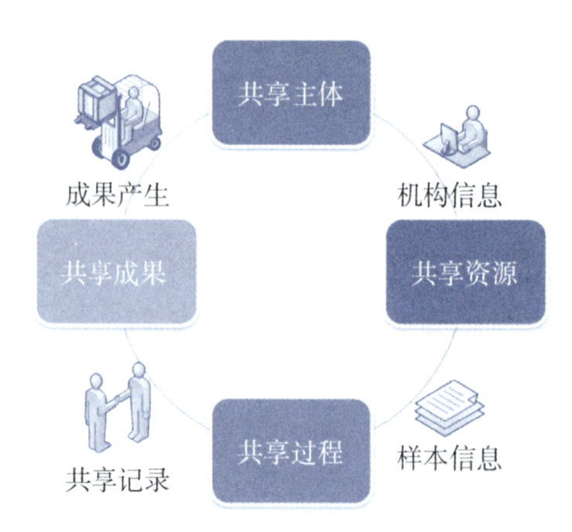

图 6-5　国家主管部门对遗传资源及其共享活动的监管

国家主管部门依托共享平台可以有效地实现既定的监督管理目标，通过“四位一体”实现对遗传资源参与主体、共享资源、共享过程以及成果产生进行全面的监管。对整个过程中所涉及的样本保藏机构信息、样本信息、共享活动记录以及共享成果等实现了全生命周期的信息化管理。具体来说，国家主管部门可以实现以下 3 个方面的监管内容。

(1) 对遗传资源采集和保藏总体情况的监督：国家主管部门依托遗传资源共享平台可以首先实现对遗传资源采集和保藏总体状况的监督，对遗传资源的保藏机构有全面、准确的统计和管理，对于遗传资源的采集状况、采集规范等也能有统一、规范的管理。这些对于掌握我国遗传资源储备和分布情况无疑是非常重要的，同时可以避免重复投入和不必要的资源浪费。在积累了大量数据和相关属性后，可以依托共享平台对遗传资源的利用进行有效控制和高效配置，例如遗传资源储备量预警、资源失效预警等。

(2) 对遗传资源共享活动总体态势的监督：遗传资源共享平台的建立目的就是实现共享活动，国家主管部门依托共享平台可以实现对遗传资源共享活动总体态势的监督。通过对共享活动数据的分析，可以了解共享活动发生的频率、成功率等信息，同时可以通过产生成果的情况对共享活动的效果进行评价。对共享活动的监督可以了解遗传资源共享的活跃程度，以及相关领域的科研动态和研究热点，这些对于科研项目的审批和跟踪是很有帮助的。

(3) 对遗传资源共享平台和共享规则的监督：遗传资源共享服务机构是共享平台的实际运营方，理应受到国家主管部门的监督，主管部门对于共享服务机构的运营能力和服务能力进行监管，对于共享平台运营的各项制度，特别是共享规则等要进行监督和引导，积极发挥共享活动的监督者和引导者的角色。

(四) 遗传资源共享活动中的难点及解决方案

由于样本的自身特性以及在线交易普遍存在的风险，遗传资源共享活动存在诸多难点，也正是这些难点使得目前遗传资源样本共享活动，只在联系密切的研究机构之间进行，本节将分析遗传资源共享活动中存在的主要难点，并针对共享平台提出相应的解决方案。

1. 共享活动中的难点　笔者分析认为，遗传资源样本共享的主要难点有 3 个方面。

⑴ 样本共享需求模糊。样本源信息是一个维度极其复杂的数据，不同的项目会根据自己的项目需要来采集不同类型的信息，样本申请方一般很难直接概括出他们真实的样本源需求，样本需求需要依靠便利的沟通技术和有效的沟通制度来不断明确，这也直接关系到样本共享活动的成功率。

⑵ 共享双方权益难以保障。生物样本自身的特点以及在线共享的虚拟性等，使得共享双方的权益很难通过一般的方式来保障。具体来说，对于样本申请方而言，出库样本质量（实体、信息）需要保障，由于存在高度的信息不对称和机会风险，样本申请方可能收到与描述不符的样本或者信息，这不仅影响了项目的开展，这种信息不对称甚至会直接导致共享活动难以继续开展；对于样本保藏机构来说，成果返还有滞后性和不确定性，和一般的电子商务不同，样本共享活动不是简单的物质交易活动，项目成果的返还具有较长的滞后性和较大的不确定性，这进一步增加了共享双方的交易成本，也使得保障共享双方权益成为维持共享活动的关键。

⑶ 共享活动实际执行难度大。除了样本共享需求模糊以及共享双方权益难以保障外，共享活动的实际执行中还有其他难点，具体来说主要有：①样本源信息的安全性保障。样本共享中除了实物样本部分还包括样本源信息的转移，如何安全、高效地转移样本源信息是样本共享活动中需要解决的重要问题。②长周期的样本申请过程。样本共享的审核的过程包括材料提交、前期沟通、专家/伦理委员会的组建和项目审核等，过长的申请和审核周期无疑会增加样本申请方的成本和风险，也降低了样本共享的效率。

2. 解决方案　为了应对遗传资源共享中存在的诸多问题，确保共享活动的顺利开展，遗传资源共享平台依靠一系列技术和机制来保障共享活动能持续有效进行，具体措施如下。

⑴ 共享需求匹配搜索引擎处理共享需求。为了降低共享双方的交易成本和提升沟通效率，共享平台依靠数据库技术和先进的信息管理技术，建立遗传资源共享需求匹配搜索引擎，帮助样本申请方及时了解所需要的样本情况。对于难以结构化、难以清晰描述的样本源信息，共享平台数据库采用模糊处理的方法，以一个标识进行标记分类，为用户提供了初步的检索入口，同时允许用户提交详细的需求描述和其他申请信息。共享平台希望通过有效的样本信息管理、全面的需求信息收集以及便利的沟通手段，尽可能地减少信息不对称、降低交易成本。

⑵ 保障双方权益的信用机制。为了全面地保障共享双方的权益、规范共享主体的行为，共享平台专门设计了相应的信用机制，对共享双方来说，信用机制对于保证转移样本的质量，督促成果返还情况都有不可或缺的作用，具体有以下几点。

1）样本质量评价。样本转移完成之后，样本申请方可以向共享平台上传样本真实质量报告，同时对于样本保藏机构的共享信用进行评价，从而更新样本保藏机构的信用度。如果存在样本质量不符，共享平台派专人到相应样本保藏机构进行同批次样本抽检，确认不合格则会降低样本机构信用度。

2）返还成果评价。样本保藏机构对于样本申请方是否在约定的期限内返回一定数量、质量的项目成果进行评价，从而完成对样本申请方的共享信用评价，由于样本申请方的信用度将影响他是否能继续参与共享活动，成果评价将是保障样本保藏机构权益的重要机制。

⑶ 全面的共享平台服务促进共享活动执行。为了更好地促进共享活动的进行，降低共享双方的交易成本，共享平台的服务机构会为双方提供专业的服务以保障共享活动的进行，主要内容如下。

1）样本保藏机构联系和初步评估。为了提高样本共享效率，共享服务机构会负责处理用户提交的样本申请并联系相关的保藏机构，同时根据申请方提交的项目材料等相关信息，对符合要求的样本保藏机构进行初步评估，评估内容包括样本-项目的匹配情况以及样本保藏机构的信度等，评估结果会反馈到样本申请方以供其进行选择，对于排序前二或三的样本机构生成报告方案，附加伦理及项目材料，为下一步进入专家审核提前做准备。

2）建立专家库系统和全面的处理方案。共享平台建立了专家信息库和专家/伦理委员会，可以更高效地组建项目的专家团队、缩短样本申请周期，进入专家审核阶段后，针对不同的专家审核结果，共享平台建立了全面的处理方案以尽可能保障共享双方的权益，同时提高样本共享效率，具体见图 6－6。

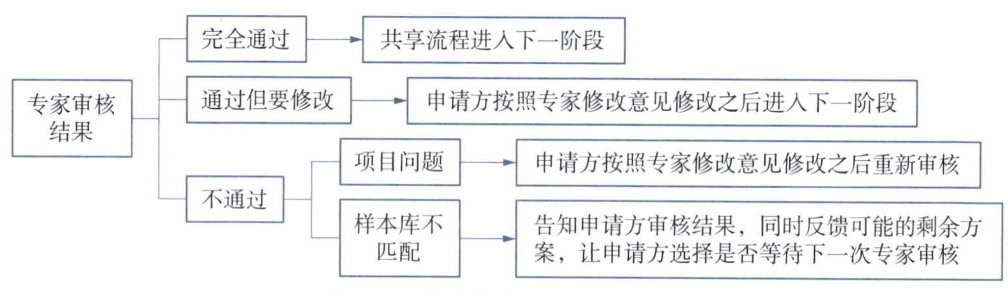

图 6－6　专家审核、结果及处理方案

3）标准化的转让协议。为了保障共享双方的权益，同时也提高沟通效率，共享平台提供了标准化的转让协议，并且包括了附加条款修正区域，要求样本申请方主导进行条例修订，同时样本保藏机构进行批注式修改，双方达成一致提交后完成转让协议的签署过程。

4）标准化的物流服务。为了降低样本转移过程中的损失风险，共享平台与专业的遗传资源样本物流运输公司合作，为共享双方提供标准化的物流服务。当然，共享平台会事先明确声明可接受的损失阈值。

笔者分析了遗传资源共享平台的主要参与方和相关机构，以及他们的主要职能，明确了共享平台的建设目标是遗传资源样本的采集、保障和共享的监管以及共享活动的实现，梳理了遗传资源共享业务的基本流程，并且分析了共享活动中的难点和相应的解决方案。笔者依靠共享平台的信息技术和一系列机制设计来降低共享双方的交易成本，同时保障共享双方的权益。其中信用机制是维持共享活动进行、保障双方权益的核心机制，第三节将对共享平台的信用机制设计进行详细阐述。

第二节　遗传资源共享平台样本信息管理模块的设计与实现

样本信息管理是遗传资源共享平台运作的基础和核心，也是遗传资源共享平台需要解决的关键问题，由于信息资源的可重复利用性，样本信息通过共享发挥其最大价值。样本信息管理水平的高低也直接决定了共享平台的运作效率以及共享活动开展的效率，因此有必要专门论述共享平台样本信息管理功能的设计和实现。

一、样本信息管理模块的重要性

样本信息管理模块作为遗传资源共享平台的基础性模块，其重要性主要体现在以下三个方面。

（一）样本信息管理模块是遗传资源共享平台推广的基础

遗传资源共享平台的推广和应用关键在于共享平台的价值和功能被用户认可，共享平台的价值源于共享活动开展的效率和效用，而共享活动开展和共享平台运作的基础就是样本信息管理功能。因此，从这个意义上来说，样本信息管理模块直接决定了遗传资源共享平台的质量和发展空间，较低层次的、初级的样本信息管理可能都无法支持共享活动，或者不能很好地满足共享主体的信息需求，导致共享活动不能顺利展开。而不完备的信息管理模块设计则可能带来样本信息安全问题，这将极大损害样本保藏机构的合法权益，对于共享活动也是极为不利的。

所以，良好的样本信息管理模块要能满足共享主体的需求，保障共享活动的顺利进行，还需要考虑如何有效确保信息安全和主体权益等问题。

（二）样本信息管理模块支撑着整个共享业务框架的其他部分

样本信息管理是遗传资源共享平台的数据基础和共享资源，离开了样本信息，共享平台就成为了“无源之水”和“无本之木”，也就谈不上共享活动的开展。样本信息管理首先支持样本保藏机构对于样本的信息化管理，才能进一步支持样本需求方对样本信息的检索和需求匹配等功能，接着才能借助共享平台完成样本共享的各项流程，这一切都是围绕满足特定需求的样本信息进行的，因此样本信息管理模块是整个共享业务框架的基础。

（三）样本信息管理模块涉及共享平台关键的安全部分

样本信息管理的目的，一方面在于为样本保藏机构提供便利的样本信息管理手段，另一方面，这些信息作为资源也受到国家主管部门的审查和监管。不是所有的样本资源都适合于共享或者都能够用于共享的，因此，对于不同的样本资源及其信息有着不同的安全性要求。样本信息管理模块要能够满足保障样本信息安全的要求，对于不同的样本资源及其信息要能够进行分级管理，既要保证共享活动的顺利开展，同时要保障样本信息安全。因此，样本信息管理模块的设计不仅要在功能上满足基本的信息管理需求，还要满足信息安全和审核监管的目标。

二、样本信息管理模块设计的难点与解决方案

（一）样本信息管理模块设计的难点

由于生物样本自身的特性以及共享活动的业务要求，样本信息管理在实际操作中遇到诸多

困难，这些难点在其他在线平台或者信息管理活动中是不常见的。为了保障共享平台的正常运作，需要对这些难点进行仔细分析。具体来说，主要有 5 个方面。

1. 样本信息采集的离散性　样本信息的采集和形成通常不是一个连续性的工作，例如遗传资源样本收集常常是由多家机构在不同的时间使用不同的采样计划收集而来的，不同保藏机构对于自己的采样计划、采样项目等也需要进行经常性的查询和回溯性管理，这些都对样本信息管理提出了更高的要求。因此，样本信息管理模块在设计时就要充分考虑这一实际情况，以满足用户的需求。

2. 样本信息格式的多样性　不同的样本保藏机构所采用的信息采集模板通常是不同的，即使是同一家机构在不同的采样计划中所采用的采集模板也是不同的。强制推广统一的采集模板不仅成本很高，而且也是不必要的，但是这就要求信息管理模块要能兼顾多样化的信息收集模板。

3. 对样本信息关注点的多样性　遗传资源样本是一个适用性宽泛的信息集合，具有高维度、信息量大等特点，不同领域的研究人员对于样本信息的需求上有着不同的偏好，他们所关注的信息内容也是不同的，这就要求信息管理模块能够尽可能多地满足不同研究者的需求。

4. 样本信息的开放程度权衡　对于遗传资源共享平台来说，样本信息的共享是平台的生命力所在，然而正因为样本信息本身所蕴含的巨大价值，信息公开和保密之间的平衡也就成为共享活动中的难点和关键，这就要求信息管理模块要能适应对样本信息进行访问权限管理的要求。

5. 样本信息的伦理和隐私保护　遗传资源样本共享活动需要遵守伦理规范，对于人类遗传资源样本信息的所有权归样本捐献者所有，而在一段约定的时间内，按照知情同意书中的约定，样本库享有使用权。在发布样本信息的时候需要谨慎核查对样本捐献者隐私的保护。

（二）解决方案

针对样本信息管理模块设计中可能会遇到的诸多难点，笔者有针对性地提出了相应的解决方案，具体如下。

1. 合理的群组管理机制　群组管理机制对于共享平台的用户和样本信息都能进行有效的管理，具体措施是分配个性化的样本管理空间。样本保藏机构在共享平台上可以个性化地维护自己的样本管理空间，方便地实现对多个项目、多个样本以及历史项目等进行管理；并且，保藏机构可以对样本信息的共享程度和共享信用阈值要求进行详细的设置，最大限度地在保证共享业务的基础上，保障了样本持有方的合法权益。

2. 多元化的样本信息表单　为了适应多样化的样本信息采集模板，笔者采用非结构化数据表单和可扩展的信息描述字段两项措施。它们能够很好地支持多元化的信息采集模板的需要，能够使得样本保藏架构充分地描述自己的样本资源。

3. 面向研究领域的检索入口　在采用多元化样本信息表单的基础上，笔者设计了面向研究领域的检索入口，使得用户能够从各自关注的角度，便捷地检索到相关资源。一方面，采用了可扩展的领域分类组件，用于维护多元化的、个性化的样本分类信息；另一方面，对非结构化表单进行高维集成处理，使得非结构化信息的检索能够顺利完成。

4. 样本信息访问权限管理　在样本信息管理模块中考虑了比较完善的访问权限管理模式，通过访问权限的设置有效地为不同的用户分配不同的操作权限，实现用户权限的分级管理，有权限操作样本信息的用户对于样本信息本身又能进一步设置访问权限，例如“共享”、“不共享”、“可见”、“保密”等状态，实现对不同样本资源的分级管理，使得共享平台既能实现共享活动，又不会导致信息泄密的要求。

5. 全面的隐私保护机制　对于样本信息的隐私保护，在样本信息管理中采用加密技术和泛化技术，因此很好地满足了共享平台对于资源共享和信息安全的双重要求。对于具有高度隐私性质的数据，将对其进行加密保护；对于具有一定隐私性，但同时又是共享活动所必需的数据，进行泛化处理。例如人类遗传资源中的身高这一字段，样本实际信息可能是精确到 1 cm 的，通过泛化处理使得可供检索的样本信息处于一个区间中，这对于样本申请方检索和筛选所需样本已经是充分的了。这样，就实现了样本信息在共享需求和隐私保护两者之间的平衡。

三、推荐的样本信息分类方案

样本信息的分类方法纷繁复杂，不同的分类方法之间各有优劣，侧重点也不尽相同，这一方面适应于不同研究领域和不同研究对象的需要，但另一方面也对共享活动造成了一定阻碍。因此，本平台以人类遗传资源为例，列举了人类遗传学家以及医学方向所关注的一些样本分类体系，除了最常见的性别、年龄、地理人群、疾病、样本稀缺度等分类之外，样本信息管理方案应该包含人类学研究工作者所关心的大多数领域，主要包括以下四个方面。

（一）基因组分型

人类基因组包含了人类自身的所有信息，多达 30 个亿的数据量中含纳着丰富的遗传信息。GWAS 技术已经能够让人们直接将大量的样本在全基因组层面进行统计分析。通过对基因组数据的分析，不但能够直接检测参与某些高危疾病的关联基因，同时也可以对人类历史的发展推断提供实体证据。

（二）地理群体

在人类起源的漫长历史中，受到了迁徙、定居、聚落、战争、灾害等人为或者自然的因素影响，形成了现代人的地理分布。人类学家对于地理环境的关注不亚于基因组分型，在连续变化的地理演变信息中隐藏着大量的人类进化历程中的关键事件。

（三）人类语言

人类语言学主要研究语言与文化、民族的习惯和观念以及同整个民族的联系。人类语言学家认为，人类语言的形成与民族文化现象有着密切的关系，并且其建成也遵循着一定的体系规则。样本的语言归属不但能够为样本信息的社会环境提供辅助的参考，同样能够促进对人类起源过程的研究。

（四）体质特征

体质人类学一般通过对人体各部分的测量、比较解剖的研究，以及对民族体质调查等方法和手段，来阐明人类群体的形成、发展以及体质差异的规律。研究者们通过对不同人群形态特征的观察、静态人体的测量、生化遗传等方面的体质指标的检测以及人体力学运动生理学等特征的调查，从而推断人类体质的历史来源、各体质类型形成的原因、规律以及其意义等。

四、其他相关业务

由于样本信息管理在遗传资源共享平台中处于基础地位，因此它还对一些相关业务提供支撑，如图 6－7 所示，主要的相关业务包括信用管理、样本共享和样本审核 3 个部分。

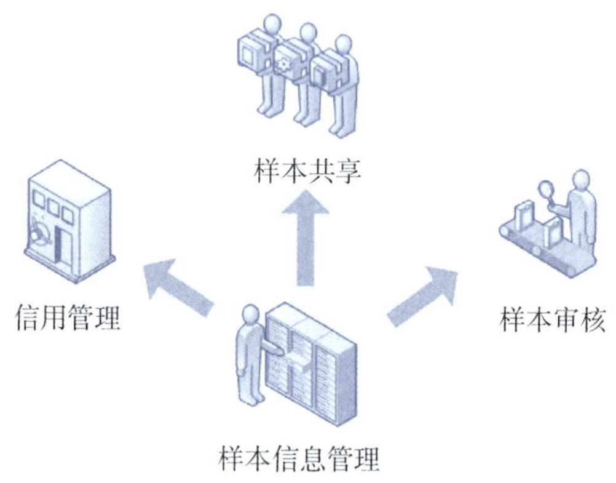

图 6－7　样本信息管理支撑的相关业务

（一）信用管理相关

样本信息管理是遗传资源共享的资源基础，而结合共享平台所采用的信用机制能有效地保障共享主体的权益，促进共享活动的开展，实现样本资源的高效配置。具体来说，样本保藏机构在进行样本信息管理的同时，对共享样本的信用阈值进行设定，例如高质量的样本资源可能要求样本申请者相应也具有较高的信用度才能申请，这样就使得样本资源进入更有信用的用户手中。另一方面，由于共享样本的信用阈值的设置，使得低信用度的用户在共享平台上无法检索资源或者不能参与共享活动，这就实现了信用机制中的惩罚机制，确保信用机制的有效性，使得整个共享平台的活动能够顺利、持续地开展。

（二）样本共享相关

样本信息管理中重要的内容就是对样本共享程度和访问权限的设置，这是配置共享平台物质资源的重要操作。样本保藏机构可以方便地设置样本的共享级别，管理用于共享的样本资源和对外屏蔽的样本资源；此外，对于共享样本的信息展示字段、检索维度、数据粒度等都可以进行详细的设置，便于样本申请者从各种角度对样本资源进行检索。

（三）样本审核相关

遗传资源共享平台的重要任务是承担样本信息资源的整合功能，对于国家主管部门而言，样本信息管理模块要能支持样本信息审核和监督管理的功能。样本信息的审核一方面是对样本信息资源质量的把关和保障，另一方面，也是样本共享活动所必须要遵循的规定。通过样本信息审核能够促使样本保藏机构上传真实、准确的样本资源信息，从而真正实现全国资源“一张图”监管，这对于掌握我国样本资源的分布和贮藏具有重要的现实意义。进一步对样本共享活动的监管，就能实现对样本资源的动态管理，这就促进了样本采集和使用的针对性和有效性，提高了样本使用率，也避免了大量的重复采集。

基于样本审核的共享平台所积淀的数据的价值是显而易见的，而且能够提供多方面的服务和支持。例如，可以作为项目申报时项目前瞻性或可行性的一个判断依据，这将使得项目申报和开展更加客观和公开。

第三节　遗传资源共享平台的信用机制

广义电子商务认为，基于互联网络的一切经济行为都归属于电子商务，电子商务最大的特点包括跨时空性、虚拟性和网络交互性等特性。因此，利用在线平台实现遗传资源的共享活动实质上是一类电子商务活动，并且具有鲜明的特色。

在电子商务快速发展的同时，虚假交易、假冒行为、合同诈骗等侵犯消费者合法权益的各种行为屡屡发生，这在很大程度上制约了电子商务的健康发展，同时也使信用问题越来越受到交易双方的关注。可以说信用问题已经成为保障电子商务良性发展的核心问题，对于遗传资源共享来说，由于样本的价值不确定性以及成果返回周期长等因素，使得信用问题具有更为重要的意义，有效的信用机制不仅是保障共享双方权益的有效工具，更是保证共享平台得以持续运作的关键手段。本节将在现有电子商务信用机制的基础上，针对遗传资源共享的特点和具体问题提出与共享平台相配套的信用机制。

一、信用及信用机制

信用是一个经常被使用的概念，广义的信用，通常表现为一个伦理学范畴的词汇，主要是指参与社会日常生活和经济活动的当事人之间建立起来的以诚实守信为道德基础的践约行为，即我们通常所说的“讲信用”、“守信誉”、“一诺千金”。它是一种普遍的处理各类社会关系的准则。狭义的信用，则主要是经济学、法律学的范畴的概念，信用的经济学范畴产生于信息的非对称，信用问题的本质可归结为非对称信息下的利益博弈，信用可以成为消除信息非对称的一个非正式的合约安排和手段，而这种安排和手段显然对交易双方产生重要影响。

众所周知，现代市场经济的市场交易以信用交易为主，它的实质是一种信用经济。市场运作的效率主要取决于所获得的信息的数量和可靠程度，这些信息包括产品本身信息、供给信息以及供需双方的信用信息等，没有准确的信用信息，市场效率将非常低下，甚至无法运作。这也就是为什么现在遗传资源共享行为只能在小范围内进行的主要原因。互联网平台使供需双方能更方便地获取自己所需的产品信息，这就使得信用信息及其管理对于基于网络的电子商务发展尤为重要，对于遗传资源共享平台而言更是如此。

电子商务信用模式主要是指电子商务平台通过制定和实施确定的交易规则，为电子商务交易的当事人建立一个公平、公正的平台，以确保电子商务的交易的安全可靠，其基础性设施主要体现在资格认证和信用认证。目前，我国电子商务采取的典型信用模式主要有 4 种，即中介人模式、担保人模式、网站经营模式和委托授权模式。

（一）中介人模式

将电子商务网站作为交易中介人，达成交易协议后，购货的一方将货款、销售的一方将货物分别交给网站设在各地的办事机构，当网站的办事机构核对无误后再将货款及货物交给对方。这种信用模式试图通过网站的管理机构控制交易的全过程，虽然能在一定程度上减少商业欺诈等商业信用风险，但却需要网站有充足的投资去设立众多的办事机构，这种方式还存在交易速度慢和交易成本高的问题。

（二）担保人模式

以网站或网站的经营企业为交易各方提供担保为特征，试图通过这种担保来解决信用风险问题。这种将网站或网站的主办单位作为一个担保机构的信用模式，有一个核实谈判的过程，相当于无形中增加了交易成本。因此，在实践中，这一信用模式一般只适用于具有特定组织性的行业。

（三）网站经营模式

建立网上商店的方式进行交易活动，在取得商品的交易权后，让购买方将货款支付到网站指定的账户上，网站收到货款后才给购买者发送货物。这种信用模式是单边的，是以网站的信誉为基础的，这种信用模式主要适用于从事零售业的网站。

（四）委托授权经营模式

网站建立交易规则，要求参与交易的当事人按预设条件在协议银行中建立交易公共帐户，网络计算机按预设的程序对交易资金进行管理，以确保交易在安全的状况下进行。这种信用模式中电子商务网站并不直接进入交易的过程，交易双方的信用保证是以银行的公平监督为基础的。

有学者指出了四种模式带来的全面性、准确性和权威性的不足，而且无论采用哪种信用模式，都必须以有效的电子商务信用体系作为保障。因此，必须构建一个多种机制和制度相互协调、相互配合的有机统一、高效的电子商务信用体系。

并且，结合遗传资源共享的特点和过程可以发现，以上信用模式难以直接嫁接应用到共享平台当中。遗传资源具有鲜明的独特性和价值不确定性，是一种难以直接定价的物品，共享过程也和一般的商品交易有很大区别，样本申请方的成果返还周期较长，一般在两年左右，信用机制对于保障共享双方，特别是样本持有方的权益是十分重要的。因此，笔者针对遗传资源共享的需求设计了较为全面的信用管理体系。

二、遗传资源共享平台的信用管理体系

信用管理的实质是信息管理。从信用管理的主要过程来看，参与者信用资信数据库的建立、信用信息的取得，即征信、信用的分析与评价以及事后参与者信用级别或信用状态的信息披露，都是一个信息管理问题。信用管理的核心是对信用信息的有效管理，从而创造出一个适应并规范信用交易发展的市场环境。

一般意义上的电子商务信用管理体系包括政策法规体系、交易主体的基本信用信息采集系统、信用评价与查询系统、信用动态跟踪及反馈系统等。一个有效的电子商务信用管理体系应是一个多种机制和制度相互协调、相互配合的有机统一体。因此确保电子商务信用管理体系完整的机制应该包括的内容有：动态信息采集机制、信用评价机制，信用公示机制，失信惩罚与约束机制等。

因此，如图 6－8 所示，遗传资源共享平台的信用管理体系也应该由动态信息采集机制、信用评价机制、信用公示机制、失信惩罚与约束机制这四个部分组成。

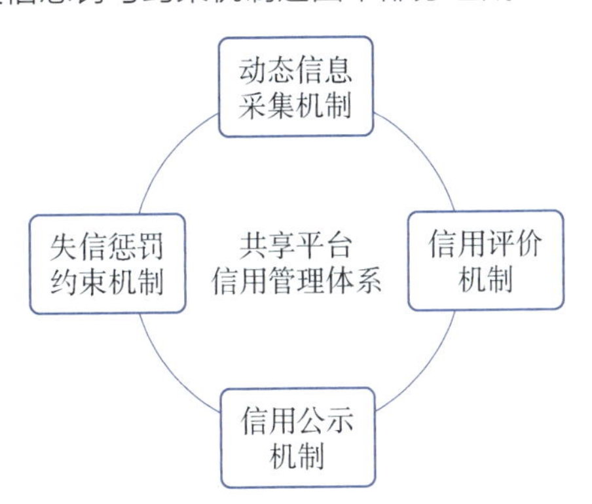

图 6－8 遗传资源共享平台的信用管理体系

动态信息采集机制包括对共享双方线上信用信息和线下信用信息的采集，这和信用评价机制的评价指标构成有关，通过全面的信用信息采集建立更为全面有效的信用机制。

信用评价机制依靠标准化的信用评价方案和信息技术，搭建起高效的信用评价系统，是信用信息管理的核心。信用评价体系主要作用是：①对交易主体的交易行为产生约束，降低交易风险，尤其是信用风险，提高交易的成功率，在一定程度上降低了交易成本；②便于交易主体了解交

易对象的信用状况,帮助用户判断交易对象的信用度,提高交易的成交率。特别是针对遗传资源共享的现状而言,信用评价体系的这一作用就更加明显;③对交易双方而言,信用评价可以降低交易成本,特别是搜索成本。

信息公示机制保障信用信息得以在共享平台交易活动中得到应用,样本共享活动将基于信用信息的披露和匹配完成,使得共享平台成为适应和规范信用交易的平台。

失信惩罚与约束机制是信用管理体系得以发挥作用的重要组成部分,通过对失信行为进行信用惩罚最终达到限制低信用主体参与共享活动,甚至取消其共享资格的方式保证信用机制的有效运作。

三、共享主体的信用评价

(一) 信用评价系统的框架

信用评价体系是共享平台信用管理的核心,是用于产生和传播信用信息的一种工具、一种机制,其宗旨是利用以往交易的信息来判断交易双方的承诺履行情况,其目的就是为了降低交易中的信用风险。

信用评价体系的基本原理是:用户完成一笔交易后,交易双方可以就交易涉及的多个方面进行相互评价,形成信用的信息反馈,从所有交易中得到的信用信息反馈按一定方式集结为该用户的综合信用分,用以反映该用户的信用状况,并供其他用户作交易决策时参考。

图 6-9 所示为遗传资源共享平台的信用评价系统框架。依靠在线平台的互联网技术支撑,可以对共享双方的信用信息进行动态采集,包括线上信息和线下信息。平台运营方以及国家相关主管部门对于标准化信用评价方案和管理体系进行管理和监督,信用信息系统依据这个方案构建,同时信用信息会根据评价模型转化为参与者的信用度指标,信用信息系统提供对信用度的查询和在共享平台中的结果应用。在每次交易活动中双方通过互相评价实现信用信息的更新和积累,平台可以对信用信息进行有效的管理。

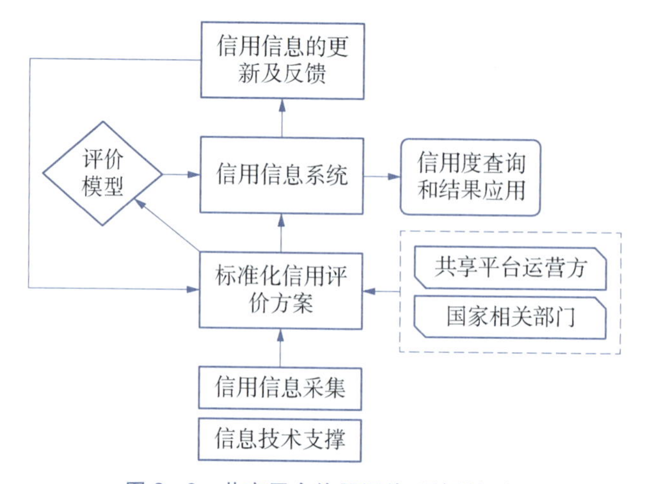

图 6-9 共享平台信用评价系统的框架

基于共享平台的信用机制核心是信用信息的采集、管理以及运用，这个运作框架概括了样本共享平台信用体系部署的关键内容，对于指导共享平台信用评价机制的良好运作有着积极的作用。

（二）信用评价指标体系

目前，许多 C2C 电子商务网站纷纷建立了各自信用评价体系，如淘宝、易趣等。各个网站的信用评价规则有所不同，如有的网站采用“所有评价一起积分”的制度，有的网站则采用“买卖信用值分离”的制度，评价一般分为“好评”、“中评”、“差评”三档。这些信用评价体系存在着信用评价等级设计比较简单、缺乏对评价用户信用度的考虑、信用指数可比性较差等问题，并且也不是为遗传资源共享活动专门设计的，因此，我们针对现有信用评价体系存在的一些问题和遗传资源共享的特点，设计了专门用于遗传资源共享平台的信用评价指标体系。

1. 信用评价指标体系的一般性原则　良好的信用评价指标离不开正确的构建原则指导，一般来说，建立一个良好的信用评价指标体系主要包括以下一般性原则。

(1) 关键性原则。为了全面描述交易主体的信用水平特征，应选取关键性的、蕴含信息量大的指标。

(2) 独特性原则。对交易主体信用状况的评价应当考虑其内在的机制和资产素质的特点，建立一套独特的信用指标体系。其意图是通过这些特点可以了解交易主体内部的真正发展情况与承担具体责任的能力。

(3) 独立性原则。所谓的独立，是指各选取指标之间的互相独立。如果指标间重复信息过多，就不利于指标评价作用的发挥。

(4) 可行性原则。在建立指标体系时应充分考虑指标的可行性，否则评价也不能展开。可行性就是可操作性，再好的信用体系，如果在现实中无法落实，那么这个体系就不是一个好的体系。

(5) 相关性原则。即评价指标不能脱离信用评价的内涵。

2. 共享平台的信用评价机制　基于这些原则的要求，笔者提出了基于共享平台的信用评价机制，并且将共享双方分为样本持有方和样本申请方分别进行信用管理。利用相同的信用评价方法，针对不同的信用评价指标，将持有方和申请方的信用分开，可以更真实地反映出用户在网上的行为，对双方也更为公平。

(1) 样本持有方信用评价指标体系：笔者通过全面采集参与者的各类相关信息更为准确地反映参与主体的信用度，图 6－10 所示为样本持有方的信用评价指标体系，不仅包括了线上的共享信用评价，还包括学术圈评价和样本库评价。

学术圈评价对于样本持有方和样本申请方采用了相同的评价指标，主要评价共享双方的学术能力和综合实力，以作为样本采集能力或科研能力的衡量指标，是共享双方信用度的一个重要组成部分。

样本库评价主要涉及遗传资源库的等级评价，包括样本库容量、样本多样性以及硬件设施。共享信用评价是持有方参与共享流程的信用，包括提供的样本质量、样本描述相符程度以及服务能力，由样本申请方在取得样本后给出评价。

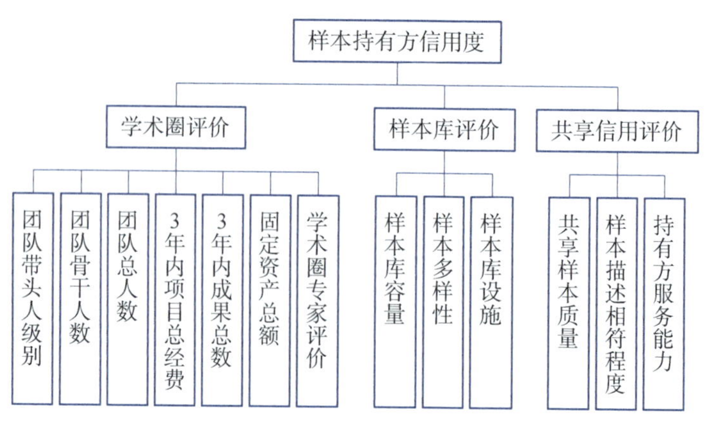

图 6－10　样本持有方信用评价指标体系

各项指标的积分准则和说明如表 6－1。

表 6－1　样本持有方信用评价指标计分标准

一级指标	二级指标	计分说明
学术圈评价 C_1	团队带头人级别 S_{11}	院士：4 分，教授：2 分，副教授：1 分，无：0 分
	团队骨干人数 S_{12}	按照人数直接计数
	团队总人数 S_{13}	2~5 人：1 分，6~10 人：2 分，10 人以上：3 分
	3 年内项目总经费 S_{14}	50 万~ 100 万：1 分，100 万~ 200 万：2 分，200 万~ 500 万：3 分，500 万以上：4 分
	3 年内成果总数 S_{15}	求和(成果总分×成果系数+ 影响因子总分×影响因子系数) [成果总分= 求和(成果小分×数量)(成果小分：国家级 3 分，省部级 2 分，行业奖 1 分)]
	固定资产总额 S_{16}	300 万~ 500 万：1 分，500 万~ 1 000 万：2 分，1 000 万以上：3 分
	学术圈专家评价 S_{17}	由专家给出评分
样本库评价 C_2	样本库容量 S_{21}	1 万~ 2 万：1 分，2 万~ 5 万：2 分，5 万~ 10 万：3 分，10 万以上：4 分
	样本多样性 S_{22}	初始值为 0，从样本信息表中检索该机构所拥有的样本类型计数
	样本库设施 S_{23}	求和(设备分类×设备数量) 设备分类：－ 20 ℃冷冻冰柜：1 分，－ 40 ℃医用冰箱：2 分，－ 80 ℃超低温冰箱：4 分，－ 152 ℃超低温冰箱：5 分，液氮罐：5 分，全自动冷库：10 分
共享信用评价 C_3	共享样本质量 S_{31}	达到质量的样本数量/共享过程样本总量
	样本描述相符程度 S_{32}	符合项目的样本数量/共享过程样本总量
	持有方服务能力 S_{33}	由申请方进行主观评价

第 k 个一级指标得分的计算公式为：

$$C_k = \sum_{i=1}^{m} \beta_i S_{ki}$$

其中，S_{ki} 表示一级指标 k 下属的第 i 个二级指标，m 为该一级指标下二级指标的总数，β_i 为该二级指标所占的权重。

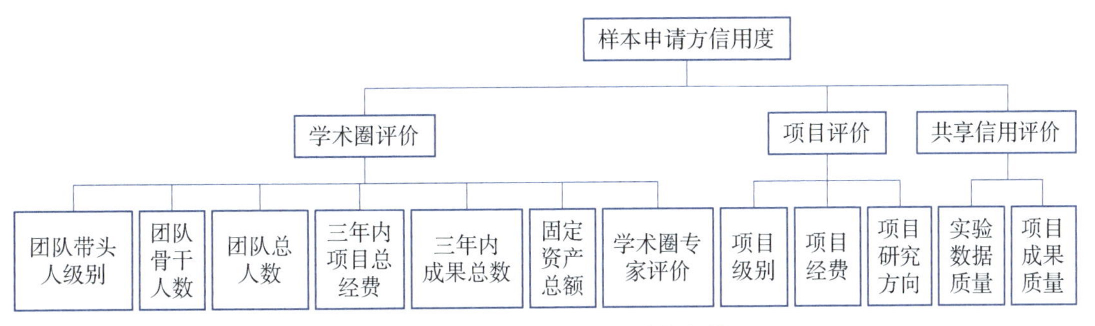

图 6－11　样本申请方信用评价指标体系

(2) 样本申请方信用评价指标体系(见图 6－11)：类似地，对样本持有方的信用评价指标包括学术圈评价、项目评价和共享信用评价。项目评价主要针对申请方的所需样本将要应用的研究项目评价。共享信用评价则是在共享交易过程中对返回的实验数据以及项目成果的评价。表 6－2 说明了各项具体指标的计分准则。

表 6－2　样本申请方信用评价指标计分标准

一级指标	二级指标	计分说明
学术圈评价 C_1	团队带头人级别 S_{11}	院士：4 分，教授：2 分，副教授：1 分，无：0 分
	团队骨干人数 S_{12}	按照人数直接计数
	团队总人数 S_{13}	2~5 人：1 分，6~10 人：2 分，10 人以上：3 分
	三年内项目总经费 S_{14}	50 万~ 100 万：1 分，100 万~ 200 万：2 分，200 万~ 500 万：3 分，500 万以上：4 分
	三年内成果总数 S_{15}	求和(成果总分 × 成果系数+ 影响因子总分 × 影响因子系数)[成果总分= 求和(成果小分 × 数量)(成果小分：国家级 3 分，省部级 2 分，行业奖 1 分)]
	固定资产总额 S_{16}	300 万~ 500 万：1 分，500 万~ 1 000 万：2 分，1 000 万以上：3 分
	学术圈专家评价 S_{17}	由专家给出分数
项目评价 C_2	项目级别 S_{21}	国家项目：4 分，省级项目：3 分，市级项目：2 分，个人兴趣：1 分
	项目经费 S_{22}	5 万以内：1 分，5 万~ 10 万：2 分，10 万~ 20 万：3 分，20 万以上：4 分
	项目研究方向 S_{23}	平台审核评价：热点研究：3 分，普通研究：2 分，冷门研究：1 分
共享信用评价 C_3	实验数据质量 S_{31}	由机构用户进行评价：1~ 5 分
	项目成果质量 S_{32}	求和(成果总分 × 成果系数 + 影响因子总分 × 影响因子系数)[成果总分= 求和(成果小分 × 数量)(成果小分：国家级 3 分，省部级 2 分，行业奖 1 分)]

同理，第 k 个一级指标得分的计算公式为：

$$C_k = \sum_{i=1}^{m} \beta_i S_{ki}$$

其中，S_{ki} 表示一级指标 k 下属的第 i 个二级指标，m 为该一级指标下二级指标的总数，β_i 为该二级指标所占的权重。

为了更为准确地反映共享双方的信用情况，同时增强信用度的可比性和动态性，笔者设置了 T 时期内信用度来考察共享主体的信用情况。

信用度 C_T 计算公式为：

$$C_T = \alpha_1 C_1 + \alpha_2 C_2 + \alpha_3 \sum\nolimits_T C_3$$

C_1、C_2 分别是样本持有方（或者样本申请方）的学术圈评价和样本库评价（或者是项目评价），α_1、α_2 为它们所占的权重，$\sum_T C_3$ 表示最近一段时间 T 内样本持有方（或者样本申请方）的共享信用评价总分，α_3 为这一总分所占的权重。

可见，笔者设计的基于共享平台的信用评价机制能够较为准确地区分管理样本持有方和样本申请方的信用情况，信用评价指标也能比较全面地评价共享主体的信用度。线上共享信用评价和线下学术圈评价、样本库评价、项目评价的综合考虑使得信用度不仅反映了共享主体在交易之前的信用状况，而且对于日后的交易也起到了一个很好的平衡作用，它可以随着共享主体基本信息的改变而更新，但是变化相对稳定。对于共享信用的动态评价，随着交易次数的不断增加，共享双方的信用度会不断地发生变化，可以反映参与主体的所有的交易状况的得分。主体的参与时间越长，得分越高，可信度就越大。

四、信用评价的业务流程

基于共享平台的信用机制工作的主要流程是：共享双方在平台注册并完成身份认证，查询相关的信用信息后按照平台共享流程开展共享活动，共享活动相应阶段完成后依据信用评价机制进行共享信用互评，信用信息系统根据互评信息完成对信用度的更新和反馈。

如图 6－12 所示为共享平台信用评价的基本业务流程。对于某次共享活动而言，样本持有方和样本申请方的角色是确定的，参与共享活动的双方首先要在共享平台注册，并完成身份认证。共享平台在这一环节同时完成对共享双方部分信用信息的采集，并对样本持有方进行学术圈评价和样本库评价、对样本申请方进行学术圈评价，这些信息将作为共享参与主体的初始信用信息。

接着，样本持有方可以在共享平台上按照规则发布样本信息并且设置信用度阈值要求，这个信用阈值可以对不同级别、不同类型以及不同贮存时长的样本进行详细的共享约束，样本持有方可以依据这些属性为不同的样本设置不同的信用阈值，实现样本的高效利用和权益保障。

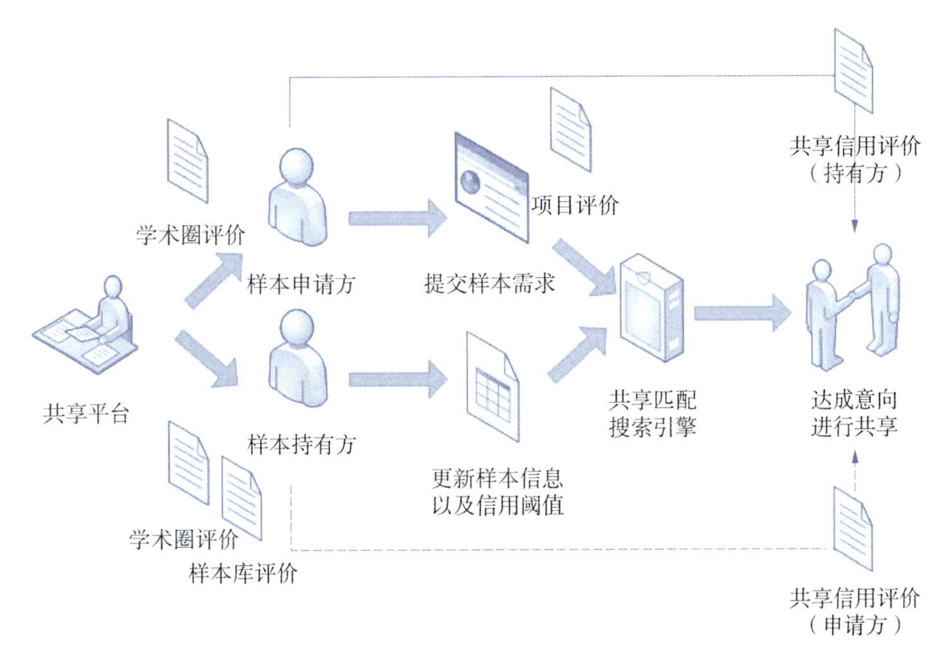

图 6－12　共享平台信用评价的基本流程

样本申请方向共享平台提交样本需求申请，共享平台对其提交的资料进行评价，得到项目评价的信用分值。利用共享平台的遗传资源共享匹配搜索引擎进行样本需求和信用度的综合匹配后，共享平台的工作人员会负责联系共享双方确定共享意向，确定共享后进入样本共享流程，否则申请方重新匹配或者退出操作。样本共享活动开始后，申请方在收到样本后可以对持有方的共享信用进行评价，同样地，持有方在获得成果或数据返回后对样本申请方进行共享信用评价，这样双方的信用信息得以更新。

实际上，对于持有方而言，信用机制在样本信息发布时就已经发挥了作用，即持有方可以对于所持有的不同等级的样本设置不同的申请方信用度阈值，例如精华样本可以设置较高的信用度阈值使得信用度差的机构无法申请甚至检索到该样本。因此，信用度差的申请方将很难申请到样本甚至被取消共享参与资格，同样，信用度低的样本持有方也可能会被限制进行共享活动。这样，信用管理体系的失信惩罚和约束机制就发挥了作用，从而规范共享主体的交易行为，保障了共享双方的权益。

第四节　遗传资源共享平台匹配搜索引擎

一、共享匹配搜索引擎的设计目标

遗传资源共享匹配搜索引擎是支持共享平台业务运作的一个核心功能块，是共享平台用户检索样本途径的最重要入口，共享匹配搜索引擎的设计目标是高效率、高质量以及易操作。

共享平台希望通过共享匹配搜索引擎简化样本资源查询的过程，尽可能地降低交易成本，促进共享业务的实现。同时，搜索引擎作为一个基本的功能组件也支持着样本信息管理以及统计查询等诸多功能，可以说是样本信息得以有效利用的重中之重。

二、常见的搜索引擎类型及特点

常用的信息检索模型有布尔模型、扩展布尔模型、向量空间模型、隐性语义索引模型、概率模型以及统计语言模型等。

布尔模型将一个文档表示为关键词的集合，将检索提问表示为关键词的布尔组合，一个文档仅当满足布尔组合式时才被检索出来。扩展布尔模型是布尔模型的扩展，它对文档和检索提问的处理和布尔模型相同，只不过它加入了关键词权重、相似度比较以及对检索结果的排序功能等。

向量空间模型将一个文档或检索提问表示为 N 个元素(即词汇)的线性组合，向量空间中的 N 个文档可以用一个矩阵表示，矩阵中的元素对应于文档中一个词汇的权重。文档和检索提问都是向量，通过计算检索提问和文档之间的相似度，并通过设定某个阈值来控制被检索出来的文档。

隐形语义索引模型将每个文档视为以词汇为维度的空间中的一个点，一个包含语义的文档将出现在此空间中，而文档的分布不是随机的，而是服从某种语义结构。同理，该模型也将每个词汇视为以文档为维度的空间中的一个点。文档由词汇组成，词汇放到文档中去理解，体现了一种“词汇—文档”双重概率关系。检索过程就是将查询式的集合视为一个虚拟的文档，并把这个虚拟文档和其他文档作相似性比较，检索相似度最大的文档。

概率模型基于以下理论，即给定一个用户提问和集合中的文档，概率模型用来估计用户提问与文档相关的概率。检索时按概率从高到低的顺序输出。

统计语言模型则记录文档中各个词的统计分布特征，因此每个文档可以看作是由其语言模型抽样产生的一个样本。一个检索提问也可以看作是由文档的语言模型抽样产生的一个样本。因此根据每个文档的语言模型抽样生成检索的概率来对其排序，其概率值越大，该文档就越能满足检索要求。

三、遗传资源共享匹配的需求特点

共享平台的两类用户：样本保藏机构和样本申请者的需求是不同的，他们在共享平台上进行的主要操作也不同，实际上是对共享匹配搜索引擎的功能有不同的需求，因此，笔者要分别考虑这两类用户的需求。

（一）样本保藏机构的需求

1. 群组管理需求　机构用户对于样本的组织和管理一般是以项目作为一个操作单位进行信息变更或者业务执行。平台需要为机构用户提供以项目为单位的批量操作过程来检索及修改项目内符合条件的样本信息。

2. 带条件的样本信息发布　除了样本管理外，样本机构的另外一件工作是将样本信息发布给样本申请者以及公众查阅。这里样本机构需要根据样本条件确定合格的样本，并筛除不希望其他机构看到样本的部分信息。

（二）样本申请者的需求

样本申请者登录共享平台的主要目的就是查找样本资源、开展共享活动，因此，尽可能全面、准确地描述样本需求并寻找到合适的样本是样本申请者最为关心的。由于样本信息的复杂性，我们将其需求描述进行分解从而达到简化和高效的目标。

1. 结构化的样本信息需求　对于样本本身的信息需求是最常见的申请方提出的条件，而样本信息本身是明确的条件限制，不存在条件之间的交集需求，因此系统可以将该部分的需求对样本信息表进行直接匹配，保证能够准确描述的样本信息得到准确地满足。

2. 半结构化的样本源信息需求　生物样本的用途是进行实验比较样本表型与实验信号之间的关联，因此样本需求者往往对于样本来源的信息十分关心，但是样本来源的信息非常丰富，不同学科领域的研究者关心的信息类别大不相同，因此，利用样本标签系统来对这一部分需求进行筛选。

3. 信用要求　样本申请者在申请样本的同时也需要考虑样本库提供样本的能力和质量，反之，样本库提供样本的同时也关心样本接收方是否能够最大化地利用样本价值，有些稀有样本自身的科学价值非常高，而接收方无法将其转化为成果则会导致资源的浪费。信用值的双向匹配能够一定程度地解决这一部分需求。信用要求可以通过在检索表单中的设置实现，结合共享平台的信用机制实现对共享主体权益的保护。

4. 其他非结构化需求　样本申请方在有些情况下是无法将实际的需求表达出来的，或者在申请的时候对这一部分并不明确，那么这一部分需求则可以通过平台咨询服务的形式，让用户进行自主明确需求。

四、共享匹配搜索引擎设计方案

如图 6－13 所示，遗传资源共享匹配搜索引擎对于样本需求、信用需求和其他需求都提出了合适的解决方案，能够较好地满足不同的用户需求，实现匹配搜索引擎高效率、高质量以及易操作的设计目标。具体来说，有以下 3 个方面。

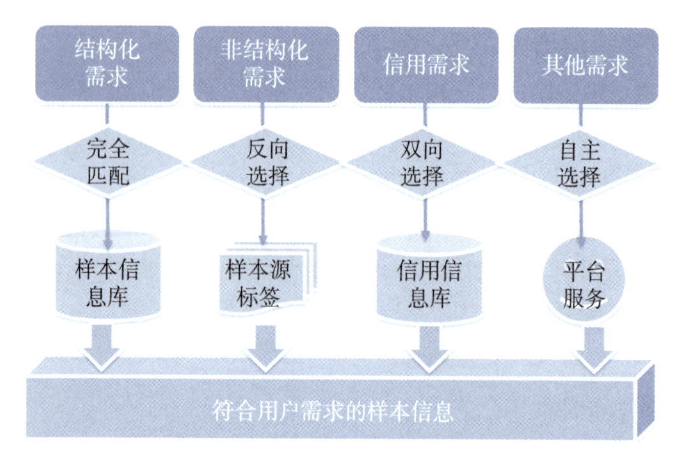

图 6-13　遗传资源共享匹配搜索引擎设计方案

（一）样本需求匹配

如何在样本信息库中寻找最接近用户需求的样本批次是搜索引擎中最复杂也是最困难的过程。用户的样本需求可能是结构化的表单、半结构化的文本以及非结构化的需求的结合物，因此，在搜索过程中，我们需要区分这 3 种不同形式的要求。

对于结构化的样本信息条件，数据库系统直接进行查询检索获得原始的样本列表。对于非结构化或半结构化的条件，利用标签系统中的文本标记进行查询，对于信息量大的标签，寻找含有标签的样本集；而对于信息量小的标签，则筛去所有含有该标签反义标签的样本集，这样可以保证搜索出更多可能符合用户要求的样本。非结构化的需求则提交至平台管理员在后续过程中进行控制。

此外，扩展研究对基于生物医学术语语义关联索引的语义关联关系表示及其关联度计算方法，语义相关的遗传数据资源检索方法，以及基于生物医学语义关联的遗传数据资源关联搜索技术与系统，都支持语义关联的人类遗传数据资源搜索（图 6-14）。

（二）信用度双向选择

搜索引擎中会自动考虑申请方以及样本提供放的双向信用度要求。样本保藏机构在发布样本信息的同时，可以选择定义每一批样本允许被检索的基本信用，而样本申请方则可以在申请样本的时候填写对样本提供方的信用和质量要求。这样，可以利用信用机制对共享主体的合法权益进行有效保护，在信息处理上，先依赖申请方的信用度检索出样本提供方同意的样本，然后再筛去不符合申请方要求的样本机构。

（三）其他需求

对于样本申请者的更为模糊的需求，搜索引擎允许其进行自主描述提交，并由平台工作人员

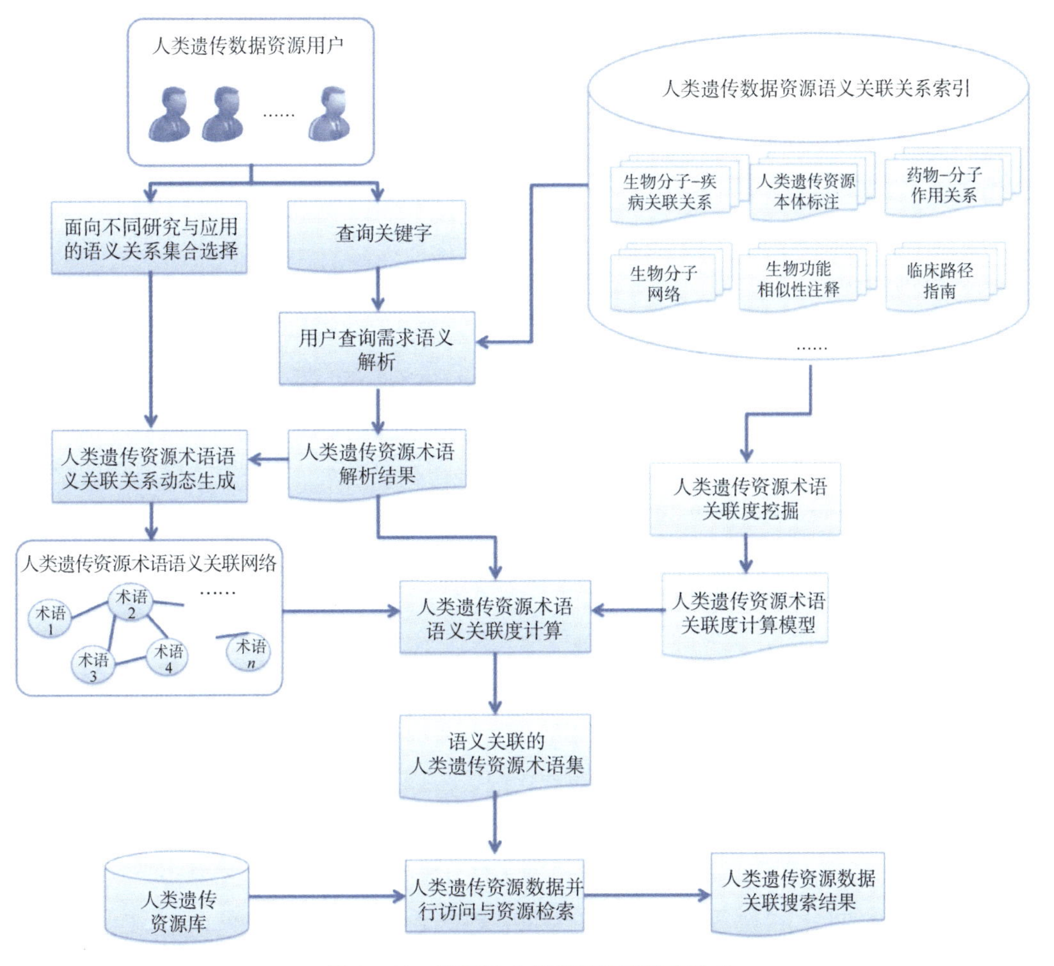

图 6－14　基于语义关联的关联搜索技术

进行处理。而如果符合检索出的符合需求的样本有多家机构可以提供，那么系统将选择的权利留给申请方，申请方可以在系统中对系统返回的样本进行排序，再将选择后的信息反馈给平台工作人员进行后续的操作。

第五节　遗传资源共享平台的建设与实施

遗传资源共享平台的建设与实施是指根据用户的需求和资源的特点，设计平台的功能模块，并据此构建平台的硬件、软件系统。可以想见，一个基础良好的平台软硬件系统、功能模块、易于操作的界面是平台日常运营良好的基本条件。

一、遗传资源共享平台的投资建设主体

遗传资源共享平台是公共服务平台，其可能的投资者一是政府财政性投资，这是主要来源；二是营利性机构投资，但这只能是辅助性的。

(一) 政府投资

遗传资源共享平台的建设资金主要来自于政府财政拨款。政府在整个平台建设的过程中扮演的不仅仅是单纯出资者的角色，还扮演着资金管理组、建设管理者的角色。在政府对平台的投资管理过程中，政府决策部门通过对平台建设项目的计划、预算等进行审批，审批合格后报批，然后由资金管理部门对其进行资金的核拨与管理。此外，资金监督部门和项目实施监督部门有权对资金管理部门与平台建设部门进行监督。

1. 政府采取的投资及其形式

(1) 财政拨款。政府的财政拨款是共享平台建设资金的主要来源，是共享服务平台获取建设资金的最主要渠道。

(2) 政府主导的科技创新基金。创新基金是一种引导性基金，它通过对平台提供资助，带动和吸引企业等对平台进行投资，营造有利于平台发展的良好环境。

2. 政府在共享平台投资建设中发挥的重要作用

(1) 政府处于于融资的主体地位，可以从社会效益和社会成本角度来评价和安排投资，而不仅仅是以直接经济利益为主要目的。政府的投资是平台建设资金获取的主要手段。

(2) 政府可从事长期投资，对平台的长远发展有着至关重要的作用。

(3) 在资源整合共享过程中，不仅是从具体操作流程，而且可以从资金运用的角度弥补市场机制失灵的不足。

3. 政府在共享平台建设、运行的过程中应该享有的权利

(1) 对平台项目的可行性研究工作的评定。实行可行性研究报告审查制度，要求共享平台必须提交符合要求的风险分析和可行性报告。

(2) 对平台投资项目的评估。政府有权要求平台项目评估的公正性和独立性。

(3) 对平台的资金使用情况的监督。政府有权对资金的流向、资金利用率等资金的使用情况进行监督，并有权追究非法使用资金的相关人员的责任。

(二) 非政府形式投资

在一定条件下，非政府组织形式投资也可以成为遗传资源共享平台建设资金获取的另外一种途径。通过各种非政府形式的市场化资金运作，同样可以获得大量平台建设资金。主要类型包括：

1. 共享主体投资 来自共享主体的投资是长期被忽视的一个投资来源。作为共享需求者，

共享主体最清楚遗传资源的特点，共享过程中存在的问题和存在的利益。共享主体同时作为投资者将大大提高其对资源共享的积极性和主动性。

2. 银行贷款 在非政府投资的形式中，银行贷款是最主要的融资方式之一。它具有偿还金额稳定、风险性小等优点，但是银行贷款要求资产抵押等信用限制，贷款额度有限。

3. 风险投资 风险投资与银行贷款的主要区别在于，银行贷款所追求的是相对的安全性，二风险投资追求的是高风险背后的高额利润。风险投资机构对平台注入资金的同时，也会对平台的管理活动产生影响。

4. 企业投资 相对于银行、风险投资等专业投资机构，企业的优势在于对具体业务的管理和经营。所以，企业投资的引入可以为平台的运行带来良好的管理，进而可以向资源共享者提供更好的服务。

遗传资源共享平台可以充分利用非政府投资机构在融资或经营管理方面的优势，加快平台的建设，提高运行效率和效益。

二、遗传资源共享平台的系统架构

在分析过共享平台的核心业务后，将共享平台功能划分为样本信息管理、样本共享过程管理以及样本过程监督管理三大部分。为了将模块更细致地分割和设计，需要对业务进行系统性的分析，将复杂的体系分割成耦合度较低的软件单元，这样在系统开发的过程中可以实现多个模块并行开发，从而缩短工程时间。模块分割明确要求软件单元之间的依赖性需要被降到最低，这保证了不同模块之间的交互最少，从而减少模块拼接时的代价和风险，同时也可以降低未来新需求的增加带来的集成设计复杂程度。

通常对平台架构进行系统化分析的工具是 U/C 矩阵，这是信息管理系统开发中用于系统分析阶段的一个重要工具。使用 U/C 矩阵进行关系型数据库设计分析，可以对其存储、正确性检验、表上作业等设计进行校验，同时利用结果关系进行子系统划分。

U/C 矩阵是用来表达过程与数据两者之间的关系。矩阵中的行表示数据类，列表示过程，并以字母 U(use)和 C(create)来表示过程对数据类的使用和产生。U/C 矩阵本质是一张表格。它可以表示数据/功能系统化分析的结果。它的左边第一列列出系统中各功能的名称，上面第一行列出系统中各数据类的名称。表中在各功能与数据类的交叉处，填写功能与数据类的关系。在系统开发的过程中通过 U/C 矩阵的分析和验证，可以及时发现前段分析和调查工作的疏漏和错误，分析数据的正确性和完整性，并确定子模块之间的共享数据。

在进行 U/C 矩阵设计前，首先抽象出参与过程的基本数据类，这些数据类是直接参与业务的实体。为了完成业务而增加的辅助数据类在生成 U/C 图的过程中依赖矩阵变换原则进行修正。

(一) U/C 矩阵数据类和实体分析

通过对平台业务过程的分析和整理，抽象出以下 6 个核心实体作为 U/C 矩阵的设计原型(表 6-3)。

表 6-3　共享平台涉及的实体和过程

实　体	描　述	属　性	参与过程
用户	平台使用者管理自身信息，操作共享流程的核心实体	用户数据类包含所有参与者的基本信息，描述和评估了该用户的团队背景，包括由业务过程生成的信用评分	用户信息管理，用户升级，共享过程，信用评估
样本机构	遗传资源保藏机构，负责提供共享资源	包含机构相关的材料，包括机构规模、资金及样本储备情况以及机构综合信用评分等	机构信息管理，样本管理，共享过程，信用评估
样本资源	样本共享过程中双方进行商议与交换的核心实体	包含样本可公开的所有基本属性，如样本类型、容量、保藏方式、初采样实验等，同时还应记录样本在业务过程中的状态，如是否发布、是否共享、共享信用要求等	样本管理，共享过程
共享过程	样本共享过程的完整生命周期，记录者一个周期内所有子过程的完成状态，管理整个共享流程的运行	包含参与单次过程的所有实体，如用户、申请项目、样本机构、样本等，以及该周期中所有业务的完成情况	共享过程
申请项目	申请方需要依赖一个项目提案来提交样本需求，专家组通过审核项目的创新性、实用性、可行性等角度来评估这次申请	包含项目级别、目标、方案、资金等用于完整评估项目的信息	共享过程，信用评估
专家/伦理委员会	审核共享项目主要参与人员	包括专家的基本信息、联系方式、当前的状态等	共享过程

（二）U/C 矩阵变换与模块分割

U/C 矩阵的目标是将一个系统中的数据的产生（create）和数据的使用（use）情况清楚地描述出来在表格中，每一行代表一个过程，每一列代表一种数据类，第 i 行、第 j 列交叉处的元素为 a_{ij}，当过程 i 创建了数据类 j 时，a_{ij} 值为 C，当过程 i 中使用了数据类 j（包括查询、更新和删除操作）时，a_{ij} 值为 U。

1. U/C 矩阵生成后进行正确性验证的内容

（1）完备性检验。这是指每一个数据类必须有一个产生者（即“C”）和至少有一个使用者（即“U”）；每个功能必须产生或者使用数据类。否则这个 U/C 矩阵是不完备的。

（2）一致性检验。这是指每一个数据类仅有一个产生者，即在矩阵中每个数据类只有一个“C”。如果有多个产生者的情况出现，则会产生数据不一致的现象。

（3）无冗余性检验。这是指每一行或每一列必须有“U”或“C”，即不允许有空行空列。若存在空行空列，则说明该功能或数据的划分是没有必要的、冗余的。

由此，可以得到如图 6-15 所示的遗传资源共享平台过程-数据类 U/C 矩阵。

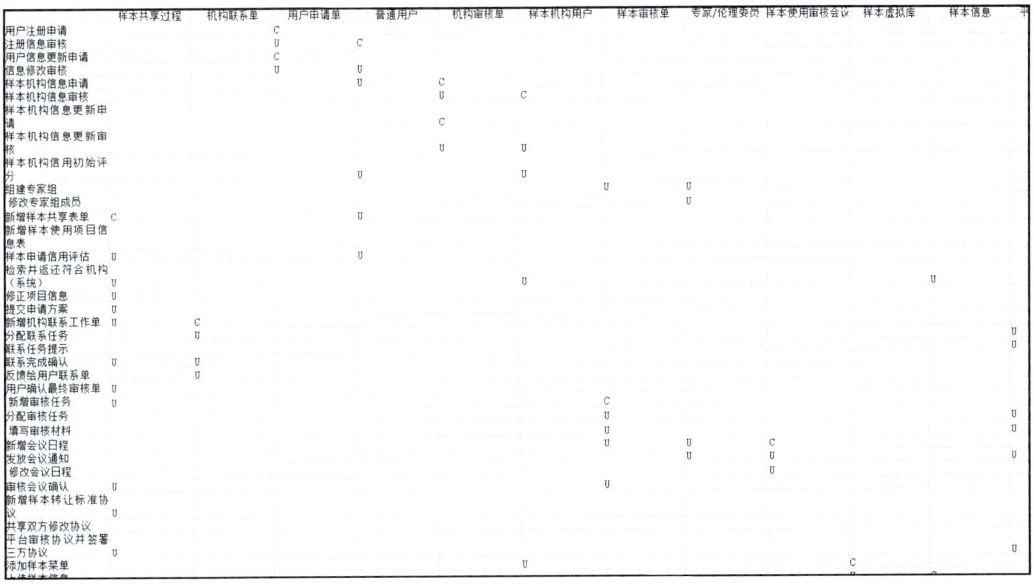

	样本共享过程	机构联系单	用户申请单	普通用户	机构审核单	样本机构用户	样本审核单	专家/伦理委员	样本使用审核会议	样本虚拟库	样本信息	平
用户注册申请			C									
注册信息审核			U	C								
用户信息更新申请			C									
信息修改审核			U	U								
样本机构信息申请				U	C							
样本机构信息审核					U	C						
样本机构信息更新申请					C							
样本机构信息更新审核					U	U						
样本机构信用初始评分				U		U						
组建专家组							U	U				
修改专家组成员								U				
新增样本共享表单	C			U								
新增样本使用项目信息表												
样本申请信用评估	U			U								
检索并返还符合机构（系统）	U					U					U	
修正项目信息	U											
提交申请方案	U											
新增机构联系工作单	U	C										
分配联系任务		U										U
联系任务提示												U
联系完成确认	U	U										
反馈给用户联系单		U										
用户确认最终审核单	U											
新增审核任务	U						C					
分配审核任务							U					U
填写审核材料							U					U
新增会议日程							U	U	C			
发放会议通知								U	U			U
修改会议日程									U			
审核会议确认	U						U					
新增样本转让标准协议	U											
共享双方修改协议												
平台审核协议并签署三方协议	U											U
添加样本菜单						U				C		

图 6－15　遗传资源共享平台过程-数据类 U/C 矩阵

2. U/C 矩阵模块分割的主要步骤　U/C 矩阵需要进行聚类变换以进行模块分割，主要步骤包括：

(1) 将 U/C 矩阵转换为关联矩阵，关联矩阵的元素为 a_{ij}，

$$a_{ij}=\begin{cases}1 & \text{功能 } A_i \text{ 与数据 } B_j \text{ 相关联}\\ 2 & \text{功能 } A_i \text{ 与数据 } B_j \text{ 不相关联}\end{cases}$$

其中 $i=1, 2, 3, \cdots, m$；$j=1, 2, 3, \cdots, n$。

(2) 构造不干涉系数数列 $W_1, W_2, \cdots, W_n$，其中 W_1, W_2 可以任意取，满足：

$$\begin{aligned}&W_3=W_1+W_2+1,\\&W_4=2W_3,\\&\vdots\\&W_{m-1}=2W_{m-2},\\&W_m=2W_{m-1}\end{aligned}$$

在这里取 $W_1=1$，$W_2=3$，故不干涉系数数列为 1，3，5，10，20，40，…。

(3) 将不干涉系数数列中的数由大到小依次分配给关联矩阵的每一行作为权系数，然后按列加权，求得每列系数之和，即：

$$S_i=\sum_{i}^{m} W_i a_{ij}$$

其中 $j=1, 2, 3, \cdots, n$。

(4) 按 S_j 的大小重新排列关联矩阵的各列，得到新的关联矩阵并在此基础上进行行列调整，在图中划出一个一个的小方块即划分子系统，并还原成 U/C 矩阵如图 6-16 所示，即为通过系统分析后划分出子系统的原则是：①沿对角线一个一个地划，不要漏掉任何一个数据或功能；②小方块的划分应包括所有的“C”元素。另外对同一个调整出来的结果，小方块子系统的划分不是唯一的，根据实际情况及分析者个人的工作经验可能存在不同的划分方法。

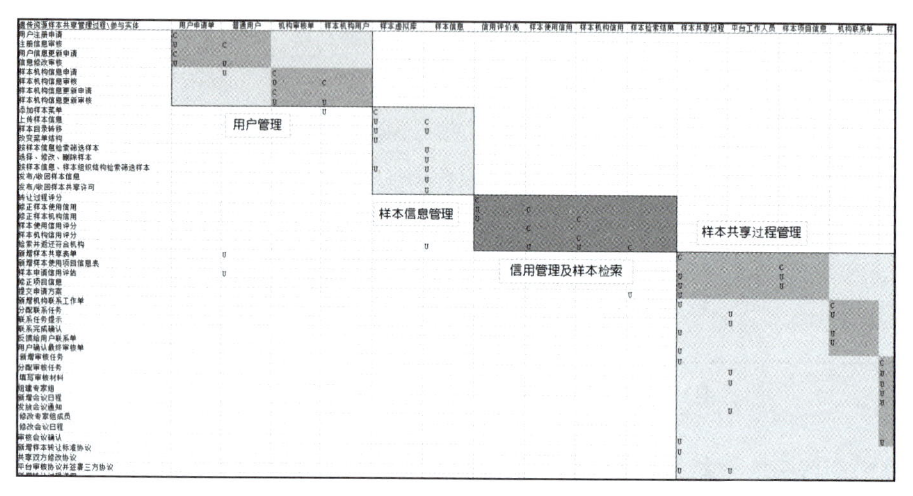

图 6-16　完成模块分割后的 U/C 矩阵

由上述分析，可得到遗传资源共享平台的总体架构如图 6-17 所示。

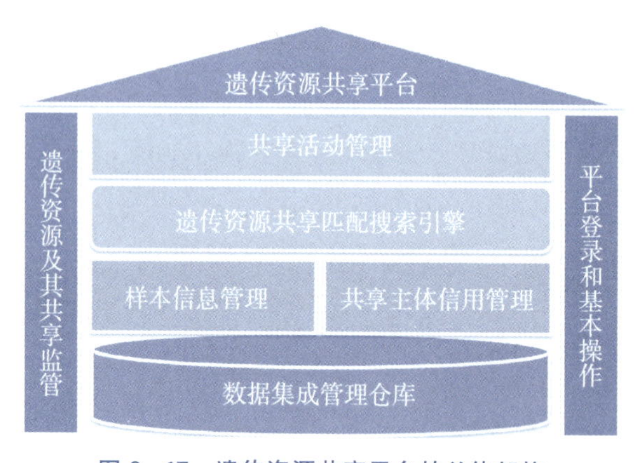

图 6-17　遗传资源共享平台的总体架构

遗传资源共享平台分为平台登录和基本操作、共享活动管理、遗传资源及其共享监管三大模块，其中共享活动模块利用平台的遗传资源搜索引擎完成共享双方的需求匹配工作，搜索引擎的工作还依赖于样本信息管理模块和共享主体信用管理模块，依托数据集成管理仓库，不仅完成对信息的存储和管理，更能为智能化服务、决策支持等功能提供支持。

三、遗传资源共享平台子模块流程设计

经过 U/C 矩阵及其变换分析后，我们得到了共享平台的子模块，本节将详细阐述子模块的流程设计情况。

（一）共享业务模块

1. 用户和样本机构信息管理　用户信息管理是共享平台用户使用平台的第一项基本操作。用户在共享平台完成注册的步骤，提交相关的身份信息并等待平台的审核确认，平台完成审核后授权用户合法权限并给予用户初始信用度，使得用户可以开始利用平台进行共享活动。这一模块参与的实体是平台用户和系统管理员，业务流程见图 6－18。

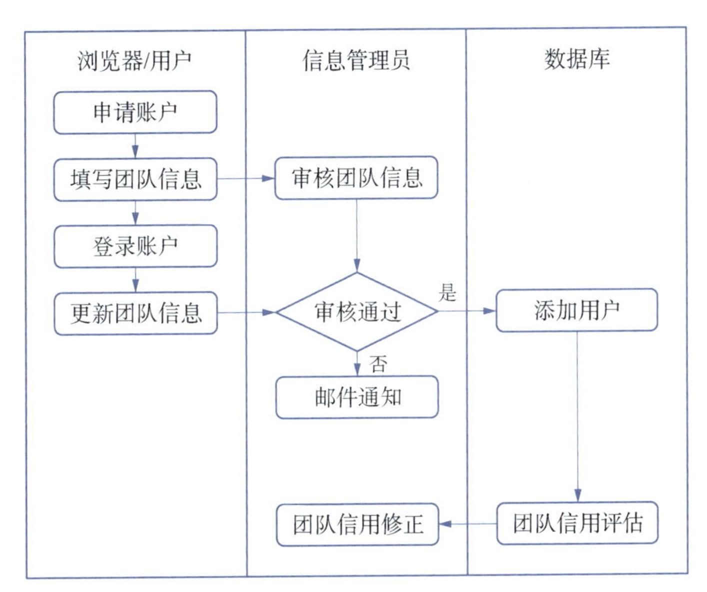

图 6－18　用户信息管理流程图

对于样本保藏机构，类似普通用户的注册过程，但是需要提交相关的机构信息从而升级成为共享平台的保藏机构用户。类似地，相关信息在得到共享平台审核确认之后即可获得合法权限和初始信用度，从而可以继续开展后续操作。图 6－19 显示了保藏机构用户信息管理的业务流程。

2. 样本信息管理与发布　样本保藏机构注册成功并通过审核之后，就可以进行样本信息的管理和发布操作。保藏机构可以对样本库空间进行分配和管理，然后上传样本信息，并对样本信息的共享状态、共享条件进行详细设置，从而实现对样本信息的全面、便捷地管理。图 6－20 是样本信息管理与发布的业务流程。

3. 共享过程管理　共享平台最重要的功能模块就是实现共享业务，共享过程管理模块下面包括样本申请、机构联系、样本审核和样本转移 4 个子模块来管理一次共享过程的整个生命周期。

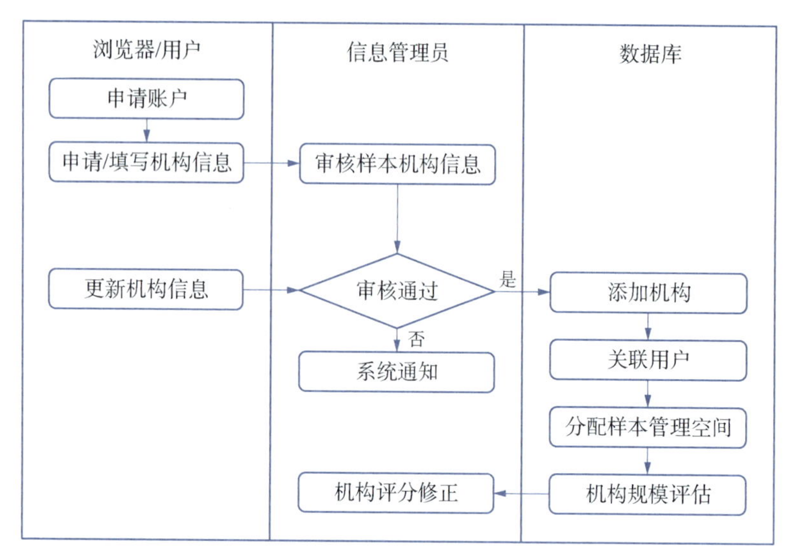

图 6-19 保藏机构用户信息管理流程

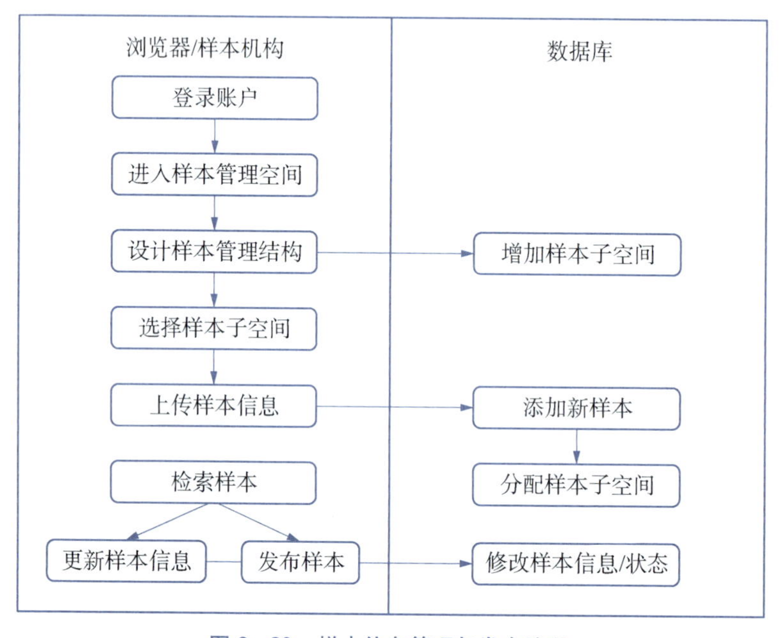

图 6-20 样本信息管理与发布流程

(1) 样本申请:合法的样本申请方在登录共享平台后可以进行样本信息的查询和样本申请。样本申请需要提交相关的项目信息用于进行样本匹配度评估和专家审核,对于申请方的样本需求,共享平台能够接受申请方提供的可以结构化的需求以及非结构化需求,利用信息检索和人工评估的方法最终筛选出候选的样本保藏机构,并生成机构联系单,推动共享活动进入下一个步骤。图 6-21 显示了样本申请的详细业务流程。

(2) 机构联系:共享平台的工作人员根据申请方的机构联系单联系样本保藏机构,确认样本情况和共享意愿,然后更新共享活动的状态,推动共享业务的进展。图 6-22 描述了详细的业务流程。

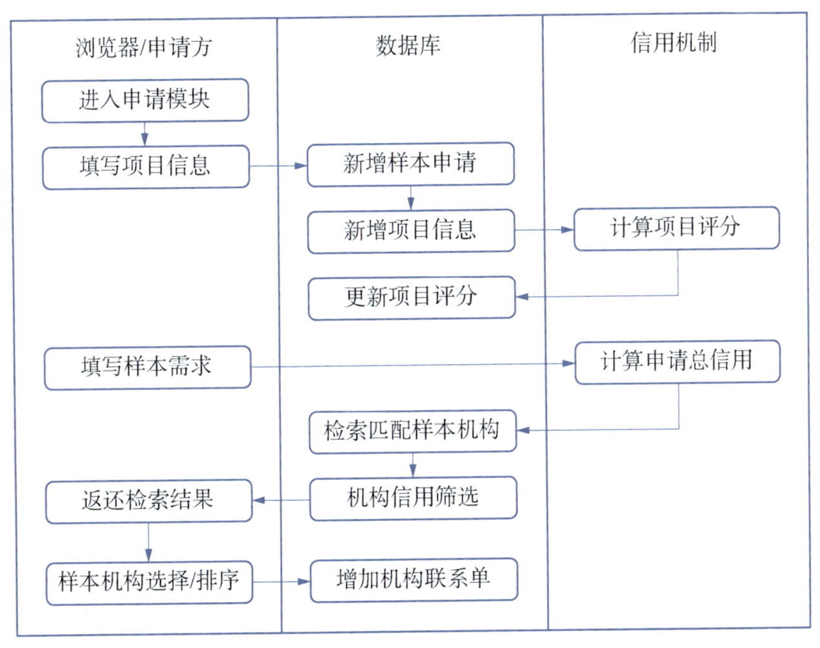

图 6－21　共享过程管理-样本申请业务流程

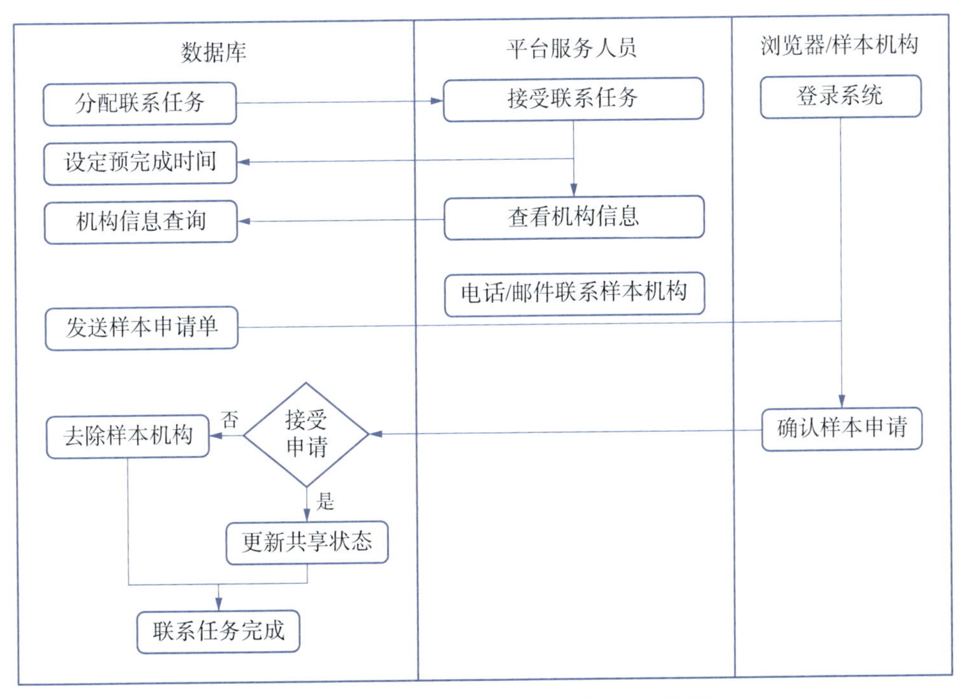

图 6－22　共享过程管理-机构联系业务流程

(3) 样本审核:图 6-23 所示为样本审核的业务流程。共享平台的工作人员在完成联系工作后,准备好项目所需的各项材料,联系组织参加审核的专家组成员、安排专家审核日程,并在共享平台上更新共享活动的状态,在审核之后负责根据专家评审意见推进共享活动的进行。

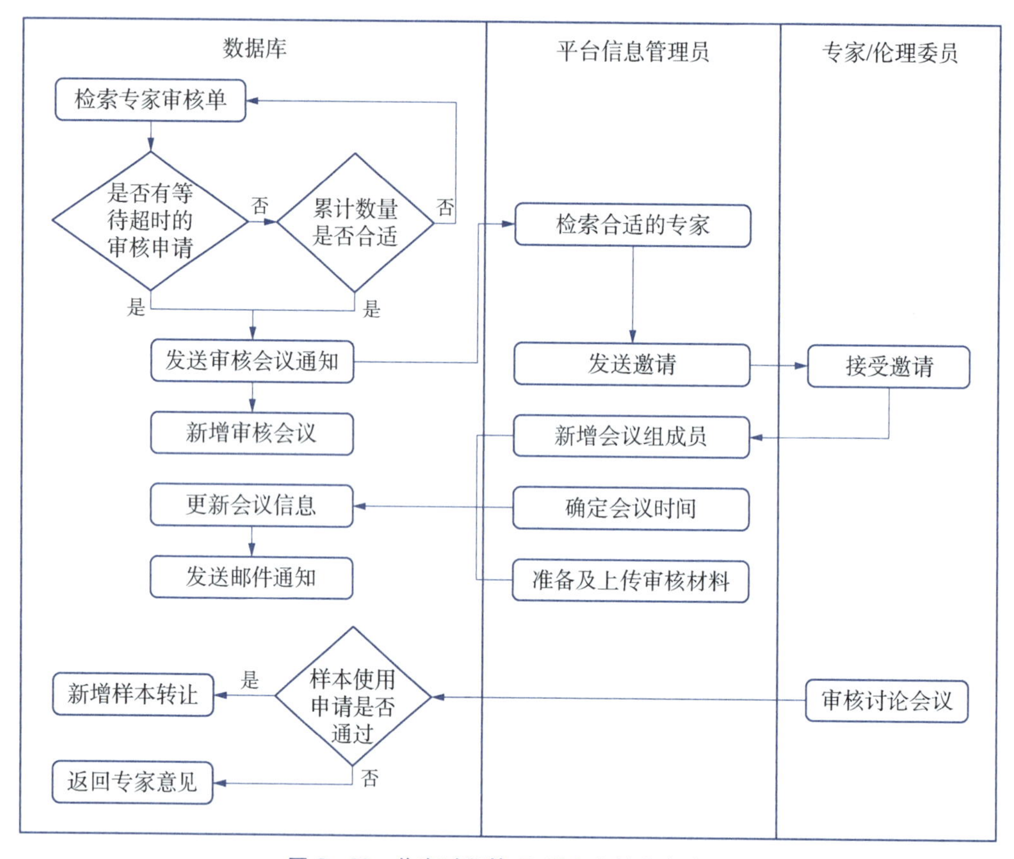

图 6-23 共享过程管理-样本审核业务流程

(4) 样本转移:共享项目通过专家/伦理小组的审核之后,共享活动就进入签署样本转让协议的阶段。共享平台提供了标准化的协议模板帮助共享双方降低沟通成本,共享双方可以对于转让协议进行反复协商和修订,最终确认后提交共享平台会生成样本转移信息,进入样本转移以及成果返还的阶段。图 6-24 为样本转移的详细业务流程图。

(二) 切面应用模块

然而系统中存在一些业务过程的表现形式较为分散,而且多个不同模块中的数据类均有相似的过程,这些过程就无法进行模块聚类。它们是平行于所有聚类模块的子系统,被称之为切面,以下几个子模块是典型的切面过程。

1. 共享主体信用管理　系统中涉及信用等级、记录以及评估的过程分散在机构信息管理、用户信息管理、共享过程管理等模块中,综合信用度在共享环节中起到筛选不符合信用要求的机构或用户的作用。因此对于信用模块的设计应该架构在业务模块之上进行数据集成和计算。

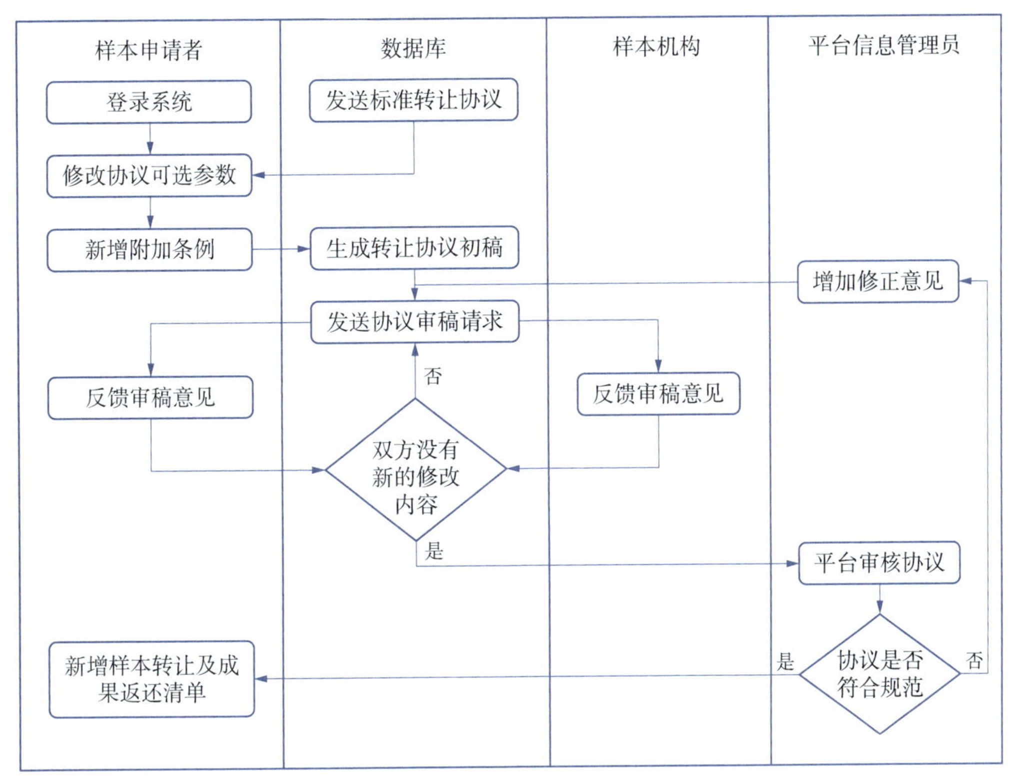

图 6－24　共享过程管理-样本转移业务流程

2. 遗传资源信息统计和监管　信息统计和监管功能是基于共享平台数据库的数据集成和汇总的功能实现，共享平台对于样本保藏机构、样本信息以及共享活动的相关信息，如项目信息、成果信息等进行全面的统计，并且能够生成报表，满足国家主管部门的监管需求。同时，在此基础上，共享平台可以构建数据挖掘和智能服务系统，提供高级信息服务，如遗传资源储备监测和预警、保藏机构信用监测、共享业务监测和预警、研究项目动态分析等，这些对于遗传资源管理和资源配置都能发挥重要作用。

3. 用户通知　在业务执行的过程中，平台需要提供共享双方以及平台工作人员之间良好的沟通环境，系统也需要及时地将共享过程中的业务状态反馈给参与人员。用户通知模块可以通过系统、邮件以及短信提醒等方式推送信息，在所有用户参与的模块中都需要设计这些功能组件。

四、遗传资源共享平台模块功能点分析

功能点分析方法是 20 世纪 70 年代 IBM 公司首先提出的，是一种能够公正、客观、有效地度量软件开发工作的方法。经过 30 多年的改进，1998 年 ISO 公布 ISO/IEC14143 国际标准规范。常用于系统开发前的工程量估算，以评定系统开发成本。我们在这一部分对系统框架中的所有

子模块进行了功能点评估，并初步估算了每一个模块所需的开发成本，为工程实施过程提供参考性的数据。

功能点分析计算的基本过程如下：

(1) 决定功能点分析方法的分析范围，也就是确定分析对象。一般指被测量的应用程序以及应用程序和外界接口。

(2) 明确FSM范围中包含的功能性需求，从总体的软件需求中识别出每一个功能性需求。每个单独的功能性需求必须是逻辑上单独成立的。

(3) 明确功能性需求中包含的基础功能部件(base function component, BFC)，对BFC进行识别和分类。

(4) 对所有BFC进行功能点评定，从外部输入、系统输出、内部逻辑文件、系统数据查询以及外部接口文件这五个角度，按照复杂程度分为简单、中等、复杂分级，从而求和计算出未调整功能点数(unadjusted function point, UFP)。计算公式如下：

$$UFP = \sum_{sys}\sum_{i} w_{sys} * N_i$$

(5) 评估非功能性需求，计算确定性调整因子(verified adjusted factor, VAF)。通常非功能性需求会带来大量的额外技术难点和工作时间，VAF用于对所有的非功能性需求进行系统性评定，并调整UFP的估算值：

$$VAF = (TDI * 0.01) + 0.65$$

$$TDI = \sum_{i} NFP_i$$

6. 计算最终的功能点总分(functional points count, FPC)以及相应框架下的人月估计。

$$FPC = UFP * TDI$$

项目工作量估算(单位：人月) $= FPC * \delta_{frame} * 1.4/1000$，其中J2EE框架下的框架系数为80。

(一) 用户信息管理模块

1. UFP统计　见表6-4。

表6-4　用户信息管理模块组件统计表

组件类型	组件数			组件复杂度			小计
	低级	平均	高级	低级	平均	高级	
外部输入	8	0	0	24	0	0	24
外部输出	0	0	0	0	0	0	0
外部查询	1	0	0	3	0	0	3

续表

组件类型	组件数			组件复杂度			小计
	低级	平均	高级	低级	平均	高级	
内部逻辑文件	5	0	0	35	0	0	35
外部接口文件	0	0	0	0	0	0	0
总计							62

2. VAF 评估　该模块的非功能性需求并不多，属于常规的信息管理模块，在终端用户效率方面需要有较好的设计，因此 VAF 评分估算为 0.05 分。

（二）样本信息管理模块

1. UFP 统计　见表 6-5。

表 6-5　样本信息管理模块组件统计表

组件类型	组件数			组件复杂度			小计
	低级	平均	高级	低级	平均	高级	
外部输入	6	0	0	18	0	0	22
外部输出	2	1	0	8	4	0	8
外部查询	1	1	0	3	4	0	7
内部逻辑文件	3	0	0	21	0	0	21
外部接口文件	0	0	0	0	0	0	0
总计							58

2. VAF 评估　这个模块中需要接受样本机构的样本数据，对于传输效率以及接口效率上有着较高的要求；需要兼容不同样本机构的数据结构，所以在兼容性上也需要做好充足的工作；在样本机构的结构管理上也需要做好充分的视图和交互体验，VAF 估分为 0.15。

（三）共享过程管理模块

1. UFP 统计　见表 6-6。

表 6-6　共享过程管理模块组件统计表

组件类型	组件数			组件复杂度			小计
	低级	平均	高级	低级	平均	高级	
外部输入	17	0	0	51	0	0	51
外部输出	4	1	0	16	5	0	21
外部查询	0	3	0	0	12	0	12
内部逻辑文件	12	0	0	84	0	0	84
外部接口文件	0	0	0	0	0	0	0
总计							168

2. VAF 评估　平台共享业务的的核心模块，用户需要在该模块中完成共享业务的完整生命周期，对于前台操作的简易性有着一定的要求；在申请样本的过程中，该模块需要计算信用度并快速检索出匹配的样本机构，需要对检索性能做一定程度的设计和优化，VAF 估分为 0.18。

（四）信息统计及监管模块

1. UFP 统计　见表 6－7。

表 6－7　共享过程监管模块组件统计表

组件类型	组件数			组件复杂度			小计
	低级	平均	高级	低级	平均	高级	
外部输入	0	0	0	0	0	0	0
外部输出	6	3	1	24	15	7	46
外部查询	5	3	0	15	12	0	27
内部逻辑文件	3	0	0	21	0	0	21
外部接口文件	0	0	0	0	0	0	0
总计							94

2. VAF 评估　监管模块是辅助政府机关进行监督和决策的模块，在智能化方面有着较高的要求；需要跨越多个模块进行数据集成；检索和计算效率需要得到保证，VAF 评分为 0.13。

五、遗传资源共享平台实施的技术方案

（一）软件技术框架

通过对功能模块的详细划分及计算分析，可以确认整个平台工程的软件实施技术难度为中等，正常情况下参与业务的数据吞吐量不高，为了降低平台的开发风险，没有必要使用新的存储及运算技术，推荐使用信息系统开发常用的三大技术平台——J2EE、.NET 以及 PHP。这三种技术框架各有优缺点，通过分析和比较三个平台各自的特点，平台开发方可以根据实际情况和背景进行挑选。

1. J2EE 技术框架　J2EE 是一种利用 Java2 平台来简化企业解决方案的开发、部署和管理相关的复杂问题的体系结构。J2EE 不仅巩固了 JAVA 语言中的许多优点，例如编写一次、随处运行的特性还提供了信息管理系统相关的技术方案从而利于数据库的存取操作，如 JDBC、EJB、Java Servlets、JSP 以及 XML 技术的全面支持。其最终目的就是成为一个能够使企业开发者大幅缩短产品的开发时间的体系结构。

J2EE 为搭建具有可伸缩性、灵活性、易维护性的商务系统提供了良好的机制。J2EE 框架将通用的繁琐的服务端任务交给中间供应商完成，企业开发人员可以集中精力创建业务逻辑。

J2EE 同时支持异构环境，不依赖任何特定操作系统、中间件、硬件，具有极高的兼容性。

2. .Net 框架　.Net 框架是微软公司开发的解决方案，是一个类似 J2EE 的完全方案，但在特定情况下要优于 J2EE。.Net 框架使用 C# 语言开发及编译，核心模块可以嵌入 C+ + 语言从而极大的提升系统计算效率(比 JAVA 快 12 倍)；.Net 框架对微软的 Windows 系列操作系统有着更好的适应性，在 SQL Server 的数据读写方面有着更好的效率。因此在服务器操作系统为 Window Server 或者底层存储数据库为 SQL Server 的情况下推荐使用.Net 框架进行开发。

3. PHP 开发　PHP 网页应用开发适合中小型企业进行快速开发。PHP 是解释执行的脚本语言，入门基础较低不需要系统的培训；采用面向过程的设计方式，省掉大量系统分析及设计的工作；开发过程中所用的软件都是开源的，软件成本十分低。但是使用 PHP 开发在系统稳定、源码安全、系统性能、功能结构等多个方面都有缺陷。因此在资金充裕的情况下不推荐使用 PHP 框架开发。

表 6-8 对 3 种软件技术框架的不同特性进行了比较，以供共享平台确定实施方案时进行选择。总体来看，J2EE 和.NET 框架是主流的企业信息管理系统开发使用的技术框架，能够满足遗传资源共享平台软件建设的大部分技术要求；J2EE 平台具有很好的扩展性和移植能力，能够适应大多数环境变化带来的影响；对于计算和处理效率要求高的模块可以在评估业务数据量之后使用.NET 进行开发；如果开发预算有限或者短期内有大规模业务调整计划的情况下可以考虑使用 PHP 框架进行快速开发，可以最大限进地降低业务变更带来的冲击。

表 6-8　共享平台实施软件技术框架的比较

比较项目	J2EE	.NET	PHP
功能性	强	中	弱
性能效率	中	强	弱
可扩展性	高	高	低
可移植性	高	低	中
稳定性	高	高	中
信息安全	高	高	低
可维护性	高	高	低
维护成本	中	中	低
开发周期	长	长	短
开发成本	高	中	低

(二) 硬件平台

1. 网络平台　基于信用评估的遗传资源样本共享管理系统的建设目标是建立一个开放的、标准化、规范化的 B2B 网络平台。根据实际情况，可以将接入参数定位为：数据库、服务器及骨干网络为千兆连接，网页服务系统为百兆连接。

整个网络全面采用交换技术，利用第 3/4 层交换技术和路由交换机构建高带宽、低延时的宽带网络，既可以通过虚拟局域网技术为终端用户提供连接，又可以通过 IP 协议为用户提供各种网络应用。核心交换机要求提供卓越的可扩展性和性能价格比，同时应支持高接口密度、高性能、高可用性等特性。

网络平台将实现遗传资源样本共享管理系统平台和样本保藏机构的之间的通信和数据交换，具体包括数据整合质量分析报告、医学教研、管理类数据传报、实时业务统计分析等。实现与通用互联网站的外部连接，为大众及遗传资源使用者提供网站自主检索、信息浏览，及部分生物信息分析和数据挖掘等功能。

网络平台还应与智能、服务质量机制以及安全机制结合在一起，以更高效地利用其网络，实现负载均衡；所有业务板端口均支持线速转发（转发延时小于 10 μs），支持符合 IEEE 802.1Q 标准的 VLAN、VLAN 间路由和基于端口的 VLAN Trunk；支持 SNMP 和 SNMPv2 协议；具有高可靠性和可用性特性，提供备用交换引擎、备用风扇和 N+1 备用电源，系统采用分布式结构，所有模块支持热插拔；要求平均无故障时间应大于 1 万小时，可用性不小于 99.99%。

2. 安全系统　安全系统负责对系统区域内的计算机进行有效管理，防止非法接入和非法数据访问。其功能主要包括：实现在线设备 IP 的实施监测；IP 地址、MAC 地址等信息的合法判定；警告并自动阻断非法的 IP 地址；查询非法 IP 地址的使用历史；支持主动检测、被动监听等多种检测方式；支持 DHCP 和静态 IP 地址设定的网络；软件资产管理、发现非法安装软件；硬件资产管理，手机和维护硬件信息；移动储存设备控制，防止非法下载和拷贝。

防火墙作为安全系统的重要设备，其建设要求为：自身网络运行性能参数高；支持主流标准及协议；具备设备扩展升级能力；提供标准和扩展的 ACL 包过滤；支持应用层过滤；提供 NAT 服务；具备 VPN 特性，可构建远程访问；完备的流量监控和管理功能，可指定网络服务策略；具备高可靠性，关键部件可备份配置；具备友好的图形管理界面。

3. 主机系统

(1) 主机系统硬件平台的要求：高可用性、可扩充性、开放性和可维护性。

(2) 主机系统设计要求：充分满足当前业务需要，并考虑未来业务发展；采用业界先进的技术和理念，如虚拟机、云计算、集群负载均衡等；系统性能优秀，能充分胜任业务增长和信息量不断增长的挑战，能满足业务应用对硬件平台在大数据量、高反应速度条件下有良好性能反应的要求；避免单点故障造成宕机，确保业务不间断运行以及数据的一致性、完整性；系统具备异地灾备的能力；设备符合国际标准，支持主流数据库厂商产品。

4. 管理系统　遗传资源共享平台的多功能交互要求必须具备强大的信息管理系统，准确记录和跟踪样本的接收、运输、采集、处理、贮存和发放等流程，数据存储、上传、汇总、分析等内容。一方面，基于遗传资源样本库的研究项目审批和管理需要实现电子化管理，如研究方向、拟采集样本类型等；另一方面，随着大数据时代的来临，各研究机构间实现数据库互访和共享是未来的发展方向和实际需求，因此人类遗传资源信息管理系统应涵盖生物样本管理系统、数据管理系统、分子数据平台、科研项目等综合性管理系统。

5. 存储系统　存储系统需要具备可扩展性，满足对突发性信息增长有效管理的需要；实现科学实验数据、队列化数据、“组学”数据和海量临床随机数据的系统整合、精确标注、深度分析和超大尺度多维度展示；使用模块化磁盘阵列存储设备；采用存储区域网（SAN）结构；采用存储虚拟化技术；系统开放性好；必须适应异构操作环境，实现不同类数据的贯通整合，解决不同数据库间的数据割裂问题；能支持业界所有的主流主机和操作系统。

系统具有高可用性及高可靠性，确保任何时刻数据都是可以获得和完整的，需要配备如磁盘阵列备用控制器、备用电源、备用风扇，RAID 保护级别、在线备份磁盘等。

系统具备定期磁带数据备份功能，数据可恢复性高，恢复时间短。

系统具备高度的可管理性，配置了存储区域网络管理控制平台；系统可实现存储资源的共享和动态调配，提高存储系统的使用效率。

6. 备份系统　备份产品的主要作用是为系统数据提供保护，于是该产品本身的稳定性和可靠性就成为了最重要的一个性质，备份系统需要在数据事故发生时有效快速的恢复数据业务。

备份系统需要附加自动化的功能，定时自动备份、磁带库自动换带等。在自动备份过程中，还要有日志记录功能，并在出现异常情况时自动报警。

随着平台业务的不断发展，数据量的增长同样也会对备份系统的性能有着较高的要求，备份系统性能上必须保证在非工作时间内完成周期性的常规备份工作，从而不会因为备份过程的磁盘使用而影响系统使用效率。

可以配置具备过程自动化、备份集中管理和控制功能的备份软件，软件需要设计灵活的备份策略备份配置；支持 LAN、LAN-Free 和 Server-Less 多种备份方式；支持多种备份设备及共享；支持各种操作系统、数据库和常规应用软件接口。

（三）关键技术研发和系统建设

1. 遗传资源信息提交工具　将遗传资源信息元数据及质量要求工具化，内置收集端提交质量控制策略，满足用户单个、批量等信息汇交要求，实现我国人类遗传资源样本信息的收集与汇交。

2. 遗传资源描述与资源目录构建技术与方法研发　面向我国遗传资描述需求，通过采用本体技术，搭建元数据框架，通过深化需求分析，采用与领域专家座谈交流、前期进行模型试算和验证等方式，分析应用要求，不断交互验证，指导系统技术研发。坚持先进性设计，优选有竞争力、可持续发展的技术，合理控制技术风险，研究基于本体和元数据的我国遗传数据资源描述与分类技术（图 6－25）。

3. 可扩展存储与管理技术与系统研发　面向我国人类遗传资源数据，研究基于云环境的大数据可扩展云存储数据库构建和存储管理技术（图 6－26）。

4. 数据索引技术与系统研发　面向我国人类遗传资源数据的组织需求，针对不同的人类遗传资源数据，建立人类遗传资源术语与数据资源索引，建立人类遗传资源数据索引，建立人类遗传数据资源的高效索引体系与系统（图 6－27）。

5. 综合检索技术与系统研发　面向人类遗传资源查询与访问需求，研究针对用户查询的生物医学语义解析方法，研究用户查询搜索的人类遗传数据资源关联关系和交叉引用关系（图 6－28）。

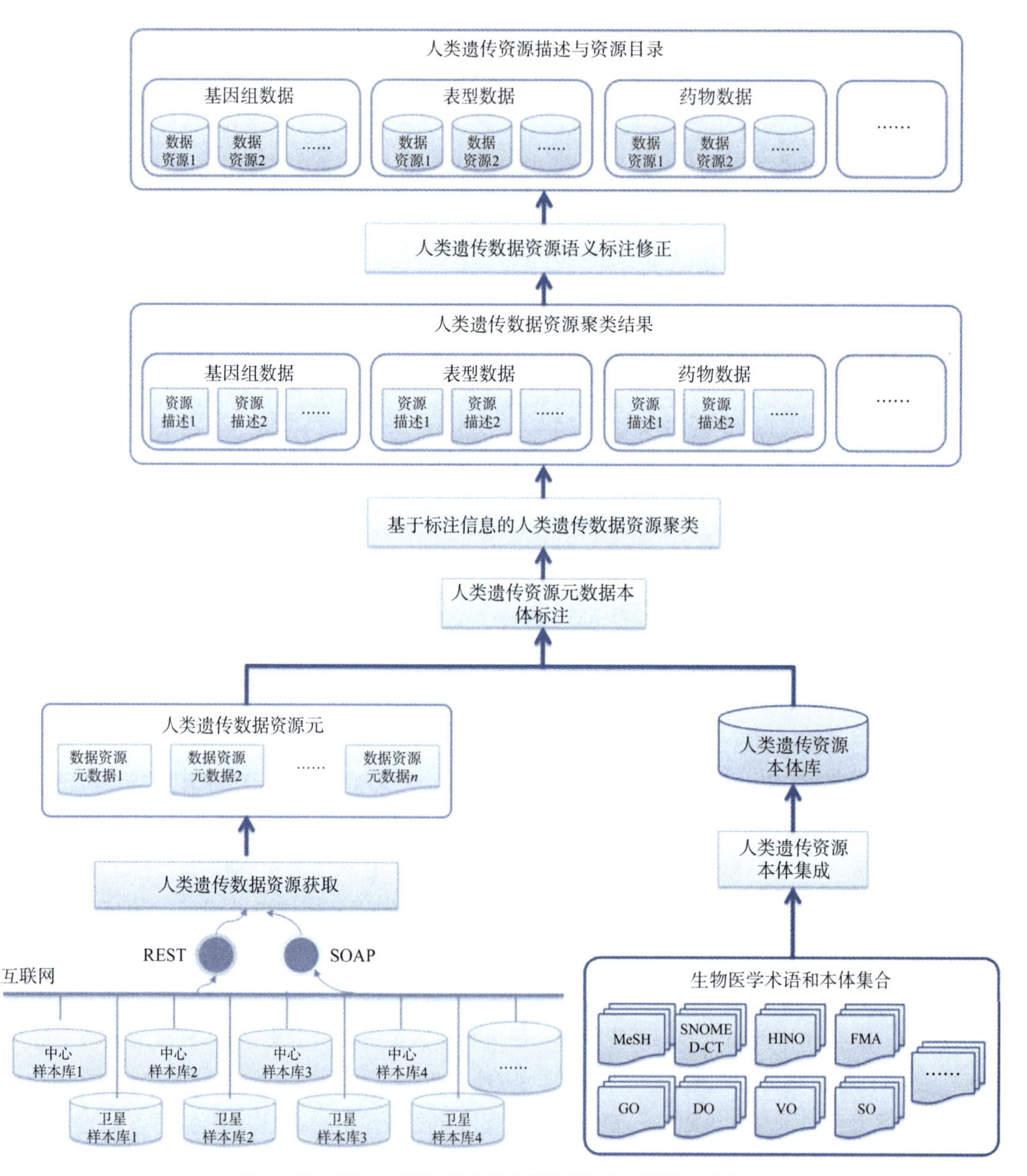

图 6-25　基于本体和元数据的资源描述与资源目录构建

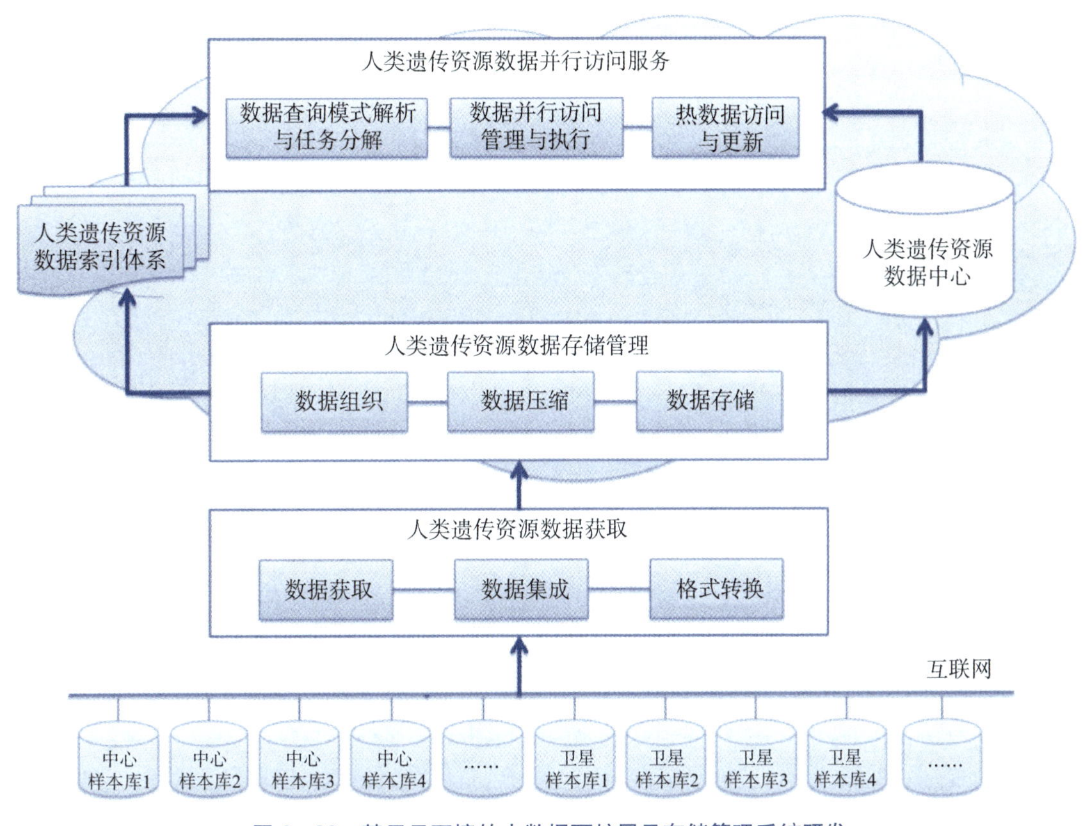

图 6－26　基于云环境的大数据可扩展云存储管理系统研发

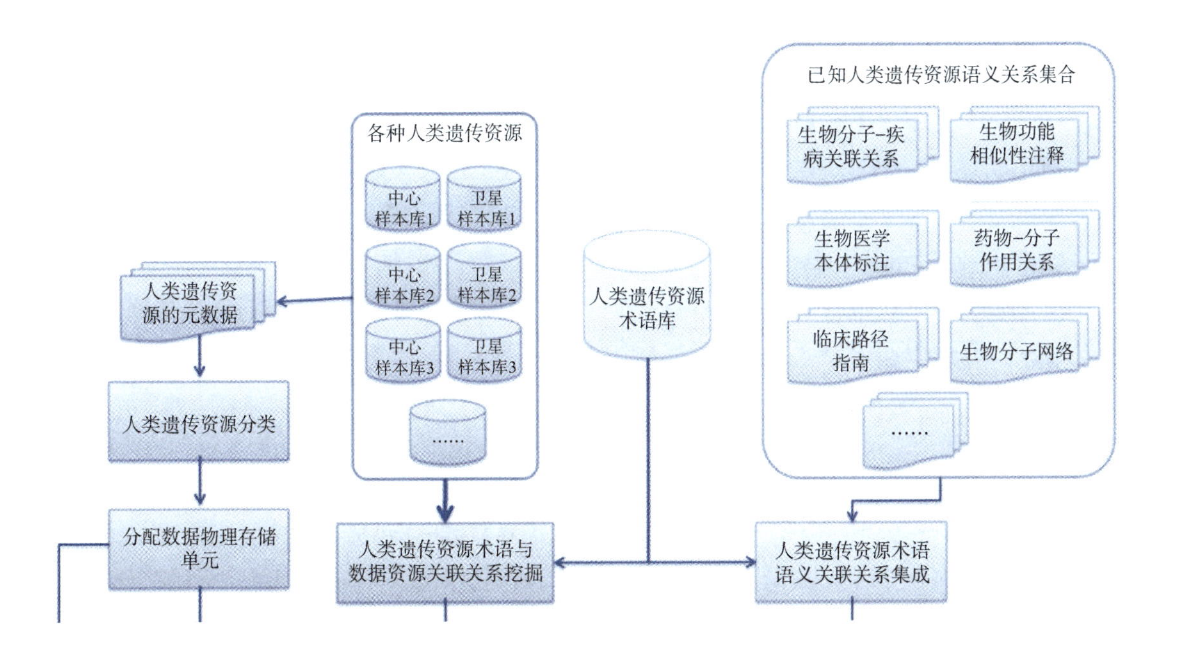

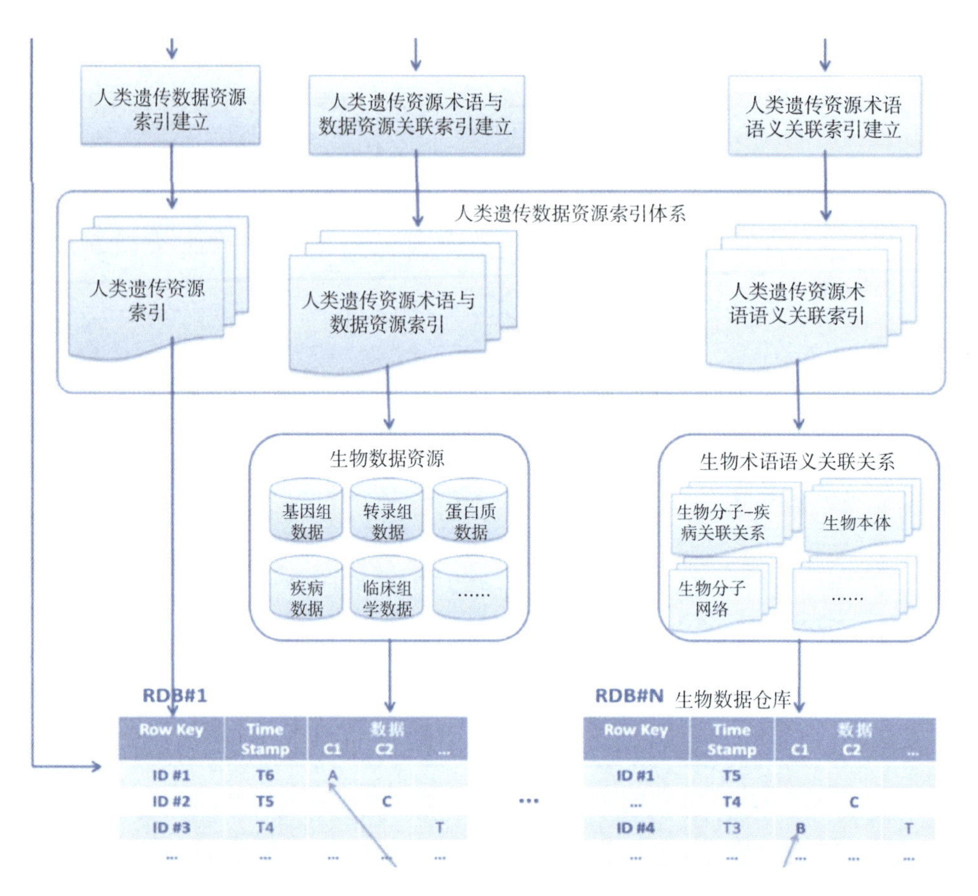

图 6－27　数据索引技术与系统

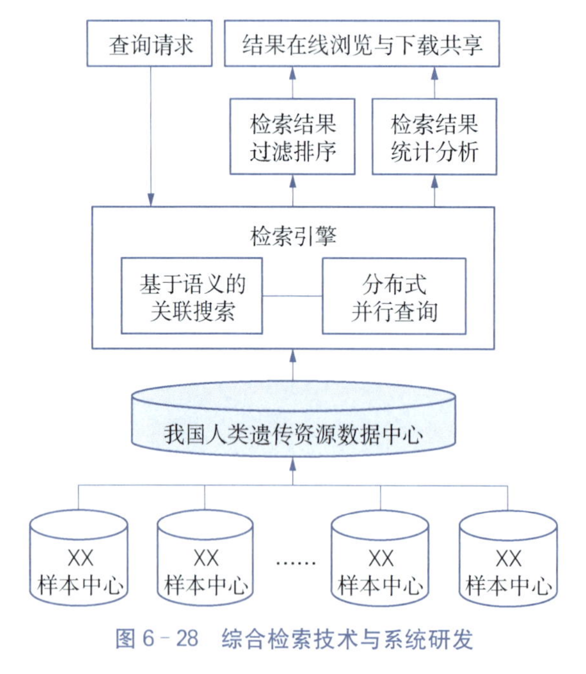

图 6－28　综合检索技术与系统研发

6. 基于语义关联的搜索技术与系统研发　面向人类遗传数据资源关联搜索需求，研究基于生物医学术语语义关联索引的语义关联关系表示及其关联度计算方法、语义相关的人类遗传数据资源检索方法，以及基于生物医学语义关联的人类遗传数据资源关联搜索技术与系统，支持语义关联的人类遗传数据资源搜索（图 6－29）。

7. 人类遗传资源信息数字对象唯一标识支持系统关键技术研发　构建数字对象唯一标识体系，开展标识对象、标识符选用及标识符生成规则、标识符分配规则等研究；开发数字对象唯一标识分配工具。

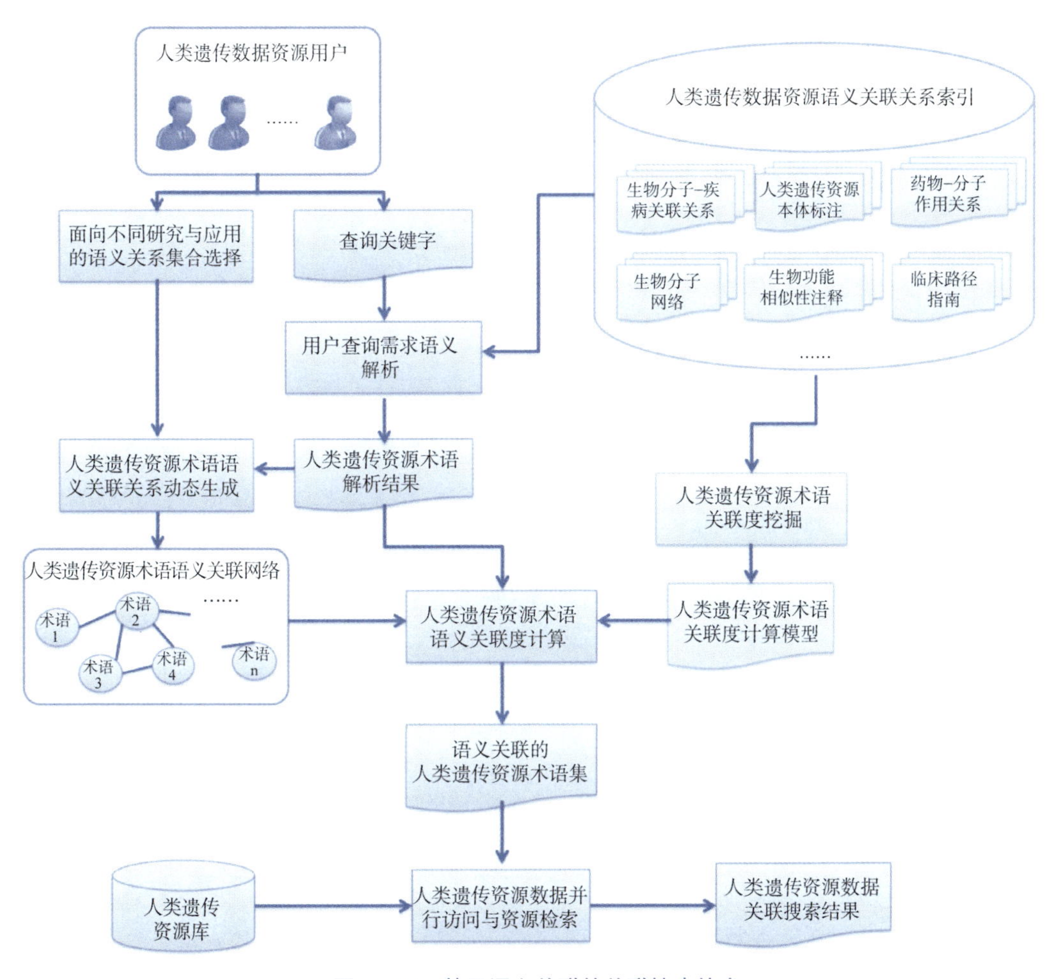

图 6-29　基于语义关联的关联搜索技术

8. 可视化技术与系统研发　研究人类遗传数据资源可视化技术与系统与系统，特别是人类基因组相关数据、知识和注释的表示与组织方法；支持海量个人基因组差异及其相关功能注释的可视化（图 6-30）。

9. 遗传资源数据汇集共享与数据质量控制技术与系统研发　研究基于 SaaS 的人类遗传数据资源的汇集共享服务技术，研究大规模人类遗传资源数据高效可靠在线传送技术，建立云端组学数据汇集共享服务模式，实现人类遗传资源的数据质量控制（图 6-31）。

10. 安全防护系统关键技术研发　面向人类遗传资源信息应用需求，针对特定用户、应用场景，构建信息资源安全防护体系，研发适用于人类遗传资源特点的安全防护系统，保障人类遗传资源信息的可管、可控和安全。

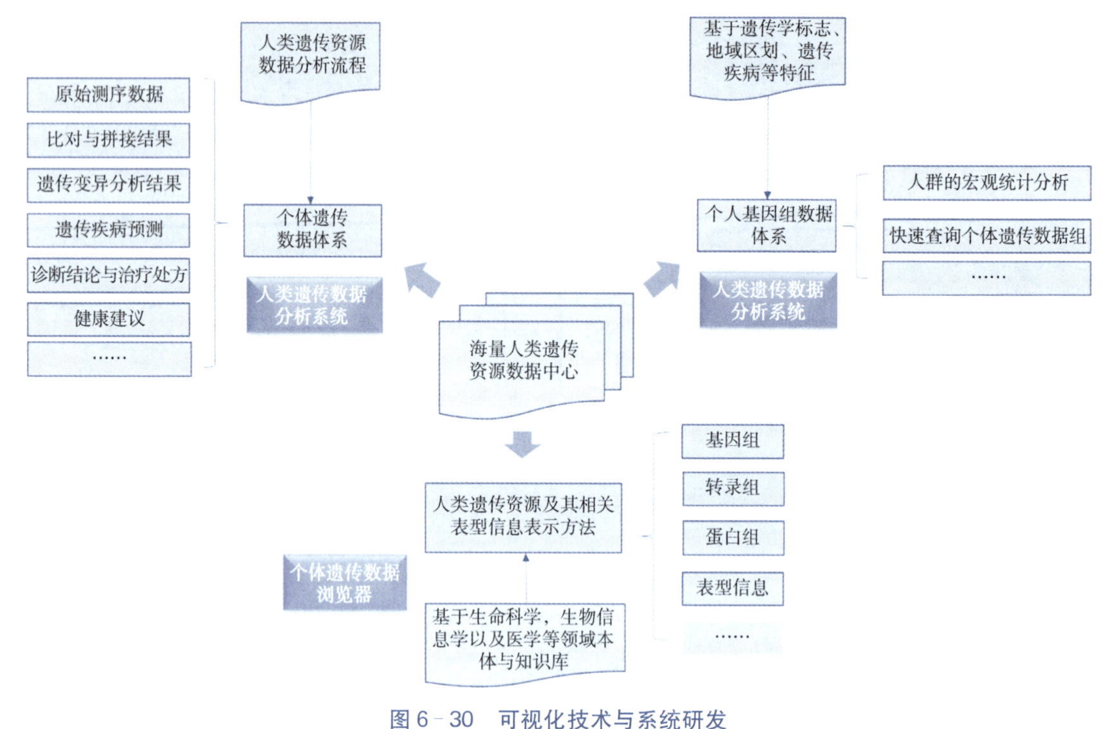

图 6－30　可视化技术与系统研发

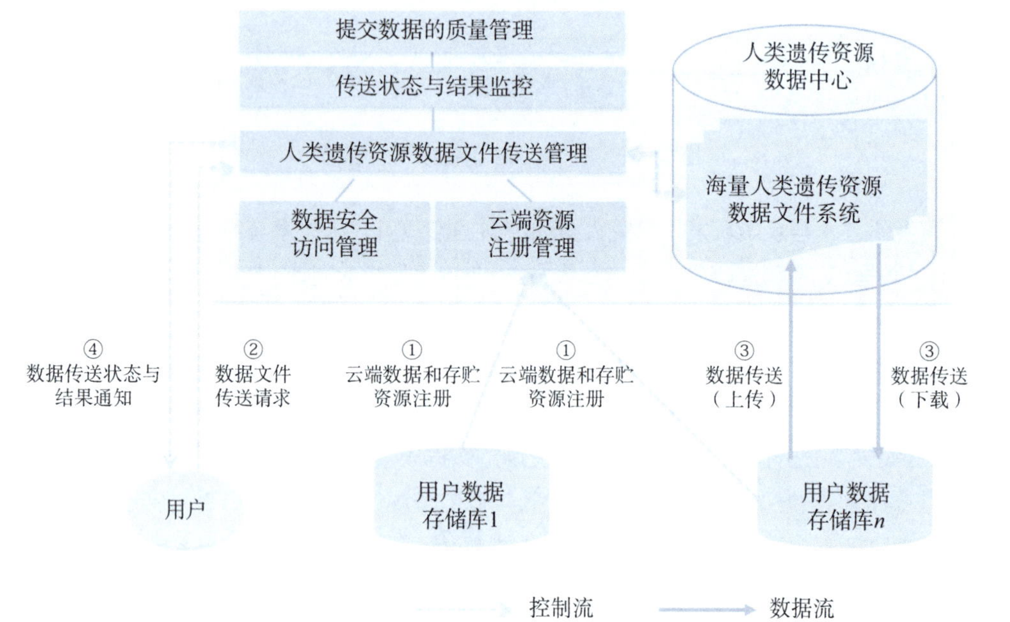

图 6－31　数据汇集技术与系统研发

六、遗传资源共享平台实施项目建议

（一）项目实施内容

遗传资源共享管理平台的实施是指在项目管理指导之下，实现规划阶段提出的总体规划方案。具体内容应包括 3 个子系统：样本信息管理子系统、样本共享管理子系统、样本过程监管子系统。注意，必须解决好这几个应用系统和相关系统的接口问题。在实施过程中，必须注意遗传资源共享管理平台"统一"的特点，即通过统一的界面，访问不同的系统。

实施的过程中，业务对 IT 依赖性高，但 IT 复杂性又不是很高的系统应该具有较高的优先级，因此，目前应该考虑的重点主要还是统一业务处理平台所覆盖的内容。规划的实施可以分为两个阶段：基本阶段和扩展阶段。基本阶段包括样本共享平台的日常业务必须的系统和已经成熟的信息系统。扩展阶段主要是实施支持数据挖掘、决策支持等高级管理功能的系统。

（二）项目实施模式

遗传资源共享管理平台建设有三种模式可供选择，每种模式都有其优缺点。

1. 自主开发模式　这种模式通常由组织内部技术人员作需求分析，建设数据库，并开发信息系统服务平台。优点是便于后期维护，但开发周期长，专业化程度差。根据平台目前的技术力量，IT 技术部门可以做二次开发，但不适合完全自主开发。笔者建议不采用这一建设模式。

2. 完全外包模式　这种模式是选择一家具有丰富行业经验的解决方案供应商，由该供应商提供实施队伍，由他们负责信息系统的建设。供应商提供模式具有如下优点：技术先进且有保障，可以在比较短的时间建设好基础硬件和软件平台，建设信息资源库，建设质量可靠，升级有保证；具有完善的质量保证体系，重视售后服务，问题响应规范。这种模式在现阶段推广得比较多。

外包的优势在促进外包发展的同时，也带来了相应的风险。应要对外包可能的风险进行分析并形成相应的对策。外包中首要的和最基本的风险就是失控。信息系统往往直接承担了组织的业务活动，外包的方式意味着业务活动交付给外包商，把信息系统建设的所有权力授予供应商，授权就意味着在某种程度上失去控制。外包的另一个风险是不确定性，技术正以难以预料的速度和方向不断发展，经营环境也以无法预料的方式变化着，这两方面构成了不确定性。

3. 联合开发模式　这种模式是选择一家具有丰富行业经验的样本管理信息化系统集成提供商，由其对平台进行全面、深入的分析研究，提出总体规划、设计方案，编制详细的需求任务书，完成系统的分析和设计。由 IT 部门技术人员参与信息系统开发与调试。这种模式的优点有以下两方面：结合用户和提供商两者的优势。这种模式最成功的一点是双方取长补短，可以充分利用对方积累知识和经验；可根据样本共享平台的管理特点，随时开发出相应的系统和模块，较为灵活；可完全根据遗传资源样本共享平台的业务、管理、服务机构的管理模式进行全方位的开发，能满足总体规划的相关要求。

综合各方面情况，遗传资源样本共享平台中的关键系统不应采用全外包的方式，防止实施后的失控风险。可以采用联合开发，至少要有部分平台的 IT 人员参与开发与实施。笔者研发的人类遗传资源共享平台也是走联合开发的道路。

（三）项目实施流程

目前，信息系统领域中的项目实施比较成熟，但由于组织所处的环境与条件、技术水平、管理思路不同等原因，可以采用不同的实施路径。

1. 成立项目实施组织　其中包括主要领导、业务人员、咨询人员和技术人员；制定项目的实施计划，包括人员、资金、进度等内容。

2. 调研与咨询　到相关样本机构考察，学习别人经验，了解别人需求，可以减少实施成本，提高系统实施的成功率。

3. 选择与搭建系统开发框架　根据平台项目预计的建设规模，使用年限以及可使用的预算，根据不同开发框架的特点选择合适的系统开发环境，并配备合适的开发人员。

4. 准备真实/虚拟的测试数据　在进行系统开发之前，需要获取到用于开发测试的数据，这样做有利于模块单元测试工作的开展。如果难以获取足够规模的真实数据，可以选择使用模拟出的虚拟数据进行测试，但需要保证虚拟数据符合真实规律与分布。

5. 系统模块开发　根据模块的复杂度以及实际业务的参与程度来决定系统子模块的开发顺序。在遗传资源共享管理系统中，样本信息管理模块需要首先搭建，以便存放和测试用户数据；其次是样本共享管理模块，这是平台的核心业务模块；样本过程监管模块是一个需求复杂、多样并且具有不确定性的部分，在资金不充足或者项目竣工时间紧张的情况下可以降低该模块的复杂度，并留出相应的扩展接口，以便二次开发中添加新的智能报表。

6. 原型测试　根据设计的目标对信息系统进行测试，发现问题及时修改，以保证系统达到设计的要求。当然测试过程中要进行一定的系统修改，但原则上讲，不应该有主要功能上的修改。通过实战模拟，进一步熟悉系统的性能，检查数据处理的正确性，理解数据定义和规范的重要性。

7. 系统搭建与部署　原型测试结束之后，就需要让系统上线，投入使用。平台需要先根据硬件技术要求购置相应的硬件系统，部署软件适合的操作系统，配置合适的运行环境，最后将系统原型部署并向互联网发布。

8. 小规模用户体验　在系统运行的初期，由于系统还需要进一步的测试和调整，推荐将用户人群锁定在少量几家样本机构之间，并给予参与测试体验的机构用户一些特殊权利，以免由少量的系统开发带来的不便造成大范围的用户不满和流失。

9. 强化用户体验　系统在实际运行中可能会有一定量的二次开发，以满足用户的要求。如用户要求的特殊操作界面、报表和特殊的业务需求等。二次开发不应该过多，否则将影响实施的进度。

10. 系统推广　在系统成熟稳健之后，即可开展平台推广工作，届时可以通过发布公示文件、人员推广、项目合作等多种方式进行。

第六节　遗传资源共享平台的运营与推广

重建设轻运营是长期困扰我国许多公共建设项目的顽症。遗传资源共享平台的顺利、高效运营，离不开组织和制度上的保障，规范、完善的组织设计和制度设计可以规范共享流程，提高业务效率，更能降低交易成本、减少不必要的冲突，并且最终保护共享主体的权益，保障共享活动的可持续开展。

一、遗传资源共享平台的运营管理主体

遗传资源共享平台规划实现主要分为投资建设和运营管理两个阶段，因此在这两个阶段的主体分别是投资建设主体和运营管理主体，他们分别承担不同的职责：投资建设主体规划平台的建设方案并进行可行性论证，委托进行工程设计和筹集建设资金，并成立运行管理机构或委托运行管理机构；运营管理主体是共享平台投入运行后的日常管理主体，负责协调共享活动的进行，保障共享平台的正常运作。

遗传资源共享平台的运营管理主体就是样本共享服务机构，即共享中介服务机构。如图 6－32 所示，样本共享服务机构下设办公室、共享服务中心、技术支持中心和辅助支持中心 4 个部门，它们共同负责共享平台投入运行后的日常管理和运营工作。

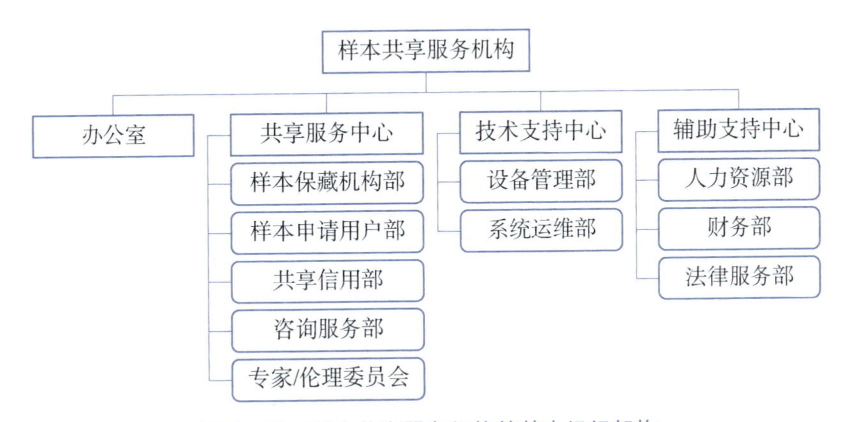

图 6－32　样本共享服务机构的基本组织架构

1. 办公室　样本共享服务机构下设的办公室负责机构的一切行政事务，负责统筹和协调其他各中心的工作，并起到监督和激励的作用，同时办公室也是样本共享服务机构的对外接洽、联络的代表部门，也负责必要的共享平台业务推广活动。

2. 共享服务中心　共享服务中心是样本共享服务机构的核心部门，是开展共享服务的最重要的部门。共享服务中心下设样本保藏机构部、样本申请用户部、共享信用部、咨询服务部以及专家/伦理委员会等部门，各部门的职责明确，旨在提供专业化、专门化的服务，同时各部门依靠

共享平台进行衔接和沟通交流。

例如，使样本保藏机构部和样本申请用户部分别负责管理遗传资源供需双方的信息和共享需求；共享信用部负责对共享双方的信用度进行管理；咨询服务部负责向用户提供所需的信息咨询服务，同时也负责对共享平台的各类情况进行统计分析，按照国家主管部门的需求提交现有骨干报告等；专家/伦理委员会是共享平台的特设机构，其信息由共享平台的专家库管理。共享服务中心的各个部门围绕共享业务流程各个主要环节开展工作，保障共享活动的顺利进行。

3. 技术支持中心 遗传资源共享平台是依托互联网建立的在线共享平台，平台的正常运行离不开技术的支持和维护，技术支持中心的主要责任在于为平台提供完备高效的技术解决方案。技术支持中心下设设备管理部和系统运维部。它们的主要日常工作包括：①对机器设备进行定期的检测、维护，包括对主要涉笔的功能性检测、线路的诊断等。②对突发故障的抢修，保障平台运行的稳定和效率。③负责保障共享平台运行的安全性和稳定性。

4. 辅助支持中心 遗传资源共享过程是一个长周期的复杂过程，共享平台的运营也需要相对完善的辅助支持机构以有效保障共享平台的运行、提供专业的手段维护各方的合法权益。辅助支持中心下设人力资源部、财务部和法律服务部，分别负责共享平台运营过程中需要的人力、财务和法律方面的问题，并负责协调和处理共享活动中出现的争议和冲突，协助平台健康稳定运行。

二、遗传资源共享平台的保障机制

遗传资源共享是一个需要长时间信息资源积累的长远过程，不可能一步到位，因此实现样本信息资源建设与共享的可持续发展就愈发重要。遗传资源共享平台的保障机制旨在为平台的有效运行提供保障，主要包括资金保障、技术保障、制度保障和服务保障。

（一）资金保障

遗传资源共享平台建设和运行所需要的经费主要通过政府获得。其原因是遗传资源属于特殊的战略资源，国家需出面管理实现国家主管部门的监管目标。

一种方式可以是依靠政府基金，这一条资金来源并不增加政府的额外负担，而是从政府每年的科研项目预算中划拨一部分专项资金，其数额的多少取决于平台建设的需要和政府的关注重视程度，其目的是用于平台建设初期的基础设施建设和设备的采购。

其次，作为公益项目，共享平台筹集资金的渠道还应该向民间投资、社会赞助、捐赠等其他渠道的方向发展，逐步形成筹资渠道多元化的局面。

另外，《中华人民共和国人类遗传资源管理条例》明确提出禁止买卖人类遗传资源，为科学研究依法提供或者使用人类遗传资源并支付或者收取合理成本费用，不视为买卖。因此，共享平台作为联结样本信息提供方、需求方的中介，从遗传资源共享平台长期运行的角度考虑，共享后的收益必须满足大于样本信息化成本与样本信息提供方利用自身样本库产生的收益之和这一条件。

遗传资源样本信息根据其价值、用途可以分为管理信息、转化医学信息以及样本成果信息三大类。管理信息是指与人类遗传资源样本存储、管理相关的信息；转化医学信息是指具有医学价值的信息；样本成果信息是指利用样本及样本信息进行数理统计或医学研究所产生的阶段性研究成果信息。此三类信息的成本不同，其价值亦有所差异，因此，为节约成本，同时提高样本信息提供方的积极性，共享平台可建设遗传资源信息分级有偿服务价值体系，从而促进遗传资源共享平台的快速可持续发展。

（二）技术保障

共享平台是依托互联网技术建立的在线共享平台，因此离不开可靠的信息技术保障共享平台的稳定、高效运行。技术保障机制主要涉及网络系统安全、数据通信安全和数据存储备份三个方面。

1. 网络系统安全　为了保障共享平台的安全性，保护共享平台内部免受非法用户的入侵，可采取的做法是安装防火墙，即在互联网与内部网之间建立安全网关。在平台内部网与外部互联网之间通过网关隔离，网关服务器将对来自外部网的任何信息进行检查识别，过滤掉有害的访问信息、阻挡外界攻击。除了设置防火墙，更为重要的是有专人负责网络安全，杜绝网络安全事故的发生。

2. 数据通信安全　用户数据在网上传输，必须防止用户数据被窃取、篡改和伪造。通信安全保障信息在网络上安全传输的方法主要是使用加密技术、数字签名技术、时间戳、数字凭证技术等，最常用的技术有安全接层协议 SSL。另外，安全认证机制的使用能够进一步加强对共享交易各方的身份识别，防止假冒和抵赖现象的发生。

由于共享平台储存了大量的遗传资源信息，非公开信息的保密是资源所有者权益的基本保障。所以，信息安全是用户对平台的基本要求，防范泄密、恶意窃取也是共享平台对用户的基本义务。

3. 数据存储备份　为了保障共享平台的稳定运行，应该在数据库中分级别进行电子记录，以作为历史记录以备查询，完善的数据备份和故障恢复手段对于保障共享业务是十分必要的，因此要在技术和管理上确保用户数据的安全、完整与准确。

（三）制度保障

共享平台的稳定、高效运行除了需要技术保障之外，还需要制度和管理上的保障。共享平台的一系列制度和机制设计都是保障共享平台的高效运行的重要手段。例如，标准化的共享流程可以提高共享的效率、规范共享活动，而更具特色的是共享平台所采用的信用机制。共享平台通过信用机制对共享主体的身份信用和共享信用进行管理，样本保藏机构可以对不同的资源设置不同的信用度阈值，从而使得遗传资源被更有效的利用，信用度的管理也是保障共享双方权益的重要手段。

此外，共享平台对于共享活动中的各个环节都有相应的业务规范和制度，对于平台的日常管理工作也有相应的规章制度，这些构成了共享平台稳定高效运行的制度保障体系。

（四）服务保障

遗传资源共享的顺利达成和执行有赖于平台提供的各种承诺和服务，主要包括以下内容：

1. 信息保密　遗传资源共享平台利用其资源整合优势服务于社会，因此在未被许可的情况下，平台有义务保证用户的基本信息、资源信息、共享合同细节等重要信息不被外泄。共享平台必须对信息保密程序、技术、测试方法及认证进行技术攻关，以高度安全和完善的信息保密体系保证平台共享主体的权益，避免不正当竞争以及外部因素对资源共享活动的干扰。

需要强调的是，共享平台的信息保密承诺与服务是为了保证共享主体的合法权益，保密的内容包括具体的合同细节、详细的资源信息等，支持共享活动进行的必要信息应该是公开可见的，如共享者的资质证明、背景材料等。总之，用户和平台之间应就公开信息和非公开信息达成一致，既保持适度的公开信息以支持共享服务、吸引更多用户加入，又对非公开信息严格保密以保护用户的权益。

2. 协调争议　遗传资源共享的过程是长周期、复杂的，有时候会不可避免地发生争议甚至冲突，共享平台应介入争议的协调。并且从共享的事前、事中、事后三个环节降低争议发生的概率，完善争议处理机制，避免交易双方损失，以保证共享主体的合法权益。

共享平台建立基本的资源质量评价机制，提供解决事前争议的基本信息；其次，共享平台利用信用机制来规范共享主体的行为、保障共享双方的合法权益；再者，共享平台在发生争议时充当调解和仲裁的角色，在充分理解共享双方利益的基础上，甄别争议所在，实事求是地提出解决方案，以继续或中止共享过程。

3. 其他服务　共享平台是利用现代科技手段，运用共建共享机制，对遗传资源进行共享的物质与信息保障服务系统。除了信息保密、协调争议外，共享平台还会提供多种必要的应用服务以保障平台的顺利运行，满足不同用户的需求，实现国家主管部门的监管目标。

三、遗传资源共享平台的运营成本和效益评价

（一）共享平台的运营成本

遗传资源共享平台的运营成本是指平台建成投入使用后，为保障其正常运行需要支付的运行费用以及平台的技术维护和管理等费用，即共享平台在正式投入运营后还需要投入的全部成本，主要包括运营材料消耗成本、平台维护成本、日常管理成本、平台运营人工成本等。

1. 共享平台维护成本　共享平台维护的成本主要包括共享平台数据的更新和维护，以及共享平台完善性的维护成本。共享平台的数据更新与维护的成本就是要支付给维护人员的费用，除此以外，还应该包括在维护过程中所需要的软硬件设备成本。

2. 日常管理成本　日常管理成本是指在共享平台运行之后，每天对该共享平台进行管理所需要的成本，这部分成本一般来说是比较少的。除非是在共享平台运行后，不断对共享平台的功

能进行扩展和完善，不断地探索新的功能，这时需要的管理成本就相对多一些。

3. 运营人工成本　运营人工成本是指共享平台运营期间发给运营管理人员的人工工资。

4. 宣传推广成本　共享平台宣传成本是指在共享平台运营后，为了对共享平台进行宣传推广，使得更多的人了解并使用这个共享平台所采用的一切宣传方法的成本。共享平台宣传推广经费包括邮件成本及媒体成本等。

5. 办公地租用成本　办公地租用成本是指在共享平台运营期间，办公人员的工作场所所花费的资金。

6. 办公用品及其他成本　办公用品及其他成本是指在共享平台运营期间的办公用品使用费以及其他的工作成本。

7. 运营材料消耗成本　运营材料消耗成本即设备的更新成本，共享平台的设备是需要定期进行更换的。设备的更新要依据其消耗程度。一般来说，整机服务器的使用寿命在 3 年以上，液晶显示器的使用寿命在 5 年以上，连接设备在正常使用情况下都能够使用很长时间，所以在共享平台运营的短时期内，设备一般不会出现需要更新的问题。

(二) 共享平台的效益评价

遗传资源共享平台的运行可以产生的主要成果包括物质成果和管理成果，其中物质成果主要是技术成果，而管理成果是指对组织运转和资源配置基本规律的发现。因此，综合考虑共享平台的效益需要从技术效益、经济效益和社会效益等方面进行全面衡量。

1. 技术效益　科研成果具有科学性、新颖性、先进性和实用性四个特征，其科学性、新颖性决定了成果的技术含量及对现有理论、方案的突破。而科研成果的技术水平到底有多高，对现有理论或方案的突破到何种程度，需要技术效益进行衡量。技术效益指标反映科研成果在同领域内所具有的先进性、独创性，尤其是对该领域及相关领域技术发展的重要性，从而确定其成果的创新价值和理论地位。

对于基础型物质成果的技术效益评价，可以从以下几个方面进行：①论文质量的权威性；②转载次数；③引用次数；④点击浏览率；⑤相对引用率（引用次数/该领域历史最高引用次数）；⑥获奖等级。

对于应用型成果或管理型成果来说，除了可以使用基础型成果的评价指标外，还可以用应用规模和可复制性进行评价。①应用规模：包括应用领域的多少和采用这一成果的组织的规模大小。②可复制性：可复制性越强，可能的应用领域就越多，应用规模就越大。

2. 经济效益　科研成果代表着新颖的理论观点和当前先进技术的发展方向，是提升国家综合国力，促进经济发展的有效途径。遗传资源共享平台投入使用后带来的经济效益是显著的，包括直接经济效益和间接经济效益。

其直接经济效益主要体现在降低共享双方的交易成本、提高遗传资源的配置效率、降低样本的闲置率和浪费率，以及提高遗传资源样本质量等方面。共享平台的间接经济效益就表现在促进共享活动的开展，产生更多的科研成果，这些研究成果使得技术进步从而产生经济效益，虽不能直接计算其价值，但是其意义是重大的，其次还体现在遗传资源管理水平的提升和规范化等方面。

3. 社会效益　除了技术效益和社会效益之外，遗传资源共享平台的建立和运行所带来的社会效益也有着重要意义。具体说来，主要有以下几个方面：

(1) 促进遗传资源样本及样本信息安全得到有效保障。遗传资源共享平台的基础是完备的遗传资源信息化管理系统，依靠信息化管理手段实现遗传资源样本管理的信息化、可追溯，全面提升遗传资源的管理水平。

(2) 整合与共享为科学研究提供有力支持。遗传资源共享平台的主旨是促进样本共享活动，样本共享能够促进资源的有效利用，同时降低科研机构采集样本的成本、缩短了科研周期，共享平台充分发挥整合与共享的功能，就能为科学研究提供强有力的支持。

(3) 进一步提升遗传资源管理能力，为其他项目提供示范和引导。遗传资源共享平台的建设还能为国家主管部门的监管目标服务，实现全国生物资源“一张图”监管，有效提高遗传资源储备、共享的动态监管能力，这些对于提升我国科技资源管理水平有着重要的示范意义。

四、遗传资源共享平台的推广

树立科研主体的遗传资源共享意识，是推广遗传资源共享平台的目的所在，更在于改变科研主体对遗传资源闲置的漠视行为。共享平台的高效推广必须基于目标群体树立遗传资源共享的正确观念及行为，因此共享服务平台推广需要解决两个方面问题：一是有意识地引导目标群体树立遗传资源共享的意识及正确观念；二是吸引并促使目标群体利用共享平台进行遗传资源的共享。

(一) 平台推广的内容

1. 共享观念的树立　共享平台推广的首要任务就是要推动目标群体的认知变革，使目标群体加深对遗传资源共享观念的理解程度。共享观念及行为的树立需要借助社会营销的相关理论和方法。

在这一推广目标的传达过程中，首先要让目标群体准确理解遗传资源进行共享的必要性，充分展示、宣传遗传资源共享能为其带来的利益，如优化资源配置、提高研发效率、降低研发成本、增加收益等，从而提高接受者对遗传资源共享的兴趣和欲望。其次，推广者还必须明白资源共享的途径和方式。尽管遗传资源的共享存在各种障碍，但是完全可以通过各方面的努力清除这些障碍或使障碍大大降低，其中借助遗传资源共享平台就是实现遗传资源共享较为可行、便利的一种途径与方式。

2. 共享平台的使用　在目标群体接受遗传资源共享的观念之后，就应该让其使用共享平台达成共享行为，这是共享平台推广的第二项内容。推广者需要向目标群体展示、宣传共享平台在遗传资源共享方面的专业化服务、良好的共享交易环境等优势，吸引目标群体试用平台的共享服务以建立切身感受，让目标群体建立对共享平台的信任和好感，熟悉服务内容和流程，从而使其成为遗传资源供需双方进行共享活动的首选媒介和主要渠道。

（二）平台形象的塑造

遗传资源共享平台的形象塑造，实质上是将共享平台的独特形象与理念根植于目标群体心中的过程，其中最为重要的就是平台核心能力定位的确定和推广。

基于组织机构核心能力的特征及共享服务平台的构建、运行能力，遗传资源共享平台的核心能力可以从三方面进行规划和建设：

1. 需求把握能力　需求的把握和激发是一切社会活动的根源，平台必须能够准确把握目标群体的潜在需求及其需求的不同特征。这种准确把握的能力来自三方面：快速应变能力、信息处理能力以及决策能力。

2. 需求满足能力　共享平台的需求满足能力体现在能够不断有效地选择、开发和实施各项服务；能够为促进遗传资源共享做出贡献的组织或个人提供创造价值的机会与途径。因此，共享平台必须具有内部资源整合能力，通过对各项服务的规划与安排，对员工价值追求与责权利关系的明确，以科学的决策系统与有效的执行能力来培养、加强机构的需求转换能力。

3. 利益传播能力　共享平台的另一项核心能力表现在其具体活动或组织特色利益的传播上，即能够快速吸引目标群体的关注，并促使其达成共享行为，这种能力根植于共享平台对外部资源的创造、利用及整合能力。

（三）平台推广的步骤

平台的推广不是一蹴而就的。目标群体对平台的认知、态度和行为等千差万别，环境也在不断变化。这些都要求在平台形象塑造的基础上，还要针对目标群体对平台的认知阶段和偏好的不同，确定具体的推广目标，设计有针对性的推广信息，实现目标群体的逐步转变。因此，共享平台的推广要分步骤、分阶段地进行。

按照大众传播学的相关理论，公众对信息的接受、认知过程分为知晓、兴趣、偏爱、确信与行动五个阶段，且在不同的认知阶段对相同信息会做出不同的反应，因此平台的推广可以依据如图 6－33 所示的路径进行。

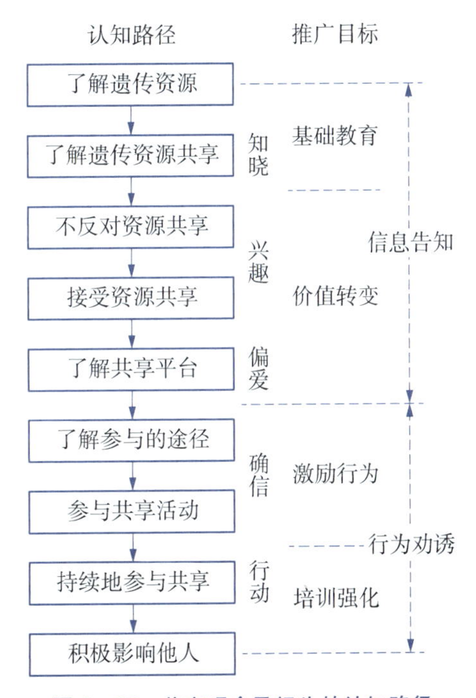

图 6－33　共享观念及行为的认知路径

按照上述传播理论和认知路径，共享平台的推广目标可以划分为基础教育、价值转变、激励行为及培训强化 4 个层次。

1. 基础教育　在最初阶段，目标群体还缺乏对遗传资源共享的基本认识，共享平台的推广目标是使目标群体了解目前环境的现状、遗传资源共享的现状、遗传资源共享的目的及意义等基本知识，从而促使目标群体知晓共享平台及功能，并使之产生兴趣。

2. 价值转变　在此阶段，平台推广者要使目标群体接受并相信遗传资源共享的必要性、紧迫性，促使目标群体深刻认同并理解遗传资源的共享观念；平台推广者还要保证目标群体了解实现遗传资源共享的途径，使其清楚地知道共享平台是实现共享的可靠载体。价值转变阶段的主要目标是对目标群体一些固有的、片面的甚至错误的遗传资源共享观念进行修正，克服消极信息对目标群体的影响。通过对上述信息的传递，目标群体会对遗传资源共享和共享平台产生需求。

3. 激励行为　共享平台推广者要通过各种激励手段，强化目标群体对遗传资源共享观念及共享平台的认知，使其确信自己判断、认知的正确性，鼓励目标群体进行尝试，使其感知转化为具体的行为。特别是对资源共享及平台使用具有“被动接受”特征的目标接受者，要变其“被动接受”为“主动尝试”，在使用过程中切实感知资源共享带来的各种价值。

4. 培训强化　即使目标群体完成了一次共享行为，共享平台推广者仍要对其进行强化刺激，以保证目标群体继续参与共享活动，并能够积极向他人做正确的遗传资源共享价值及行为的传播。在此推广目标导向下，目标群体才有可能将偶尔的遗传资源共享行为转变成一种持续的、重复的习惯性行为。

上述分析表明，如何使目标群体以较低的认知成本不断向较高的行为阶段迈进，是共享平台推广过程中首先要考虑的。

（四）平台推广的媒介

遗传资源共享平台的推广需要借助两类工具：一是政府的行政支持，二是营销传播工具。遗传资源共享平台作为非营利性的项目，政府有时可以发挥其他推广工具所不能替代的作用。因此，政府的适当支持在共享平台的传播推广方面往往能起到事半功倍的效果。政府的支持形式主要有文件公示和行政干预两种方式，可以进行引导性和示范性宣传为主。

遗传资源共享平台更为重要的是营销传播工具的应用，根据平台的公益性特征和科技创新主体的行为特征，比较适合推广共享平台的传播工具有搜索引擎优化（search engine optimization，SEO）、社交媒体（social media）推广、广告、人员推广、公共关系等。

1. 搜索引擎优化　SEO是一种利用搜索引擎的搜索规则来提高目的网站在有关搜索引擎内的排名的方式。SEO的目标是为网站提供生态式的自我营销解决方案，让网站在行业内占据领先地位，从而获得品牌收益。利用搜索引擎优化不仅能让用户快速锁定共享平台，而且能更有效地建立平台的信誉度和知名度。

2. 社交媒体推广　社交媒体，也称为社会化媒体、社会性媒体，指允许人们撰写、分享、评价、讨论、相互沟通的网站和技术。社交媒体是人们彼此之间用来分享意见、见解、经验和观点的工具和平台，当前已经成为人们交流信息的主要途径。与传统媒体相比，社交媒体的交互性、参与性能更好地实现共享平台的推广目标，并且能够更为迅速地传播更丰富的信息。

3. 论坛广告　广告是为了某种特定的需要，通过大众媒体，公开而广泛地向公众传递信息的沟通手段。共享平台可以选择科技、经济和管理类媒体进行软广告的投放，没有必要在大众媒介上投放硬广告。一般性的广告以宣传共享平台的功能、服务和专业性为主，广告设计要求简洁、醒目，发挥对目标群体的基本告知作用；软性广告则以宣传遗传资源共享的观念和优势为主，内容相对丰富和深入，对共享平台只需最后强调即可。

同时，可以在科研、经济和管理等专业性网站投放浮动广告、链接和软广告。相对传统媒介，网站容量大、时效性长、易检索，平台可以利用这些特点，在此类网站上通过开设专栏、建立社区等手段，发布较为详细的平台介绍。

4. 人员推广　指推广人员与客户或潜在客户进行面对面的陈述和交流，以介绍机构和产品，从而促进和扩大销售的传播活动。由于是面对面的沟通，人员沟通不仅仅可以介绍机构或产品，更可以建立一种长期合作。相较于其他推广方式，人员推广的特点主要体现在三个方面：①人际接触，是人与人之间的直接接触和传递信息，而不是通过某种媒介传递信息；②培养关系，人员推广可以建立人员之间、机构之间的信任和友谊，并发展为长期伙伴关系；③及时反应和反馈，人员推广可以及时地针对客户的情绪和心理变化改进陈述和演示。平台可以建立精悍的人员推广队伍，对规模大、资源多的机构可直接上门进行宣传，通过面对面的沟通方式，令对方更充分地了解共享平台的功能和能为其带来的好处。除此之外，平台也可以发展志愿者队伍进行人员推广。

5. 公共关系　作为一种传播手段，公共关系是指发起赞助社会公益性项目，或在媒体上发布重要商业新闻、展示等活动刺激目标群体，以期加深他们对发起者的形象、品牌的认可，激发对发起者所提供的产品、服务或观念的需求。

公共关系的好处在于其能不动声色中让目标群体接受所要推广的产品或观念，他不仅不会像广告等其他沟通工具一样，可能招致目标群体的反感和抵触情绪，而且会建立起产品的可信度。可用于公共关系的主要工具包括新闻媒体事件、公益广告、印刷品及资料等。共享平台可以与媒体通力合作，以新闻报道、专题访问等非广告形式，进一步宣传遗传资源共享的理念和共享平台的功能，提高共享平台在目标群体中公益性的可信度和良好形象。

6. 直接邮寄　直接邮寄(direct mail，DM)简称直邮，是一种历史悠久的营销方式，在国外也称为目录销售，是通过邮局往家庭或企业邮寄产品目录或广告邮件。与其他营销工具相比，直邮的优势在于：①针对性强，信息是直接送给经过认真筛选的对象；②信息详细、全面，不似其他广告方式只能传递极其有限的信息；③用邮件方式寄送缩短了与客户之间的心理距离；④成本低廉。

概括来说，直邮的优点是成本低、全面、针对性强、亲切感，缺点是覆盖面有限。共享平台的用户明确，数量有限，平台服务多样，直邮是一种合适的传播媒介。共享平台可以将遗传资源共享观念和共享平台的功能及各项服务等详细信息，直接邮寄给那些由于资金不够雄厚或者出于降低成本的愿望，而迫切希望进行资源共享的机构，也可以运用直邮保持和用户之间的经常性沟通，定期向用户通报新资源、共享政策等。

参考文献

[1] 曹宗富，曹彦荣，马立广，等. 中国人类遗传资源共享利用的标准化研究[J]. 遗传，2008，30(1)：51-

58.
[2] 曹宗富. 人类遗传资源整合与共享的初步研究[D]. 北京：中国协和医科大学，2008.
[3] 陈美羽. 基于中国国情的遗传资源共享平台的设计与相关规范的建立[D]. 上海：复旦大学，2019.
[4] 邓春蕾.生物多样性的知识产权保护[D]. 南昌：南昌大学，2009.
[5] 何蕊，董妍，刘静，等.典型人类遗传资源管理模式及对我国的启示[J].中国医药生物技术，2018，13(06)：566－568.
[6] 何晓. 当我们进入转化医学时代[J]. 中国医药科学，2012，02(1)：6－8.
[7] 侯聪聪，赵伟，白晨.人类遗传资源样本信息共享中提供方之间的博弈分析[J]. 中国科技资源导刊，2018，50(4)：71－77，109.
[8] 胡序怀. 我国人类遗传资源信息描述规范的研究制定与初步应用[D]. 北京：中国协和医科大学，2006.
[9] 李新，杜昕，马长生.从遗传资源样本库到开放数据库[J]. 转化医学杂志，2014，3(6)：327－329.
[10] 刘菲. 欧美遗传资源获取与惠益分享制度比较[J].经济论坛，2010，1:213－215.
[11] 刘海龙.人类遗传资源的法律保护问题探讨.河北法学，2008，26(7)：28－30.
[12] 卢方建. 对医院患者随访系统的设计探索[J]. 计算机光盘软件与应用，2012，6：189－190.
[13] 聂建刚. 欧盟人类遗传资源生物库政策框架及现状[J]. 全球科技经济瞭，2013.（12)：5－11.
[14] 潘子奇，陈小鸥，李苏宁，等. 我国人类遗传资源样本库建设现状及建议[J]. 医学信息学杂志，2018，39(9)：50－53.
[15] 秦天宝，王镥权，赵富伟. 欧盟《遗传资源获取与惠益分享条例》述评——兼谈对我国的启示[J]. 环境保护，2015，43(23)：4.
[16] 苏月，何蕊，王跃，等. 加强我国人类遗传资源保护和利用[J]. 中华临床实验室管理电子杂志，2017，5(1)：9－11.
[17] 谭静. 随访资料的统计分析[J]. 科技信息，2009，(9)：153－154.
[18] 唐汉庆，黄照权. 转化医学指导下研究型医院建设的探讨[J].中国医院管理，2012，32(10)：14－15.
[19] 唐密. 遗传资源样本库共享理论与实证研究[D].上海:复旦大学，2016.
[20] 唐淑美.「台湾人体生物资料库」发展历程与 ELSI 困境[J].生物产业科技管理丛刊，2017，6(1)：71－90.
[21] 汪楠，严舒，赵聪，等. 医学研究遗传资源样本库共享的国际经验研究[J].中华医学科研管理杂志，2018，31(3)：224－227，235.
[22] 杨渊，秦奕，池慧，等. 人类遗传资源数据共享管理研究及对中国的启示[J].中国医学科学院学报，2019，41(3)：396－401.
[23] 于广军，何萍.上海市市级医院临床信息共享暨协同服务-“医联工程”[R].上海：中国计算机用户协会信息系统分会第二十三届信息交流大会，2013.
[24] 张连海，季加孚. 疾病生物样本资源的共享与利用——和谐与标准化[J]. 中国肿瘤，2015，24(4)：253－256.
[25] 张雪娇，李海燕，龚树生. 国内遗传资源样本库建设现状分析与对策探讨[J]. 中国医院管理，2013，33(7)：76－77.
[26] 赵聪. 我国公共机构医学研究遗传资源样本库共享问题研究[D]. 北京：北京协和医学院，2017.
[27] 周光迪，吴美琴，赵丽，等. 中国和加拿大合作出生队列研究数据统一及共享方法[J]. 中国医药生物技术，2015，10(6)：494－497.)
[28] Harrell H L，Rothstein M A. Biobanking Research and Privacy Laws in the United States[J]. Law Med Ethics，2016，44(1)：106.
[29] HUGO Ethics Committee.Statement on Human Genomic Databases[J]. EJAIB，2003，13：99.
[30] Ministry of Science and Technology，Ministry of Health. Interim Measures for the Administration of Human Genetic Resources[S]. Promulgated by the General Office of the State Council upon

the approval of the State Council，1998.

[31] NAGAI A，HIRATA M，KAMATANI，et al. "Overview of the BioBank Japan project：study design and profile[J]. Epidemiol，2017，27(3)：S2－S8.

[32] The United Nations Environment Program.Convention on Biological Diversity，1992.

[33] The World Medical Association.Declaration of Helsinki. 2000.

第七章　中国人类遗传资源共享平台信息系统的架构和功能要素

第一节　中国人类遗传资源共享信息平台构建的主体要素

遗传资源作为一类重要的科技资源，是科学研究的重要物质基础和必要条件，遗传资源的合理、有效配置可以带来直接或间接的经济效益。直接经济效益表现为遗传资源使用方科研成本的降低等，间接的经济利益表现为科技创新进程的加快，社会总体投资的有效节约等方面。加之国家对遗传资源管理和利用的高度重视，建设遗传资源共享平台成为促进共享活动、实现规范监督的重要手段。国家主管部门需要借助平台协调和管理遗传资源，甚至履行相应的公共服务职能，主要有：样本保藏机构的信息管理；遗传资源信息管理；遗传资源共享活动的监管。遗传资源共享平台建设的重要目标还包括保障遗传资源样本共享活动的实现。

遗传资源样本共享平台主要的参与机构包括国家主管部门、样本保藏机构、样本共享服务机构、样本申请方以及专家/伦理委员会，其中国家主管部门并不直接参与共享活动，但对遗传资源共享进行监督管理。

遗传资源共享平台的核心业务包括四个：遗传资源样本信息发布，共享主体信用管理，遗传资源共享全流程活动，以及遗传资源信息及其共享活动监管。

一、人类遗传资源共享信息平台建设目的

人类遗传资源是关系生物安全的核心战略资源，是生物医药研发、疾病诊疗、健康产业发展和国家生物资源安全的基石。所以，我们认为遗传资源共享平台的建设目的主要是遗传资源样本共享活动和遗传资源运行监管。当然在建设资源共享平台的进程中，也要不断优化遗传资源共享平台在共享、使用、利益分配等过程中的机制和流程。

二、人类遗传资源共享信息平台构建原则

(1) 开展人类遗传资源的收集、保藏、研究开发、国际合作等活动，应当遵守国际公认的伦理原则，保护资源提供者的安全和个人隐私，并遵循自愿和知情同意原则。

(2) 人类遗传资源的共享应遵循透明、规范、守约等原则，注重隐私保护和数据安全，促进资源共享与沟通互动。

(3) 遗传资源及其共享活动要受到国家主管部门的监管。

三、遗传资源共享平台建设目标

人类遗传资源共享平台的建设应在国家主管部门的监督下进行的，国家主管部门需要借助平台协调和管理遗传资源，履行相应的公共服务职能。其具体需求包括：

（一）样本保藏机构的信息管理

可以通过共享平台对样本采集、保藏机构的情况进行跟踪、查询、汇总、分析和监督，了解当前活跃的样本机构数量，以及样本机构的等级、地域分布等规律。

（二）遗传资源信息管理

了解目前各样本库收集的样本规模、样本类型、样本采集年限等信息及分布情况，加强对样本采集、保藏机构之间的合作与协调，避免重复采集。

（三）遗传资源共享活动的监督

通过共享平台，鼓励和促进遗传资源共享活动的进行，并且对共享活动的各方面情况进行跟踪和监督。

（四）保障遗传资源样本共享活动的实施目标

1. 规范共享行为　共享平台依靠一套规范化的业务流程来规范共享活动的各个步骤，实现共享业务的规范化、统一化，从制度上保障共享活动的顺利进行。

2. 促进共享活动　标准化的业务流程和基于信息技术的共享平台可以提高共享业务的执行效率，降低交易成本，从而促进共享活动的开展。

3. 维护双方权益　要维持共享活动的不断开展，离不开对共享双方合法权益的保障。共享平台采取了一系列制度和技术设计来维护共享双方的权益，具体措施：①转让协议标准化；②共享过程中样本质量和成果质量反馈机制；③不断完善评估体系等。

第二节　遗传资源共享平台主要参与方的职责

一、遗传资源共享平台的组成介绍

遗传资源共享平台主要由五个参与方组成，包括共享平台服务机构（遗传资源共享平台）、样本保藏机构、样本申请方、专家委员会/伦理委员会、国家主管部门等。

（一）共享平台服务机构（遗传资源共享平台）

维护平台业务运作，保障共享活动进行；建立顺畅的中间渠道，协助样本共享双方的信息交流；提供必要的样本共享咨询服务；标准化共享流程，维护双方权益；规范共享主体行为，实施对共享活动的监督和调节。

（二）样本保藏机构

提供可共享样本的详细数据，保藏可共享的样本并发布样本信息；参与样本共享需求讨论；按照标准的流程操作，保障出库样本质量；从共享活动中获取回报；享受个性化的样本共享信息服务。

（三）样本申请方

提交明确的样本请求，申请样本所需的相关材料；参与协商并签署样本转让协议；履行协议中约定的各项条款，特别是在项目结束后返还协议中约定的项目成果。

（四）专家/伦理委员会

参与样本共享评审，包括科学方案和伦理材料；评估相关申请材料；对参与样本共享过程的机构给出合理的评价；合理的样本使用建议。

（五）国家主管部门

发挥引导作用；推动建立和健全遗传资源的共享规则和机制；要承担共享平台所需的基础设施建设投入；统计和监督遗传资源管理所需的各类信息。

二、遗传资源共享平台中主要参与方的职责

规则是任何活动得以顺利进行的保障条件，遗传资源共享这种复杂活动更是如此，所以，建立为供需双方都能接受和遵守的共享规则，就成为实现资源共享的关键任务，根据遗传资源的特

性和共享活动的需求，主要共享规则如下。

（一）资源共享各方的责任权利

样本机构方不仅提供资源样本，还需要提供资源信息等；共享平台服务机构不仅提供中介服务，还需要整合信息，协助双方准确理解资源、利用资源。

（二）资源共享的评估监督与约束

遗传资源的专业性规定了其不可能有充分的供给和需求，其价值很难利用价格机制形成，这就需要用到共享平台合理的资源价值评估机制，同时接受共享各方的监管和约束。

（三）资源共享中的利益实现

既然不能完全由价格机制进行共享交易，那么就应该在尊重供需双方独立意愿的基础上，协商完成共享业务。

（四）各方信用评价

在共享活动中各方会以实事求是的态度，对共享双方进行信用评价，共享平台也会根据各方面的判断，对共享双方的违约事实记录在案，并按照规范显示在共享平台。

（五）共享活动中争议协调机构

制定规则虽然能减少冲突，但并不能根除冲突，争议和冲突总是难免的，这就需要共享平台服务机构在中间充当仲裁者的角色，根据主观事实，对争议进行判断和协调，维护双方合法权益。

第三节　遗传资源共享平台业务流程

一、样本信息发布

（一）机构用户注册及认证

样本保藏机构首先要在共享平台上进行注册，需要按照平台的要求完成机构用户信息提交，注册用户在经过共享平台审核确认后，方可开展活动。

（二）样本库管理

注册成为共享平台的样本保藏机构之后，机构用户可以有自己的样本管理空间，这些用户可以对空间进行分配及管理，不同的样本库空间可以对应保藏机构的多个样本库，或者也可以按照保藏机构的需要进行其他形式的结构建立。

（三）发布样本共享信息

机构用户需要按照平台的相关规定，提供样本保藏机构的相关信息，以便共享业务的开展，这些需要发布的具体内容，后续会专门列出并说明，此处不赘述。

二、共享主体信用管理

信用管理的核心是对信用信息的有效管理，从而创造出一个适应并规范信用交易发展的市场环境。从信用管理的主要过程来看，参与者信用资信数据库的建立、信用信息的取得，即征信、信用的分析与评价以及事后参与者信用级别或信用状态的信息披露，都是一个信息管理问题。

一般意义上的电子商务信用管理体系包括政策法规体系、交易主体的基本信用信息采集系统、信用评价与查询系统、信用动态跟踪及反馈系统等。一个有效的电子商务系统应是一个多种机制和制度相互协调、相互配合的有机统一体。因此，确保电子商务信用管理体系完整的机制应该包括的内容有：动态信息采集机制、信用评价机制、信用公示机制、失信惩罚与约束机制等。因此，借鉴电子商务信用管理体系，遗传资源共享平台的信用管理体系也由动态信息采集机制、信用评价机制、信用公示机制、失信惩罚与约束机制四个部分组成。

（一）动态信息采集机制

包括对共享双方线上信用信息和线下信用信息的采集，这和信用评价机制的评价指标构成有关，通过全面的信用信息采集，从而建立更为全面有效的信用机制。

（二）信用评价机制

依靠标准化的信用评价方案和信息技术搭建起高效的信用评价系统，是信用信息管理的核心。信用评价体系的主要作用是：对交易主体的交易行为产生约束、降低交易风险；也便于交易主体了解信用状况，特别是针对遗传资源共享的现状而言，信用评价体系的这一作用就更加明显；同时信用评价可以降低交易成本。

（三）信息公示机制

在共享平台交易活动中信用信息得以应用，从而保障样本共享活动在基于信用信息的披露和匹配中完成，使得共享平台成为适应和规范信用交易的平台。

（四）失信惩罚与约束机制

信用管理体系得以发挥作用的重要组成部分是对失信的惩罚，失信后可降低其信用主体参与共享，以此保证信用机制的有效运作。

三、遗传资源共享

(1) 用户认证与注册

(2) 匹配需求

1) 样本申请：样本申请信息分结构化信息和非结构化信息。

2) 申请受理和初步联系。

3) 审核样本申请。

4) 样本转移。

5) 样本接受反馈。

6) 项目开展和成果返还。

7) 完成共享信用评估。

详见第六章第一节关于“遗传资源共享平台建设目标”内容。

四、遗传资源的保密分级

人类遗传资源有保密性，很多信息不能公开发布，但却是对查询十分重要，因此采取分级保密的方式是十分有必要的。根据信息系统的使用和安全确定了三级遗传资源信息的保密级别。

第一级是完全公开的数据，主要面向公众开放，不存在任何保密信息，在国家资源平台上可免费查询，用户无需网上注册即可查询。这些数据是按共性信息描述规范收集的。

第二级是部分公开的，用户必须注册并提供详细个人资料，通过身份验证后方可查询这些数据。这些数据信息主要是为资源提供线索，获取后可通过信息系统和资源保藏单位取得联系，达成协议进行共享。

第三级是完全保密的，只有用户通过书面协议获取身份验证才能获取。这些数据在共享平台上只显示少量示例或整体统计学分布的描述。该部分的数据信息对资源的研究具有非凡价值。

五、遗传资源及其共享活动的监管

国家主管部门对遗传资源及其共享活动的监管，是为了有效实现遗传资源管理目标，从国家科技资源管理的整体利益出发，对遗传资源各配置主体行为的监察和督导。所谓监察，就是检测和考察遗传资源采集、保藏和共享活动的基本运行情况，看它们是否符合既定目标，并查明偏差程度和原因；所谓督导，就是督导和引导各科研主体的行为，引导共享活动的顺利有序开展，有效地实现目标，主体内容包括：①；②；③。

①对遗传资源采集和保藏总体情况的监督；②对遗传资源共享活动总体态势的监督；③对遗

传资源共享平台和共享规则的监督。

六、成果返还和利益分享机制

（一）共享活动的成果形式

共享活动一般要求返还的成果有：①依靠共享样本进行分析测试获得的原始数据；②技术专利以及论文。

（二）利益分享的方式

利益分享应以公平合理的方式进行，应当视人类样本捐赠者是否属于特定群体，研究项目是否可产生预期商业利益等情形，综合决定利益分享的具体路径。通常情况下，以人类样本捐献者所属的人口群或特定群体为分享对象。在向研究者提供人类样本与数据时，应与其就利益分享的条件、范围、程序、时间和分享方式等进行约定。

（三）可分享的利益类型

利益的类型包括货币利益与非货币利益。

(1) 货币获益主要包括但不限于以下形式：①样本与数据管理成本费；②样本与数据采集、处理、保存、管理及运输费用；③人员成本；④科研赞助与投资等。但在分享过程中，按照国家法律法规，样本和数据共享转让时，样本和数据本身不得进行货币化估值，不得对样本和数据进行买卖交易。

(2) 非货币获益主要包括但不限于以下形式：①参与科研或技术研发；②共享研究成果的知识产权；③提供专业人员培训或相关产品或服务；④投入医疗基础设施建设等。

第四节　遗传资源共享平台的服务功能介绍

一、遗传资源共享平台充当的特殊角色

（一）提供审核服务

对供方机构样本进行审核；对供方机构样本库进行审核与记录，包括样本库容量审核记录、样本库设备审核记录、样本库样本储存年限审核记录等；对共享成果进行审核。

（二）提供中介联系服务

为样本需求者寻求合适样本；为样本需求者寻求愿与之共享样本的机构；为样本需求者寻求信用度与之匹配的机构；为样本需求者寻求地理位置合适的样本机构。

（三）提供共享活动监管和调节服务

对样本保藏机构信息管理；遗传资源信息管理；科研项目信息管理；共享活动信用监督；共享双方争议调节。

（四）提供各种信息咨询服务

提供样本来源渠道信息服务；提供样本分布信息服务；提供样本分类查看服务；提供项目合作信息服务；提供机构信息服务；提供最新科研动态服务；提供各种科研技术流程服务；提供业务咨询服务。

二、遗传资源共享平台所具备的联盟化特征

目前，国内大型遗传资源样本库已呈网络化、联盟化的发展趋势，目的也是便于在一定范围内实现共享利用。笔者建设的遗传资源共享平台也将具备此类特征，各大样本机构加盟到遗传资源共享平台，遗传资源样本储存在各大加盟机构，而资源信息则由共享平台统一管理，通过共享平台网络方便遗传资源信息查询，使得能够不重复地采集和使用遗传资源，使得遗传资源的利用效率大为提高。具体体现在以下几个方面。

（一）避免样本重复采集

各大加盟机构联盟化，使得相互之间信息交流更加变得通畅，在很大程度上避免样本的重复采集。例如：某一机构采集了大量的消化道肿瘤患者血液样本，通过共享平台的信息获取，其他机构便可避免采集相同的资源样本，这在很大程度上节省了人力、物力、财力。

（二）加大稀缺样本的补充

各大加盟机构通过共享平台的信息获取及相互之间的交流，可大致了解哪些样本出现不足或缺失，以便可快速采集补充，这将会给机构项目研发节约大量的时间，在很大程度上减少不必要的共享阻碍，加快机构项目研发的进展。

（三）实现样本信息的统一管理

样本分散储存到各个加盟机构，各样本信息按照共享平台的规则制度上传到共享平台数据库，实现共享平台对样本信息的统一管理。

三、遗传资源共享平台的信息服务

遗传资源共享平台具有多种信息服务，大致包括样本信息、机构信息、项目信息、新闻动态、其他信息。

（一）样本信息

主要是样本渠道信息、样本分布、稀有样本种类、样本保藏方式及采集方式等。

（二）机构信息

机构样本库基本信息（样本库容量、设备多少及使用年限等）、机构开展过的一些项目、机构储存的样本情况等，用于综合了解该机构各方面的信息。

（三）项目的信息

项目等级、项目编号、项目执行的时间段、项目简介以及开展项目所采集的样本情况。

（四）新闻动态

提供关于遗传资源的管理与利用方面的政策法规、技术流程、科研信息以及模板下载等信息。

（五）其他信息

包括各种友情链接、共享平台的联系方式以及共享活动的共享成果展示等。

四、遗传资源共享平台审核服务

（一）共享活动之前的审核

在申请方和机构方进行共享活动之前，会进行样本审核和样本库审核（图 7－1），保障样本的质量和记录供方机构样本库存储样本能力，审核内容如下。

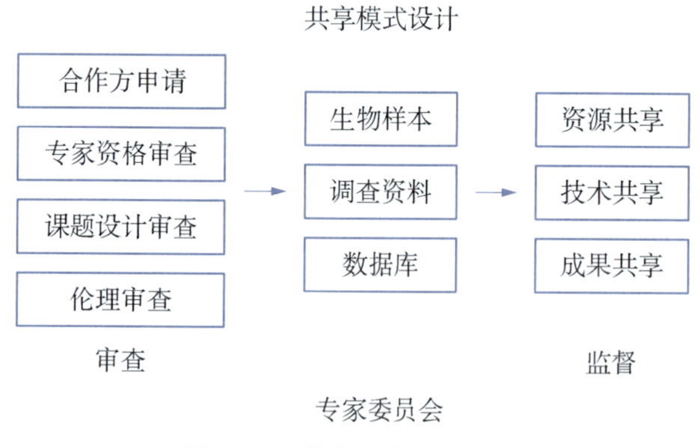

图 7－1　共享活动前的审核

1. 样本审核　各个机构的各种样本信息在上传到共享平台共享之前，都会经过遗传资源共享平台的审核、刷选、检查，力图保障样本的质量；提交到共享平台的样本会以 3 种形式出现：审核合格的样本、待审核的样本、审核不通过的样本。

2. 样本库审核　包括样本库容量审核记录、样本库占地面积审核记录、样本库硬件设施记录、样本库建设年限、样本库年检评分等，样本库的各方面审核是评价该机构储藏样本实力的标准之一。

(二) 在共享活动过程中的审核

在共享活动过程中，共享平台还会对样本申请者的项目和返还成果进行审核，内容如下。

1. 项目审核　共享活动进入专家审核会议阶段，其审核有对项目本身审核、样本库是否匹配审核以及审核后专家给出修改意见。

2. 返还成果审核　样本申请者返还的成果是否符合协议上规定的要求，返还的成果是否延期。若是返还的成果没有达到协议上的要求，平台会要求以其他形式补偿，否则就会对该用户采取惩罚措施。

五、遗传资源共享平台服务保障制度

遗传资源共享的顺利达成和执行，有赖于平台提供的各种承诺和服务，主要包括以下内容。

(一) 信息保密

遗传资源共享平台利用其资源整合优势服务于社会，因此在许可的情况下，平台有义务保证用户的基本信息、资源信息、共享合同细节等重要信息不被外泄。但是，需强调，共享平台的信息保密承诺与服务是为了保证共享主体的合法权益，保密的内容包括具体的合同细节、详细的资源信息等，而支持共享活动进行的必要信息应该是公开可见的，如共享的资质证明、背景材料等。

(二) 争议协调

遗传资源共享的过程是长周期、复杂的，有时候不可避免的会发生争议甚至冲突，共享平台就会介入争议的协调。并且从共享的事前、事中、事后 3 个环节降低争议发生的概率，避免交易双方损失。首先，共享平台的样本质量评价机制，为解决事前争议提供信息；其次，共享平台利用信用机制来规范共享主体的行为，保障双方合法权益；最后，共享平台在发生争议后充当调节和仲裁的角色，保证双方合法权益。

六、遗传资源实体样本共享机制

样本申请者申请所需的样本，然后通过共享平台寻求愿意与之共享的机构，经过专家委员会讨论通过可执行样本共享后，双方签署实体样本转让协议(协议需要明确约定共享样本、共享方式、有关条件以及成果返还形式、期限等内容，明确共享双方的权利和义务)，然后由双方或第三方物流运送实体样本给申请方，最终样本申请方通过利用供体机构样本产生的实验数据返还给供体机构方。并且样本申请方与样本机构方成果共享以及双方互相进行信用评价。

而遗传资源共享平台则是在中间发挥“桥梁”作用，完成基于各种条件下的协调并匹配样本的需求、双方信用匹配、机构地理位置互知等，合理地促进双方完成共享活动。

七、遗传资源数据信息共享机制

样本申请者申请所需的样本，然后通过共享平台寻求愿意与之共享的机构，经过专家委员会讨论通过可执行样本共享后，双方签署遗传资源数据转让协议（协议需要明确约定共享样本、共享方式、有关条件以及成果返还形式、期限等内容，明确共享双方的权利和义务）。然后，机构方样本送与双方信赖的第三方机构，按照样本申请方和样本机构方约定的数据分析方法和质量控制方法，产生原始数据及质量控制结果，且第三方机构应保证数据的质量，所得的原始数据和质量控制结果返还给样本申请方及样本机构方，保证机构方所得的原始数据能够再利用，而第三方机构加工产生的数据等费用由样本申请方提供。最后，样本申请方和机构方成果共享以及双方互相进行信用评价。共享模式见图 7－2。

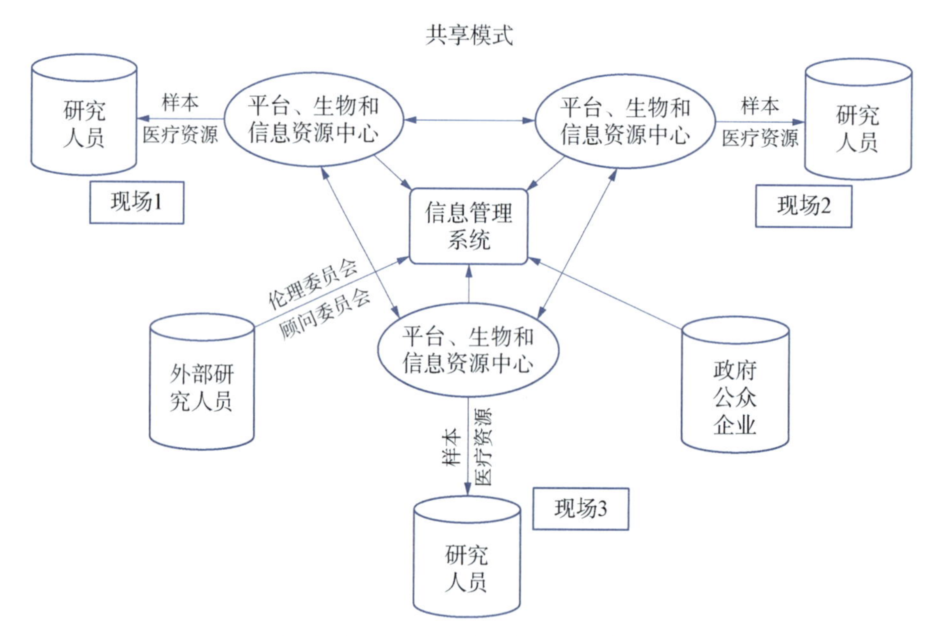

图 7－2　遗传资源数据信息共享模式

八、遗传资源共享交流简化流程

申请方查询所需的样本并提交，然后由平台联系申请方和样本机构方，确定双方意愿，若有一方返回或不同意，则终止共享活动；双方都同意则进入专家审核会议，听取专家委员会意见，共享活动是否可执行，项目是否有问题、样本是否匹配等。若是专家委员会认为共享活动不可执行则活动终止；会议通过可执行共享则进入下一流程，即样本共享双方签署样本转让协议。协议需要明确约定共享样本、共享方式、有关条件以及成果返还形式、期限等内容，明确共享双方的权利和义务。最后，申请方与机构方实现成果共享，成果的共享包括专利共享、发表的文献共享或其他共享方式，之后双方进行信用评价。

九、遗传资源共享活动中样本需求的匹配

样本申请者信息可大致分为两类。

（一）结构化信息

申请者可直接根据自身需求，在平台根据各种信息（包括样本所属机构、样本存放地点等）点击确认所要申请的样本，然后由平台工作人员联系样本申请方和样本机构方，确定双方是否有合作意愿，同意则进入共享环节，不同意便由平台寻求下一家机构。

（二）非结构化信息

由于样本信息的复杂性和不确定性，加之许多研究人员往往对样本库的管理过程并不了解，他们往往会根据自己的项目要求来提出样本使用需求，这时候样本需求者应该多和平台咨询沟通，或者由平台联系想要申请样本的所属机构沟通交流，以实现对所需样本的确定性。最后在双方独立意愿的基础上，协商完成共享业务。

十、遗传资源共享活动中专家审核会议

在共享双方初步达成共享意向后，共享平台会将有关材料整理汇总，提交专家/伦理委员会审核，主要内容如下。

（一）项目审核

专家委员会根据样本申请方提出的样本使用方案来评估样本申请是否与用途匹配，以及该方案是否能有效地获得一定的科研成果，并给出专家委员会意见。

（二）伦理审核

伦理委员会根据申请样本的伦理文件以及申请项目的样本用途来审核共享过程是否符合伦理规定，最终给出伦理审核意见。

审核结果通常会出现 4 种，分别是：

(1) 完全通过：共享流程进入下一阶段。

(2) 通过但要修改：申请方按专家修改意见修改，通过后进入下一阶段。

(3) 不通过(项目有问题):申请方按照专家修改意见后重新审核。

(4) 不通过(样本库不匹配):告知申请方审核结果,同时反馈可能的剩余方案。

十一、遗传资源共享活动中样本转移

通过专家审核会议之后,接下来就是以下两个步骤了——协议签署和样本出库。

(一) 签署样本转让协议

样本申请方和样本提供方需要签署一份完整的样本转让协议,协议需要明确约定共享样本、共享方式、有关条件以及成果返还形式、期限等内容,明确共享双方的权利和义务。

(二) 样本(实体、信息)出库

样本出库过程包括实体出库和运输出库。样本实体要求苛刻的保存环境,因此一旦出库则需要有合理高效的运输方案以及及时的接受过程。样本信息(包括源信息)则需要在转让过程中确保信息的安全,应当避免与网络环境接触,以尽可能降低信息丢失、泄露的风险。

十二、遗传资源共享活动中项目开展和成果返还

样本申请方在取得所需样本后,共享活动就进入项目开展和等待成果返还的阶段。共享活动一般要求的返还成果如下。

(一) 使用原始数据

样本申请方应该按照约定的数据分析方法和质量控制方法返还原始数据和质量控制结果,申请方有义务保证返还的实验数据的质量,因为只有经过严格处理的返还数据才有再利用价值。

(二) 项目成果

一般而言,成果表现为技术专利及发表文献,技术专利中可以共享一些技术使用权利,而文献则可以根据学科的基准来评判其质量。

十三、遗传资源共享活动中的双方信用评价

用户在注册成为共享平台课题组用户(具备样本申请权利)时,平台会对用户所属课题组团队内容做一次基本记录(记录内容包括团队带头人级别、团队骨干人数、固定资产、代表性成果等),用作衡量该用户信用指标之一;当用户以某一项目作为合作条件申请样本时,平台会对其项目做评估(评估内容有项目级别、项目经费、项目研究方向等),作为衡量该用户指标之一。共享

活动申请者用户返还成果时，供体样本机构用户会根据返还项目成果质量、返还实验数据质量、共享活动中配合度等情况评价该样本申请者用户，此项信用评价亦是作为该样本申请者用户的信用之一。

课题组用户升级为机构用户（机构用户必须有自己的样本库）后，平台会对该机构样本库进行一次审核记录（记录内容包括样本库容量、样本库样本质量等级、样本库硬件设施等），用作衡量该用户信用指标之一。在共享活动中，与之合作的样本申请者会对该机构样本质量、样本相符度及该机构共享活动中配合度等情况进行评价，该评价将会作为样本机构用户信用指标之一。

十四、遗传资源共享平台数据储备服务

为了保障共享平台稳定运行，规范共享活动规则，提高共享效率，共享平台会在数据库记录联系中的双方、专家审核会议、样本转让协议、物流信息、客户违约、成果共享、信用评价等内容，作为历史记录以备查询。这对共享双方争议的调节将是一种有力的见证。同时，共享平台对遗传资源样本种类的需求量、样本的分布、稀缺样本的需求等作为数据统计分析，了解当下客户对样本需求的一个大致情况。例如，样本申请者大多需求哪种样本，哪个地区的样本申请者居多，客户还想知道什么信息等。

十五、遗传资源共享对资源利用率的有效提高

（一）没有高效共享途径的情况下

1. 机构方　过剩的样本到了一定年限自动报废；缺少科研项目合作，无法获得足够的技术交流，信息获取；各种信息渠道很窄，始终无法获取科研前沿信息动态，约束自身的发展。

2. 需求方　没有合适的途径获得所需样本，如果自己另外采集样本，大大浪费人力、财力以及时间；缺乏对样本的采集、保藏、运输等技术支持，无法获取有关样本机构方面的各种有效信息。

3. 国家部门　每年投入大量科研资金，但是科技成果转化率却很低，资源共享情况少之又少。

（二）采用遗传资源共享平台的情况下

1. 机构方　过剩的样本可以拿出来共享转让；加大科研项目的合作机会，增加科研技术交流互动，实现科研成果共享；获取科研前沿信息，拓展自身发展广度。

2. 需求方　得到有效的样本信息渠道，查询自己所需的样本资源；了解机构和平台各种有效的信息，拓宽自身的项目交流路径。

3. 国家部门　国家每年投入的科研资金得到有效的回报，减少国家科研项目开发投入的资

金，提高科技成果转化率。

第五节　遗传资源共享平台核心功能介绍

关于遗传资源共享平台，笔者研究团队已经完成一个多模块的软件系统，不但获得软件专利，而且在多个样本库平台进行调试和使用，现在予以分别介绍。

一、首页介绍

首页大致分为四大模块。

（1）首页动态图片，可以跳转到共享平台的部分核心功能页面。例如，点击泰州健康科学研究院，平台显示就会跳转到泰州健康科学研究院的介绍页面等。

（2）共享平台样本分类查询：人性化的样本分类，根据样本源分类可方便快速地找到自己所需要的样本类型。

（3）统计样本源类型下的样本和统计各地区下的样本：统计样品源类型下的样本是按照样本源类型分类的，是一个样本扇形统计图，方便用户了解各种类型的样本比例；统计各地区下的样本则是按照地区来对样本进行分类的扇形统计图，方便用户了解各个地区样本的分布。

（4）友情链接：提供了新闻动态、相关机构单位的友情链接地址，方便用户获取所需要的信息。

二、查找所需信息样本

样本查询主要分为两种刷选查询：样本基本条件刷选和样本描述刷选。

（一）样本基本条件刷选

包括样本类型、样品源类型、采集时间、审核状况、样本保藏方式、样本是否共享、样本存放地区等作为刷选查询样本的基本条件。

（二）样本描述刷选

分为样本类型描述刷选和样品源类型描述刷选。样本类型描述是对样本所具备的一些物理化学基本性质的描述作为刷选条件；样品源类型描述刷选则是对样品源个体的特性描述，例如，人类样本可以按性别、民族、年龄时间段、是否患病等特性进行刷选查询。

用户按照刷选条件查询到所需的样本，可以勾选该样本前面的“复选框”，点击加入暂存单，然后就可以在暂存单查看自己所选择的样本，方便快捷，犹如网上购物一样。

三、科研信息与资源信息的提供

新闻动态页面提供了技术流程、科研信息、资源规范、政策法规、伦理规章、通知公告、新闻动态等七种信息分类。技术流程是平台提供的一些实验方法、技术流程的参考文档；科研信息是对一些最新的科研方面的新闻信息的更新发布；资源规范是一些对遗传资源进行规范分类的信息文档；政策法规是国家针对遗传资源方面的一些法律法规，包括一些遗传资源保护法、知识产权法、专利法等；伦理规章是涉及生命伦理的一些文件；通知公告是平台系统通知、消息发布；新闻动态是各类生物科技进展相关的新闻时事浏览。另外，还有热门新闻和最新文章的浏览查询，方便用户使用了解各类消息。

四、机构科研项目展示

项目展示页面是各个平台加盟机构样本项目的展示。点击其中——“项目”，就会显示出该项目的详细信息，包括项目信息（项目级别、项目介绍、项目展示等内容）、机构信息（项目所属机构名称、机构介绍）、样本列表（开展该项目所采集的各种样本的种类、数量、审核状况等）。另外，还有与样本申请方合作项目所取得的共享成果（专利共享、发表文章共享及其他共享）等情况。

加盟共享平台进行样本展示的目的，就是为了彰显该机构所具有样本的能力及事实，这将会在很大程度上提高该机构潜在的信用度及良好形象。

五、加盟机构信息的预览与共享

展示的是各大加盟机构的详细信息，如机构的课题组信息、样本列表、项目列表、样本库信息，课题组信息包括课题组负责人级别、科研骨干人数、机构介绍以及信用评价等。样本列表包括样本种类、数量、审核状况、是否共享等情况；项目列表包括项目级别、项目简介等；样本库信息包括样本库名称、样本库地址、样本库容量等。加盟机构页面的主要功能是方便客户了解样本保藏机构的样本动态、样本项目信息及机构研究方向。有了这些样本机构信息的获取，申请者用户便可以更加放心地准确申请所需样本，这在很大程度上可避免申请不匹配的样本。另外，申请者用户也可以通过平台联系样本机构，与样本机构相互交流，准确地获取所需样本的某些特定信息，实现有效的共享活动。

六、注册为课题组用户或机构用户

用户只要点击“注册”，就可以弹出注册页面，红色框内表示必填的选项信息，即用户名称、用户电子邮箱、课题组名称、联系人、联系电话、联系人职务。填写提交后就可以注册成为本平台样本申请者用户，此类用户的主要权限是在平台上获取样本资源信息、申请样本。另外，用户还可以填写该用户所属课题组的其他信息，包括课题组通讯地址、课题组负责人级别、固定资产、科研骨干人数、代表性科研成果、课题组介绍等内容。填写这些选项的目的是彰显用户寻求合作伙伴的诚意，为今后样本共享增加信用资本。

如果样本申请者用户想要注册为样本机构用户，则必须要有所属的样本库，并且由平台审核记录该样本库的基本信息，然后该用户才能升级成为样本机构用户，也就是共享平台的加盟机构。

加盟机构可以将机构样本库内的样本展示在共享平台，展示的平台的样本主要分为两种形式，一种是样本发布，样本的发布只是单纯地展示该类样本，机构并无意愿拿出来共享；另一种是样本共享，即机构愿意将此类样本展示在平台寻求样本申请者检索并提出共享意愿，共享此类样本。

七、用户信息的自行管理

用户信息管理分为课题组信息管理和机构信息管理。课题组用户只有课题组信息管理这一块，而机构用户具有课题组信息管理和机构信息管理这两块内容。课题组信息管理主要包括课组信息（课题组注册信息）、申请项目（申请样本时申请合作的项目）、样本订单（共享活动的样本订单）、收藏文档、系统通知（平台发出的通知）、密码修改六项内容。而机构用户，除了具备课题组用户管理功能外，还包括样本库管理（可对样本库添加、修改等操作）、机构样本管理（可添加样本、修改样本、删除样本等）、机构项目管理、我接受的订单（和样本申请者共享样本的订单）四项内容。

八、增加新的样本

可以在机构用户“个人中心”里的“机构样本”项，添加新的样本到共享平台，作为样本发布或样本共享，然后经过共享平台进行样本审核评估，通常以三种结果公布显示在平台：

(1) 审核通过：即为合格样本。

(2) 样本待审核：即样本还处于待审核状态。

(3) 审核不通过：即为不合格样本。

审核样本的目的是为了保证共享平台上样本的真实性、有效性、可靠性。另外，对于一些保存时间过长的样本，样本刷选条件下方的样本信息描述会另外加以说明，以实现对样本信息的公开化，让用户放心申请样本，与机构达成合作意向。

九、自由对样本库管理

课题组用户升级为机构用户后，便可以通过用户“个人中心”里的“机构样本库管理”对样本库进行添加、修改、删除等操作。应当注意的是，机构添加样本库时，平台会对该机构样本库审核并记录，主要包括样本库的地址、样本库总容量、样本库主要设施等情况真实的记录。因为机构样本库是一个机构，存储样本的能力是一项重要实力体现，也是衡量机构信用度的标准之一。所以，平台会经常与各大加盟机构保持联系，方便了解各个机构各方面的真实情况。

十、用户自主管理机构样本

机构可在自己的“样本管理”用户界面进行样本添加、样本修改、样本发布、样本共享、样本下架（样本删除）等操作，自行管理自己的样本。值得注意的是，样本添加必须经过平台审核，其公布在平台上的结果通常为三种：样本审核通过、样本待审核、样本审核不通过。另外，机构用户如果将样本选择为样本发布的状态，则表明该样本只是纯粹在平台上展示，机构用户并无想将此类样本作为共享的意愿；如果机构用户将样本修改为共享状态，则表示该类样本可以与申请者用户实施共享。

十一、查找管理样本订单

样本订单管理是用户（样本申请者/样本提供者）共享活动所交易样本的订单查询以及操作，对于用户正在进行中的共享活动订单，用户可以在该“样本订单管理”页面查看订单信息、查看专家审核会议内容、查看或上传样本转让协议、查看或填写物流订单信息、对共享伙伴进行反馈、查看违约情况以及查看或上传共享成果，方便用户了解共享活动的进度。

对于用户已经结束的共享活动订单信息，则可以作为共享活动双方共享合作的记录见证，并且共享平台的后台也会将样本共享交易活动分级的数据记录备份保存，这会有效地减少共享活动双方所发生的各种争议，起到良好的自动监督调节作用。

十二、项目添加展示

样本申请者申请样本的前提是先具备可合作的项目，也就是说用户在申请所需样本之前，需要在用户“个人中心”里的“申请项目”页面添加愿意合作的项目。添加项目的主要内容包括项目名称、项目负责人、项目级别、项目样本经费、项目计划，以及在添加项目页面上传一份样本申请表。然后提交到平台，由平台审核评价该项目，以此作为项目信用指标，为样本申请者寻求信用度相匹配的样本机构用户，牵桥搭线，合理促进双方样本共享。注意，添加项目里的项目级别、项目样本经费、项目计划等内容在很大程度上决定了一个项目的含金量和信用度。这会直接或间接地影响样本机构与样本申请者样本共享的意愿。

十三、暂存单存放相关样本

用户将想要申请的样本暂时添加到暂存单，以便其可以方便了解各类样本的基本信息，包括样本类型、样本描述、样本每份质量、样本所属机构、样本存放地区、样本采集时间、审核状况等信息，方便用户分析决策，选择正在相匹配的样本。此项功能是为了方便于用户，避免了一些不必要的麻烦及操作流程，完全根据用户自主意愿自主选择样本。当然，用户还可以咨询共享平台或样本机构，了解感兴趣的样本的信息，增加对所选样本匹配度的确认。最后在暂存单里确认真正要申请的样本，点击提交。

十四、样本申请展示

“订单详细”页面有三部分内容：订单信息、其他附加要求、申请的样本。样本申请者用户从“选择申请项目”下拉列表中选择已实现申请的合作意愿项目，在“其他附件要求”框内，样本申请者可以填写一些有关于样本、机构或其他信息的要求。最下面“申请的样本”是样本申请者用户即将申请并提交的样本信息。

十五、用户系统消息通知

该页面主要显示平台系统的消息，主要是样本申请者用户申请样本，或机构用户被申请样本时，平台通过电话或邮件联系双方，确定双方意愿后发出的电子邮件，便于用户快速了解对方一些想法以及合作意愿。而且，如果双方达成共享活动，平台还会发出一些订单生成、共享活动进展等邮件信息，方便样本共享双方了解整个共享活动的进程状况。另外，平台还会单独对用户发出一些通知公告等消息，这些消息主要是针对用户个体，这有助于保护用户的一些私人信息。

十六、查看审核信息及协议管理

专家审核会议。查看审核会议显示的主要内容有会议日期、需要审核会议的机构、会议结果以及会议纪要。如果审核会议结果不通过，则共享活动终止；通过则共享活动进入到样本转让协议签署阶段。

协议管理是共享活动双方根据自主意愿签署样本转让协议，并且上传到共享平台，该页面会显示合作的机构、协议上传日期、上传的样本转让协议，用户（样本申请者/样本机构）勾选“共享已完成”复选框则表示双方都同意样本共享活动。

十七、查看物流情况

共享样本的物流情况，主要内容有样本机构名称、是否选择第三方物流，如果选择了第三方物流，则还会出现物流名称、物流订单号等信息。当然，样本共享用户也可以由本单位样本机构方或者样本申请方运送样本到样本申请单位，因为样本机构方或样本申请方会更加了解样本保藏和样本运输条件，以及运输过程中应注意的事项，有效地避免样本在运输过程中的不必要的损失。

十八、订单信息查看

用户在进行样本共享活动时，可以在"订单详细"页面查看样本订单的详细信息和共享活动项目的进展，主要内容有：我的订单、订单信息、其他附件要求、申请的样本。在"我的订单"这一部分显示的是订单号、样本申请日期以及对合作方的一些信用评价；"订单信息"则是合作项目的一些信息，如项目级别、项目经费、项目计划等；"其他附加要求"则是样本申请方对机构方关于样本的一些要求事项；"申请的样本"是双方共享的样本信息。这些功能都有助于双方了解共享活动进行的阶段以及各方的要求或其他信息。

十九、合作成果的共享

成果的共享是指共享活动双方在签署样本转让协议时，按照协议上约定的共享成果的质量、共享方式来实现双方合作的成果共享。通常情况下，共享成果主要有发表专利共享和发表文章共享两种。在样本申请者利用机构样本取得项目成果时，就应该与合作的样本机构方实现项目成果共享，并且双方将共享成果上传平台。另外，一些其他形式的科研成果，比如样本申请方利用合作的项目获得了奖项，可以在补充说明框内补充说明该奖项是双方的共享。

二十、双方信用评价

共享活动双方在共享合作期间或合作结束后可互相进行主观事实地信用评价。样本申请方对样本机构方的信用评价包括样本质量评价和合作期间机构方配合度评价；而样本机构方对样本申请方信用评价包括申请方履行的共享成果评价和合作期间申请方配合度评价。另外，平台也会对双方在共享活动中的违约情况进行评价记录，例如样本机构方在共享活动中撤销部分样本，或者样本申请方在共享活动中放弃部分样本。共享平台这种第三方信用评价机制可以约束、监督共享活动双方（申请方/机构方），从而达到良好的共享合作效果。并且共享活动中的信用评价将会对用户的整体信用度产生永久性的影响。

二十一、咨询问题请联系我们

共享平台的联系方式，如联系地址、联系人、联系方式、共享平台办公地址，共享平台提供的业务咨询包括样本信息咨询、项目信息咨询、加盟机构信息咨询、共享活动业务咨询等。另外，用户如果遇到申请匹配样本、项目开展或项目实验技术方面的困惑，也可以致电共享平台寻求帮助。

第六节　遗传资源共享平台的信息架构介绍

一、遗传资源共享平台中的数据信息平台能够提供的特定服务

(1) 注册服务：主要是注册遗传资源保存单位信息、机构信息、工作人员信息等。

(2) 信息共享存储服务：提供遗传资源信息的存储、调度和协同服务，提供各类信息的共享服务，并通过平台可以实现业务功能的协同。

(3) 信息接口服务：包括通信总线服务和平台公共服务，后者包括信息订阅推送、安全隐私、互联互通集成服务等。

(4) 数据仓库服务。

二、遗传资源共享平台的解决方案

(一) 数据交换技术方案

数据共享总线整合应用架构设计，帮助建立一个数据共享总线，用于实现遗传资源信息系统中各类数据的整合，并支持各类应用软件的开发。

1. 数据共享总线整合方法　首先进行标准模型建立，模型包括遗传信息主索引、业务关系、数据仓库等。数据整合方面，数据共享总线架设在各类业务数据库至上，与这些业务系统的应用软件、开发语言、BS 或是 CS 模式无关。共享总线通过类似于 ETL 工具的数据抽取工具，实现对各类业务系统的数据抽取和整合。另外，共享总线支持两类接口的调用，包括 JAVA 接口和 Web Service 接口。利用两种模式的接口，上层应用可以方便的读取、写入数据。

2. 数据共享总线功能概述　数据共享总线同时具有多种功能，从而支持异构数据的整合、模型标准化的建设、患者就诊记录的识别以及上层应用软件开发等各类需求。包括以下工具模块：

(1) 模型引擎：模型引擎是总线的核心部分，主要用于模型的创建、管理、升级等。该引擎是在二阶建模基础上发展起来的一种新的复杂信息系统数据建模机制。

(2) 数据管理器：数据管理器作为对模型、数据操作的主要工具，具有三大功能。

1) 数据管理器对平台内部所有模型进行管理。通过这一工具，可以任意增加、删除、修改模型结构、模型属性、甚至属性的属性；利用数据管理器还可以批量地导入导出模型结构，从而简便模型的更新和迁移；数据管理器还能够对模型所代表的实体数据进行初步浏览。

2) 数据管理器具有对异构数据库映射从而读取数据的能力。数据管理器首先创建一个实体模型，通过设置模型指向，就能够将这一模型和某一业务数据库中的一张表产生关联。随后，即能使用数据管理器来浏览这一表的实体数据。也正是因为具有这样一个功能，才使不同数据库的数据在数据共享平台上变得统一、透明。

3) 数据管理器又是数据抽取和整合的工具。数据管理器的第三个主要作用是通过制定规则,将一个模型的数据抽取到另外一个模型中,而这两个模型分别是映射模型和标准化模型。映射模型就是以上第二部分所说的针对原始数据库所做的映射和读取;标准化模型也就是平台最终供业务调用的模型。前者用来读取原始数据,后者用来存放整合数据;它们之间通过数据管理器,制定规则、同步周期,来实现数据的定时、实时抽取。

(3) 标准化服务:数据共享总线的建立,应当考虑当前国内、国际现行的标准。在项目中,数据共享总线结合当地实际情况,把一系列标准融入平台的建设,作为总线的一部分。

数据共享平台的标准化服务,是通过模型管理器,基于后建模原理来实现的。因为标准不是一成不变的,实际应用中,标准在不断发展和更新,以往书面标准的修改,将导致各类应用软件数据结构的大量修改,从而限制标准化的推行和实现力度。但是通过模型管理器对模型的标准化进行管理,能够实现模型的批量导入导出,使模型的更新更为简便。

同时,后建模的优势还在于支持新标准的接入。通过模型管理器对数据共享总线模型层进行批量模型的更新,就能够方便地实现这一目标。

(4) 主索引服务:分类与索引是检索的基础,为了实现后续开发的可扩展性和快速检索的目的,我们必须制定一个统一的分类标准。搜索引擎技术是数字化搜集信息和资料以及研究者查找信息的重要方法,特别是近年出现的动态检索技术是搜索技术的飞跃。

(5) 数据引擎:数据引擎用于管理模型和数据库的关联。基于后建模技术,应用软件只需要关心模型的结构即可,而无需直接操作数据库。模型和数据库的关系,就由共享总线的数据引擎负责维护。当用户调用某一个模型实例的时候,引擎将负责将数据库底层的数据传送到用户端,并保证数据的高效性和准确性。

(6) 异构数据库映射:数据映射是数据整合的基础,映射为整合提供了数据入口。开发人员通过数据管理工具,创建简单的映射模型,设置和原始数据库相关的一些信息,就能够很快读取到原始数据库的数据,并直接可以展示在数据管理器的界面上。而这一系列的映射模型,通过平台其他工具的调用,可以提供原始数据库最新的快照,作为数据整合的依据和数据源。

另外,通过数据整合工具映射而来的数据,也可以直接用于数据仓库建设,因为在模型层已经清楚地定义结构关系,数据挖掘就可以在此基础上演进,而不再需要直接和数据库关联。

(7) 多种开发语言接口:由于数据共享总线作为数据平台一级的应用软件,必须考虑数据调用和基于数据中心的各类开发。因此,该平台在设计的最初阶段能考虑必须良好地支持 JAVA 语言和 Web Service 接口这两种较主流的模式。目前绝大多数开发语言都能很好的和这两种模式结合起来,实现比较高效的开发和数据展示。

(8) 数据整合原则:数据共享总线作为平台性的软件,数据的整合是基础。整合后的数据质量如何,实用性如何,数据的关联度是否足够,都是用以提高数据质量、数据关联度。

(9) 历史数据迁移:数据迁移是提高系统效率的手段之一。首先,需要定义数据迁移的时间区间,或者两三年,或三五年,定期为数据中心的数据做迁移。

(10) 数据中心数据备份和容灾备份策略的规划:数据备份和容灾备份有着根本的区别。容灾主要是面向业务安全的,是保证业务连续性的解决方法,而数据备份是面向数据安全的,是保障系统可靠运行的最基本的手段，也是任何应用系统必备的运行维护要求。

（二）数据存储技术方案

1. 数据中心存储分级　对于数据的存储容量达到了一定数量级别（TB 数量级）的应用系统，应采用存储分级策略，否则存储分级花费的代价过大。

依据业务支撑系统数据的关键程度、业务类型、实时性、访问频度、存储时长等不同因素，将采用如下的不同级别的存储介质保存相关的业务数据。

数据中心存储分级的规划方案：依据区域医疗业务数据的特点，可以采用四级存储层次，同时针对不同存储级别采用不同档次的存储设备存放相关的业务数据。同时结合数据的生命周期，不同级别的数据应进行动态地转变，从高级别存储介质向低级别存储介质迁移。

（1）一级存储级别最高，主要用于保护核心业务系统的在线数据，其数据粒度主要为细粒度的数据。建议采用高端的智能磁盘阵列来存储这些业务数据，并采用本地快照保护、远端数据保护及远端数据快照保护技术。

（2）二级存储级别较高，主要用于保护重要程度较高的在线数据，其数据粒度包括粗粒度和细粒度的数据。建议采用中高端的磁盘阵列来存储这些业务数据，并采用本地快照保护及远端数据保护技术。

（3）三级存储级别中等，主要用于保护前两类数据的历史数据。建议采用中低端的磁盘阵列来存储这些备份数据，并采用本地快照保护技术。

（4）四级存储级别较低，主要用于备份离线的长期历史数据。建立采用磁带库来存储这些备份数据，并采用归档存储保护技术。

2. 数据中心存储平台的规划

（1）数据中心存储设备的规划应该遵循的原则：存储设备必须具有大规模缓存（cache）的支持能力，并且对读写操作提供同样的支持。存储设备应采用以缓存为核心的体系结构，处理能力通过分布的多个 IO 处理子系统实现。前端处理子系统和后端处理子系统应分离，以进一步提高并行程度。为满足区域医疗系统对 IO 系统的性能要求，高端存储设备内部必须运行高效的 IO 处理软件，同时提供对大量中央处理器（CPU）配置的支持能力。

（2）数据中心存储网络的规划应该遵循的原则：数据中心存储网络规划应满足存储容量、数据传输率、网络带宽等方面的实际需求。数据中心存储网络应具有较强的灵活性和扩展性、稳定性和高可用性；可以实现快速的企业备份，实现备份流、业务流和管理流的分隔。

三、数据安全保障体系框架

安全性是数字化遗传资源安全运行、发挥应有作用的最关键因素之一。包括版权保护、系统安全性的保护，以及数据传输安全性技术。研究身份具体、权限明晰、安全可靠的电子身份系统，使协议框架内的数字化遗传资源用户在所有的网络应用系统中都有统一的电子身份，保证用户电子身份的唯一性和真实性；建立网络安全体系，保证遗传资源数字化系统的安全、数据安全、业务安全，实现数字化平台网络及其应用系统的安全高效运行。

（一）基本要求

（1）集成状态检测防火墙功能在抵御各种网络攻击和 DDoS 攻击的同时，具有完备的网络地址转换功能，还能对应用层攻击进行实时检测与防护。

（2）集成 VPN（IPSec & SSL）功能在高性能硬件加解密芯片保障下，且支持 DES、3DES、AES 与 RSA 等多种加密算法，能够提供高强度加密传输的自由安全连接。

（3）数据中心网络安全域的规划方案：面对复杂的应用系统，按数据分类，按区域分等级保护，就是按数据分类进行分级，按数据分布进行区域划分，根据区域中数据的分类确定该区域的安全保护等级。

（4）同一安全域内的系统有相同安全保护需求并相互信任。根据目前网络规模以及应用系统的情况，并参考数据中心的逻辑分区。

1）网络安全域的分类：分为安全计算域、安全用户域、安全网络域和安全服务域。其中，安全计算域对应为逻辑分区中的服务器存储域，安全网络域对应逻辑分区中的网络域，安全服务域对应逻辑分区中的后台维护域。安全计算域的安全等级是确定一个应用系统安全保护和等级划分的基础。

2）网络安全域的划分结构：

A. 安全计算域：在相对局部范围内存储、传输、处理同类数据，进行相同安全等级保护的单一计算机（主机/服务器）或多个计算机组成的计算域，不同数据类在计算机的上分布情况，是确定安全计算域的基本依据。安全计算域作为数据中心系统中为数据中心对外业务提供者，物理对应即服务存储域中的服务器，即数据中心中核心的安全区域。

根据数据分布，可以有以下安全计算域：单一计算机单一安全级别计算域，多计算机单一安全级别计算域，单一计算机多安全级别综合计算域，多计算机多安全级别综合计算域。

在安全计算域中安全问题关注不同级别应用之间的隔离、病毒攻击、黑客篡改、误操作对数据系统的影响等。

其中涉及的主要安全技术及措施有：网络的有效隔离与防护、入侵检测系统的部署、防火墙系统的部署以及策略的细化、防火墙双主动技术的使用、对系统访问双因素认证系统的部署、针对服务器系统弱点管理技术即系统自身加固的部署、对服务器系统动态信息搜集审计系统的部署、服务器数据存储系统的部署、数据存储备份安全加固。

B. 安全用户域：能访问同类数据的用户端计算机，需要进行相同级别的保护。安全用户域的划分应以用户所能访问的计算域中的数据类和用户计算机所处的物理位置来确定。安全用户域的安全等级与其所能访问的安全计算域的安全等级有关。当一个用户域中的端计算机能访问多个安全计算域时，该用户域的安全等级应与这些计算域的最高安全等级相同。

C. 安全网络域：是由连接具有相同安全等级的计算域和/或用户域组成的网络域。网络域的安全等级的确定与网络所连接的安全用户域和/或安全计算域的安全等级有关。

D. 安全服务域：为整个数据中心架构提供集中的安全服务，进行集中的安全管理和监控以及响应。使数据中心分域防治又统一管理。具体对应即后台维护域的建设。其中涉及的主要安全技术包括病毒监控中心、认证中心、网络管理中心、安全管理中心、统一、集中的日志审计管理、信息资产的监控。

第七节　遗传资源共享平台的编码要求

对于遗传资源共享平台，就是通过搭建一个公共的样本信息网络发布平台，所有符合上述共享体系内的样本库分库可以通过账号登录到发布平台，并将样本库内符合标准化规范的、各种类型样本的具体数量和基本信息情况进行公开发布。发布在平台上的样本，可供公共平台内的合作单位参考利用。而每一个参与到共享平台的样本库单位，自身的样本资源管理就是一件最为基本的准备工作，基于共享利用的需要，也基于冷链运输、后期质量评估和共享评估等环节的需要，遗传资源样本需建立统一的编码规则，便于管理和信息汇总与交流。

一、关于样本和样本库编码规则的方法探讨

（一）关于样本编号的方案

方法：通过二维条形码的隐藏信息，帮助建立共享机制。方案考虑为本单位及各医疗单位设立一个单位前缀代码，例如：AABBB。以图 7－3 标签为例，标签标示的样本编号为 1012345D08BP1，而实际二维码扫描器的读值为 AABBB1012345D08BP1。在本单位样本库里流通的时候，样本管理软件系统对扫描读到的默认 AABBB 的编号进行过滤，只保留单位代码之后的部分。而如果遇到外单位来的样本如以 AABBC 为前缀的样本，则系统自动读取所有实际长度的编码。使用该方法，既保持了各单位之间的样本共享性，又使得样本在本单位内流通的编号不至于太冗长。考虑将 AA 设定为《GB 2260 中华人民共和国行政区划代码》之省份代码，BBB 为各省份的分样本库的注册号。样本库的注册号可到遗传资源共享平台进行统一注册。以建设一个有管理的符合统一规范的全国遗传资源库共享联盟。

图 7－3　标签示例 1

1. 关于建立标准化编号体系的方案

（1）设立编号唯一性和共享性两个大原则：经过对一维码和二维码，以及预置条码和现场制作条码的比较研究，推荐采用现场打印二维条形码的方式。组织命名规则 1012345D08TF1，代

表该2010年第12345个病例收集的D08脏器的肿瘤样本（T肿瘤，P癌旁，N正常，M转移，L淋巴结，Y息肉，C囊壁）用冷冻方式（Frozen Tissues/OCT/RNAlater/DNA/Paraffin Embedding等）保存的第1份。见图7-4（注：脏器编号参考《中国人类遗传资源特性信息描述规范》）。

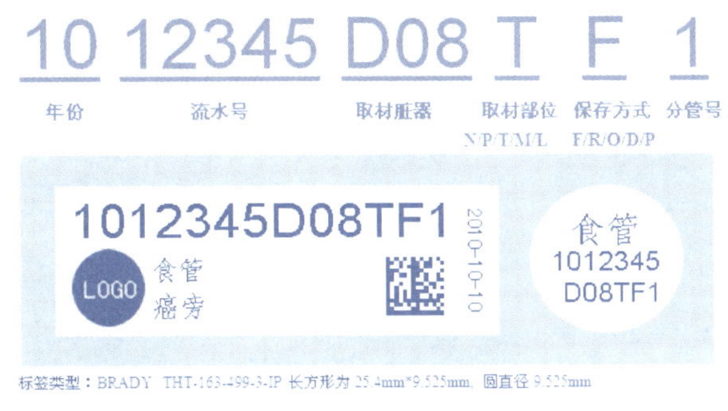

图7-4 标签示例2

(2) 血液和体液命名规则：1012345D08BP1，代表该2010年第12345个病例收集的基于D08脏器疾病研究的外周血样本（B外周血，G胆汁，Y胰液，Z脑脊液，H心包液，X胸腔积液，A腹腔积液，J关节腔液，S精液，W排泄物，U脐带血）的血浆（Plasma/Serum/White Blood Cells/Erythrocyte/Thrombolytic/DNA/RNA/whole Blood/等）的第1份。见图7-5。

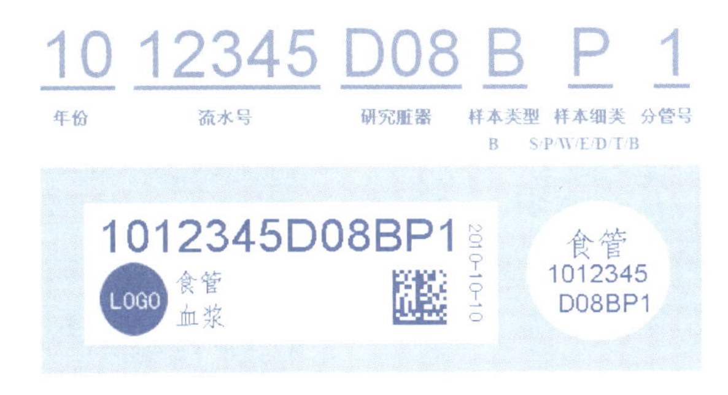

图7-5 标签示例3

(3) 样本采集类型和数量方案：

组织：

1) 冷冻组织6份（2mL冻存管分装，如果够数取肿瘤2份，癌旁组织2份，正常2份）

RNAlater　　2份（2mL冻存管装）

蜡块　　1份

2) 血液：血清　　5份（0.5~2mL冻存管5份）

血浆　　5份（0.5~2mL冻存管5份）

白细胞层　　2份（0.5~2mL冻存管2份，后期提DNA用）

红细胞　　2份（0.5~2mL冻存管2份）

冷冻组织和血液的第一套，存储于-150℃环境，其余存于-80℃。

（二）样本定位标准化方案

详见图 7 - 6。

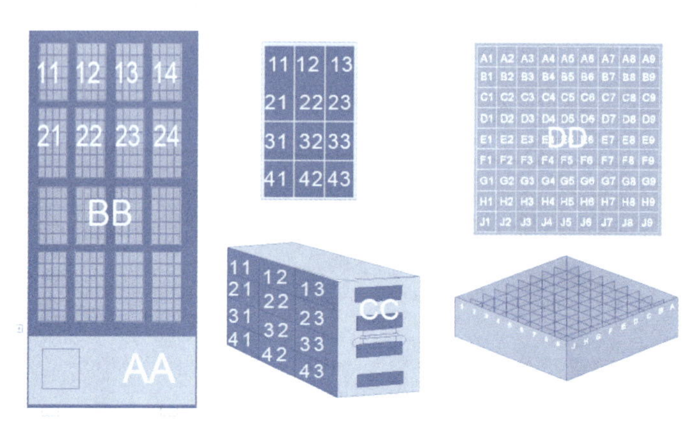

图 7 - 6　样本定位实物图示范

标本的位置信息用 AA - BB - CC - DD 表达，其中 AA 为冰箱编号、BB 为冰箱内冻存架排列的行和列编号、CC 为冻存架内冻存盒排列的行和列编号、DD 为冻存盒内的位置编号、卧式冰箱和液氮罐也同样。见图 7 - 7。

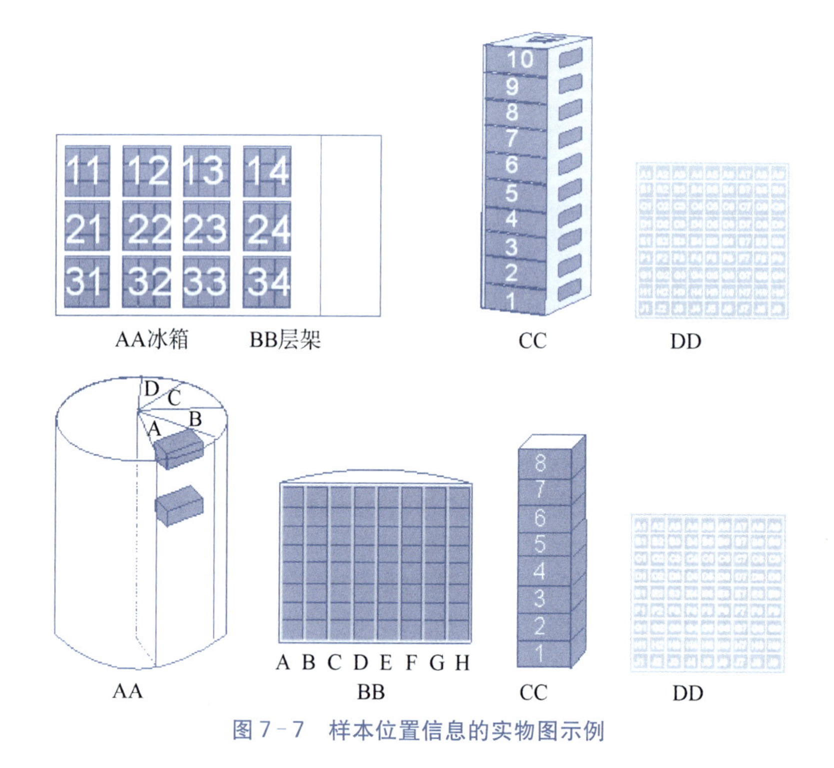

图 7 - 7　样本位置信息的实物图示例

（三）样本入库环节的标准化方案

预先规划库位，样本按类型分盒，最终每个冻存盒里存储的都是同一脏器的不同人份的样本，做一个为使用而时刻准备着的样本库。采用以下方案（图 7－8）后，样本的安全性得到保证，样本的冻融概率降低，保证样本质量最佳。

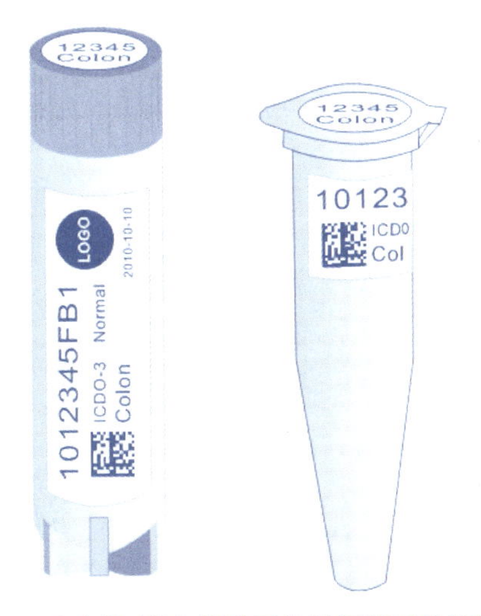

图 7－8　冻存管/离心管贴了条码标签后的实物图示

冻存盒全部预贴标签，并注明冻存盒的位置编号（图 7－9）。

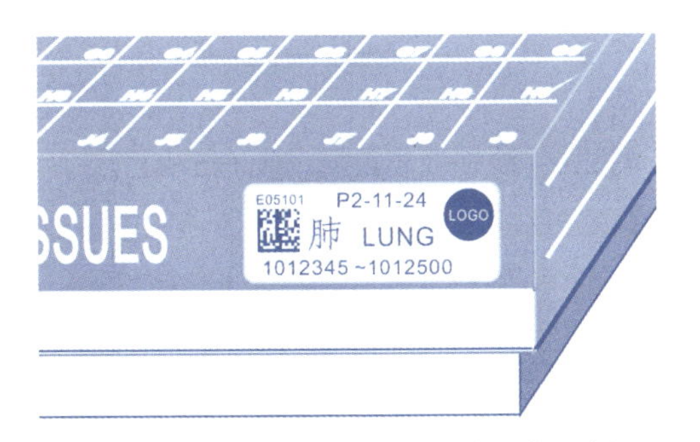

图 7－9　冻存盒预贴标签后的实物示例

按照标本类型，进行冻存盒分色存放（图 7－10）。

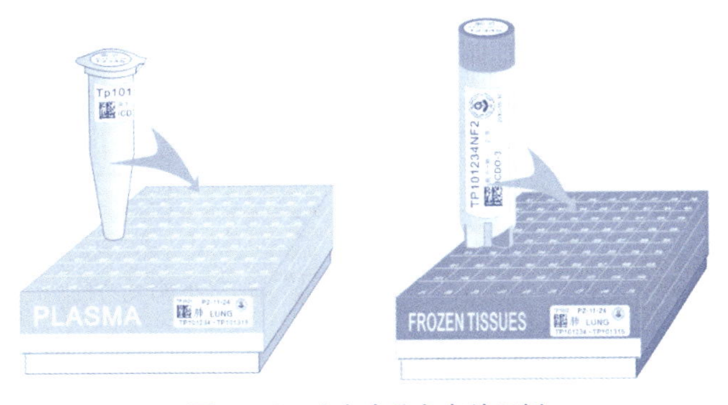

图 7－10　冻存盒分色存放示例

同一脏器同一类型标本不同份分入不同冻存盒存放，同一脏器不同类型分成不同颜色冻存盒，同一脏器所有盒子存入同一冻存架，在样本处理室内的卧式超低温冰箱里整理，某一盒存满后，再转移入样本储存室的大型立式超低温冰箱(图 7－11)。

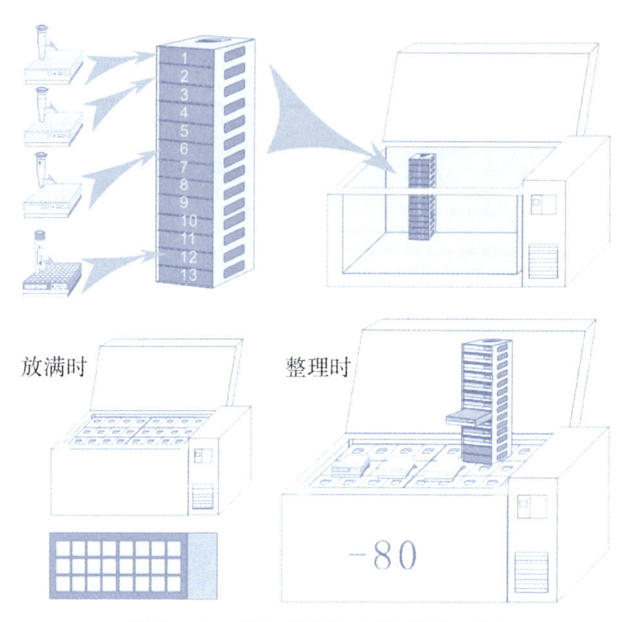

图 7－11　样本分类和存储、转移示例

立式超低温冰箱按照不同脏器，预先规划位置。所有放到卧式冰箱里整理的冻存盒上，已经预先贴好标签，标签上包含这个冻存盒最终将存入超低温冰箱的位置信息(图 7－12)。

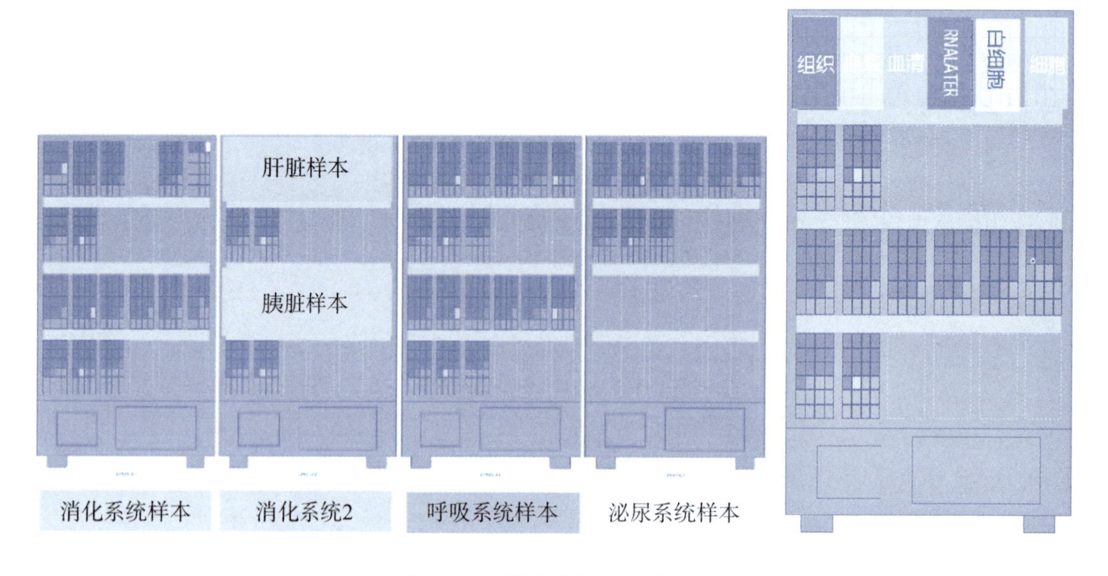

图 7－12　样本分类和存储示例

样本库标识化后的实物图，见图 7－13。

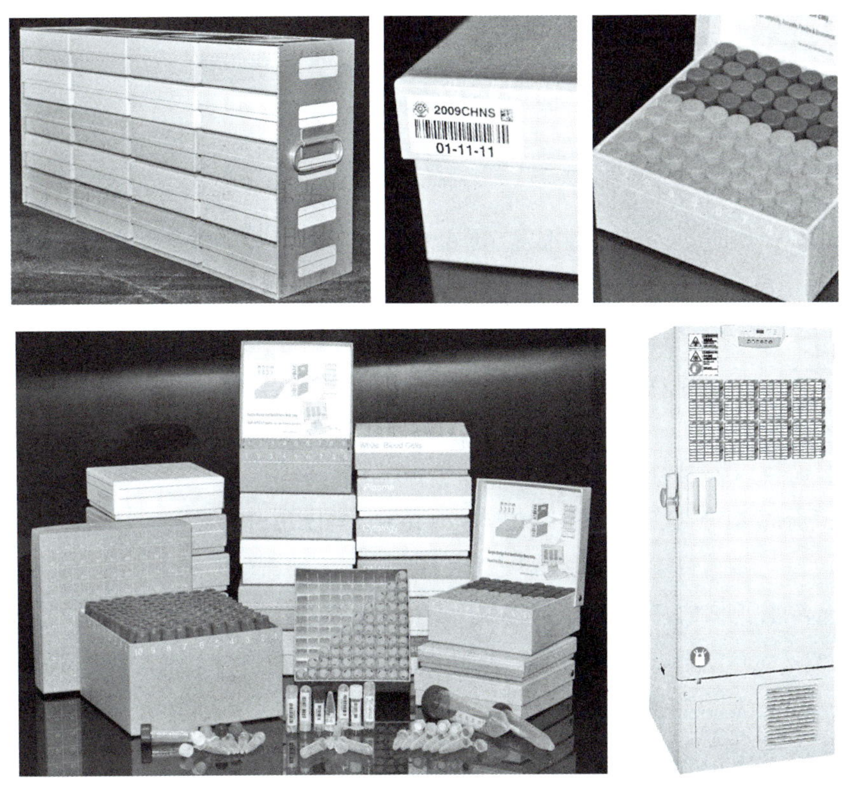

图 7－13　样本库实物标识化后的示例

（四）样本库的标识标准化方案

设备状态标识，安全标识见图 7－14。

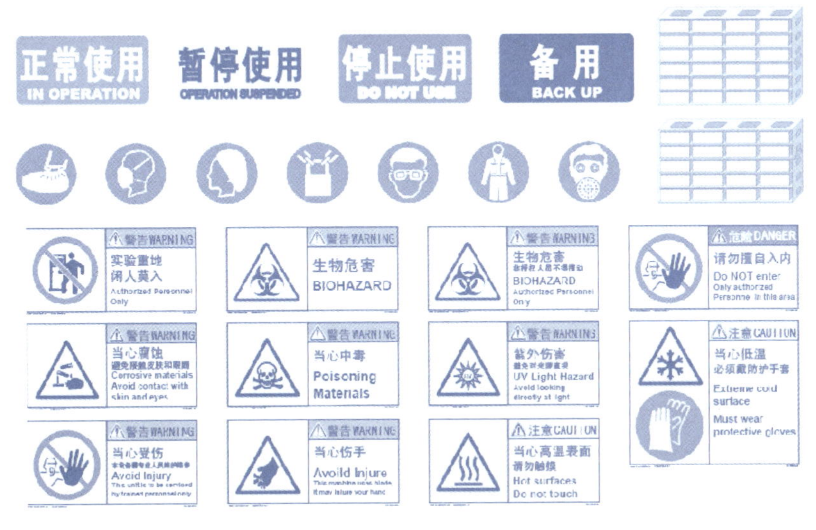

图 7－14　样本库安全标识和设备状态标识示例

（五）样本信息的规范化

样本信息最好是采用标准化归类，建议采用 ICD－10。

诊断信息：如临床诊断、病理诊断、分化程度、UICC 分期、ICD10/ICDO－3 代码等。

治疗信息：如放疗、化疗、手术等。

生物安全信息：有/无传染性。

时间信息：采集时间、标本离体时间、低温时间、等等。

工作人员信息：取材员、记录员等。

备注信息。

血液样本提取单上包含信息也同样。

（六）设备运行安全性保证

设备进行温度集中监控和报警，以对样本的温控环境质量进行鉴定。

（七）遗传资源样本库编号规则建议

标本库编号命名规则：

总原则：唯一性，共享性。

辅原则：在满足总原则基础上，尽量精简。编号长度尽量保持统一。

关系类中，P1 为原始本人第 1 代，家系中其余关系，请自己定义相关的编号规则。前 7 位样本编号一致的为同一个体，同一个体的若干不同编号样本，其个体的基本信息是一致的，以下同。

第八节　遗传资源共享平台汇交信息最小数据集的构想与实践

搭建了资源共享平台，就相当于建立了一个由遗传资源信息构成的虚拟大超市，现在需要明确的是，在超市里不可能只摆放一个厂家的全部商品，只能摆放样品，并且按照一定的类别有序摆放。那么在超市里摆放的样品即样本信息是如何呈现的，也就是需要提供哪些信息，才能便于大家检索，便于共享呢？

为了解决这个问题，我们先学习一下国外这个领域的探索和实践。美国和欧盟相比我国拥有更加成熟和完善的生物样本库运营与共享的经验，在借鉴这些成熟的模式后再结合我国国情。笔者提出的设想是，在遗传资源共享平台上，每个遗传资源样本库单位提交一份最小数据集的建设方案，并草拟了共享指导规范。

2012 年由瑞典的遗传资源样本库和生物分子资源研究基础设施（BBMRI.se）开发了关于遗传资源样本库数据共享（MIABIS）的最小信息。第一版 MIABIS 广泛接受鼓励这种共享，将其演变为更具结构和可描述的标准。2013 年，欧洲最大的卫生基础设施——遗传资源样本库和生物分子资源研究基础设施（BBMRI－ERIC）成立了一个工作组，通过多国协商继续开发形成

MIABIS(2.0 版)。MIABIS 2.0 Core 已经开发了 22 个属性用以描述遗传资源样本库,模块化结构的样本集和研究使其更容易坚持并扩展这一标准。这一整合标准将对遗传资源样本库资源的发现和利用做出巨大贡献,并引领更大范围和更有效地利用宝贵的生物资源,从而加速对人类疾病的研究。

一、欧洲最小数据共享集与属性模式借鉴

遗传资源样本库是数据驱动生物医学的后端,但缺乏互动性和信息协调的标准以及通用解决方案。欧盟内的许多人已经接受 MIABIS 2.0 core 作为实际的遗传资源样本库信息标准。

(一) MIABIS 2.0 Core

为了简化遗传资源样本库和生物医学研究之间的数据交换,基于在遗传资源样本库和生物分子资源研究基础设施(BBMRI)筹备阶段完成的工作,2012 年创建了关于遗传资源样本库数据共享最小信息指南(MIABIS)。它曾经用于规范数据元素,也用于描述世界上任何一个遗传资源样本库,包括样本研究和相关数据。它提出了一个简单的结构,包括两个主要组成部分:"遗传资源样本库"和"样本集合/研究"以及 52 个属性的信息总和。

MIABIS 2.0 是具有相关属性的综合体,可描述来自遗传资源样本库和生物医学研究的相关概念,并且可以用于整合生物医学研究生态系统的相关模块。MIABIS 2.0 Core 是由 BBMRI - ERIC4 成员国的代表组成的工作组联合编写的 MIABIS 的更新版本。在这个新版本中,某些属性已经被重新定义和结构化,并且组分样本集合/研究被分成两个不同的组,它们与遗传资源样本库组分一起形成 MIABIS 的核心模块。这个版本还提供了如何在信息系统中实施指南标准并举例示范。

(二) MIABIS 2.0 Core 中划分的组分和属性

在确定 MIABIS 2.0 Core 的最低属性之前,重要的是要澄清和定义三个主要部分:"遗传资源样本库"、"样本集合"和"研究"。为了明确并一致定义这些术语,也为促进 MIABIS 2.0 Core 作为信息学数据模型的一部分的表征,笔者引入以下一般定义:

定义 1:遗传资源样本库代表组织或组织单位,存储与样本相关的样本和数据(注意:在 MIABIS 2.0 Core 中,遗传资源样本库不直接包含样本,但它们是样本集合的主体。在遗传资源样本库层面上,仅代表与遗传资源样本库组织方面有关的属性。)。

定义 2:样本集合表示一组具有至少一个共同特征的样本。

定义 3:研究代表了一组在研究背景下汇集的样本(注意:一项研究可以组合几个样本集合和几个遗传资源样本库的样本。一个样本可以参与多项研究。)。

作为 MIABIS 模块化方法的一部分,表 7 - 1~ 表 7 - 6 提供了每个 MIABIS 2.0 Core 组分的属性列表。联系信息和疾病信息被分类为结构化数据。这些属性由多个组分重复使用,例如,联

系信息与所有三个核心组分相关。联系信息和疾病信息的结构示意在表 7-4~ 表 7-6。联系信息包括一般的“联系信息”，例如遗传资源样本库和“研究信息”，用来描述例如首席研究者(PI)的特征。

表 7-1　组件“遗传资源样本库”的属性定义

属性代码	属性名称	允许值	说　明
MIABIS-2.0-01	ID	文本	以国家代码开头的字母的文本字符串，后跟下划线“_”，以及由其法定实体(国家具体)指定的生物库 ID 或名称后缀
MIABIS-2.0-02	缩写	文本	生物库使用的短名称的文本字符串(如适用)
MIABIS-2.0-03	名称	文本	用英文表示生物库名称的文本字符串
MIABIS-2.0-04	URL	文本	具有生物银行完整 http 地址的字母字符串
MIABIS-2.0-05	法人	文本	表示法定实体的文字字符串，如大学、县议会或生物银行的其他主办机构
MIABIS-2.0-06	国家	文本	ISO 标准，国家遗传资源样本库的双字母代码
MIABIS-2.0-07	联系信息	结构化数据	联系信息的生物资源 MIABIS-2.0-07 联系人
MIABIS-2.0-08	描述	文本	用英文描述遗传资源样本库的文字字符串

表 7-2　组件“样本集合”的属性定义

属性代码	属性名称	允许值	说　明
MIABIS-2.0-01	ID	文本	样本集合 ID，也可将样本集合链接到托管生物库或研究
MIABIS-2.0-02	缩写	文本	样本集合使用的简称
MIABIS-2.0-03	名称	文本	样本集合的英文名称
MIABIS-2.0-08	说明	文本	样本集的描述，建议最大 2000 个字符
MIABIS-2.0-09	性别	文本选项	样本收集中样品供体的性别。可以是一个或多个以下值：男性、女性、未知、未分化的
MIABIS-2.0-10	年龄下限	整数	样本捐赠者的最小年龄
MIABIS-2.0-11	年龄上限	整数	样本捐赠者的最大年龄
MIABIS-2.0-12	年龄单位	文本选项	定义年龄低和年龄高的单位，可以是以下值之一：年、月、周、天
MIABIS-2.0-13	数据类别	文本选项	数据可用的数据类别，可以是几个值
MIABIS-2.0-14	材料类型	文本选项	从用于宣传的生物实体中获取的生物样本，如用于测试、诊断、治疗或研究目的。
MIABIS-2.0-15	存储温度	文本选项	长期准备后储存样品的储存温度
MIABIS-2.0-16	集合类型	文本选项	样本集合的类型，可以是多个值
MIABIS-2.0-17	疾病	结构数据	样本中主要感兴趣的疾病集合(如果有)
MIABIS-2.0-07	联系信息	结构化数据	样本集合的联系人的联系信息

表 7-3　组件"研究"的属性定义*

属性代码	属性名称	允许值	说　明
MIABIS-2.0-01	ID	文本	研究的唯一 ID 或首字母缩略词
MIABIS-2.0-02	名称	文本	研究的英文名称
MIABIS-2.0-08	描述	文本	研究目的的描述，建议最大 2000 个字符
MIABIS-2.0-18	主要研究者	文本	负责研究的人员的名称，如主要研究者(PI)
MIABIS-2.0-07	联系信息	结构数据	研究联系人的联系信息
MIABIS-2.0-19	研究设计	文本选项	
MIABIS-2.0-09	性别	文本选项	研究参与者的性别
MIABIS-2.0-10	年龄下限	整数	研究参与者的最小年龄
MIABIS-2.0-11	年龄上限	整数	研究参与者的最大年龄
MIABIS-2.0-12	年龄单位	文本选项	定义年龄低和年龄高的单位，可以是以下值之一：年、月、周、天
MIABIS-2.0-13	数据类别	文本选项	数据可用的数据类别
MIABIS-2.0-14	材料类型	文本选项	从用于宣传的生物实体中获取的生物样本，如用于测试、诊断、治疗或研究目的
MIABIS-2.0-20	参加者总人数	整数	招募到研究的个体总数
MIABIS-2.0-21	样品供体总数	整数	研究中具有生物样本的个体总数
MIABIS-2.0-22	包含标准	文本选项	确定哪些个体将成为研究参与者的参数类型的信息

注：* 属性可以在遗传资源样本库本地管理系统中对存储在样本和主题级别上的数据进行聚合。

表 7-4　结构化数据属性的定义"联系信息"

属性代码	属性名称	允许值	说　明
MIABIS-2.0-07-A	名字	文本	表示联系人名字的字母字符串
MIABIS-2.0-07-B	姓氏	文本	表示联系人姓氏的字母字符串
MIABIS-2.0-07-C	电话	格式文本	联系人电话，包括国际电话
MIABIS-2.0-07-D	电子邮件	文本	联系人的电子邮件地址
MIABIS-2.0-07-E	地址	文本	街道名称和街道号码或邮政信箱
MIABIS-2.0-07-F	邮编	文本	联系人的邮政编码
MIABIS-2.0-07-G	城市	文本	联络人的城市
IABIS-2.0-07-H	国家	文本	文本联系人的国家

表 7-5　结构化数据属性的定义"研究信息"

属性代码	属性名称	允许值	说　明
MIABIS-2.0-23A	法人	文本	表示法定实体的文字字符串，如大学、县议会或其他主办机构
MIABIS-2.0-23B	部门	文本	部(例如，部门)或联系人的相应声明
MIABIS-2.0-23C	ORCID	文本	持久的数字识别器来根据 ORCID 的定义区分研究人员

表 7-6　结构化数据属性“疾病”的定义

属性代码	属性名称	允许值	说　明
MIABIS-2.0-17A	疾病本体	文本	用于疾病的本体的名称，可以是几个值，例如，ICD、SNOMED
MIABIS-2.0-17B	疾病本体版本	文本	所选疾病本体的版本，例如 ICD-9、ICD-10、SNOMED-CT
MIABIS-2.0-17C	疾病本体代码	文本	来自所选疾病本体版本的疾病代码，如 C61
MIABIS-2.0-17D	疾病本体描述	文本	来自所选疾病本体代码的描述，例如前列腺的恶性肿瘤
MIABIS-2.0-17E	无疾病文本	文本	关于疾病的解释或在疾病不明或信息不足情况下出现的症状

(三) 在遗传资源样本库和研究信息系统中如何实施 MIABIS 2.0 CORE

符合 MIABIS 标准意味着 MIABIS 的概念和属性是遗传资源样本库和研究信息系统数据模型的一部分，或遗传资源样本库和研究的数据会映射到 MIABIS 进行共享。

MIABIS 2.0 Core 的每个组分通过建模可以成为逻辑模型中的一类或实体关系图(ERD)中的实体。MIABIS 2.0 CORE 允许管理和共享遗传资源样本库以及聚合元数据级别的研究数据的情况发生。

MIABIS 2.0 CORE 代表遗传资源样本库和生物医学研究的高水平信息，也描述了由推动生物医学研究过程的概念衍生出的特定部分的其他组分。这样，生物医学研究系统的各部分数据就可以进行标准化表示。这将有助于创建界面和工具，并提高数据和知识的相互操作性和可重复利用性。

(四) MIABIS 的正式代表

图 7-15 提供了可用作实例的 MIABIS 2.0 Core 的逻辑呈现，该实例可以是实验室信息管理系统(LIMS)也可以是研究管理系统，例如电子实验室笔记本(ELN)的一部分。它归纳了为核心组分所提出的内容。

在实体关系图中表示逻辑模型(图 7-16)时，笔者引入了辅助实体作为联系信息，包括研究者信息、对本体的描述、疾病等。列表(材料类型，数据类别等)中表示的属性可以作为分离的实体被包含在其中，也可以表述在所有列表的统一表中。在实体关系图中使用 MIABIS 2.0 Core 的示例如下：BBMRI-NL 目录，可以从开源 MOLGENIS 软件、BBMRI-LPC 的数据模型和来自世界卫生组织的 BCNet 网络的遗传资源样本库目录中下载。

(五) 数据共享

MIABIS 可在联盟的生物网络或虚拟环境(例如，云计算、商业智能、面向服务的架构)中共享数据。在联合环境中，第一步，遗传资源样本库的数据会映射到 MIABIS 数据元素上。这可以手动完成，也可以通过程序或脚本来完成，但实际上它是一个手动工作，如果生物资源管理系统已经符合了 MIABIS 标准，那么这项工作可以大大简化。每次在遗传资源样本库数据库中更改数

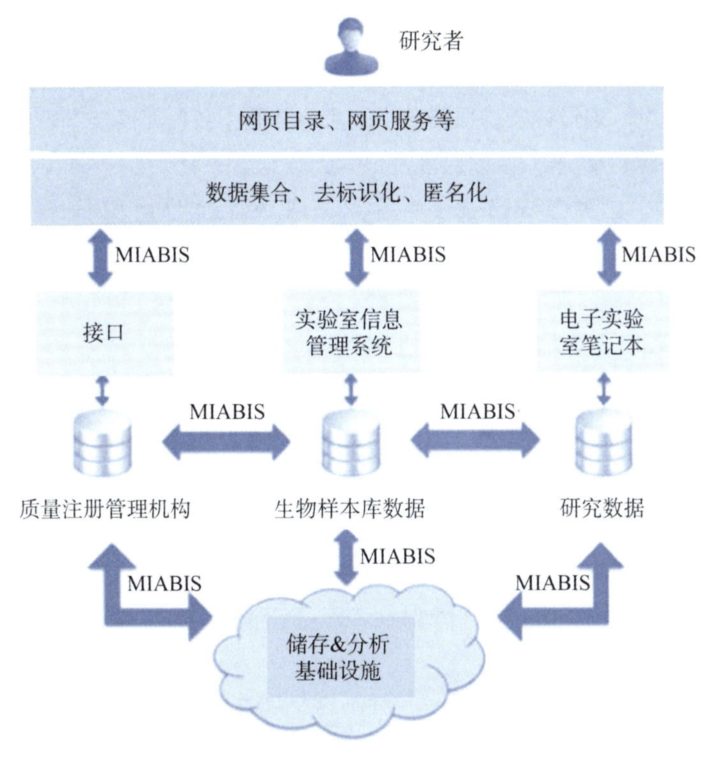

图 7－15　关于 Biobank 数据的最小共享信息(MIABIS)结构示意图

注:本图是针对在生物资源和研究信息系统中应该存储哪些信息,以便能够轻松交换信息和数据的建议,其目的是通过协调生物医学研究系统最相关的组分的信息,来促进生物资源和相关数据的重复使用。

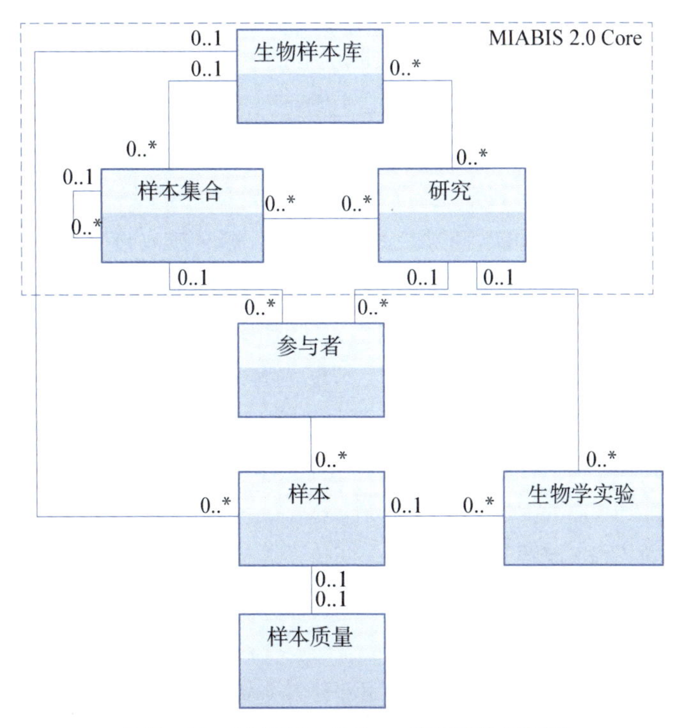

图 7－16　MIABIS 2.0 Core 的逻辑数据模型

据模型时，都需要进行映射的过程。一旦生物资源数据映射到 MIABIS，就应该将接口作为遗传资源样本库和外部服务之间的通信渠道。在联合解决方案中，统一的用户界面可用于在遗传资源样本库之间发散查询。通过抽象虚拟环境中的应用数据和数据转换技术来处理遗传资源样本库中不同的语义。在这种情况下，映射会建立数据到数据层的链接，并在语义上将数据与数据元素连接在 MIABIS 中。这种方法已被证明是 RD - Connect 项目和 BioMed Bridge 项目中的概念。

（六）关于 MIABIS 2.0 Core 的进一步介绍

现在 MIABIS 2.0 Core 被简化了，使组分具有较小的属性列表。笔者预见其核心不会有太多的改变。模块化将支持不同类型的应用，并且将更容易在将来添加扩展。由于 MIABIS 2.0 Core 的属性通常已经在商业和内部管理系统（例如，LIMS、ELN、注册表和目录）的数据库中表示，因此也很少需要采用数据共享标准。

MIABIS 2.0 将涵盖 MIABIS 和其他附加组分中代表的遗传资源样本库和生物医学研究中的大部分相关概念。除了已经在进行的其他组分之外，未来还计划添加组分来代表个人数据保护信息和临床数据。

MIABIS 是一个概念信息模型，它并没有强制定义属性。然而，在信息系统中实施 MIABIS 时，根据系统要求，强制属性是与之相关的。当使用 MIABIS 进行遗传资源样本库相互操作时，强制性属性的问题更具相关性。

制定 MIABIS 信息系统并不一定意味着数据模型应严格遵循 MIABIS。信息系统可以保留自己的特殊语义，并将其数据映射到 MIABIS 进行共享。然而，MIABIS 的目标之一是将遗传资源样本库和生物医学研究界转化成本标准中所列的词汇来以此达成控制。另一个相关问题是遗传资源样本库中样本和数据的质量评估。分享生物资源需要一致和标准化的工具来评估生物资源的质量。这对研究过程产生了重大的影响，并将由 MIABIS 组分“质量”来解决。虽然建议和接受新组分和属性的协商程序已到位，但仍然需要做一些 MIABIS 治理工作。预计 MIABIS 的维护和进一步发展将涵盖更多的国家，通过管理平台来联系任何感兴趣的国家、专家和其他有关方面，而这些国家也将加入样本库并为不断扩展的组分做出贡献。

生物医学研究界正在向更开放的数据和开放的科学环境迈进，然而仍然缺乏可靠的信息平台供研究人员以简单和安全的方式共享数据。即使笔者正在努力促进生物医学数据的共享，也需要更好的信息和更好的平台。目前，为信息科学数据存储、分析和集成提供服务的几个信息学基础设施已经使用了 MIABIS 2.0 CORE，旨在可靠和安全的环境中促进生物资源和研究数据共享。

由于 MIABIS 2.0 Core 推荐的信息通常是遗传资源样本库和研究管理系统的数据模型的自然部分，因此制定了可以由世界各地的生物工程师、生物医学研究人员和软件开发人员使用的概念集。

MIABIS 2.0 CORE 是 MIABIS 2.0 的稳定部分，MIABIS 2.0 是 BBMRI - ERIC 社区共享数据的实际概念集合，也被其他生物网络所采用。MIABIS 2.0 将包括代表生物医学研究的基础的其他组分。

二、我国人类遗传资源共享平台需要的最小数据集信息

在遗传资源样本库共享的过程中，需要对样本的属性进行具体的描述，样本提供方暂时保藏可共享的样本，发布可共享样本的信息。为了促进共享完成，需要提供详细的样本数据，在这种情况下对于样本提供方的信息和样本，就需要细化到统一的属性标准，为此通过参考欧盟MIABIS 2.0 Core的最小样本信息属性，并结合中国国内遗传资源库的实际情况，笔者提出了在遗传资源共享平台，由样本提供方需要提供的最小数据集信息的设想。主要包括提交样本的单位与所属样本库/研究项目/队列的相关信息；样本与样本供体信息；协议文件与补充信息（表7-7～表7-10）。

表7-7 样本提交单位与所属样本库/研究项目/队列的相关信息

<table>
<tr><td rowspan="3">单位机构信息</td><td>提交单位名称</td><td colspan="2"></td><td>文本</td></tr>
<tr><td>下属部门/院系</td><td colspan="2"></td><td>文本</td></tr>
<tr><td>法人姓名</td><td colspan="2"></td><td>文本</td></tr>
<tr><td rowspan="19">课题组信息
（如果有）</td><td>课题组名称</td><td colspan="2"></td><td>文本</td></tr>
<tr><td>课题组负责人</td><td colspan="2"></td><td>文本</td></tr>
<tr><td>课题负责人级别</td><td colspan="2"></td><td>文本</td></tr>
<tr><td rowspan="8">联系人信息</td><td>联系人姓名</td><td></td><td>文本</td></tr>
<tr><td>联系电话</td><td></td><td>文本</td></tr>
<tr><td>联系人职务</td><td></td><td>文本</td></tr>
<tr><td>联系人邮箱</td><td></td><td>文本</td></tr>
<tr><td>座机号码</td><td></td><td>文本</td></tr>
<tr><td>传真</td><td></td><td>文本</td></tr>
<tr><td>通信地址</td><td></td><td>文本</td></tr>
<tr><td>邮编</td><td></td><td>6位数字</td></tr>
<tr><td>外接URL</td><td colspan="2"></td><td>文本</td></tr>
<tr><td>固定资产</td><td colspan="2"></td><td>文本</td></tr>
<tr><td>科研骨干人数</td><td colspan="2"></td><td>整数</td></tr>
<tr><td>课题组介绍</td><td colspan="2"></td><td>文本</td></tr>
<tr><td rowspan="4">发表的专利（可多填）</td><td>专利名称</td><td></td><td>文本</td></tr>
<tr><td>发明人</td><td></td><td>文本</td></tr>
<tr><td>时间</td><td></td><td>时间</td></tr>
<tr><td>专利号</td><td></td><td>文本</td></tr>
</table>

续表

课题组信息（如果有）	课题组发表论文（可多填）	论文标题		文本
		作者		文本
		杂志		文本
		发表时间		时间
所属研究项目信息（如果有）	项目名称			文本
	项目负责人			文本
	负责人职称			文本
	联系人信息	联系人姓名		文本
		联系电话		文本
		联系人职务		文本
		联系人邮箱		文本
		座机号码		文本
		传真		文本
		通信地址		文本
		邮编		6 位数字
	项目级别			文本
	参与项目人数（工作人员）			整数
	项目样本经费			文本
	项目简介			文本
	执行时间	开始时间		时间
		结束时间		时间
	项目展示附件			附件
	样本申请表模板			附件
	项目样本捐献人数			文本
	项目使用样本性别描述			文本
	同项目样本捐献者最大年龄			整数
	同项目样本捐献者最小年龄			整数
	年龄单位			文本
所属样本库信息	样本库名称			文本
	样本库所属机构			文本
	样本库地址（省/市）			选项
	样本库具体地址			文本
	样本库总容量			文本

续表

<table>
<tr><td rowspan="3"></td><td rowspan="2">包含设备和数量（可多填）</td><td>设备</td><td></td><td>文本</td></tr>
<tr><td>数量</td><td></td><td>文本</td></tr>
<tr><td>样本库描述</td><td colspan="2"></td><td>文本</td></tr>
<tr><td rowspan="18">样本参与的队列信息（如果有多个可多填）</td><td>队列名称</td><td colspan="2"></td><td>文本</td></tr>
<tr><td>建队列的时间</td><td colspan="2"></td><td>时间</td></tr>
<tr><td rowspan="8">联系人信息</td><td>联系人姓名</td><td></td><td>文本</td></tr>
<tr><td>联系电话</td><td></td><td>文本</td></tr>
<tr><td>联系人职务</td><td></td><td>文本</td></tr>
<tr><td>联系人邮箱</td><td></td><td>文本</td></tr>
<tr><td>座机号码</td><td></td><td>文本</td></tr>
<tr><td>传真</td><td></td><td>文本</td></tr>
<tr><td>通讯地址</td><td></td><td>文本</td></tr>
<tr><td>邮编</td><td></td><td>6位数字</td></tr>
<tr><td>参与队列人数</td><td colspan="2"></td><td>文本</td></tr>
<tr><td>性别描述</td><td colspan="2"></td><td>文本</td></tr>
<tr><td>队列描述</td><td colspan="2"></td><td>文本</td></tr>
<tr><td>队列性质</td><td colspan="2">病例对照
队列
横剖面研究
纵向追踪
双生子研究
治疗控制
大型研究
疾病特异性研究
出生队列
其他</td><td>选项（多）</td></tr>
<tr><td>队列中捐赠者最小年龄</td><td colspan="2"></td><td>整数</td></tr>
<tr><td>队列中捐赠者最大年龄</td><td colspan="2"></td><td>整数</td></tr>
<tr><td>年龄单位</td><td colspan="2"></td><td>文本</td></tr>
<tr><td colspan="5">单位信用信息（系统计算，非填写）</td></tr>
</table>

表 7－8　样本与样本供体信息

<table>
<tr><td rowspan="9">样本信息</td><td>样本名称</td><td></td><td>文本</td></tr>
<tr><td>样本材料</td><td>血液
DNA
粪便
永生细胞系
孤立病原体
其他(羊水、脑脊液、线粒体 RNA)
等离子体
RNA
唾液
血清
组织(冷冻)
组织(FFPE)
尿</td><td>选项</td></tr>
<tr><td>样本份数</td><td></td><td>数字</td></tr>
<tr><td>每份剂量</td><td></td><td>文本</td></tr>
<tr><td>采集时间</td><td></td><td>时间</td></tr>
<tr><td>样本储存温度</td><td>室温
2～10℃
- 35℃～(- 18℃
- 85℃～(- 60℃
液氮温度
其他具体温度</td><td>选项</td></tr>
<tr><td>是否提供样本相关数据</td><td>生物样本(实体样本)
调查数据(饮食习惯、运动习惯、环境暴露、吸烟史、饮酒史、生育史、生活习惯)
成像数据(X 线片、磁共振、心电图、脑电图)
医疗记录(类似疾病史、用药史)
国家注册管理
家谱记录(遗传疾病相关)
生理/生化测量(光合作用相关、抗氧化酶系统、活性氧类(ROS)、抗氧化能力指标、膜脂过氧化指标、渗透调节物质、通用指标、营养和元素含量)
其他</td><td>选项(多)</td></tr>
<tr><td>样本描述</td><td></td><td>文本</td></tr>
</table>

续表

样本供体信息	疾病信息	参考疾病标准		文本
		参考疾病标准版本		文本
		疾病代码		文本
		疾病描述		文本
		与疾病无关的描述		文本
	选择标准	健康状况 就医情况 用药史 妊娠史 年龄阶段 家庭背景 性别 居住国家 民族血统 生活/曝光环境 其他		选项(多)

表 7-9　协议文件与补充信息

共享服务协议			附件
单位机构服务协议			附件
课题组服务协议			附件
样本审核单模板			附件
样本库审核单模板			附件
机构样本审核单模板			附件
申请方共享成果审核单模板			附件
首页链接展示相关内容	内容		文本
	标题		文本
	页面需求		文本
	联系信息		文本
还要附加的文件(可多填)	文件标题		文字
	文件类型		文字
	是否发布		是否
	文件主要内容		文字
	上传文件		附件

表 7-10　我国人类遗传资源共享平台需要准备上传的数据清单

对应表	字段名称
初始数据	
样品类型	样品类型编号，样品类型名称
样品源类型	样品源类型编号，样品源类型名称
样品类型描述	描述名称，对应的哪些选项名称（选项 1、2、3……）
样品源类型描述	描述名称，对应的哪些选项名称（选项 1、2、3……）
机构/课题组	课题组名称，联系人，联系电话，联系人职务，邮箱，座机号，传真
	通信地址，外链 URL，课题组 logo，课题组负责人级别，固定资产
	科研骨干人数，发表的专利（专利名称，发明人，时间，专利号）
	发表的论文（论文标题，作者，杂志，时间），课题组介绍
样本库	样本库名称，所属机构，地点（省/市），具体地址，总容量
	包含的设备和数量（设备 a -数量，设备 b -数量……）
机构项目	项目名称，所属机构，项目级别，执行时间
	简介，展示内容，附件
样本	样本名称，数量，所属样品类型（对应哪些描述），所属样品源
	类型（对应哪些描述），样本数量，每份剂量，采集时间
	所属机构项目，所属机构，样本介绍
申请项目	项目名称，所属课题组，项目负责人，负责人职称，项目级别
	项目样本经费，项目计划，样本申请表
文档分类	分类名称
文档文件	文档标题，文档类型，是否发布，文档内容，文档附件
信用评价	详见信用事件列表，或届时系统上再设置
需额外准备的文件	
注册时服务协议的内容	
首页　相关链接的内容	链接标题
首页　联系我们的内容	联系地址，联系人，联系方式，地图截图
订单发送邮件所需的中间邮箱	smtpHostName（邮箱访问域名），port，user name，password
共享协议文件	
课题组服务协议文件	
机构服务协议文件	
样本审核单模板	
样本库审核单模板	
机构样本审核单模板	
申请方共享成果审核单模板	

三、笔者提出的最小数据集信息和美国遗传资源的共享数据信息的异同点比较

具体异同点详见表 7 - 11。

表 7 - 11　笔者提出的最小数据集信息和美国遗传资源的共享数据信息的异同点比较

分　类	美　国	中　国
ID	所属遗传资源样本库 ID	平台资源号
	所属样本队列 ID	资源编号
	所属研究 ID	样本收集/研究 ID
缩写	所属遗传资源样本库缩写	
	所属样本队列缩写	
	所属研究缩写	
名称	所属遗传资源样本库名称	样本库
	所属样本队列名称	机构/课题组
	所属研究名称	机构项目
URL	所属样本库 URL	
法人	所属样本库法人信息	
国家	所属样本库国家	
联系信息	名字	联系人
	姓氏	邮编
	电话	单位
	电子邮件	电话
	地址	email
	邮编	
	城市	
	国家	
描述	所属遗传资源样本库描述	研究方案的描述
	所属样本队列描述	申请项目
	所属研究描述	
性别		性别
		供者性别
年龄下限	所属样本队列中捐献者最小年龄	
	所属研究中捐献者最小年龄	
年龄上限	所属样本队列中捐献者最大年龄	
	所属研究中捐献者最大年龄	
年龄最小单位数据类别(选项)	生物样本	成果类别
	调查数据	图像
	成像数据	科技项目类别/经费来源
	医疗记录	资源分类
	国家注册管理机构	家系标本
	家谱记录	记录地址

续表

分　类	美　国	中　国
	生理/生化测量	保存地
		实物状态
样本材料类型（选项）	血液	样品类型
	DNA	
	粪便	
	永生细胞系	
	孤立病原体	
	其他[从生物实体取得的，例如，羊水、脑脊液（CSF）、线粒体（RNA）]	
	等离子体	
	RNA	
	唾液	
	血清	
	组织（冷冻）	
	组织（FFPE）	
	尿液	
存储温度（选项）	室温	
	2～10℃	
	-35℃～-18℃	
	-85℃～-60℃	
	液氮温度	
	其他具体温度	
集合类型（选项）	病例对照	
	队列	
	横截面	
	纵	
	双学习	
	质量控制	
	以人口为基础	
	疾病特异性	
	出生队列	
	其他	
疾病（子属性）	疾病本体	疾病别名
	疾病本体版本	
	疾病本体代码	
	疾病本体描述	
	无疾病文本	
主要研究者		
研究设计		
参加者总人数		
样品供体总数		

续表

分　类	美　国	中　国
包含标准(子属性)	健康状况 医院患者 使用药物 粗暴 年龄阶层 家庭状况 性别 居住国家 民族血统 人口代表抽样 生活方式/曝光 其他	现有供者数目
样本收集/研究项目		研究名称 研究方案的描述 研究的类型 收集开始时间 收集结束时间 最后更新日期 样本库的代码
患者		患者的匿名编号 供者性别 出生年
供者诊断		疾病诊断 诊断日期
样本		样本收集日期 知情同意细节 供者的诊断 编码/条形码 类型 病理评价 储存温度 分装大小 分装量 器官代码
标记信息		资源归类编码 性别 健康状况 资源分类 民族 籍贯 出生年月

续表

分 类	美 国	中 国
基本特征特性描述信息		用途
		血型资料
		流行病学资料
		生物安全级别
		治疗资料
		随访资料
		其他补充说明
		样本保存期限
		样本保存条件
共享信息		共享方式
		获取途径
		源数据主键
		注册时 服务协议的内容
		首页 相关链接的内容
		首页 联系我们的内容
		订单发送邮件所需的中间邮箱
		共享协议文件
		课题组服务协议文件
		机构服务协议文件
		样本审核单模板
		样本库审核单模板
		机构样本审核单模板
		申请方共享成果审核单模板
		文档分类
		文档文件
		信用
		样品源类型
		样品类型描述
		样品源类型描述
		另外需准备的文件

附录一：人类遗传资源共享平台管理办法(建议草案)

人类遗传资源共享平台管理办法(草案)

第一章　总则

第一条　为了有效管理和合理利用我国收集和保存的人类遗传资源，加强各研究机构、院系、附属医院和合作单位等遗传资源共享和信息技术交流，制定本办法。

第二条　本办法所称人类遗传资源是指含有人体基因组、基因及其产物的器官、组织、细胞、血液、制备物、重组脱氧核糖核酸(DNA)构建体等遗传材料及相关的信息资料。

第三条　储存信息资料的介质包括纸质、塑料软片、摄影感光片、软盘、硬盘、磁带以及可以用来记录信息的其他媒介体。

第四条　遗传资源共享平台上的人类遗传资源材料及相关的信息资料是指虚拟的信息，其实体人类遗传资源和相关的信息资料保存在遗传资源共享平台的各加盟机构。

第五条　凡在遗传资源共享平台所有涉及遗传资源的采集、保藏、运输、管理、共享、研发、开发、出口、出境、科研项目合作等，必须遵守本办法。

第六条　人类遗传资源及有关信息、资料，属于国家科学技术秘密的，必须遵守《科学技术保密规定》。

第二章　管理机构

第七条　遗传资源共享平台协作中心负责对遗传资源共享活动实行统一监督、争议调节、样本信息中转管理与服务。

第八条　遗传资源共享平台协作中心负责管理涉及遗传资源共享平台上所发生的人类遗传资源共享活动。人类遗传资源共享管理办公室设置在XXX，负责日常工作。

第九条　人类遗传资源共享管理办公室行使以下职责：

第十条　负责起草有关的实施细则，经批准后发布实行，协调和监督本办法的实施；

① 受理遗传资源共享平台课题组/机构用户注册事务，受理涉及人类遗传资源方面的信息咨询，以及受理用户申请人类遗传资源样本，根据人类遗传资源申请方初步选择的人类遗传资源保藏机构进行评估，联系双方并确认双方意愿；

② 组织审核机构样本库和机构所保藏的人类遗传资源，组织审核人类遗传资源样本申请者的项目，包括项目是否有不足、申请的人类遗传资源样本是否与项目相匹配等，最终给出意见，组织审核人类遗传资源申请者参与共享活动后给出的共享成果；

③ 人类遗传资源样本申请者与样本保藏机构达成合作意愿后，给出标准化的合同模板，督促双方签署人类遗传资源转让合同，合同的内容包含了共享的人类遗传资源样本、共享方式、有关条件以及成功返还形式、期限等内容，明确双方的权利和义务，并且监督合同的执行情况。

④ 应发挥积极的引导作用，鼓励和促进人类遗传资源共享活动的进行。

⑤ 监督共享活动，对共享活动双方发生的争议进行调节，保障共享活动双方的合法权益。

⑥ 通过遗传资源共享平台监督活跃样本保藏机构和人类遗传资源样本的信息及分布情况。

⑦ 受理人类遗传资源出口、出境的申请,办理出口、出境证明。

⑧ 与人类遗传资源共享管理有关的其他工作。

⑨ 遗传资源共享平台协作中心聘请有关专家组成专家组,参与拟定研究规划,协助审核国际合作项目,进行有关的技术评估和提供技术咨询;参与审核人类遗传资源样本申请者的项目、共享成果。

第三章　申报与审批

第十条　遗传资源共享平台凡涉及人类遗传资源样本及相关资料信息的境外合作项目,经遗传资源共享平台协作中心认可后,再经伦理委员会批准,上报国家有关部门批准后才能与外方进行技术合同的签署。凡是我国规定的重要人类遗传资源原则上不得与外方合作,严禁控制出口、出境和对外提供。

第十一条　凡遗传资源共享平台课题组用户升级为机构用户时,人类遗传资源共享管理办公室组织对该用户样本库进行审核,审核文件上传备份到遗传资源共享平台。

第十二条　凡遗传资源共享平台机构用户上传人类遗传资源样本信息至遗传资源共享平台的,遗传资源共享平台协作中心组织应对该类人类遗传资源样本进行审核,审核文件上传备份到遗传资源共享平台。

第十三条　遗传资源共享平台用户申请人类遗传资源样本时,用户首先从共享平台上下载一张人类遗传资源样本申请表单,然后填写需要申请的人类遗传资源样本。人类遗传资源共享管理办公室根据申请表单为该用户寻找匹配的样本保藏机构,确定双方意愿后,人类遗传资源共享管理办公室组织项目材料及人类遗传资源样本信息材料进行审核并给出意见,通过认可后上报伦理委员会批准(见附件二)通过后,方可签署技术合同。

第十四条　人类遗传资源共享管理办公室对人类遗传资源共享双方的共享成果进行审核,审核的结果若未达到双方之前签署的技术合同的标准要求,且样本申请者对样本机构方无其他方面的补偿,办公室则会对样本申请者采取相应的惩罚措施,惩罚措施包括但不限于遗传资源共享平台信用惩罚、权限惩罚、法律惩处等。

第十五条　办理涉及遗传资源共享平台的人类遗传资源样本及人类遗传资源的科研项目的报批手续,需填写样本申请单,并附以下材料:

第十六条　合同文本草案

第十七条　伦理委员会批准文件

第十八条　审核要求的其他材料

第十九条　对有下列情形的遗传资源共享平台协作中心有权拒绝批准或终止。

第二十条　研究目的和方向不明确或超出项目申请内容。

第二十一条　国外合作单位仅仅以获取我国人类遗传资源材料为目的。

第二十二条　人类遗传资源样本申请单位不具备样本申请的条件和基础。

第二十三条　样本保藏机构共享出来的人类遗传资源样本无提供者或其亲属的知情同意书。

第二十四条　共享活动双方在知识产权和成果分享方面不合理、不明确。

第二十五条　无伦理委员会批准文件。

第二十六条　共享活动双方或一方中途变更或样本申请方有利用机构方样本替其他单位工作的嫌疑。

第二十七条　可能导致我国人类遗传资源及人类遗传资源信息外流或被非法利用的可能。

第二十八条　其他违反我国有关法律、法规的规定之行为。

第四章　知识产权

第二十九条　遗传资源共享平台提供的资料信息，包括人类遗传资源样本、涉及人类遗传资源数据及各种资料、各种科研信息、各种技术流程、文档文件及其他遗传资源共享平台提供的资料信息，遗传资源共享平台有专属持有权。未经许可，不得向他人转让。获得以上信息的单位或个人未经许可不得公开、发表、申请专利或以其他形式向他人披露。

第三十条　通过遗传资源共享平台设计的人类遗传资源样本转让和科研项目，遗传资源共享平台应遵守公平公正、积极参与、合作共赢的原则，努力促进样本申请方和样本机构方人类遗传资源共享，遵守国家法律法规，明确各方应享有的权利与承担的义务，充分、有效地保护各方应得的知识产权。

第三十一条　遗传资源共享平台就人类遗传资源样本研究开发的项目的知识产权，按下列原则处理：

第三十二条　合作研究开发成果属于专利保护范围，应由人类遗传资源样本或材料信息共享活动双方共同申请专利，专利归双方共有。人类遗传资源样本申请方如果是国外机构，共享活动双方可根据协议共同实施或分别在本国境内实施该项专利。共享活动双方向第三方转让或许可第三方实施，必须经过双方同意，所获利益按共享活动双方贡献大小分享。

第三十三条　共享活动双方在合作研究中开发产生的其他科技成果，其行使权、转让权和利益分配办法由共享活动双方通过合作协议约定。协议设有约定的，双方都有行使的权利，但向第三方转让须经双方同意，所获利益按共享活动双方贡献大小分享或另行约定。

第五章　制度与监督

第三十四条　建立和强化涉及人类遗传资源样本及相关项目的检测制度、审核制度、审批制度、认可制度和监督制度。

第三十五条　人类遗传资源实体样本保存在各个加盟机构，资源信息统一由遗传资源共享平台管理。

第三十六条　遗传资源共享平台协作中心不定期组织相关专家组对加盟机构的人类遗传资源样本进行复查审核。

第三十七条　遗传资源共享平台协作中心会对人类遗传资源共享活动进行跟踪和监督。

第三十八条　遗传资源共享平台协作中心通过遗传资源共享平台对样本采集、保藏机构的情况进行跟踪、查询、汇总和监督、分析，了解当前活跃的样本保藏机构数量，以及样本保藏机构的等级、地域等分布情况。

第三十九条　遗传资源共享平台协作中心通过遗传资源共享平台对样本层面各方面情况进

行跟踪、查询、汇总和分析，了解目前国家收集的样本规模、样本类型、样本采集年限等信息以及分布情况，加强对样本采集、保藏机构之间的合作与协调。

第四十条　遗传资源共享平台依靠一整套规范化的业务流程来规范共享活动的各个步骤，实现共享业务的规范化、统一化，从制度上保障共享活动的顺利进行。

第六章　罚则

第四十一条　凡涉及遗传资源共享平台的人类遗传资源样本共享活动及合作项目，如没按照本管理办法进行申报批准者，遗传资源共享平台一律不承担责任，一切后果由承担者自负。并且遗传资源共享平台会对违规者采取相应的惩罚措施，情节严重者追究法律责任。

第四十二条　遗传资源共享平台的相关工作人员和参与审核的专家负有对样本申请者项目以及机构样本保守技术与信息秘密的职责，玩忽职守、徇私舞弊，造成技术秘密泄露或人类遗传资源样本流失的，视情节严重给予行政处罚直至追究法律责任。

第七章　附则

第四十三条　本办法由遗传资源共享平台协作中心XXX负责制定，修改和解释。

附录二：遗传资源共享平台使用示例

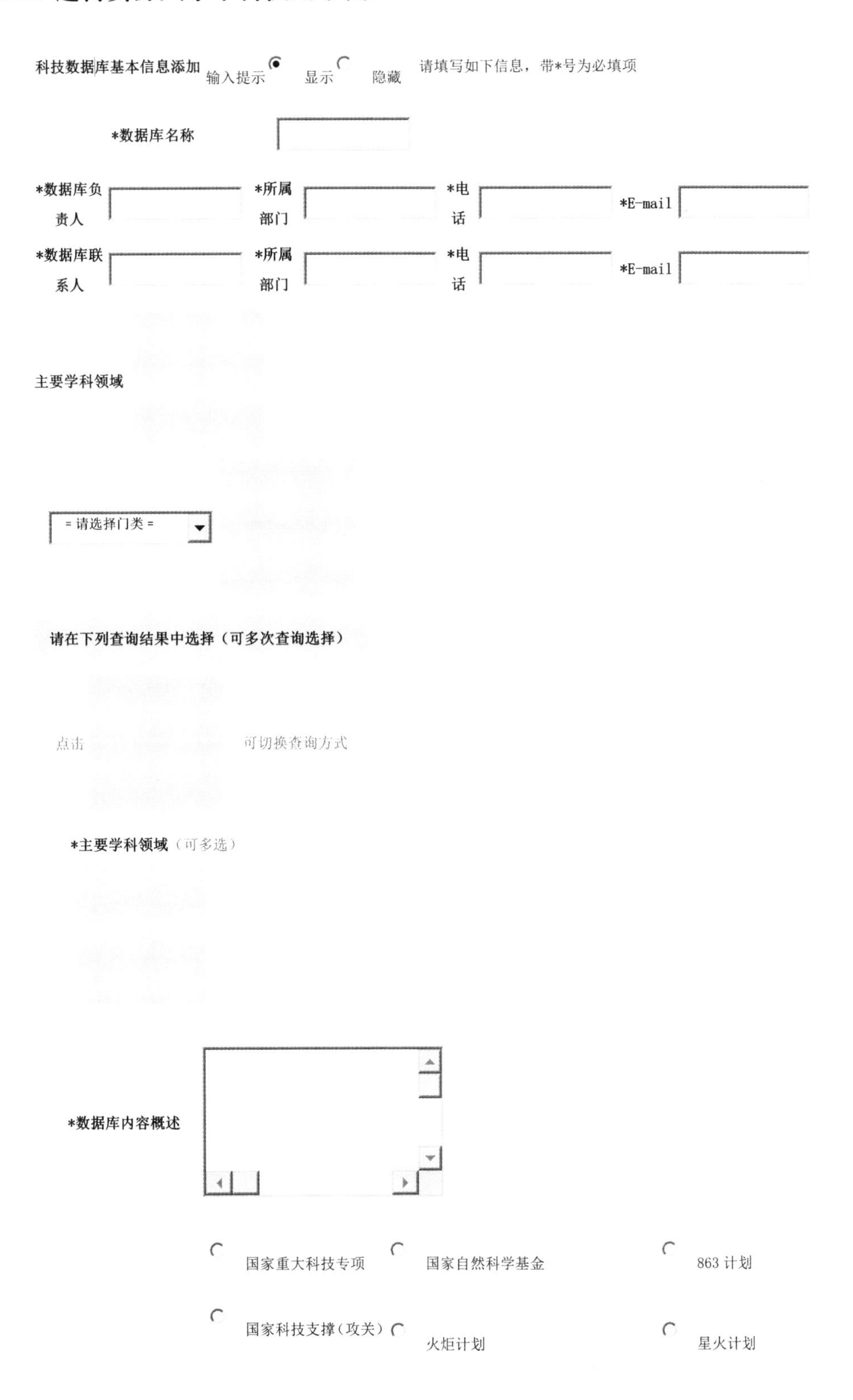
科技数据库基本信息添加 输入提示 显示 隐藏 请填写如下信息，带*号为必填项

*数据库名称

*数据库负责人 *所属部门 *电话 *E-mail

*数据库联系人 *所属部门 *电话 *E-mail

主要学科领域

= 请选择门类 =

请在下列查询结果中选择（可多次查询选择）

点击 可切换查询方式

*主要学科领域（可多选）

*数据库内容概述

国家重大科技专项 国家自然科学基金 863 计划

国家科技支撑（攻关） 火炬计划 星火计划

计划

***支持建库的项目或计划**

○ 973 计划 ○ 211 工程 ○ 985 工程

○ 公益性行业科研专项 ○ 国家社会科学基金 ○ 国家科技基础性工作专项

○ 科技基础条件平台专项 ○ 除上述国家计划外由中央政府部门下达的课题 ○ 地方科技计划项目

○ 其他

***数据库支持的项目或计划**

□ 国家重大科技专项 □ 国家自然科学基金 □ 863 计划

□ 国家科技支撑（攻关）计划 □ 火炬计划 □ 星火计划

□ 973 计划 □ 211 工程 □ 985 工程

□ 公益性行业科研专项 □ 国家社会科学基金 □ 除上述国家计划外由中央政府部门下达的课题

□ 省级科技计划项目 □ 其他

***应用技术领域**

○ 信息技术 ○ 高技术服务 ○ 生物和医药 ○ 航空航天 ○ 新材料 ○ 先进能源 ○ 现代农业 ○ 先进制造

○ 环保技术 ○ 海洋 ○ 安全健康 ○ 现代交通 ○ 地球科学 ○ 文化创意 ○ 遥感技术 ○ 其他

***数据库文种**

○ 中文 ○ 英文 ○ 其他

选择其他时请输入数据库文种：[　　　]

***建库时间** [　　　]

（日期格式如：2008-10-01）

***是否中国独有资源** ○ 是 ○ 否

***数据起止时间** [　　　] ---

***数据最近更新时** [　　　]

间

*数据采用标准规范　国际标准　国家标准　行业标准　无

若有，请列出标准规范名称：

*数据量　0　PB　TB　GB　MB　KB

*当年数据年增量　0　PB　TB　GB　MB　KB

*数据更新频率　年　月　日　不定期　不更新

*数据类型　结构化数据　半结构化数据　非结构化数据

*数据来源（可多选）　自主产生　国内共享交换　国外共享交换　国内购买　国外购　其

选择其他时请输入数据来源：

*数据获取方式（可多选）　观测数据　探测数据　实验数据　调查数据　考察数据　遥感数据　统计数据　研究数据　其他

选择其他时请输入数据获取方式：

*数据库是否定期备份　是　否　*备份周期　年　月　日

*数据共享类型　不共享　内部有偿共享　内部无偿共享　外部有偿共享　外部无偿共享

*当年共享次数　0

*年共享量　0　PB　TB　GB　MB　KB

*是否有稳定的资金支持　是　否　*是否有稳定的运维人员　是　否

*数据库管理系统（DBMS）　关系型数据库　非关系型数据库

Mysql　MS SQL SERVER　Oracle　DB2　SYBASE　ACCESS

○ Informix ○ PostgreSQL ○ 其他

选择其他时请输入数据库管理系统：

附录三：人类遗传资源信息简表

人类遗传资源信息数据的均一化描述，既是网络平台共享的需要，也是遗传资源保藏单位进行细致完整地收集遗传资源信息的需要。所以在遵循保密和伦理学原则的基础上对资源信息进行概括性描述，资源信息简表的制作，也是遵循遗传资源共享平台的目的，为了能更全面直观展示资源信息，方便资源使用者查询和浏览。见表 7－12、表 7－13。

表 7－12　人类遗传资源信息简表

编码信息			
平台资源号(1)		资源编号(2)	
内部编号(3)			
实物信息			
资源归类(4)		资源分类(5)	
样本类型(6)		样本定量(7)	
器官来源(8)		采集日期(9)	
保存条件(10)		保存期限(11)	
实物状态(12)		生物安全(13)	
资源用途(14)			
基本信息			
性别(15)		出生年月(16)	
籍贯(17)		民族(18)	
居住地(19)		职业(20)	
婚姻状况(21)		血型(22)	
生命周期(23)		文化程度(24)	
健康状况(25)			
特征信息			
鉴定资料(26)		干预资料(27)	
流行病学资料(28)		随访资料(29)	
家族资料(30)		疾病别名(31)	
其他资料(32)			
采集信息			
采集机构(33)		知情同意(34)	
保存单位(35)		采集设计(36)	
项目经费来源(37)		成果(38)	
备注(39)			
关联信息			
家系标记(40)		家系患者(41)	
组别标记(42)		病例对照(43)	
对象标记(44)		样本说明(45)	

续表

图像信息			
图像(46)			
共享信息			
共享方式(47)		获取途径(48)	
联系单位(49)		邮政编码(50)	
联系电话(51)		联系人(52)	
E-mail(53)		共享利用信息(54)	

表 7-13　人类遗传资源信息简表描述字段说明表

序号	字段名称	字 段 说 明
1	平台资源号	国家遗传资源共享平台制定的编号,由资源分类、单位编号和流水号组成
2	资源编号	单位编码+ 各单位内部资源流水号
3	内部编号	单位内部资源管理的号码
4	资源归类	资源分级归类与编码标准中的编码
5	资源分类	根据生命科学研究领域,结合现实保存样本进行分类编码
6	样本类型	按照生物样本类型进行分类编码
7	样本定量	对保存的每份资源样本的量进行描述,字符型字段,可以描述质量、大小直径或者体积。
8	器官来源	参考人体解剖系统分类,对资源样本人体生物器官来源分类编码
9	采集日期	表示样本采集的日期,按照公历填写,填写格式按照 GB/T 7408 数据元交换格式　信息交换日期和时间表示法(GB/T 7408—1994, eqv ISO 8601: 1998)的要求
10	保存条件	按照样本保存的温度进行分类编码
11	保存期限	在样本保存条件下,样本能用于研究的保存时间
12	实物状态	人类遗传资源实物的状态。如可用、不可用、无实物等
13	生物安全	依据样本的潜在传染性进行划分
14	资源用途	按照资源的采集目的进行划分
15	性别	按照国家标准 GB/T 2261.1《人的性别代码》进行分类编码
16	出生年月	按照公历填写 YYYY-MM-DD
17	籍贯	按照国家标准 GB/T 2260—2002《中华人民共和国行政区划代码》编码
18	民族	按照国家标准 GB/T 3304《中国各民族名称罗马字母拼写法和代码》编码
19	居住地	资源采集对象在一个地方居住和生活一年以上的场所
20	职业	按照国家标准 GB/T 6565《职业分类与代码》进行分类编码
21	婚姻状况	按照国家标准 GB/T 2261.2《婚姻状况代码》进行分类编码
22	血型	按照临床常规检测血型信息划分编码
23	生命周期	根据生命科学研究领域对人体发育时期进行划分,编码
24	文化程度	按照国家标准 GB/T 4658《文化程度代码》进行分类编码
25	健康状况	按照国家标准 GB/T 2261.3《健康状况代码》进行改编
26	鉴定资料	根据研究是否可以提供诊断相关资料进行编码。例如,诊断时间、病史资料、检验项目及所对应的检测值对本遗传资源对应的生理病理状况进行编码

续表

序号	字段名称	字 段 说 明
27	干预资料	根据研究是否可以提供治疗相关资料进行编码。如治疗方法、治疗药物名称、剂量、疗程等
28	流行病学资料	根据样本采集过程是否记录流行病学调查方面的资料进行编码
29	随访资料	根据研究是否能够提供随访相关的资料进行编码
30	家族资料	按照采集资源是否具有详细家族聚集信息编码
31	疾病别名	给出该疾病的其他名称、叫法
32	其他资料	其他需注明的相关文字信息，提供资源特性的部分信息，如样本处理方法、ATCC 号等
33	采集机构	资源样本采集者所在单位机构的名称
34	知情同意	按照样本采集是否征得知情同意选择填写
35	保存单位	根据实际入网的资源保存地点记录信息
36	采集设计	根据样本采集的研究设计和来源分类编码
37	项目经费来源	按照资源采集时受到的经费支持来源
38	成果	按照利用该资源所产生的成果填写
39	备注	
40	家系标记	对属于同一个家系、家族、双生子的标本进行标记
41	家系患者	标记出家系标本、家族标本等资源中的患者
42	组别标记	对资源采集设计来自同一组进行标记
43	病例对照	标记出病例样本与对照
44	对象标记	对来自同一采集对象的样本进行标记
45	样本说明	对采自同一对象样本的属性进行简单说明
46	图像	资源的图像信息
47	共享方式	公益性共享、公益性借用共享、合作研究共享、知识产权性交易共享、资源纯交易性共享、资源租赁性共享、资源交换性共享、收藏地共享、行政许可性共享等
48	获取途径	现场获取、订购等
49	联系单位	联系单位地址
50	邮政编码	
51	联系电话	区号加电话号码
52	联系人	
53	E-mail	
54	共享利用信息	列出该资源在进入平台后用于研究的信息，已经利用后出的动态信息，和形成的合作研究信息，以及资源获得的主要成果详细信息列表，包括文章的作者、题名、获奖的等级，专利等详细信息。

参考文献

[1] 曹宗富，曹彦荣，马立广，等.中国人类遗传资源共享利用的标准化研究[J].遗传，2008，30(1)：51-58.

[2] 国务院.人类遗传资源管理暂行办法[J].新法规日刊，1998，(10)：22-24.

[3] 国务院."十二五"时期文化改革发展规划纲要[N].人民日报，2012-02-16.

[4] 何晓.当我们进入转化医学时代[J].中国医药科学，2012，2(1)：68.

[5] 陆怡.转化医学与生物样本库现状[J].生命的化学,2012,(3):287.
[6] 聂建刚.欧盟人类遗传资源生物库政策框架及现状[J].全球科技经济瞭望,2013,(12):5 - 11.
[7] 唐淑美.「台湾人体生物资料库」发展历程与 ELSI 困境[J].生物产业科技管理丛刊,2017,6(1):71 - 90.
[8] 赵晓航,钱阳明.生物样本库——个体化医学的基础[J].转化医学杂志,2014,(2):69 - 73.
[9] 郑培永,杨佳泓,赵蓉.我国生物样本库建设的思考[J].中国卫生资源,2014,(2):87 - 89.
[10] CHEN H,CHAN B,JOLY Y. Privacy and biobanking in China:a case of policy in transition[J]. J LAW MED ETHICS, 2015,43(4):726 - 742.
[11] HARRELL H L, ROTHSTEIN M A. Biobanking research and privacy laws in the United States [J]. J LAW MED ETHICS, 2016,44(1):106.
[12] LEE S, JUNG P E, LEE Y. Publicly funded biobanks and networks in East Asia[J]. Springer Plus,2016,5(1):111.
[13] MERINO - MARTINEZ R, NORLIN L, VAN ENCKEVORT D, et al. Toward global biobank integration by implementation of the minimum information about biobank data sharing (MIABIS 2.0 Core)[J]. Biopreserv Biobank, 2016,14(4):298 - 306.
[14] MURTAGH M J, TURNER A, MINION J T, et al. International data sharing in practice: new technologies meet old governance[J]. Biopreserv Biobank, 2016,14(3):231 - 240.
[15] NAGAI, HIRATA M, KAMATANI Y, et al. Overview of the BioBank Japan project: study design and profile[J]. J Epidemiol, 2017,27(3):S2 - S8.
[16] ROTHSTEIN M A, KNOPPERS B M, HARRELL H L. Comparative approaches to biobanks and privacy[J]. T J Law Med Ethics, 2016,44(1):161 - 172.
[17] SARIYAR M, SCHLUENDER I, SMEE C, et al. Sharing and reuse of sensitive data and samples: supporting researchers in identifying ethical and legal requirements[J]. Biopreserv Biobank, 2015,13(4):263 - 270.
[18] TAMMINEN S. Bio objectifying European bodies: standardisation of biobanks in the biobanking and biomolecular resources research infrastructure[J]. Life Sci Soc Policy, 2015,11(1):13.
[19] VERLINDEN M, NYS H, ECTORS N, et al. Qualitative study on custodianship of human biological material and data stored in biobanks[J]. BMC Med Ethics, 2016,17(1):15.

第八章　中国人类遗传资源共享平台的长效运行管理机制

第一节　中国人类遗传资源共享平台建设理念与管理模式

一、中国人类遗传资源共享平台长期维持和终止方案

（一）国家遗传资源共享平台建设

国家遗传资源共享平台的建设应高度重视资源数据整合的标准化建设和后期的数据服务产品开发。调研全国各地人类遗传生物资源样本库拥有的数据现状、与生物样本资源有关的各种数据集中情况，以及标准化建设和分享机制。同时，要重视人类遗传资源样本库的信息库建设，人类遗传资源样本库资源的整合，检查、评估等，都要把与生物样本对应的遗传信息的匹配作为重要内容，没有信息或信息残缺的生物样本库就是垃圾库，没有共享、没有数据更新、没有应用资源、不支撑科研的人类遗传资源样本库就是死库。

（二）国家人类遗传资源共享实体建设

人类遗传资源样本库完善共享机制建设，是推动中国人类遗传资源的有效合法利用，数据共享应用于全球科学研究必然的发展趋势，大数据时代，科技创新越来越依赖于科学数据综合分析，但科学数据管理在中国还存在诸多问题。2018 年 3 月，国务院办公厅正式印发《科学数据管理办法》，为进一步加强和规范科学数据管理，推动科学数据开放共享，更好地服务于创新提出了明确的管理要求。

生命科学研究正在进入大数据、大平台、大发现时代，数据共享管理机制的缺乏，在一定程度上迟滞了中国对人类遗传生物资源的有效利用和在该领域的原始创新，也不利于对资源的管控和监管。目前，迫切需要建立与国际接轨的资源采集、收集、保藏和研究使用，特别是国际合作中的数据共享的规范和标准建设，应发挥中国人类遗传资源的优势，在生物医学研究的核心关键技术领域做好前期布局。

人类遗传资源共享平台加强建设，为共享提供合法途径，为“健康中国”战略建设提供资源保

障。中国虽然是资源大国,但不是资源强国,只有将保护和开发利用有效结合,人类遗传资源共享平台才能成为国家真正的战略资源。中国的资源和数据存储碎片化、管理分散、无安全保障和标准化质控,难以形成规模化资源和有效共享转化。因此,人类遗传资源共享平台的建设需要统一布局,建立起类似美国 NCBI、欧洲 EBI、日本 DDBJ 这样具有规模,由国家统一管理,与国际接轨和国际认可的国家级资源战略保藏平台,摆脱中国科学家只能到国外数据库中上传数据的局面,为支持"健康中国"战略的科技创新提供资源保障。

当前,各家单位拥有人类遗传资源样本库的全部使用权,而除了合作研究项目外,这些单位并没有共享人类遗传资源样本库资源的主动性和驱动力。显然,割据的局面致使大数据分析所需数据量难以形成,这将使人类遗传资源样本库的整体发展滞后。人类遗传资源平台如果能充分发挥最大价值,国家应从总体来布局。华中、华南和华北地区部分医院或研究机构在探索合理的商业模式。然而,在目前的机制体系中,商业模式仿佛举步维艰。从人类遗传资源库和建设来看,中国和美国之间有差别,美国以商业化的生物制药公司为主导,侧重于利用;而中国以医院作为主导,医院更多考虑是先保藏起来,首先支持医院自身的科学研究,转化在其次。

(三) 标准化人类遗传资源共享平台需要顶层设计和规范实施

人类遗传资源共享平台为了支持持续性的科研发展,也为了顺应国际上的人类遗传资源样本库的发展趋势,国内的人类遗传资源样本库的建设呈现出快速发展的趋势。然而,我国在科研顶层设计、样本与相关信息收集的标准化,以及相关的产业服务都有明显的缺陷,所以,在这个发展的瓶颈期,进行全面规划和有建设性的指导,对国家人类遗传资源样本库的收集和长期支撑科技创新都有着重要的意义。

由于人类遗传资源样本库共享管理涉及环保、科技、卫生、知识产权、海关等相关部门,互相之间重叠职能较多,管理体系较庞杂,需要一个更高效的执行流程,来做好人类遗传资源的获取和共享,单靠部门间的协作是远远不足的,建立一个联合管理部门势在必行。由该部门制定统一的人类遗传资源审批程序,能够统一协调人类遗传资源保护的法规政策和行动。完善国家关于资源的获得与共享制度,除了完善监管机构的建设外,更要加强资源的保护能力。积极参加人类遗传资源国际性会议,增强我国的话语权和影响力,更好地保护和可持续利用我国丰富的遗传资源。

人类遗传资源共享实体建设,其实就是愿意参与人类遗传资源共享的生物样本库,一方面按照准入机制,审核想加入共享联盟的生物样本库,同时,更要培育、引导,逐步让更多的人类遗传资源单位走上规范化、标准化建设的道路,最终实现外部共享,从国家人类遗传资源管理的角度和遗传资源保藏单位的角度,实现双赢。

共享实体的建设主要包括:①按照一定的标准进行建设和考核;②按照一定的标准进行技术培训。集中进行国家人类资源生物样本库建设技术骨干培训,能够保证各项制定的标准和规范的统一执行,能够有效地对各个人类遗传资源库进行协调管理。

（四）共享资源应按照标准技术规范来准备

1. 国家人类遗传资源样本库的建设参照　科技基础资源数据平台建设的根本目的是资源整合与共享，防止重复建设。因此，我们应该充分利用现有资源，充分考虑各家人类遗传生物样本库建设的差异性、互补性，避免花很大精力重复建设。在 2002 年，国家科技部在我国科技基础条件资源的现状条件下，设立了国家科技基础条件资源调查及数据库建设项目，对全国范围内近万家遗传资源建设和保藏单位的科技资源情况进行了重点调查，形成"科技基础条件资源调查平台"，这是一个资源库建设中的很好的参照。

2. 建立国家人类遗传资源库备份库的建议　我国人类遗传基因信息资源是一种关系到国计民生的重要战略资源，具有重大科学、社会与经济价值，在信息资源安全保存上，应该考虑到一些人为灾害，如火灾、战争等，或不可抗拒的自然灾害如地震等，并且有相关的应急预案，我们建议在条件可能情况下，应该建立相关的长期库或备份库。

3. 国家人类遗传资源库共享的利益分配问题　科技资源的整合涉及各部门之间、资源提供者和资源利用者之间的利益关系，也涉及知识产权保护、标准化建设兼容等诸多问题，建立人类资源生物样本库的时候就应该设计和探索"利益共享机制"。遵循"公共数据，公共享有；自有数据，有限共享；专有数据，有偿返还"的原则。打破不同单位甚至个人之间的条块划分，最大限度实现共享利益。

4. 中国人类遗传资源样本库运行机制问题　良好的人类遗传资源样本库运行机制是提供优质服务的前提和基础，也是生物样本库生死存亡的关键所在。好的资源平台不仅仅是建设完毕就完成任务，还需要提供好的服务。

人类遗传资源样本库需要提升自身的造血能力，考虑到人类遗传资源样本库的可持续发展需要大量的人力、物力和财力，人类遗传资源样本库资源有偿服务体系有待完善。目前，我国人类遗传资源样本库资源共享管理的可持续发展缺乏经济学意识，资源有偿服务体系及可持续发展机制尚不完善。为了实现人类遗传资源样本库的可持续发展，应将其建设成为具有显著社会效益和经济效益的资源平台。为了确保人类遗传资源样本库资源共享管理的可持续发展，需要建立良好的自身造血机制。

人类遗传资源共享机制的建设与保证是要通过有效的协约保证和利益分配，同时考虑相关的知识产权来实现。例如，首先要提交人类遗传资源平台资源使用申请，填写平台资源利用研究目的声明或平台资源使用保证书，得到同意后，按相关程序办理。同时，管理机构设立相应的共享投诉平台，处理相关事宜。

二、中国人类遗传资源样本库经费状况和财务管理模式

（一）中国人类遗传资源生物样本利益分享

1. 人类遗传资源样本库应建立起适宜的利益分享机制　人类遗传资源样本库应致力于通过人类样本与数据的转移使用、技术转移和联合研究开发等活动来促进信息交流和技术开发。

人类遗传资源样本库应建立起适宜的利益分享机制，在向研究者提供人类生物样本和数据时，应与其利益分享的条件、范围、程序、时间和分享方式等进行沟通。

人类遗传资源样本库利益分享应以公平合理的方式进行，应当视人类遗传资源生物样本捐献者是否属于特殊群体、研究项目是否可以产生预期商业利益等情形综合决定利益分享的具体路径。通常情况下，以人类生物样本捐献者所属的人口群或特定群体为分享对象。

2. 利益的类型　利益的类型包括货币利益与非货币利益，货币利益：主要包括但不限于以下形式：①调查采集费；②使用费；③商业许可费；④商业利润；⑤科研资助费；⑥联合投资等。

非货币利益：主要包括但不限于：①参与科研或产品研发；②共享研究成果的知识产权；③提供人员培训；④以优惠条件转让技术；⑤以成本价提供相关产品和服务；⑥投入建设医疗基础设施；⑦提供相关的科普教育和培训等。人类遗传资源样本库应当促进利益相关者充分参与利益分享安排的沟通和协调。

（二）人类遗传资源样本库的收费

1. 人类遗传资源样本库非商业性用途的收费

（1）对于非商业性用途的生物样本与数据经申请方与提供方共同协商，提供方可根据需要向申请方收取合理的生物样本和数据管理成本费，来覆盖生物样本的采集、处理、保存、管理和运输费用。

（2）人类遗传资源样本库对样本和数据本身不收取任何费用。生物样本与数据的增加也会使人类遗传资源样本库运行和维护成本增加，因此，在人类遗传生物样本和数据互通时，应收取部分人类遗传资源样本库建设和管理的费用，确保人类遗传资源样本库的可持续发展。

2. 人类遗传资源样本库商业性用途的收费

（1）对于商业用途的生物样本和数据，申请方与提供方共同协商，提供方除可收取管理成本费用之外，还可以依据生物样本和数据使用产生的收益，来收取一定的额外费用，用于促进人类生物样本库的可持续发展。

（2）人类遗传资源样本库所预期产生的收益，人类遗传资源样本生物样本库应与生物样本使用者应事先签订协议约定其回馈方式。

（3）不能用于商用的收益人类遗传资源生物样本收益，在不构成对人类遗传资源样本库进行买卖的前提下，人类遗传资源样本库伦理委员会可以讨论同意对样本申请方，依据申请的生物样本的性质和数量收取定额费用。

（三）人类遗传资源样本库的间接费用的计算

人类遗传资源是一种重要的战略资源，《中华人民共和国人类遗传资源管理条例》（以下简称《条例》）自 2019 年 7 月 1 日起已颁布实施，《条例》规定“禁止买卖人类遗传资源”，同时也说明“为科学研究依法提供或者使用人类遗传资源并支付或者收取合理成本费用，不视为买卖”。由此可见，《条例》的颁布和实施，就是为了推动合理合法地利用人类遗传资源开展科学研究活动，并对资源共享、开放合作做了有效保证，这对推动人们认识生命本质、探索疾病发生发展的原理和机制、研发疾病预防干预策略、促进人口健康具有重要意义。

与许多动物、植物种质资源需要长期战略性地保存不同，人类遗传资源亟待借力于科研创新来促进资源的成果转化，只有这样，才能真正发挥人类遗传资源的战略价值，最大化地服务于人类的健康和医疗产业，服务于健康中国的宏伟愿景。同时，所有遗传资源库的正常维持包括采集、储存、管理、共享等也需要大量的人力物力支撑，才能满足遗传资源样本库的可持续运转。

人类遗传资源样本库在其生物样本保藏活动的全生命周期中，包括采集、接收、制备和保存、储存、分发、运输、弃用、质控、查询、追溯等各个阶段，都会产生成本费用。这些费用涉及人员费、交通费、运输费（车船费、冷链运输费）、材料费、动力费（水电费）、检测费、仪器耗损费等。研究人类遗传资源从采集到共享使用全生命流程产生的成本费用，可以为进一步探讨人类遗传资源科研共享时如何合理合法收取成本费用，这对收取项目的确定以及费用基本计量依据等内容都具有现实意义。

生物样本的采集、处理和储存需要复杂且消耗大量资源。同时，这一系列活动受不可预测的需求和长周期存储时间的影响。目前，有一项研究提出了一种理论成本模型，该模型设计用于人类遗传资源样本库。但是，它缺乏对生物库中实施方案的实际描述和分析。借鉴冈萨雷斯·桑切斯等人的观点，并遵循国际公共部门会计标准（IPSAS）12 的建议，本节以泰州队列人类遗传资源样本库为例，做一个典型案例的成本核算，为人类遗传资源共享利用的实际操作探索可行性方案，为人类遗传资源样本库管理者提供有价值的信息，可以间接改善遗传资源样本库的财务可持续性。

（四）成本核算周期之前的准备工作

成本核算周期之前的两个步骤，包括确定人类遗传资源样本库活动的阶段和成本对象。成本核算限于从捐赠者获得血液样本，之后在实验室抽提为最常见的类型即 DNA，之后进行深冻保存。

1. 生物样本加工过程的 6 个阶段

（1）样本收集：条形码标签注册在泰州队列人类遗传资源样本库的样本库管理软件中，血管在预置符合国际规则的条形码后，采集志愿者的外周血，血液采集后即离心分装，将分装好的样本、流行病学材料和健康调查表以及知情同意书一起送到泰州队列人类遗传资源样本库，送达后，人类遗传资源样本库进行接收并入库。

（2）样本的处理：血液细胞使用全自动核酸提取仪（QIAcube，Qiagen）通过磁珠法提取 DNA。然后，对提取的 DNA 进行定量（NanoDrop 8000，Thermo Scientific）。DNA 储存在冻存管中，并用二维码编码的超耐低温标签标定。

（3）样品的存储：在样本库管理软件中登记样本信息，将保存在冻存管中的 DNA 置于 －80℃ 超低温冰箱中进行保存。泰州队列人类遗传资源样本库，每个冰箱（DU702VXL－PC，

PHCbi)存储 DNA(1.5 mL 离心管)的平均量为 46 000 份。

(4) 订单管理:由泰州队列人类遗传资源样本库伦理委员会批准的科学项目的任何研究人员发送样品请求。收到订单后,将使用数据管理系统对研究人员的样品要求进行分析,以检查存储在人类遗传资源样本库中的样品收集是否符合样品要求。如果可以用库存来完成订单,则将科学项目发送给伦理委员会审批。只有在收到伦理委员会的同意报告后,人类遗传资源样本库才开展样品的准备和交付以及其他相关工作。

(5) 生物样本选择和分发准备:根据需求选择存储的样本,当获得有关可用样品的存储位置信息时,从冰柜的存储位置取出样品,并且使用手动条形码读取器核对其身份。按照生物样本需求方的具体要求,分装样本,并执行质量控制。

(6) 生物样本的运输/分配/分布:将通过质控检测的选定生物样本装在标准生物安全(B类)容器中,并在适当时间发送给样本申请者。然后将所有相关的生物样本信息及其相关的生物安全性样本管理信息发送给申请者。生物样本由优先快递服务(≤24 h)发送,以确保在最佳条件下运输和接收样品。

2. 明确泰州队列人类遗传资源样本库中的 5 项成本对象

(1) 每份生物样本收集、处理的成本:在特定时间点从捐赠者处收集的生物材料,包括人类遗传资源样本库中接收到的冻存管以及随后存储 DNA 样本所需的所有费用。

(2) 人类遗传资源样本库存维护成本:人类遗传资源样本库存维护成本包括研究人员要求其进行研究项目之前,将生物样本保存在最佳条件下所需的所有基本成本要素。该概念指的是支持存储的所有成本。主要成本要素是现有设备的折旧,存储设备的预防性维护以及电力和液氮等的消耗。

(3) 生物样本存储单元/样本的单位成本:处理并存储在人类遗传资源样本库中生物样本的价值包括了处理和存储 DNA 生物样本的成本费用。所有存储生物样本的成本之和就是人类遗传资源样本库的库存价值。由于人类遗传资源样本库的特定特征(其中存储的样本可能多年不会失去价值或质量,并且无法清晰地交付给研究人员),因此本节使用加权平均成本公式计算“样本”的价值。

(4) 人类遗传资源生物样本选择和成本的准备:人类遗传资源生物样本准备交付的样品各部分的成本,应依据研究人员要求的规格,它涵盖了生物样本在样本管理中至准备分发时的所有成本。通过将生物样本存储的单位成本与样本选择和分发准备阶段产生的相应成本相加来计算此成本。

(5) 生物样本管理和运输的成本:生物样本管理和运输的成本包括收到样本请求并将样本分装、发送给研究人员时产生的所有费用。

(五) 人类遗传资源样本库直接和间接成本的计算

人类遗传资源样本库直接成本包括与生物样本产生直接相关且无可争议的消耗。人类遗传资源样本库中使用的所有消耗品(如离心管、冻存管、冻存盒、标签等)和试剂(如异丙醇、无水乙醇等)都包括在此组成本中。大多数直接成本也是可变的,因为它们与处理的生物样本量成比例地变化。反过来，间接成本包括所获得人类遗传资源样本所需的消耗和相关资源，主要包括三大类成本：第一个是人员成本，占总成本（指直接参与人类遗传资源样本库活动的工作人员）的总工资加上社会保险费用和税金。第二个是设施和设备：前者包括与使用空间（办公室、实验室和储藏室）有关的折旧，租金和维护费用，而后者包括设备、家具的折旧，租金和维护费用。第三个是其他费用，主要是电话、清洁、水、电力、氮气的消耗、办公用品和生物废弃物处置等的支出。值得注意的是，大多数间接成本几乎始终是人类遗传资源样本库活动的固定成本（即与相关数量范围内处理的样本数量没有明显变化的成本）。

表 8-1　为核算框架的第一阶段至第三阶段

成本要素	第一阶段：采集样本	第二阶段：样本处理	第三阶段：样品存放
直接费用			
宣传	√		没有直接成本
采血管	√		
样品运输	√		
DNA 制备		√	
室温下的鉴定和可追溯性	√	√	
冻存管	√	√	
冻存盒	√	√	
样品质量控制		√	
其他普通实验室材料			
离心管	√	√	
实验室乳胶手套	√	√	
总直接费用	√	√	
间接费用			
设备（折旧和维护）			
全自动核酸提取仪		√	
分光光度计		√	
存储用固定的架子			√
小计 1—直接费用		√	√
间接费用			
设备（折旧和维护）			
自动化液体处理工作站		√	
超低温冰箱			√
整板扫描仪			√
小计 2—间接费用		√	√
人员			
劳务人员	√	√	
技术员	√	√	√
设备（折旧和维护）			
样本管理软件/大数据平台	√	√	

续表

成本要素	第一阶段：采集样本	第二阶段：样本处理	第三阶段：样品存放
样本库温控系统			√
个人电脑	√	√	√
其他普通实验室设备		√	
其他费用			
通信	√		
清洁	√	√	√
电力	√	√	√
办公用品	√		
废弃物处置	√	√	
小计 3—间接费用	√	√	√
总间接费用	√	√	√
总费用(直接+ 间接)	√	√	√

表 8－2　为核算框架的第四阶段至第六阶段

成本要素	第四阶段	第五阶段	第六阶段
	订单管理	选择和准备	分配
	订单	DNA	订单
直接费用			
样品运输	没有直接成本		√
样品质量控制		√	
样品制备板		√	
样品包装			√
其他普通实验室材料			
实验室乳胶手套		√	√
移液器的枪头		√	
总直接费用		√	√
间接费用			
设备(折旧和维护)			
自动化液体处理器		√	
分光光度计		√	
小计 1—间接费用		√	
设备(折旧和维护)			
大数据平台	√	√	√
小计 2—间接费用	√	√	√
人员			
劳务人员	√	√	√

续表

成本要素	第四阶段	第五阶段	第六阶段
	订单管理	选择和准备	分配
	订单	DNA	订单
技术员		√	
伦理委员会	√		
设备(折旧和维护)			
样本管理软件	√	√	√
个人电脑	√	√	√
其他普通实验室设备		√	√
其他费用			
通讯	√		√
清洁服务	√	√	√
电力	√	√	√
办公用品	√	√	√
废弃物处置		√	
小计 3—间接费用	√	√	√
总间接费用	√	√	√
总费用(直接+ 间接)	√	√	√

以 DNA 生物样本为例，它需要有完善的流行病学和表型组测量数据、追踪数据。采集时数据完整，为方便测算设置了核算框架，以表 8-1 和表 8-2 的核算框架为本体，以某个合作者申请 500 ng 的人类 DNA 为例，进行核算，涉及生物样本采集、处理、存放、订单管理、选择和准备、分配的 6 个阶段，涉及的成本要素分为直接成本和间接成本两方面，以这种测算方式，测算出申请 500 ng DNA 的成本费用合计为 141.2 元(表 8-3)。

表 8-3　核算过程

成本要素	第一阶段	第二阶段	第三阶段	第四阶段	第五阶段	第六阶段
	采集	样本处理	样本存放	订单管理	选择和准备	分配
	样本	DNA	DNA	订单	DNA	订单
总直接费用(元)	8.9	31.4			5.2	2.7
总间接费用(元)	15.5	23.5	11	15	18.5	9.5
总费用(元)	24.4	54.9	11	15	23.7	12.2

总而言之，通过泰州队列人类遗传资源样本库中实施的成本核算，可知它既具有管理性(以处理生物样本的数量和类型的决定)，又具有机构/政府的意义(关于适当规模的决定)。在这方面的适当决定可能有助于更好地解决人类遗传资源样本库的长期财务可持续性；为此，成本分析

至关重要。但是,这样的战略决策不仅可以基于成本数字,还需要考虑研究人员的需求,以及国家/国际研究与开发政策中人类遗传资源样本库在支持科学研究和临床研究中的战略重要性。

三、中国人类遗传资源共享平台数据资源使用方式、程序、费用及申请审批模式

(一)中国人类遗传资源共享平台数据使用方式

随着精准医学、大数据时代的发展,科学研究对人类遗传资源生物样本与数据的需求量越来越大,一系列样本与数据资源共享平台应运而生。人类遗传资源样本库可将富余的生物样本与数据信息提交至共享平台,科研人员可以通过共享平台检索到合适的人类遗传资源样本与数据资源并申请利用。中国人类遗传资源共享平台对共享过程中生物样本与数据的流转(包括生物样本与数据信息的提交、检索、获取和使用等环节)进行规范管理,从而最大化地利用生物样本与数据资源,提高科研产出率。

人类遗传资源样本库各加盟单位的样本与数据,它们的保存和编码的方式可能各不相同,在提交生物样本与数据信息至共享平台时,应按照统一的信息描述规范和格式标准进行规范要求,按照共享平台所需要的信息清单,提供样本最小数据集,便于其他需求者检索和发起共享。

(二)中国人类资源生物样本库数据信息共享平台建设

人类遗传资源样本库数据的标准化整理,输入和检验,资源数据库中的每一条记录都对应着一份人体生物样本。

人类遗传资源样本库信息共享主要的形式,是通过生物样本库管理软件实现样本信息共享管理。共享管理应设置访问权限,及时的数据异地备份以保证生物样本库信息安全。按照中国医药生物技术协会人类遗传资源样本库标准制定的生物样本编码规则,样本存放位置规则来定义人类遗传资源样本库二维码编码原则,实现对各种类型的生物样本信息的管理,提供从样本采集、存储位置、出入库、疾病史、随访等相关信息数据的全程管理。同时使参与共享的机构间的标本代码能被统一识别。

开放人类遗传资源样本库信息管理系统的数据接口,应与信息管理系统连接,参与系统网络化的生物样本库信息管理平台建设,使生物样本库信息可被统一采集。共享使用流程建设主要包括:①申请者通过开放的数据信息查询库存情况,提交生物样本使用申请;②组织专业委员会和伦理委员会审核;③审核同意后,由生物样本库与申请人签署共享使用协议书,方可执行生物样本及信息的出库。

人类遗传资源样本库共享平台建设也应参照国际公认的生物样本库管理实践,以生物样本库从伦理审核、采集、处理、保存、共享每个过程都要有标准操作程序,严格控制生物样本质量,定期随机抽检进行样本质量评价。DNA 和 RNA 样本随机抽检提取鉴定,质检结果及生物样本使用者反馈信息均应显示。人类遗传资源样本库按标准化操作流程管理和按 SOP 采集、处理样本,可获得高质量的科研生物样本。人类遗传资源样本库建立了信息管理系统,通过人类遗传资

源样本库管理软件规范化地管理样本，由专职人员录入生物样本的收集、储存、使用和随访等信息。使用唯一的二维码来标识生物样本，全流程跟踪生物样本。通过信息化管理平台把生物样本库的生物样本资源实体库、临床资料库和随访信息库一一对接，做到每份生物样本都具有完整的信息。在此基础上，开放数据库，设置访问权限和异地备份数据，保证数据安全和提供数据共享及综合查询、检索服务。与信息系统无缝链接，并参与信息系统的统一管理与共享网络化生物样本库平台的建设，提供人类遗传资源样本库资源共享服务。

（三）中国人类遗传资源样本库资源共享申请审批

人类遗传资源样本库资源共享要通过有效的协约保证和利益分配，同时，要考虑相关的知识产权来实现。例如，先提交人类遗传资源平台资源使用申请，填写人类遗传资源平台资源应用研究目的声明或平台资源使用保证书，得到同意后，按相关程序办理。同时，人类遗传资源共享平台管理机构应设立相应的共享投诉平台，处理相关事宜。

大数据时代，人类遗传资源样本库的建立与发展成为沟通疾病临床信息与人类遗传资源生物样本生物学信息的重要桥梁。疾病的发病机制有多因性和复杂性等特点，需要大样本量给以论证，单一人类遗传资源样本库很难完成全部疾病研究所需的人类遗传资源生物样本收集，只有通过建立符合规范的标准化人类遗传资源样本库，同时开放数据库，共享生物样本资源，才可能挖掘到具有完整信息和高质量的样本，只有这样才能真正解决转化医学的关键问题，实现个体化医疗。建立人类遗传资源生物样本库资源共享运用机制，提供高质量的科研生物样本和资源共享，不但充分提高了生物样本的使用效率，也确保人类遗传资源样本库可持续发展。

四、中国人类遗传资源样本库专利申请规则和流程

我国《专利法》第 5 条第 2 款、第 26 条第 5 款，以及《专利法实施细则》第 26 条第 2 款要求，依赖人类遗传资源所完成的发明创造在获取和利用人类遗传资源时必须符合法律、法规的规定，才能被授权，并且该发明创造应当在专利申请文件中说明人类遗传资源的直接来源和原始来源。对依赖于人类遗传资源完成的发明申请专利，应当在请求书中予以说明。我国专利法及实施细则规定了针对人类遗传资源基因而产生的发明创造的权利取得条件主要是：①在人类遗传资源的获取要求；②对于获取来源的披露要求。这两种条件对基于人类遗传生物样本资源所完成的发明创造同样适用。《专利法》对于依赖人类遗传资源而完成的发明创造限制了条件，本质上是对人类遗传资源提供者的一种保护，也论证了人类遗传资源获取需满足伦理的要求，该制度具有一定的积极意义。

《人类遗传资源管理条例》第二十四条规定：利用我国人类遗传资源开展国际合作科学研究，产生的成果申请专利，应当由合作双方共同提出申请，专利权归合作双方共有。

人类遗传资源共享要建立相应的数据使用管理办法，制定出相应的专利权保护规定，各部门间签订数据使用协议，这样才能打破部门、地区间的信息保护，做到真正的信息共享。

五、中国人类遗传资源样本库共享平台成果的产生和发布模式

转化医学的真谛是理论与实际相结合、基础研究与临床应用相整合。现在，人类遗传资源样本库的转化应用不足，主要表现在生物样本的研究更多处于研究层面，与临床实际结合不够。绝大多数人类遗传资源样本库的目标利用率与其估计的实际利用率不一致，且由于人类遗传资源生物样本来源的差异性、生物样本采集和制作流程的标准操作规范及误差控制等尚未统一口径，所有估计的实际利用率均低于目标利用率。

我国人类遗传资源样本库大多数是依托公立医院或科研学术机构，服务于基础科学研究或临床医学研究，人类遗传资源生物样本大部分仅供所属机构内部使用，这就使得人类遗传资源样本库相互独立、相互接近，缺乏有效的共享应用机制。国内人类遗传资源样本库的总体生物样本利用率仍处于偏低水平，如何有效提高生物样本利用率，体现生物样本的价值仍然是国内人类遗传资源样本库普遍面临的问题。所以要以顶层设计为基础，人类遗传资源样本库在人类生命周期的各个阶段，都可以指导研究和科技开发；它是建立多维度、多层次、多项目联动高效机制的关键所在；也是达到产学研及其有效成果转化的基础。

人类遗传资源样本库是临床实践型科学和基础自然科学相辅相成的主要桥梁，人类遗传资源样本库的有效使用，不仅仅可以在基础研究领域带来革命性突破，也可以在科技创新方面带来产业化成果。人类遗传资源样本库的顶层设计应该以生物样本资源应用的趋势和人类生命周期作为主要参考因素。

人类遗传资源样本库可带来基础科学和科技创新两个层面的科技成果。

1. 基础科学研究的成果　如：①新型生物标记物研究；②新型生物技术的研究；③新型临床医学的研究；④新型靶标的研究；⑤新型检测手段的研究；⑥包括蛋白组学、基因组学、代谢组学、微生物组学等各种组学的研究。

2. 科技创新领域的成果研究　如：①新型检测手段的开发；②新型治疗手段的开发；③新型用药手段的开发；④新型药物研究的开发；⑤新型个性化医疗手段的开发；⑥新型个性化用药手段的开发；⑦新型科技和商业数据库的开发；⑧新型信息化手段和技术的开发；⑨新型可追溯、可穿戴技术的开发；⑩新型康复及其预防技术的开发；⑪新型个人健康手段的开发；⑫新型疾病预警系统的开发。

人类遗传资源样本库产业化主要有两个层次，一是人类遗传资源样本库建设发展时期的生产层面，二是人类遗传资源样本库的转化利用层面。在第一个层面上，通过人类遗传资源样本库的建设来带动相关领域的规模化发展，无外乎样本采集、处理、存储的相关材料、试剂、设备以及第三方服务等内容；第二个层面则着重于人类遗传资源样本库的转化应用，这也直接决定了第一层面产业化的可持续性发展。就人类遗传资源样本库的产业转化应用而言，最具产业价值的莫过于用于疾病诊断治疗的试剂、药品和诊疗方案。通过人类遗传资源样本库的资源，希望发现疾病早期诊断以及疾病进展状态的生物标记物，以此发展诊断和筛查相关产品。通过生物样本库资源的应用，观察临床用药长期效益，发现用药、复合用药特征，以及明确药物不良事件，并关联

其生物特征，推动药物改进、促进新型复合药品研发，实现临床精准用药，控制过度医疗。通过人类遗传资源样本库资源的应用，观察临床诊疗方案的长期受益情况，关联生物特征，实现个体化诊疗。

当前，中国人类遗传资源样本库建设的最大问题就是缺乏以产业化为应用的导向，生物样本资源被少数专家、机构所垄断，研究与实践脱节，投入有限、规模不大、质控不足，重复利用率不高。为了推动人类遗传资源样本库的健康持续发展，应加强产业联合、以产业应用为导向，实现国家纵向与产业、资本横向研究经费的协调使用，来推动合法化、标准化、高质量的人类遗传资源样本库发展建设和应用。

六、中国人类遗传资源样本库伦理、保密机制

（一）关于知情同意

遗传资源样本库的共享发展带来很多新的伦理、法律的挑战，这些问题包括伦理委员会的作用、处理意外情形、公众参与的措施等，尤其是需要新的或者至少是适时更新的关于生物材料捐赠的知情同意书模板。生物材料捐赠者被请求对未来的某些类型的研究给予“广泛同意”，而不是通常的对一个具体项目的某范围的同意。因此，一个合适的知情同意文件必须解释授予同意的范围和未来研究框架的相关要素，例如，生物材料和数据的跨境使用、产权、商业用途、数据保护等。尽管知情同意文件不能取代生物样本研究者和参与者之间的讨论，但至少在法律上，这是知情同意过程“第一步”的重要组成部分。许多遗传资源样本库的原有知情同意书主要用于科研项目，知情同意书中未过多涉及样本资源共享的具体方面。所以，为应对未来越来越多的资源共享，知情同意书要在原有基础上进行修改；原有知情同意书中未注明，现有样本能否共享，需提交伦理委员会进行讨论或豁免同意。

一些调查研究表明，同意形式往往是不系统、难以理解的，难以满足参与者的需求。所以作出切实的改变，形成一个和谐的、循证的、便于参与者决策的流程是很有必要的。世界医学会在2015年公布了一个关于“健康数据库和生物银行的伦理宣言”（Declaration on Ethical Considerations regarding Health Databases and Biobanks）的草案，该宣言也认为广泛同意在道德上是可接受的，只是捐赠者应该被告知健康数据库和生物库的目的，被收集的数据和材料的性质，以及谁可以利用健康数据库和生物库，并且也必须被告知的管理策略，以及保护他们信息隐私的方法。

（二）关于隐私保密

由于遗传资源样本库不仅收集和储存了大量生物样本，还包括与样本相关的数据，因此隐私和保密成为建立和使用遗传资源样本进行广泛共享的核心问题。根据《赫尔辛基宣言》，研究对象对生物样本没有任何兴趣，而是对和他们的样本相关的数据感兴趣，因此，保护这些个人信息至关重要。目前采取的隐私保密形式主要是匿名和编码。这两种方法各有利弊，如果匿名，科研

人员不太容易将生物样本和捐赠者联系起来，而大型队列研究通常需要对研究的参与者进行长期的跟踪随访，以便了解某种疾病和环境、饮食、遗传等因素的相互影响。各个遗传资源样本库在建设中需要有专门的人员负责信息数据的管理，确保捐赠者的信息和隐私得到很好地保密。如果在隐私保密上出现问题，会导致参与者对遗传资源样本库的不信任，有的甚至会要求退出研究，这将不利于样本库开展长期的研究。笔者研究发现，捐赠者的教育程度、年龄、社会地位影响他们对隐私的关注度。教育程度高的年轻人或者社会地位相对比较高的民众对隐私问题特别敏感，他们可能因为担心隐私问题，拒绝参与遗传资源样本库建立和研究。

针对样本可能的隐私泄露问题，首先必须加强样本处理人员和数据管理人员的保密和自律意识，建立工作记录、责任追究和惩处制度；其次，可以对样本进行限制访问，也可仿效英国国家资料库（UKDA），针对那些过于敏感或可限制性公开的数据集进行管理，授权或仅限于获许可的学术研究人员。当样本涉及罕见病或传染病等可能影响志愿者或其家人利益时，不能仅考虑单个样本的数据质量，要对隐私风险做出全面评估。同时，还应考虑到样本处理人员和数据管理人员的职务行为规范和流程管理、技术漏洞所带来的隐私泄露风险，事先做好相关防范措施，建立风险预警制度。

（三）应对的办法

建议建立定期审查评估机制，评估内容需要包括以下几方面：①是否建立并实施规范的管理制度及相关细则；②操作是否符合国家统一标准；③伦理委员会是否依据审查原则实行伦理审查，是否有符合要求的伦理审查内容和程序；④伦理审查结果实施情况；⑤是否存在有安全隐患的硬件设施等。

七、遗传资源生物样本库公众相关利益的参与方案

我国人类遗传资源样本库共享服务模式面临许多的问题。关于我国人类遗传资源样本库的服务流程，有关政府管理部门要加强协调，共同制定可行的共享投入、运行准则和施行细则。地方政府需要在国家的统一安排下，结合实际情况，充分发扬地方经济优势，建立区域共享网络，并在全国推广和普及。出台和完善法律法规，一方面，确保共享参与各方的权益；另一方面，在法律上要明确人类遗传资源样本库资源的归属权，明确拥有单位的责任、权益，才能够促进国家和地方、科研单位、高校与企业间的资源共享。

我国人类遗传资源样本库共享的利益分配问题主要体现为：①科技资源的整合涉及各部门之间、资源提供者和资源利用者之间的利益关系，也涉及知识产权保护、标准兼容等诸多问题，在建立人类遗传资源生物库的时候就应该设计和探索“利益共享机制”；②笔者提议遵循“公共数据，公共享有；自有数据，有限共享；专有数据，有偿返还”的原则，打破不同单位甚至个人之间的条块划分，最大限度实现共享利益。

第二节　中国人类遗传资源共享平台共享准入机制

一、中国人类遗传资源共享平台共享准入机制的设定和实施

参照科技部和卫健委的相关法规，国家人类遗传资源共享实体的建设框架包括：人类遗传资源样本库建设标准和规范、技术规范、生物样本库资源类型、数据信息平台、数据库的运行机制、共享机制的建设与保证、伦理道德规范。

所以，遗传资源共享平台本身是个虚拟的平台，实体化运行就要依靠已加盟的所有遗传资源样本库和信息库，因此就要建立一套和规范化样本库相匹配的管理机制和方案，保证资源平台的规范化运行。

（一）建立人类遗传资源样本库相关注册审批制度和细则

审核内容可以考虑以下几方面。

（1）资质。包括：①建立伦理委员会；②具备生物样本采集、处理和保存等的专业技术人员；③具备满足生物样本采集、检测和保存等工作的技术和仪器设备；④具备信息存储的电子设备，等等。

（2）方案。方案的制定要有可行性报告、预期科学效益、成本效用、标准操作程序。

（3）伦理。签署知情同意书、知情同意书的撤回、人类遗传资源样本库资源共享伦理委员会的审批。

（4）操作标准。采集、质量管理、处理和存储生物样本资料。

（5）安全。编码和匿名处理个人资料，资源的存储安全

（6）使用。如何使用、优先使用等。

（二）对人类遗传资源样本库的审核

包括：①建库的必要性；②保护捐献者的利益；③促进研究的发展；④可持续性发展。对已建好的人类遗传资源样本库，需开展调查评估，若符合《人类遗传资源共享平台准入管理办法》及细则的规定，则颁发平台准入代码，注册审批完成；若该人类遗传资源样本库不符合遗传资源共享相关要求，则要求持续改进。要规避以往的一次性项目投资的办法，从而避免人类遗传资源样本库建设的实际质量、数量和共享性无法评估和跟踪的局面。

另外一种关于人类遗传资源实体样本的整合，因为整合是手段，共享是最终目的，所以科技主管部门要有通盘考虑，合理化方案其实就是资源整合与共享，防止重复建设。因此就应该充分利用现有资源，充分考虑差异性、互补性，避免花很大精力重复建设。建议设置一定的共享标准作为不同性质人类遗传资源样本库加盟单位的准入门槛，判断是否有资格参与人类基因资源生物样本库建设和加盟共享平台。具体办法是，先由国家进行小额资助建设，并公布人类遗传资源

样本库建设的准入标准，由保存人类遗传资源的单位进行申报，由国家人类遗传资源专家委员会进行评估，专家委员会就平台的资源建设、共享服务、运行管理、发展前景、科技支撑等内容进行考核、评估和资质认证。加强考核，实行优胜劣汰。如果人类遗传资源共享平台的资源内容和技术水平在国内名列前茅，在国际上也属先进，则给予重点支持，加大建设的力度，使之成为本领域开展科研与面向社会公益性服务的资源保障。

其实之前科技部曾主导过此类工作，在 2002 年设立了国家科技基础条件资源调查及数据库建设项目，其主要目的是了解我国科技基础条件资源的现状，对全国范围内近万家人类资源生物样本库建设和保藏单位的科技资源情况进行重点调查，形成“科技基础条件资源调查平台”，这些是人类遗传资源样本库共享平台机制建设很好的参照。

二、中国人类遗传资源共享平台的管理模式

人类遗传资源共享平台应设立两级管理，即管理机构-实施单位，中国人类遗传资源生物样本共享平台必须由国家专门机构实施统一协调管理，例如曾经的中国人类遗传资源办公室，技术层面的工作可以成立并委托人类遗传资源共享平台专家委员会实施。

中国人类遗传资源办公室确定国家遗传资源共享平台专家委员会组成和评估任务，审核评估方案和评估报告，审定并公布评估结果。

国家人类遗传资源专家委员会指导人类遗传资源共享平台规范化和标准化建设，有序化共享机制建设，制定平台建设管理办法、评估规则和评估指标体系，同时负责相关的生物伦理道德建设和管理。

目前，人类遗传资源采集和保藏单位都要在科技部人类遗传资源管理办公室完成一个行政许可，其中，需要在网上填写并提交相应的资料，同时人类遗传资源保藏单位还要接受人类遗传资源办公室组织的专家评估团队的现场检查。这是人类遗传资源保藏单位进行有效管理的重要一步。目前的工作重心当然还在督促人类遗传资源的保藏单位按照遗传资源管理条例，来落实遗传资源从采集到收集、保藏、利用等环节的规范化、标准化、伦理考量等基本指标，虽然这些工作难以扩展到共享层面，但这样的工作迟早要做，早做要比晚做好。另外，人类遗传资源样本库建设或者维护与共享之间没有完全的鸿沟，它们应该通过共享来促进人类遗传资源样本库的建设。如同共享平台就是个交换市场，而人类遗传资源样本库的建设，包括人类遗传资源收集的类别和技术规范的执行等，整合出来的能用于共享的生物样本及其关联的信息就如同商品，如果能完成共享并得到合作方的承认，就表明人类遗传资源样本库的建设水平和方向是正确的，否则，就需要做调整，或者完全退出共享的平台。

第三节　中国人类遗传资源共享平台监督机制

人类遗传资源共享平台应有效落实现有的政策制度。但现有的政策法律法规一般比较宏

观，应及时制定出台实施办法或细则，实际操作中才有明确依据。另一方面，人类遗传资源样本库分布在科技、教育、环境等领域，科技部、国家卫健委、发展改革委、教育部等相关部委都管理人类遗传资源样本库，所以应出台修订类似的法规、政策或部门规章，对此应作有效的统筹协调，避免“政出多门”。

人类遗传资源共享平台应在政府提供各类科技公共服务的整体框架下，加强对科技进步、企业创新和区域发展中各类创新主体需求的征集，开展人类遗传资源样本库资源存量分布、现有机构服务能力和服务市场环境的调研。在此基础上，联合行业协会、专业研究机构等单位，分行业、分领域地研究在人类遗传资源样本库资源共享过程中，政府应重点提供的公共产品和公共服务目录，同时定期发布，并开展周期性的调整。明确政府在相关行业领域服务的重点，凝练公共服务的项目，引导专业的社会机构承担公共产品和服务的生产和供给。

目前，我国正在加强相关布局。由复旦大学牵头实施的“十三五”中国人类遗传资源样本库项目，初步统计有 70 多家项目参与其中，共保藏人类遗传资源生物样本约有 2 000 万人份。金力院士认为：“保藏的生物样本必须符合标准，同时要以描述的形式在信息库里集中起来。”

第四节　中国人类遗传资源共享平台的内部共享和外部共享机制

一、信息资源共享

人类遗传资源样本库共享首先是信息资源共享，而信息共享必须是信息能够交流，交流必须做到信息统一与相容；待共享资源是否具有相容性，是共享的前提基础。在信息共享方面，应主要包括如下步骤：①临床信息注释生物样本的采集，加强了对生物样本相关生物特征的了解和标识，鉴别生物样本是信息交流的第一步；②探讨共享模式，应是基于单一相同病种或队列的生物样本的数据统一；③将此模式应用到内容相容的人类遗传资源样本库建设方面，进行相关资源整合与共享的探索和应用；④以信息化管理方式应用为主导，以共建共享的方式推进资源相容，以联盟共建和联盟管理模式进行整合与共享。此共享工作是在意愿共享的前提下，明确和统一共享定义和范畴以及如何共享，逐步实施完成和推广。

二、共享应用机制

人类遗传资源样本库共享应用机制的建立，是保障生物样本共享应用的支撑。比较完善的共享应用机制，应包括 4 个方面内容：①建立人类遗传资源样本库应用基本原则；②建立应用申报和审批程序；③建立人类遗传资源样本库应用保障机制；④建立人类遗传资源样本库资源发布平台，定期将可利用和共享的资源信息向社会发布、开放、推广和应用，以便寻找更多合作，实现遗传资源生物样本库资源有效共享应用和流通。

人类遗传资源平台的共享机制问题是目前资源平台建设中亟待解决的软肋。解决办法之一是由专家委员会对资源的共享服务诉求提供学术评估，评估所申请研究的项目对人类遗传资源样本库使用方式和内容的可行性。由国家资源管理中心对提出的资源共享诉求进行审批。

人类遗传资源样本库既是保藏单位，又是科研创新平台，但能否利用该平台从事有价值的科研活动，则须由一个专设机构对研究的目的、资源的使用方案和创新性进行评估，同意后方可使用资源平台，这样做利于催生有价值和有可信度的科研成果，而且避免重复建设中的资源浪费以及学术泡沫。

如何解决人类遗传资源样本库研究数据的共享问题，要有一个保密年限和数据公开的办法，同时可以考虑资源和研究数据的有偿使用问题。

第五节　中国人类遗传资源共享平台产学研合作模式

一、人类遗传资源共享平台的商业发展

政府建立人类遗传资源样本库的目的是利用人类遗传资源促进全球性的遗传研究，驱动生物资源银行生物产业和产品的发展。在过去十年间，国际上的生物样本库已经发展成为一个大的服务性产业，生物样本库产业链主体包括系统、软件、消耗品和相关服务：①系统主要包括自动化的处理和存储过程，样本的追踪回访系统，样本分发系统和信息管理系统；②软件是实验室信息管理系统（LIMS），或者样本库管理系统等；③消耗品市场份额最大，它包括基因测序、血样分装、冻存设备和其他相关设备。主要消耗品如检测试剂、保护剂、塑料类、玻璃类消耗品等；④服务是指与储存和管理生物样本相关的一切活动，包括生物样本保藏的信息库、生物样本收集和处理、生物样本的检验检测、样本运输等全流程的服务。

人类遗传资源样本库主要的商业驱动就是利用资源参与大规模的药物研发，特别是在遗传与环境引起的疾病方面。人类遗传资源样本库资源也将是一个发展个性化医疗的工具。据预测，整个生物样本库市场 2017 年达到 241 亿美元，2019 年达到 295 亿美元，2022 年达到 376.2 亿美元。

由于科研和商业需求的增加，人类遗传资源样本库的市场逐年扩大。由于药物在临床试验阶段较高的失败率，所以需求一个更可靠的药物验证模式，人类遗传资源生物样本储存在生物资源银行，如组织和干细胞，可以用来进行临床前试验。现在的欧洲生物资源银行市场，单是资源销售和服务销售，有 90 亿美元的价值（2011—2022 年）；对干细胞银行还有其他生物资源银行持续不断地服务，驱动着更进一步地增长，单是 2016 年，就达到了 215.8 亿美元。

二、人类遗传资源样本库产业发展模式

人类遗传资源样本库的科研开发服务模式是针对生物样本库经常性的需求，研究者需要在众多的生物样本库中发掘出单一的资源信息并且希望获得对应的保藏样本，然后通过基因分析

技术进行检测。可以考虑国家人类遗传资源样本库和遗传学重点实验室、大型科技仪器中心等公共技术平台的协同建设或集约式发展，向社会开放服务。针对某些科研项目的需求，由生物样本库提供的生物样本，再由基因检测技术平台提供相应的服务，为科研需求者提供检测数据。因为随着基因检测技术的发展，人类遗传资源的使用最终是对数据信息的获取和分析加工。在某种意义上，生物样本库只需要按照要求产出数据，可以不必要为每次共享需求来提供生物样本，这样也能不断扩充生物样本库的数据库内容，支持数据更广泛的共享使用。在条件允许和国家科技项目专项支持下，选择有代表性的中国人群生物样本，进行大规模全序列测定，并进行数据释放和共享利用。

生物样本库产业服务模式，就是充分利用"十二五"、"十三五"期间积累的中国人类遗传资源生物样本的采集、保存、运输、监控及共享应用的规范化操作标准及相关关键技术，来进行产业化开发和国产化集成，鼓励生物样本库相关产业的装备研发、技术开发和产业服务。主要包括：①鼓励生物样本库的管理系统、软件等研发。例如，基于传感器代码的生物样本信息化管理系统的开发研究。②鼓励生物资源样本库重点设备研发，自动化生物样本库和自动化样本工作站设备研发。生物样本库工作流程中所需相关消耗品和设备的国产化研究和产业化应用。③鼓励生物样本库前端技术研发和产业化应用，用于大型人类遗传资源样本库建设和管理、基于物联网的生物样本射频识别（RFID）编码系统的研究及配套仪器设备的开发集成。④建立国家人类遗传资源样本库联盟，扩大和国外相关机构的横向联合，目的就是联合国家级的生物样本库，架起研究者和人类遗传资源生物库之间的桥梁。

三、人类遗传资源样本库鼓励社会资金参与建设

当前，人类遗传资源样本库建设仍然以医院、高校和科研院所为主体，企业参与较少，各单位自身资源转化应用能力差，不具有可持续发展能力。政府管理部门应通过制定优惠政策等方式，来鼓励社会资金和企业作为主体参与人类遗传资源样本库建设，充分发挥企业创新能力强、体制机制灵活、科技成果转化快等方面的优势，形成产学研于一体的人类遗传资源样本库使用、运行、共享和管理的体制机制。

四、加盟人类遗传资源共享平台并助推人类遗传资源产学研联盟

人类遗传资源是生物产业发展的重要基石，是国家战略资源。人类遗传资源同时又是伴随生物技术发展所出现的新生事物，需要在发展过程中不断探索和规范。一方面，按照国家人类遗传资源管理条例及各项行政审批的相关要求，研究和探索我国人类遗传资源采集、收集、保存、运输的相关标准和产业技术及装备，顺应国家对遗传资源从生物安全着眼的管促结合的发展思路，探索我国人类遗传资源在生命伦理框架要求下的共享利用；另一方面，建立以市场需求为牵引，集聚产业、学术、研究、应用、金融、法律等全社会创新力量，共同促进我国人类遗传资源的开发和利用，加速我国转化医学和精准医疗的发展，依据国家相应的法律法规，在遗传资源共享平台的

建设和推动中，依靠各加盟单位成立中国人类遗传资源全面共享创新战略联盟(以下简称联盟)。

中国人类遗传资源全面共享创新战略联盟是由国内致力于从事中国人类遗传资源领域的相关研究、开发、生产、服务、投融资等业务的大专院校、科研院所、医疗机构、企业和专业服务机构等具备独立法人资格的相关组织机构，在平等自愿、资源共享、合作共赢、风险共担的基础上，组建的以技术创新为主旨的专业性、非盈利性的契约型合作组织。联盟宗旨是通过长效、规范的联盟机制，联合国内致力于从事中国人类遗传资源保存、保护、研究、开发、应用与市场推广的单位，联盟整合各成员的科技优势，形成中国人类遗传资源技术创新平台，推动本领域共性关键技术发展，为重大研究项目和产业项目提供技术支撑。通过组建以创新需求为纽带，以契约关系为保障的创新联盟，有效聚集产学研用等各方资源，加强前瞻性和跨学科研究，把握行业发展趋势；加强技术创新，驱动产业跨越发展；加强标准制定，推进产业良性发展；加强共享服务，促进产业高效发展，不断增强缔约各方的自主创新能力和国际竞争力，更好地服务于国家战略、企业创新和产业发展。

（一）中国人类遗传资源全面共享创新战略联盟成立联盟的基本原则

1. 市场经济规则　联盟须遵守中华人民共和国宪法、法律、法规和国家政策，贯彻执行国家和地方政府相关产业发展的方针、政策，遵循市场经济规则。

2. 平等自愿原则　各联盟成员的法律地位平等，在遵守联盟章程和协议的前提下，可自愿参加或退出共享联盟。

3. 合作共赢原则　联盟成员在资源共享、利益共享、风险共担的基础上，优势互补，在联盟内部发起组织或共同参加重大研究或产业项目；根据投入资源比例，依据现代知识产权管理原则，公平合理地分享成果和承担风险。

4. 权利义务对等原则　联盟成员按照约定分享权益和承担义务，形成共同投入、共享利益、共担风险、共同发展的长期、稳定的生物医学产业产学研利益共同体。

5. 开放性原则　联盟是开放性的组织，联盟成立后根据理事会的决议可以定期吸收具有技术、资金、设备制造、产品生产等优势单位加盟。

（二）中国人类遗传资源全面共享创新战略联盟的主要任务

(1) 推进联盟成员单位间协作交流，贯通产业链，整合相关项目，以多单位、多领域联合的形式，推动承担和实施人类遗传资源领域的重点项目和重大工程。

(2) 参与产业政策、法规和发展战略的制定和研究，为政府提供产业科学管理研究和政策咨询。

(3) 整合产学研和政策资源，推动联盟成员单位引进和开发新产品和新技术，引导新模式和新业态的市场应用。

(4) 组织成员单位开展前瞻性技术研究和支撑，推动人类遗传资源产学研的跨界合作。

(5) 通过采编和整合等服务形式，为人类遗传资源领域的研究人员提供全面的信息服务。

(6) 推动联盟内部，整合各种资源，引导联盟会员资源共享，在合作共赢的创新机制指导下，建立国内人类遗传资源及数据库共享平台。

(7) 组织开展国内外人类遗传资源领域的科技合作和交流，开展科技招商与技术合作，开展生物医学技术专业人才培训、培养、造就高素质人才，组织国内、国际生物医学技术产业发展论坛，开展技术创新交流、沟通、联谊等活动。

参考文献

[1] 傅蕾，保志军，施海明，等.遗传资源样本库质量控制体系在冠心病中的初步应[J].老年医学与保健，2016，22(1)：28－31.

[2] 郜恒骏，杜莉利，张小燕，等.遗传资源样本库发展的现状、机遇与挑战[J].协和医学杂志，2018，9(2)：172－176.

[3] 国务院办公厅.国务院办公厅关于印发科学数据管理办法的通知(国办发〔2018〕17 号)[EB/OL].(2018－04－02)[2018－11－22].http://www.gov.cn/zhengce/content/2018-04/02/content_5279272.htm.

[4] 蒋辉，李红英，李振良，等.我国遗传资源样本库建设与成果转化焦点问题思考[J].医学与哲学，2017，38(2A)：31－34.

[5] 刘闵.遗传资源样本库及其伦理问题简介[J].生命科学，2012，24：1318－1324.

[6] 曾令烽，刘军，潘建科，等.生物样本研究数据环境与受试者隐私保护伦理问题[J].世界科学技术——中医药现代化探索，2015，17(7)：1567－1575.

[7] 张连海，季加孚.大数据时代的疾病样本库[J].中华胃肠外科杂志，2015，18(1)：6－8.

[8] 中国医药生物技术协会遗传资源样本库分会.中国医药生物技术协会遗传资源样本库标准(试行)[J].中国医药生物技术，2011，6(1)：71－79.

[9] CAMPOS A H. 2012 best practices for repositories collection, storage, retrieval, and distribution of biological materials for research international society for biological and environmental repositories [J]. Biopreserv Biobank, 2012，10(2)：79－161.

[10] NANNI U, BETSOU F, RIONDINO S, et al. SPRECware: software tools for Standard PREanalytical Code (SPREC) labeling-ef-fective exchange and search of stored biospecimens [J]. Int JBiol Markers, 2012，27(3)：e272－e279.

[11] NICOL D, CRITCHLEY C. Benefit sharing and biobanking in Australia [J]. Public Underst Sci, 2012，21(5)：534－555.

[12] ODEH H, MIRANDA L, RAO A, et al. The Biobank Economic Modeling Tool (BEMT): online financial planning to facilitate biobank sustainability [J]. Biopreserv Biobank, 2015, 13: 421－429.

[13] TOPOL E J. Individualized medicine from prewomb to tomb [J]. Cell, 2014，157(1)：241－253.

第九章　现阶段人类遗传资源管理新进展

第一节　人类遗传资源管理现状

整体而言，目前我国人遗资源监管依然呈现出高要求、严监管、灵活动态调整的特点，未来将更加侧重事中事后监管。在2023年《人遗管理实施细则》发布后，我国人遗资源监管要求不断更新和完善。从《实施细则》对“外方单位”、“国际合作备案”等要求的放宽，到对“采集许可”申报和“人遗资源材料”监管范围等要求的减负，现阶段的人遗监管规则呈现出更多的弹性和灵活性，可以很好地促进国内外对我国人遗资源的利用。

一、人类遗传资源库的建设现状

在经历了大规模、多层次的建设人类遗传资源库的阶段之后，高标准地建设人类遗传资源库，把它打造成科技创新的科研支撑平台也已成为各国共识，美国、欧洲等国家均投入建设大型的生物样本库。例如英国生物样本库、德国慕尼黑国家队列生物样本库、美国NIH国家生物样本库、丹麦国家生物样本库、泛欧洲生物样本库与生物分子资源研究中心、癌症基因组图谱计划（TCGA），等等。

英国生物样本库标准化50万人前瞻性人群队列是生物样本库建设成功的典型范例，通过采集捐赠者丰富的表型和健康相关信息，描述并分析遗传数据及基因型质量、群体结构属性和遗传数据的相关性，探索人类遗传变异与人类生物学和疾病，以及与环境和生活方式的联系。数据库采取对外深度开放、共享与合作模式，目前全球超过30 000个研究者在共享该资源，体现了人类遗传资源研究的新模式：标准化、开放式、全球化、信息化、多元化、集约化。基于英国生物样本库的成功先例，各国“精准医学战略”首要布局生物样本库，英国相继布局了100万人全基因组测序、500万人大型队列“我们未来的健康”项目，美国布局了100万人群“全民健康”项目，德国20万人队列，日本26万人队列，加拿大覆盖全体公民的基因组项目，新加坡15万人队列等也相继启动。

人类遗传资源样本库建设现已列为我国重大战略资源，并成为涉及国家安全的重大基础工程。2015年,我国精准医疗战略将生物样本库列为重点,开展了多个自然人群大型健康队列研究;“十二五”“十三五”“十四五”国家战略规划均将生物样本库作为重大基础工程设施,并强调其在高水平创新即临床转化、精准医疗研究中的关键作用。“健康中国2030”规划强化了这一重要资源,生物样本库迎来前所未有的发展机遇。事实上,中国人遗资源样本库目前已经遍布全国各省市,形成以各大医院、科研院校样本库、大型第三方存储平台、样本库联盟及国家级生物样本库网络组成的“点线面体”形式跨越式发展。

我国人口众多,疾病和生物样本资源丰富,目前已建成规模化、品类齐全的生物样本库。传统生物样本库包括肿瘤组织、血液、分泌物、排泄物等样本库,按照不同制备方式可分为新鲜组织、冰冻组织、石蜡包埋组织、全血等多种样本类型。同时,为顺应医学发展要求,新型生物样本库逐渐崛起,如保藏循环肿瘤细胞和循环肿瘤核酸的液体活检材料库,保藏人源性组织异种移植(patient-derived xenografts, PDX)、类器官等癌症研究模型的活库,保藏造血干细胞、间充质干细胞的干细胞库,中医特色舌苔库,存储及检测粪便菌群,为医疗机构提供粪菌移植的粪菌库等。

二、人类遗传资源涉及国家生物安全

我国站在生物安全、人口安全、环境安全等国家安全的高度,对人类遗传资源(几乎涵盖了所有人样本)、外来有害动植物样本以及高致病性病原微生物样本进行管理,因此在人类遗传资源等领域实施行政许可制度,不允许人类遗传资源市场化。境外机构不得在中国境内采集和保藏人类遗传资源或其他生物资源。

随着全球化程度的加深,人类遗传资源逐渐成为全球战略必争领域,世界主要国家纷纷出台政策法规规制人类遗传资源研究利用。与我国部分遗传资源主要来自本土物种不同的是,欧美国家长期在全世界布局遗传资源的收集。早些年外国机构和个人通过多种渠道大量获取我国丰富的人类遗传资源及其相关传统知识。事实上,珍贵遗传资源的外流不利于我国的长远发展,所以国家主管部门制定严格的法律法规避免资源过度、非法外流。人遗资源涉及国家生物安全,依法加强对我国人类遗传资源的保护、管理和研究利用,对于保障我国的生物安全,增强我国生物和医药科技的研究开发能力,具有重要意义。《人类遗传资源管理条例》已经对人类遗传资源保护进行了全面规范,《生物安全法》在此基础上更进一步,构筑了人类遗传资源保护的制度体系。人类遗传资源安全是生物安全的重要组成部分,通过立法保护人类遗传资源是全面依法治国的需要。为进一步保护我国的人类遗传资源,贯彻落实《中华人民共和国生物安全法》《中华人民共和国人类遗传资源管理条例》等法规的精神,2023年开始实施的《人类遗传资源管理条例实施细则》更加夯实了中国人类遗传资源管理的完整框架,加上卫健委颁布实施的《涉及人的生命科学和医学研究伦理审查办法》,以及颁布实施的与人类遗传资源相关的十几项国家标准,目前,围绕中国人类遗传资源的保护和利用,已经初步构成了法律监管、伦理审查、权益保障、技术合规四大要求的管理框架,体现国家对这个领域的重视和管理意志。

人类遗传资源由两种类型构成:人类遗传资源材料和人类遗传资源信息。人类遗传资源材料指“含有人体基因组、基因等遗传物质的器官、组织、细胞等遗传材料”,包括所有类型细胞、全血、组织/组织切片、精液、脑脊液、胸/腹腔积液、血/骨髓涂片、毛发(带毛囊)等,其他不含细胞的人体分泌物、体液、拭子等可以认为不属于人遗材料。所以从 2023 年起,尿液、粪便、血清、血浆等生物样本不再纳入人遗材料管理范围。尽管尿液、粪便、血清、血浆等生物样本可能含有极少量脱落、残留或游离细胞/基因的生物样本,只要研究目的不是基因和基因组相关,就不再纳入人遗资源材料的监管范围,也就是说,采集这些样本不需要进行采集申请。需要注意,仅血清、血浆等生物样本被排除在人遗资源材料监管范围外,用于制备血清、血浆的全血等材料仍然受到人遗资源材料监管。利用尿液、粪便、血清或者血浆等材料进行基因、基因组、转录组、表观组及核酸类生物标志物等检测产生的数据依然按照人遗信息管理,但是仅在涉及国际合作、信息对外提供或开放使用事项时适用管理要求。

人遗资源的本质是一种基于物理载体的信息资源及数据资源,人遗材料和人遗信息天然共存,不可分割,单独的人遗信息也受到同等监管。人类遗传资源信息包括基因、基因组、转录组、表观组及 ctDNA 等核酸类生物标志物等数据信息,以及与此数据相关的疾病、人种等关联信息,但不包括临床数据、影像数据、蛋白质数据和代谢数据。也就是说,这些信息相关的对外传输和公开发表,不再受到人遗管理的制约。

第二节　人类遗传资源的行政管理模式

一、相关组织和管理结构

自 2023 年 7 月 1 日起,中止“人类遗传资源管理办公室”运行,并委托中国生物技术发展中心开展人类遗传资源管理相关技术工作。电子申请材料通过网上平台接收。

二、对《中华人民共和国人类遗传资源管理条例实施细则》的学习与领会

关于人类遗传资源的行政许可审批,主体包括“四审批一备案一事先报告一登记”。需要明确的是,为临床诊疗、采供血服务、查处违法犯罪、兴奋剂检测和殡葬等活动需要,采集、保藏、对外提供我国人类遗传资源材料,参与国际合作活动,因为不属于科研活动,依照相关法律、行政法规规定执行,不在本许可的适用范围内。

(一) 采集审批

适用于在我国境内开展的中国人类遗传资源采集活动,包括重要遗传家系人类遗传资源采集活动、特定地区人类遗传资源采集活动,和用于大规模人群研究且人数大于 3 000 例的人类遗传资源采集活动的规范和管理。

完成采集这个行为的中方单位,需具备或符合如下条件:①具有法人资格;②采集目的明确、合法;③采集方案合理;④通过伦理审查;⑤具有负责人类遗传资源管理的部门和管理制度;⑥具

有与采集活动相适应的场所、设施、设备和人员。

关键点：活动开始前应当申请行政许可；取得行政许可后，采集活动参与单位、采集目的、采集方案或者采集内容等重大事项发生变更的，或者需要延期的，应当事先提出变更或者延期申请。

人类遗传资源采集活动中，“高血压、糖尿病等常见多基因遗传病，红绿色盲、血友病等常见单基因疾病，不再纳入重要遗传家系管理”。事实上，目前尚无法提供一个完整的疾病采集管控目录清单，所以说，多基因疾病应该已经放开了监管的藩篱，单基因疾病中的常见类型也放开了采集的监管，罕见病也从监管范围中去除了，所以重要遗传家系的采集审批，基本上是基于罕见病和三代及以上人群的组合，才属于监管范畴，也就是必须完成申请采集审批这一规定动作之后，才能开始遗传材料的采集活动。至于特定地区，目前也没有一个具体而明确的地理标记清单，只能列举例如青藏高原、南海诸岛等作为特定地区，暂时无法穷举。而原先在管理范围的罕见病全面放开，尽管卫健委出台了两次罕见病目录（2018 年发布的第一批罕见病目录纳入 121 种，2023 年发布第二批共纳入 86 种罕见疾病，目前我国共有 207 种罕见疾病记录在册）。另外，“为获得相关药品和医疗器械在我国上市许可的临床研究涉及的采集活动”不纳入采集管理；以及确定大队列人群申报采集审批的标准从 500 例扩大到 3000 例；因为采集活动只能由中方单位和中方人员完成，涉及国际合作方面的采集活动也是如此，但可以豁免部分外方伦理审查要求。

对于同时符合采集许可和国际科学合作科学研究行政许可/国际合作临床试验备案范围的项目，仅申报国际科学合作科学研究行政许可/国际合作临床试验备案即可。对于需要采集规定种类或超出规定数量的人遗资源的国际合作研究项目而言，在申报国际合作的材料中勾选采集即可。

（二）保藏审批

适用于在我国境内开展人类遗传资源保藏、为科学研究提供基础平台的活动。人类遗传资源保藏活动不包括以教学为目的、或在实验室检测后按照法律法规要求或者临床研究方案约定的临时存储行为。这意味着，普通的保藏活动，例如为了完成科技部或基金委的一个有具体时限的项目，科研任务完成后相关的样本和数据也会按照协议完成销毁，就无需申请保藏活动。

完成保藏活动的中方单位，申请应具备或符合如下条件：①具有法人资格；②保藏目的明确、合法；③保藏方案合理；④拟保藏的人类遗传资源来源合法；⑤通过伦理审查；⑥具有负责人类遗传资源管理的部门和保藏管理制度；⑦具有符合国家人类遗传资源保藏技术规范和要求的场所、设施、设备和人员。

关键点：保藏活动只能由中方单位承担，活动开始前应当申请行政许可；取得行政许可后，保藏活动参与单位、保藏目的、保藏方案或者保藏内容等重大事项发生变更的，或者需要延期的，应当提出变更或者延期申请；每年 1 月 31 日前提交保藏年度报告。

应当申请行政许可的人类遗传资源保藏活动同时涉及人类遗传资源采集的，申请人仅需要申请人类遗传资源保藏许可，无需另行申请人类遗传资源采集行政许可。这是对申请保藏资质单位的重大利好，也就是说，如果一个单位拿到五年的保藏许可，那么，只要符合保藏申报材料终得样本类型和数量规范，就不需要单独地一次一次申报采集审批，即使他的采集活动数量超过3000例的采集申报要求。

（三）出境审批

适用于利用我国人类遗传资源开展国际科学研究合作，或者因其他特殊情况确需将我国人类遗传资源材料运送、邮寄、携带出境的规范和管理。

中方单位进行申请应具备如下条件：①对我国公众健康、国家安全和社会公共利益没有危害；②具有法人资格；③有明确的境外合作方和合理的出境用途；④人类遗传资源材料采集合法或者来自合法的保藏单位；⑤通过伦理审查。

关键点：可以单独提出申请，也可以在开展国际合作科学研究申请中列明出境计划一并提出申请，合并审批；海关手续需要人类遗传资源材料出境证明进行办理。需要延续行政许可有效期的需要提前提出申请。需要注意的是，遗传资源材料的出境理由必须阐述全面和细致，例如国际多中心合作或者国内目前无法完成检测或相关实验。

（四）对外提供或开放使用事先报告

对外提供：指所有信息资料全部输入给国外，是一种点对点的传输，包括网络传输。

开放使用：对外开放是向对方公开分享数据，指论文发表、著作发表、数据信息平台共享、会议发布等；因科研目的需要用到我国某数据平台的信息做回顾性分析，或者研究特定地区的人群特征等。

这两种需要对外提供前提供备份备案。适用于将人类遗传资源信息向境外组织、个人及其设立或者实际控制的机构提供或者开放使用，中方信息所有者应当事先报告并提交信息备份。

具有法人资格的中方单位，需要事先报告向境外组织、个人及其设立或者实际控制的机构提供或者开放使用我国人类遗传资源信息的目的、用途、信息内容及备份情况；接收方的基本情况；潜在风险评估情况。

关键点：活动开始前，中方信息所有者应事先报告并提交信息备份；用途、接收方等事项发生变更的，需要在变更事项实施前提交事项变更报告。

相比于2019年的人遗条例，2023年颁布的《实施细则》已经明确将临床数据、影像数据、蛋白质类数据、代谢数据排除在人遗信息的监管范围之外，只对基因和基因组数据进行管控。对于生物标志物数据、核酸类生物标志物明确属于受到人遗监管的范畴，而对于其他不含人类基因与基因组数据信息的生物标志物，例如蛋白质类生物标志物则不再需要申报。

外方单位利用已公开的人遗资源信息，不需要进行信息备份和事先报告。将研究产生的人遗资源信息传输给EDC供应商或数据统计公司等外方单位，按照约定的数据管理范围开展工作不需要进行信息备份和事先报告程序。但如果数据分享和使用活动超出项目约定数据管理范围，仍然需要由中方数据信息所有者申请信息对外提供或履行开放使用事先报告。

安全审查特别说明

对外提供或者开放使用以下人类遗传资源信息，可能影响我国公众健康、国家安全和社会公共利益的，应当通过安全审查：①重要遗传家系的人类遗传资源信息；②特定地区的人类遗传资源信息；③人数大于500例的外显子组测序、基因组测序信息资源；④可能影响我国公众健康、国家安全和社会公共利益的其他情形。

关于安全审查的程序，科技部对申请事先报告的信息对外提供或开放使用项目，在形式审查的过程中，如果认为申请事项满足安全审查条件的，将进入安全审查程序。关于安全审查程序的启动，将由科技部在信息对外提供或开放使用事先报告的形式审查阶段判断，而无需申请人另行主动提交申请。

主要意思就是，只要符合"重要遗传家系的人类遗传资源信息；特定地区的人类遗传资源信息；人数大于500例的外显子组测序、基因组测序信息资源"三者中的任一条款，该申报材料除了接受常规的科技部对外提供和开放使用的正常审核程序，完成规定流程之外，还要接受安全审查。该项工作是由科技部出面组织，但审查人员不限于科技部。进行材料合规审查的评审条件主要有：

(1) 备案材料是否符合要求。

(2) 应对潜在风险的对策是否有效。

(3) 对外提供的用途是否合法、明确。

(4) 是否会对我国公众健康、国家安全和社会公共利益造成危害。

(5) 是否符合全外显子组测序、全基因组测序、全基因组芯片、与身份识别相关靶向测序产生的原始数据应当在境内平台存储。

(6) 是否符合在境内平台存储时，数据提交者应与数据平台通过协议明确共享条件。共享条件包括但不限于：原始Reads数据有条件开放共享，必须去除STR等可回溯的个人身份识别信息。个人身份识别信息不允许上传至公共平台。

(7) 是否符合同一研究项目累计1 000例以上宏基因组、转录组(含单细胞)、蛋白质组测序数据，应当在境内平台存储。

(五) 国际科学研究合作审批

适用于具有法人资格的外方单位与中方单位，利用我国人类遗传资源开展国际科学研究合作的规范和管理。中方单位、外方单位申请应具备或符合如下条件：①对我国公众健康、国家安全和社会公共利益没有危害；②合作双方为具有法人资格的中方单位、外方单位，并具有开展相关工作的基础和能力；③合作研究目的和内容明确、合法，期限合理；④合作研究方案合理；⑤拟使用的人类遗传资源来源合法，种类、数量与研究内容相符；⑥通过合作双方各自所在国(地区)的伦理审查。外方单位确无法提供所在国(地区)伦理审查证明材料的，可以提交外方单位认可中方单位伦理审查意见的证明材料；⑦研究成果归属明确，有合理明确的利益分配方案。

活动开始前应当申请行政许可。重大事项发生变更的，或需要延续行政许可有效期的，应提出变更申请或延续申请。涉及多中心临床研究的，不得拆分后申请行政许可；在行政许可有效期限届满后六个月内，共同提交合作研究情况报告。

部分国际合作申报改为备案。《实施细则》将为获得相关药品和医疗器械在中国上市许可的国际合作临床试验备案限定从临床机构扩大到临床医疗卫生机构，或者人类遗传资源在临床医疗卫生机构内采集并由相关药品和医疗器械上市许可临床试验方案指定的境内单位进行检测、分析和剩余样本处理，符合上述两种情形的国际合作审批将转为国际合作备案。

简化国际合作数据报备。《实施细则》规定，已取得行政许可的国际科学研究合作或者已完成备案的国际合作临床试验实施过程中，中方单位向外方单位提供合作产生的人类遗传资源信息的，如国际合作协议中已约定由合作双方使用，不需要单独事先报告和提交信息备份。

国合项目部分变更的豁免。《实施细则》为国合项目非重大变更豁免了变更流程，仅需书面提交变更事项的说明和相应材料等。例如一些合作单位的增减，样本数目的变化在原先计划的10%之内等。

若临床试验中合作各方均为中方单位，而只有 EDC 供应商是外方单位，则不需要申请国际科学合作科学研究行政许可/国际合作临床试验备案。

若正在进行的临床试验项目的合作方单位性质变更为外方单位，该项目必须先行暂停，待国际科学研究合作获批或国际合作临床试验备案取得备案号后方可继续开展。

若外方对于科学研究项目没有实质性的参与，不获取研究相关数据信息，不共享相应研究成果（例如，外资制药企业仅为医疗机构的研究者提供临床研究用药或部分研究经费资助而不分享研究成果），则不需要申报国际科学研究合作许可/国际合作临床试验备案。

（六）国际合作临床试验备案

为取得相关药品和医疗器械在我国上市许可，在临床医疗卫生机构利用我国人类遗传资源开展国际合作临床试验、不涉及人类遗传资源材料出境，不需要批准，但应当符合下列情况之一，并在开展临床试验前将拟使用的人类遗传资源种类、数量及其用途备案：（1）涉及的人类遗传资源采集、检测、分析和剩余人类遗传资源材料处理等在临床医疗卫生机构内进行；（2）涉及的人类遗传资源在临床医疗卫生机构内采集，并由相关药品和医疗器械上市许可临床试验方案指定的境内单位进行检测、分析和剩余样本处理。

为取得相关药品和医疗器械在我国上市许可的临床试验涉及的探索性研究部分，应当申请人类遗传资源国际科学研究合作行政许可。

具有法人资格的中方单位、外方单位可以申请备案，内容如下：①合作各方基本情况；②研究涉及使用的人类遗传资源种类、数量和用途；③研究方案；④组长单位伦理审查批件；⑤其他证明材料。

关键点：在开展临床试验前备案。申请国际合作临床试验备案的，应当事先获得药品监督管理部门临床试验批件、通知书或者备案登记材料。申请单位获得备案号后，即可开展国际合作临床试验。合作双方，应当在备案有效期限届满后六个月内，共同提交合作研究情况报告。

（七）发现重要家系及特定地区人遗资源登记

机构或个人发现重要遗传家系和特定地区人类遗传资源的，应登录人类遗传资源申报登记系统进行申报登记。

三、相关的法律法规介绍

《中华人民共和国生物安全法》于 2020 年 10 月 17 日第十三届全国人民代表大会常务委员会通过，2021 年 4 月 15 日开始执行，这是一部基本法，在此基础上，《中华人民共和国数据安全法》、《中华人民共和国个人信息保护法》，甚至《中华人民共和国刑法》，它们都以不同的要求和侧面对人遗生物样本做出了相应的要求。

（一）《中华人民共和国生物安全法》

《中华人民共和国生物安全法》第六章专章讲述“人类遗传资源与生物资源安全”，生物安全问题已提升至国家安全高度，也是国家整体安全观的重要组成部分。

《中华人民共和国生物安全法》第五十六条规定从事下列活动，应当经国务院科学技术主管部门批准：

（一）采集我国重要遗传家系、特定地区人类遗传资源或者采集国务院科学技术主管部门规定的种类、数量的人类遗传资源；

（二）保藏我国人类遗传资源；

（三）利用我国人类遗传资源开展国际科学研究合作；

（四）将我国人类遗传资源材料运送、邮寄、携带出境。

其中，重要遗传家系是指患有遗传性疾病、具有遗传性特殊体质或者生理特征的有血缘关系的群体，且该群体中患有遗传性疾病、具有遗传性特殊体质或者生理特征的成员涉及三代或者三代以上，红绿色盲、血友病等常见单基因疾病，高血压、糖尿病等常见多基因疾病不属于此范围。

特定地区人类遗传资源：是指在隔离或者特殊环境下长期生活，并具有特殊体质特征或者在生理特征方面有适应性性状发生的人类遗传资源。特定地区不以是否为少数民族聚居区为划分依据。我国科研机构、高等学校、医疗机构、企业发现重要遗传家系和特定地区人类遗传资源，应当通过申报登记管理信息服务平台进行申报。

大规模人群：人数大于 3000 例。

当然了，境外组织、个人及其设立或者实际控制的机构不得在我国境内采集、保藏我国人类遗传资源，不得向境外提供我国人类遗传资源。至于外方单位的定义或者如何确定，目前的《实施细则》也有明确的界定。对于境外组织、个人持股未达到 50%且对企业的决策、内部管理无法进行支配或不产生重大影响的实体将不再被认定为外方单位。这将利好外资只占少数股权的在华外商投资企业，只要外资不对企业的决策、管理进行支配或者施加重大影响，此类企业将不再属于外方单位，其依法可以在我国境内采集、保藏我国人类遗传资源。此外，《实施细则》首次明确，设在港澳的内资实控机构视为中方单位。

（二）《中华人民共和国刑法修正案》(2021 年施行)

（1）与人类遗传资源相关。

《刑法修正案（十一）（草案）》第三百三十四条增加，违反国家有关规定，有下列情形之一，危害公众健康或者社会公共利益，情节严重的，处三年以下有期徒刑、拘役或者管制，并处或者单处罚金；情节特别严重的，处三年以上七年以下有期徒刑，并处罚金：

（一）非法采集国家人类遗传资源；

（二）非法运送、邮寄、携带国家人类遗传资源材料出境的；

（2）与基因编辑、胚胎移植相关。

《刑法》第三百三十六条后增加一条："违反国家有关规定，将基因编辑的胚胎、克隆的胚胎植入人类或者动物体内，情节严重的，处三年以下有期徒刑或者拘役，并处罚金；情节特别严重的，处三年以上七年以下有期徒刑，并处罚金。"

（3）与信息安全相关。

《刑法》第二百五十三条之一修改为："违反国家有关规定，向他人出售或者提供公民个人信息，情节严重的，处三年以下有期徒刑或者拘役，并处或者单处罚金情节特别严重的，处三年以上七年以下有期徒刑，并处罚金。"违反国家有关规定，将在履行职责或者提供服务过程中获得的公民个人信息，出售或者提供给他人的，依照前款的规定从重处罚。

（三）《中华人民共和国个人信息保护法》(2021 年 11 月 1 日起施行)

《个人信息保护法》第一条规定："为了保护个人信息权益，规范个人信息处理活动，促进个人信息合理利用，根据宪法，制定本法。"从《个人信息保护法》的立法目的看，一个是"保护个人信息权益"，另一个是"促进个人信息合理利用"，其中"规范个人信息处理活动"处于整个《个人信息保护法》的核心地位。其中，个人信息是指以电子或者其他方式记录的与已识别或者可识别的自然人有关的各种信息，不包括匿名化处理后的信息。也就是说，完成了匿名化信息处理程序的个人信息，将不再受到信息保护法的管理，可以进行相对自由的转移、共享和使用。

"匿名化"定义为："是指个人信息经过处理无法识别特定自然人且不能复原的过程。"该定义中的"不能复原"主要采取了两种方法：一是删除个人信息包含的个人描述部分，包括将描述部分替换为其他描述部分，或者使用具有不可恢复的方法等；二是删除所述个人信息中所包含的全部标识符，包括将标识符替换为其他描述部分，或者使用具有不可恢复的方法等。

《个人信息保护法》第二十八条给出了“敏感个人信息”的定义，即“敏感个人信息是一旦泄露或者非法使用，容易导致自然人的人格尊严受到侵害或者人身、财产安全受到危害的个人信息，包括生物识别、宗教信仰、特定身份、医疗健康、金融账户、行踪轨迹等信息，以及不满十四周岁未成年人的个人信息”。

《个人信息保护法》对处理敏感个人信息作出了严格的限制性规定，即在履行“告知-知情-同意”原则的基础上，只有在具有特定的目的和充分的必要性，并采取严格保护措施的情形下，个人信息处理者方可处理敏感个人信息。

《个人信息保护法》主要确立以下五项重要原则：一是遵循合法、正当、必要和诚信原则；二是采取对个人权益影响最小的方式，限于实现处理目的的最小范围原则；三是处理个人信息应当遵循公开、透明原则；四是处理个人信息应当保证个人信息质量原则；五是采取必要措施确保个人信息安全原则等。

为了确保个人信息处理者遵守个人信息保护之义务，严格规范个人信息的处理活动，《个人信息保护法》设置了严格的行政和民事法律责任。主要体现为以“告知-知情-同意”为核心的个人信息处理规则。

（四）《中华人民共和国数据安全法》（2021 年 6 月 1 日通过，2022 年起施行）

该法明确将数据处理活动纳入法律调整范围，落实开展数据活动的组织、个人的主体责任，建立健全国家维护数据安全制度；通过建立健全数据安全治理，提高数据安全保障能力，国家保护个人、组织有效利用，保障数据有序自由流动，从而推动数据要素化市场改革，促进以数据为关键要素的数字经济。

其中第四十六条规定：违反本法第三十一条规定，向境外提供重要数据的，由有关主管部门责令改正，给予警告，可以并处十万元以上一百万元以下罚款。

四、国家标准介绍

“没有规矩，不成方圆”，要建立高质量人遗资源样本库，首先要有标准，高标准才有高质量。在 2022 年 7 月发布的《国家标准化发展纲要》中，特别强调了生物样本相关的技术标准以及如何更好地加快生物样本共享服务与应用，以满足生物医药产业市场需求，支撑转化医学研究与精准医学高质量可持续健康发展，国家标准上升到了国家战略。对于科研人员（也就是样本的使用者），如何确保生物样本库建设符合标准，保证采集保藏处理的样本满足质量要求十分重要。

在我国 TC559 和中国合格评定国家认可委员会（CNAS）的共同推动和积极参与下，我国的样本库认可时代悄然来临，人类遗传资源样本库走向了质量可比，互认共享时代。目前国家标准已经申报提交 70 项，成功立项 20 项，已发布 14 项，在研 4 项。已发布的 14 项国家标准涉及人类遗传资源样本库标准、各种管理标准、样本采集标准、质控标准等（表 9 - 1）。在研国家标准见表 9 - 2。

表 9－1 标准指引——已发布国家标准

发布时间	标准号	名 称
2019年8月30日	GB/T 37864—2019	《生物样本库质量和能力通用要求》
2020年3月31日	GB/T 38576—2020	《人类血液样本采集与处理》
2020年4月28日	GB/T 38735—2020	《人类尿液样本采集与处理》
	GB/T 38736—2020	《人类生物样本保藏伦理要求》
2021年3月9日	GB/T 39766—2021	《人类生物样本库管理规范》
	GB/T 39767—2021	《人类生物样本管理规范》
	GB/T 39768—2021	《人类生物样本分类与编码》
2021年8月20日	GB/T 40364—2021	《人类生物样本库基础术语》
	GB/T 40352.1—2021	《人类组织样本采集与处理第1部分：手术切除组织》
2021年10月11日	GB/T 40664—2021	《用于高通量测序的核酸类样本质量控制通用要求》
	GB/T 40974—2021	《核酸样本质量评价方法》
2022年10月12日	GB/T 42066—2022	《急性病毒性感染呼吸道样本采集》
	GB/T 41908—2022	《人类粪便样本采集与处理》
	GB/T 41910—2022	《洗涤粪菌质量控制和粪菌样本分级》

表 9－2 标准指引——在研国家标准

计划号	项目名称	标准性质	状态
20213265－T－469	生物样本多能干细胞通用要求	T/制定	报批
20210915－T－469	人类生物样本中医信息基本数据集	T/制定	报批
20213267－T－469	一次性采样管(灭活型)	T/制定	报批
20214264－T－469	人感染病原微生物与样本保藏通用要求	T/制定	报批
20214638－T－469	单细胞测序样本采集与处理规范	T/制定	送审
20214637－T－469	生物样本库中生物样本处理方法的确认和验证通用要求	T/制定	送审
\	生物技术生物样本保藏动物生物样本保藏要求	T/制定	预立项
\	生物技术生物样本保藏用于研究和开发用途的植物生物样本保藏要求	T/制定	预立项
\	细胞运输的通用要求	T/制定	预立项
\	人类舌苔样本采集和处理	T/制定	预立项
\	深海生物样本采集、处理和保藏要求	T/制定	计划上报
\	生物样本库基本安全要求	T/制定	立项申请

五、人类遗传资源的伦理监管模式

除了明确的对于人类生物样本和数据的法律监管以及行政许可的管理，更为广阔的管理约束空间是属于伦理监管的。比起法律法规治理，伦理治理具有独特的优势。因为它没有法律的强制性，而更加注重文化上的可接受性，因而具有动态的、开放的特征。人类遗传资源不仅是一个国家的资源，而且是全人类的资源。来自不同国家、不同地域、不同人群的遗传资源不仅为认识人类物种内的遗传多样性提供了必不可少的信息，而且有助于个性化医学、药物研发以及生物技术等领域的发展。因此，人类遗传资源的收集和保藏，不是为了看的，而是要拿来用的。人遗资源的全生命流程的每个环节都有伦理相关问题。伦理监管的目的，一是要促进科技向善，防范科技活动可能带来的潜在风险，保证科技创新活动的正确方向；二是要遵循科技规律，立足我国科技发展阶段和社会文化特点，推动科技创新与科技伦理的协同发展、良性互动。

（一）国内的伦理监管体系介绍

习近平总书记 2021 年 5 月在两院院士大会、中国科协第十次全国代表大会上发表重要讲话时指出，科技是发展的利器，也可能成为风险的源头。要前瞻研判科技发展带来的规则冲突、社会风险、伦理挑战，完善相关法律法规、伦理审查规则及监管框架。党的 19 届四中全会提出要将科技伦理治理纳入社会治理框架，而科技伦理是科技活动必须遵守的价值准则。2022 年 3 月 20 日，中共中央办公厅和国务院办公厅联合发布了《关于加强科技伦理治理的意见》（以下简称《意见》），就加强科技伦理治理提出了全面要求和规划，明确提出了科技伦理治理的概念。

《意见》提出了完善科技伦理审查规则流程，健全科技伦理（审查）委员会设立标准、登记制度，建立科技伦理审查结果专家复核机制等具体要求。文件要求各个单位要履行科技伦理管理的主体责任，而且要求所有的科技人员要主动学习科技伦理知识。这也是国际上第一个从国家层面提出科技伦理治理的纲领性文件，彰显了我国负责任地发展科学技术的决心和意志。

科技伦理治理包括四个方面的任务，即：健全科技伦理治理体制，加强科技伦理治理制度保障，强化科技伦理审查和监管，深入开展科技伦理教育和宣传。

在伦理治理方面，为规范科学研究、技术开发等科技活动的科技伦理审查工作，强化科技伦理风险防控，促进负责任创新，依据《中华人民共和国科学技术进步法》以及两办文件《关于加强科技伦理治理的意见》等，国家卫健委 2023 年 2 月颁布的《涉及人的生命科学和医学研究伦理审查办法》，科技部 2023 年 10 月颁布的《科技伦理审查办法（试行）》等，以及法律法规和相关规定，我国科技伦理治理体制进一步完善。新一轮科技革命和产业变革加速演进，新兴技术突破和应用给经济社会发展带来的影响日益深刻，伴随产生的伦理问题成为全世界面临的共同挑战。促进科技向善，迫切需要加强科技伦理治理，完善科技伦理监管规则，强化科技伦理审查作用，切实有效防控科技伦理风险，实现科技创新高质量发展和高水平安全的良性互动。

（二）《涉及人的生命科学和医学研究伦理审查办法》的学习与领会

随着生命科学、医学进步和法律、法规、规章完善，为适应国内涉及人的生命科学和医学研究管理工作的客观需求，卫健委联合教育部、科技部、国家中医药局于 2023 年 2 月 18 日发布实施《涉及人的生命科学和医学研究伦理审查办法》（以下简称《办法》），以进一步规范涉及人的生命科学和医学研究伦理审查工作。

《办法》于 2023 年颁布实施后，对于尚未设立伦理委员会的高等院校、科研院所等机构，需要组建并规范运行伦理委员会，或把审查委托给同类别机构或医疗卫生机构的伦理委员会，或者委托给相关的区域伦理委员会。以国家自然科学基金委员会要求为例，凡涉及人的生命科学和医学研究的项目申报，申请人应提供所在机构或上级主管机构伦理委员会的证明。事实上，目前所有级别科研项目的申报、实施，科研文章的发表，只要涉及人类生物样本和数据使用的，都会由相应的主管部门提出伦理规范的具体要求。

《办法》扩大了监管涵盖范围，也增加了审查范围，进一步细化了递交初始审查资料、初始审查重点、知情同意要点，新增了免除审查、委托审查的相关内容；对伦理委员会建设、简易程序审查和重新获取知情同意的适用情形、利益冲突管理等方面均作出具体要求。

(1) 伦理审查的适用范围。医疗卫生机构、高等学校、科研院所等开展“以人为受试者或使用人(统称研究参与者)的生物样本、信息数据(包括健康记录、行为等)开展的研究活动”都要进行伦理审查。所在机构是伦理审查工作的管理责任主体，应当设立伦理委员会的机构包括二级以上医疗机构和设区的市级以上卫生机构、高等学校、科研院所等。国家卫生健康委会主体负责伦理审查等相关工作。

(2) 对一般采取会议审查和简易程序审查的适用情形作出明确规定，也包含明确具体的列举。

(3) 增加免除伦理审查的标准。使用人的信息数据或生物样本开展涉及人的生命科学和医学研究，不对人体造成伤害、不涉及敏感个人信息或商业利益的；包括利用合法获得的公开数据，或通过观察且不干扰公共行为产生的数据；使用匿名化的信息数据；使用生物样本库来源的人源细胞株或者细胞系等开展研究，研究相关内容和目的在提供方授权范围内，且不涉及人胚胎和生殖性克隆、嵌合、可遗传的基因操作等活动的，皆可以免除伦理审查。

(4) 新增递交初始审查资料。第 18 条明确，由研究者在申请初始伦理审查时应当向伦理委员会提交涉及人的生命科学和医学研究材料。新增了研究材料诚信承诺书，生物样本、信息数据的来源证明，科学性论证意见，利益冲突申明，招募广告及其发布形式，研究成果的发布形式说明。

(5) 新增初始审查的重点审查内容。伦理委员会初始审查的重点审查内容：研究是否符合法律法规、规章和相关规定；研究参与者招募方式、途径是否恰当，招募是否公平；是否明确告知研究参与者应当享有的权益；是否涉及社会敏感的伦理问题；研究结果是否发布，其发布方式和时间是否恰当。

(6) 新增伦理委员会批准研究的基本标准。研究具有科学价值和社会价值，不违反法律法规的规定，不损害公共利益；风险受益比合理，风险已最小化；规范、有效的知情同意；机构和研究者能够胜任研究；研究结果的发布方式、内容、时间合理。

(7) 强调跟踪审查的重要性及其行政处罚和处分。跟踪审查是伦理审查的重要组成部分。现阶段大部分机构伦理委员会重视初始审查，而跟踪审查现状不尽人意。

(8) 规定再次知情同意的情形。第 38 条明确，研究过程中发生以下三种情形时，研究者应当再次获取研究参与者的知情同意：与研究参与者相关的研究内容发生实质性变化的；与研究相关的风险实质性提高或者增加的；研究参与者民事行为能力等级提高的。

(9) 强调隐私权和个人信息保护。涉及人的生命科学和医学研究应当保护隐私及个人信息。伦理审查相关人员应签署保密协议。

（三）《科技伦理审查办法（试行）》的学习与领会

2023 年 10 月 8 日，中华人民共和国科学技术部（“科技部”）会同教育部、工业和信息化部等十个部门与机构共同发布了《科技伦理审查办法（试行）》（简称《科技伦理办法》），《审查办法》从健全体系、规范程序、严格标准、加强监管等方面提出了一系列措施、作出了相关规定。《审查办法》一是划定了科技伦理审查的主要范围，提出要坚持促进创新与防范风险相统一，客观评估、审慎对待不确定性和技术应用风险。科技伦理审查要重点针对可能影响人的合法权益和动物福利以及对生命健康、生态环境、公共秩序、可持续发展等带来伦理风险的科技活动。二是明确了科技伦理审查的责任主体、科技伦理（审查）委员会的设立标准和组织运行机制，并对委员会的制度建设、监督管理等提出具体要求。三是明确了科技伦理审查的基本程序，确定了伦理审查内容和审查标准，明确了需要开展伦理审查复核的科技活动清单内容及调整更新机制。四是明确了各相关部门、地方和各类创新主体的监督管理职责，建立了科技伦理（审查）委员会和科技伦理高风险科技活动登记制度，对科技伦理违规行为及调查处理分工等作出规定。

随着人工智能与基因编辑等技术的不断发展，我国伦理审查的关注视野逐步从聚焦于生命科学和医学研究领域，转向更为广泛的科技研究领域，科技伦理逐步成为我国监管的关注重点。在此背景下，《科技伦理审查办法》正式稿的出台，标志着我国探索建立科技伦理审查制度向前迈出了重要的一步。

根据《科技伦理办法》第二条，科技伦理审查活动范围主要包括以下几类活动：①涉及以人为研究参与者的科技活动，包括以人为测试、调查、观察等研究活动的对象，以及利用人类生物样本、个人信息数据等的科技活动；②涉及实验动物的科技活动；③不直接涉及人或实验动物，但可能在生命健康、生态环境、公共秩序、可持续发展等方面带来伦理风险挑战的科技活动；④依据法律、行政法规和国家有关规定需进行科技伦理审查的其他科技活动。

从适用范围看，《科技伦理办法》同此前发布的《涉及人的生命科学和医学研究伦理审查办法》适用的范围存在交叉和重合，但《科技伦理办法》的适用范围更为广泛。据此，涉及上述活动范围的科技伦理活动原则上都适用《科技伦理办法》的规定。就生命科学领域而言，涉及的研发活动包括但不限于开展临床试验、研究者发起的临床研究、真实世界研究、以及部分临床前研究。对于涉及人的生命科学、医学的科技研究活动，《科技伦理办法》和《涉及人的生命科学和医学研究伦理审查办法》等规定将同时适用。但卫生健康行业等主管部门发布的符合《科技伦理办法》精神和要求的伦理审查要求，或将作为行业的特殊规定优先适用。

《科技伦理办法》第四条确认，从事生命科学、医学、人工智能等科技活动的单位，研究内容涉及科技伦理敏感领域的，应设立科技伦理（审查）委员会（“科技伦理委员会”）。笔者理解，业务范围涉及科技伦理敏感领域且存在较大科技伦理审查需求的企业负有义务设立科技伦理委员会，包括但不限于各类新药、医疗器械研发企业。

根据《科技伦理办法》，审查程序主要包括一般程序、简易程序、专家复核程序、以及应急程序。其中，作为在《征求意见稿》阶段提出的特殊监管制度，按照清单方式管理的专家复核程序将跟随着《科技伦理办法》的出台和生效正式落地。专家复核程序系在单位自行开展的科技伦理审查之外的额外审查程序。根据《科技伦理办法》，当开展纳入清单管理的科技活动的，在通过科技伦理委员会的初步审查之后，应报请所在地方或相关行业主管部门组织开展专家复核。多个单位参与的，由牵头单位汇总并向所在地方或相关行业主管部门申请专家复核。关于可能产生较大伦理风险挑战的新兴科技活动的清单，将根据“工作需要”动态调整并由科技部发布。以下为当前的清单中，需要开展伦理审查复核的科技活动项目：①对人类生命健康、价值理念、生态环境等具有重大影响的新物种合成研究；②将人干细胞导入动物胚胎或胎儿并进一步在动物子宫中孕育成个体的相关研究；③改变人类生殖细胞、受精卵和着床前胚胎细胞核遗传物质或遗传规律的基础研究；④侵入式脑机接口用于神经、精神类疾病治疗的临床研究；⑤对人类主观行为、心理情绪和生命健康等具有较强影响的人机融合系统的研发；⑥具有舆论社会动员能力和社会意识引导能力的算法模型、应用程序及系统的研发；⑦面向存在安全、人身健康风险等场景的具有高度自主能力的自动化决策系统的研发。

制定清单主要是为了有效应对生命科学、人工智能等新技术加速突破和应用所带来的伦理风险与挑战。纳入清单管理的科技活动主要考虑三个方面的因素。一是科学技术自身的伦理风险，包括科学知识和安全信息的充分程度，技术的成熟度、操作难易程度、安全性、有效性和可控性；二是科技活动伦理风险发生的可能性、风险种类、严重程度、影响范围等；三是科技活动的必要合理性、目标人群或目标应用场景等。

此外，《科技伦理办法》延续了《征求意见稿》阶段提出的专家复核程序的豁免条款，指出如果国家对纳入清单管理的科技活动实行行政审批等监管措施且将符合伦理要求作为审批条件、监管内容的，可以不再开展专家复核。笔者理解，适用行政审批等监管程序的临床试验活动、人类遗传资源的采集、保藏、国际合作研究等利用活动可能适用特别规定，无须开展专家复核工作，但这并不意味着前述活动无需满足相应的伦理要求，只是符合伦理要求将作为行政审批的审批条件、监管内容，而无须另行开展专家复核工作。

《科技伦理办法》明确，科技部负责统筹指导全国科技伦理监管工作，有关科技伦理审查监管的重要事项应听取国家科技伦理委员会的专业性、学术性咨询意见。高等学校、科研机构、医疗卫生机构、企业等是查处单位内部科技伦理违规行为的第一责任主体，单位或其负责人涉嫌科技伦理违规行为的，由其上级主管部门查处，没有上级主管部门的，由其所在地的省级科技行政管理部门负责查处。根据《科技伦理办法》，高等学校、科研机构、医疗卫生机构、企业系单位内部调查处理的第一责任主体。

本次《科技伦理办法》的落地，进一步明确了企业在科技伦理方面应当遵循的监管要求，其生效的同时意味着企业应当落实相应的科技伦理合规义务。据此，笔者建议可能涉及科技伦理敏感领域的单位提前进行准备，依照《科技伦理办法》并参考其他生命科学及医学研究伦理的要求，提升科技伦理的合规意识，在人员、机构、文件、资源配备等方面提前准备，以争取在未来科技伦理审查制度落地时，助力单位业务的合规开展。

总之，随着 2023 年关于伦理监管方面，卫健委和科技部伦理治理的法规出台，至此，伦理监管的框架体系也构建完成，下一步需要从国家主管部门到具体实施部门的工作环节也就非常明朗，主要包括：

（1）相关行业主管部门和地方按照职责权限和隶属关系建立本系统、本地方科技伦理审查的监督管理机制，制定和修订本系统本地方的科技伦理审查办法、细则等制度规范，建立健全对纳入清单管理的科技活动的专家复核机制。科技部加强国家科技伦理管理信息登记平台建设，为相关行业主管部门、地方加强科技伦理监管提供信息化支撑。

(2) 各类创新主体要切实履行科技伦理管理主体责任，健全本单位科技伦理审查监管机制，加强科技伦理（审查）委员会制度建设和能力建设，加强对本单位科技伦理委员会委员和科技人员的教育培训，开展负责任的研究与创新。

(3) 科技人员要自觉遵守科技伦理规范，学习科技伦理知识，提高科技伦理意识，按要求申请伦理审查，关注科技活动中伦理风险变化，遇到问题及时报告。

(4) 科技类社团可制定本领域的科技伦理审查具体规范和指南，为创新主体和科技人员提供细化指导。

知情同意的特别介绍

从1948年《纽伦堡法典》提出“自愿同意”的原则，到1964年《赫尔辛基宣言》明确地把“自愿同意”称为“知情同意”，再到1979年《贝尔蒙特报告》进一步明确了个人自主决定和选择的重要性，提出“尊重”、“有利”、“公正”原则，知情同意在生物医学研究中的要求逐渐明确，并成为一个需要遵守的原则。知情同意可分为“知情”和“同意”两部分。在涉及人的健康相关研究中，研究者有义务给研究参与者（患者和健康志愿者）提供知情同意书，其中告知研究的目的、程序、内容、潜在的风险和收益等信息，有能力给予知情同意的参与者在充分理解知情同意书所提供的信息后，自愿地选择同意或不同意参与研究。研究若涉及儿童、青少年，以及无能力给予知情同意的成年人，研究者在开展研究之前必须确保他们的法定代理人已给予许可。在参与研究的过程中，参与者有权自由选择退出研究。当研究有任何实质性变化时，研究者必须再次寻求参与者的知情同意。知情同意是生命伦理的核心要素。在所有样本采集前签署知情同意书，不仅是为了保护研究对象或者研究参与者合法权益，也保护了研究者或者收集者免于法律诉讼。

科技部的人类遗传资源管理规定以及卫建委的伦理规范，都对知情同意书的格式和内容做出了法律规范。强调一点，我们国家是唯一对这些知情同意书的格式和内容做出法律规范的国家。国家科技部明确要求，采集我国人的遗传资源应当事先告知遗传资源提供者采集的目的、采集用途、对健康可能产生的影响、个人隐私保护措施以及享有的自愿参与，随时无条件退出的权利。卫健委第36条新增了5项知情同意内容：研究者、伦理委员会以及发生问题时的联系人和联系方式，研究所需时间和研究参与者数量，是否将研究结果反馈给研究参与者，可能的替代治疗及其主要受益和风险，涉及人的生物样本采集的种类、数量、用途、保藏、利用（包括是否直接用于产品开发、共享和二次利用）、隐私保护、对外提供、销毁处理等相关内容。这些内容都是以法律法规的形式出现。这也就是要求研究者在进行科研建设过程中，签署的知情同意书必须各种要素完备。除了知情同意书里面的知情告知，还有一个非常标准化的知情同意的自主同意签字以及相关的说明材料。

依据国家卫健委发布的伦理审查办法，伦理审查的范围包括：

（一）采用物理学、化学、生物学等方法对人的生殖、生长、发育、衰老进行研究的活动。

（二）采用物理学、化学、生物学、中医药学和心理学等方法对人的生理、心理行为、病理现象、疾病病因和发病机制，以及疾病的预防、诊断、治疗和康复进行研究的活动。

（三）采用新技术或者新产品在人体上进行试验研究的活动。

（四）采用流行病学、社会学、心理学等方法收集、记录、使用、报告或者储存有关人的涉及生命科学和医学问题的生物样本、医疗记录、行为等科学研究资料的活动。

其中，第一和第二项的主体部分符合我们的传统认知，而第三项和第四项更多地反映了近年的科技发展，无论是基础研究或是转化研究，只要是涉及人的相关生物学样本和数据信息的采集，都有可能涉及伦理问题。是否需要履行伦理审查，应该多和伦理专家进行沟通，不要自说自话，一味按照习惯思维来开展工作。

为加强伦理审查，伦理委员会的主要考察内容包括：

（一）研究者和人遗资源库建设单位的资格、经验是否完备；

（二）研究方案是否符合科学性和伦理原则的要求；

（三）受试者可能遭受的风险程度与研究预期的受益相比是否合适；

（四）在办理知情同意过程中，向受试者（或其家属、监护人、法定代理人）提供的有关信息资料是否完整易懂，获得知情同意的方法是否适当；

（五）对受试者的资料是否采取了保密措施；

（六）受试者入选和排除的标准是否合适和公平；

（七）是否向受试者明确告知他们应该享有的权益，包括在研究过程中可以随时退出而无须提出理由且不受歧视的权利；

（八）受试者是否因参加研究而获得合理补偿；

（九）研究人员中是否有专人负责处理知情同意和受试者安全的问题；

（十）对受试者在研究中可能承受的风险是否采取了保护措施。

（三）国家标准《人类生物样本保藏伦理要求》（GB/T 38736—2020）介绍

人类生物样本库涉及人类遗传样本或信息的采集、处理、使用和保存，还有研究、共享等环节，在建立遗传资源样本库的各个环节上都存在伦理问题。《人类生物样本保藏伦理要求》规定了人类生物样本保藏机构开展人类生物样本管理活动的基本伦理要求也适用于人类生物样本保藏机构开展人类生物样本管理活动的伦理审查。主要涵盖了人类生物样本管理活动的权利和职责、人类生物样本保藏的伦理原则、知情同意、隐私保护和保密、人类生物样本的使用、知识产权保护和资源共享、利益冲突、伦理委员会和伦理审查等与人类生物样本管理活动直接相关的伦理规范。

按照制定的样本库伦理国家标准，样本库的保藏活动的知情同意分为三种类型，从样本库管理者的立场出发，当然希望每一位样本捐献者（或者叫科研合作者）都签署全部同意，即同意将样本和信息交给采集者或科研人员，完成所有的科研目的，包括商业和科学研究。也意味着同意样本捐献者自己的样本和信息供采集者及其单位进行科研使用；还可以供这个单位之外的单位进行使用；包括供应这个单位之外的国际交流与合作；以及用于商业用途，并且承诺放弃个人利益。所以，一份内容完备的知情同意书是具有法律意义的契约文件，直接决定了捐赠者的样本和信息未来的共享之路到底能走多远。

第三节　人类遗传资源的生物安全清单介绍

人遗资源（含样本和信息）非法外泄会造成较大的安全隐患，甚至会导致国家安全受到威胁。人遗资源库中生物样本本身可能存在一定的生物危险性，例如是否含有致病性、致命性或传播性风险因子或毒素等，若存储不当，不仅可能会影响经济发展及社会稳定，也可能影响公共卫生安全和国家生物安全。对于所有采集获得的人类生物样本，在检测确认之前，均需要视为有潜在的生物危害性，所以人遗资源库需要采取生物安全预防措施，主要体现在空间设置、管理规程、人员培训、应急预案等方面。人遗资源库应确保样本及数据在采集、储存、接收、分发、运输及医疗废物处置等过程中的安全。

人遗资源的生物安全重点关注事项：

（1）未经批准，采集我国重要遗传家系、特定地区人类遗传资源，或者采集国务院科学技术行政部门规定种类、数量的人类遗传资源。

（2）未经批准，利用我国人类遗传资源开展国际合作科学研究。

（3）未经批准，保藏我国人类遗传资源。

（4）未通过安全审查，将可能影响我国公众健康、国家安全和社会公共利益的人类遗传资源信息向外国组织、个人及其设立或者实际控制的机构提供或者开放使用。

人遗资源库的运行管理也会造成一定的生物安全问题：若发生电力故障、低温设备故障，没有备用供电设备、备用储存空间的话，样本资源损害造成的价值损失将会是巨大的。例如 2012 年 6 月据香港《文汇报》报道，美国波士顿麦克莱恩医院的哈佛脑组织资源中心出现故障，导致 150 个人脑样本腐烂变黑，其中超过 1/3 是自闭症患者捐赠的样本，此次意外或使得自闭症研究工作拖慢 10 年。另外，人遗资源库遇到洪涝、地震、火灾等灾害时，是否有应急预案、是否能够及时转移样本也是属于生物安全的范畴。2010 年巴西最大的生物研究所发生火灾，存放众多生物标本的大楼灾情严重，许多存放了近百年的标本毁于一旦。对于人遗资源信息数据的安全，需要采用高级别的硬件防火墙保护，并且备份储存，数据访问权限应设置相应的等级，受保护的数据信息需要经授权才能进行访问及使用。

为了避免违规风险，人遗资源保藏单位应对其人类遗传资源数据利用场景、数据流动模式等方面进行全面、细致的梳理，结合单位实际情况制订适当的合规管理制度，定期对员工开展合规培训以提高合规风险意识，同时持续开展风险监测和评估，尤其注意评估相关的人遗数据处理活动，是否涉及向相关监管机构办理审批、备案等手续，如发现问题或者隐患应及时进行整改。

除了人遗资源及人遗资源库的生物安全问题，人遗资源库的人员安全也包含在生物安全之中。工作人员需要有足够的防护措施、自我保护意识。人遗资源库的工作人员需要定期接受安全培训与考核，且需要知晓工作的安全性与危害性。人遗资源库实验室需要定期进行消毒，保证人员环境安全。外来访问人员需要做好登记、签署个人保密工作协议，接受一定的培训和防护措施，建立好访问设置和记录。

伴随着遗传科学与生物技术的发展，人类遗传资源的价值，尤其是通过解读人类生存密码体现出的生物医药方面的价值，已经越来越为世界各国所认识，很多国家和地区都已对人类遗传资源进行大规模的商业性开发利用，使得生物制药产业成为全球经济发展的一个新的增长点。而生物制药产业的资源依赖性与信息化的特点决定了在生物技术时代，谁掌握了尽可能多的人类遗传资源，谁就能够在生物经济的发展中取得主动，从而成为新的财富拥有者。一方面，人类遗传资源是驱动生命科学创新创造活动的关键要素，故而对资源的配置要在总体上便利于有效利用和创新需求；另一方面，这种创新活动又必须在安全可控、依法科学、符合公益的要求下进行，因此必须防止无序的资源收集、流通和利用，避免对国家利益、公共利益和相关主体权益的非法侵害。

附录一　人类遗传资源共享平台常用术语

通过使用人类遗传资源样本库基础术语，可以建立人类遗传资源样本库以及管理人类生物样本的通用语言，熟练理解并遵循相应要求的技术标准，为人类遗传资源样本的有效管理和服务奠定基础。

1.1

生物样本资源　biospecimen resource

为某个目的而收集的生物样本。生物样本资源可以集中储存在人类生物样本库或者实验室。生物样本资源包括植物、动物、微生物样本资源，也包括人类生物样本。

1.2

生物银行 biobank

等同于生物样本库，是开展生物样本保藏相关活动的合法实体组织机构或其部门。

1.3

人类生物样本　human biological material/biospecimen

为开展科学研究，从人体获得的各种组织器官，包括但不限于血液、皮肤、骨髓、肌肉、毛发、分泌物、内脏器官等所有类型的生物样本。

1.4

人类生物样本库　human biological material centers

对人类生物样本进行管理和运营的实体组织机构。包括人类生物样本实体库和数据虚拟库，实体库是指人类生物实体样本，虚拟库指与人类生物样本相关联的数据库。主要工作内容包括采集、收集、使用和处理人类生物样本。

1.5

人类生物样本库活动　human biobanking

涉及人类生物样本的全流程工作，包括采集、收集、处理、保藏、分发、共享和检测等管理活动。

1.6

生物样本定量　quantity of sample

对每份人类生物样本的数量进行描述，如固体组织器官的大小、直径(cm)、质量(g)等；液体资源的质量(g)、体积(mL)、浓度(μg/μL)。

1.7

脱氧核糖核酸(DNA)　deoxyribonucleic acid

由脱氧核糖核苷酸组成的一种双链螺旋结构分子,其构成为核苷酸的排列顺序储存着遗传信息,组成基因。

1.8

核糖核酸(RNA)　ribonucleicAcid

由核糖核苷酸经磷酸二酯键缩合而成长链状分子,存在于生物细胞以及部分病毒、类病毒中的遗传信息载体。

1.9

生物样本类型　type of sample

根据生物样本本身的特性,对资源进行分类,人类生物样本按其本身性质可分为组织、血液、体液、精液、分泌物、细胞混悬液、排泄物、细胞或经处理过的生物样本(DNA、RNA、蛋白等),以及其他生物材料等。

1.10

生物材料　biological material

从生物个体获得或提取的所有实体材料或原料,包括生物样本及生物样本的衍生物。

1.11

生物样本库主任　custodian

直接负责和管理人类生物样本库的人。与其他项目利益相关者一起,共同管理生物样本和信息资源,包括但不限于管理所有与样本资源相关的文件,确保落实有关人类生物样本库的政策和相关制度的制定,并能按人类生物样本库的规章制度来执行规范标准,保障人类生物样本库日常工作的正常运行。

1.12

基因　gene

基因是 DNA 分子上具有遗传效应的特定核苷酸序列的总称,是具有遗传效应的 DNA 分子片段,是遗传变异的主要物质。

1.13

基因组　genome

单倍体细胞中的全套染色体或全部基因。

1.14

转录组　transcriptome

广义转录组是指生命单元(通常是一种细胞)中,所有按基因信息单元转录和加工的 RNA 分子(包括编码和非编码 RNA 功能单元),或是一个特定细胞所有转录本的总和。而狭义转录组是指可直接参与翻译蛋白质的信使 RNA(mRNA)总和。

1.15

利益相关者　stakeholders

人类生物样本库的利益相关者是指参与运营的任何人员，典型的利益相关者包括以下几种：

—人类生物样本患者和供体；

—人类生物样本的提供者；

—发起样本采集工作的人员或组织；

—交付样本的人员或组织；

—生物样本的使用者；

—人类生物样本库员工；

—任何个人或团队，包括对人类生物样本库感兴趣的公共部门；

—供应商（硬件和耗材等）和他们的合作伙伴。

1.16

受试者　subject

也称为人类受试者，等同于样本捐献者。

1.17

知情同意　informed consent

生物样本采集者相关工作人员向生物样本供方或其法定监护人告知，并使其充分理解生物样本捐赠的目的和研究用途等。知情同意以生物样本供方自愿同意参与为原则，以当事双方共同签署知情同意书为具体体现。

1.18

知情同意书　informed consentform

有自主判断能力的供体或其法定监护人，在获得并充分了解样本和数据捐赠相关信息之后，供体所受到风险最小且没有受到任何利诱或恐吓等不当行为影响的前提下，自愿自主的捐赠个人生物样本及其关联数据，并与收集者共同签署的文件。知情同意书由收集者和被收集者共同签署，一式两份。正本由收集者保存，被收集者保存副本。

1.19

自愿参与　free will participate

被收集者在充分理解与研究项目有关的信息后，在不受任何外界因素或外界压力影响的情况下，完全自由和自主地做出参与研究的决定。

1.20

要求　requirement

明示的、通常隐含的或必须履行的需求或期望。

1.21

管理体系　management system

建立方针和目标并实现这些目标的体系。

1.22

项目　project

由一组有起止日期的、相互协调的受控活动组成的独特过程，该过程应达到符合时间、成本和资源等约束条件在内的相关规定所要求的目标。

1.23

检测　testing

按程序确定对象的一个或多个特性的活动。

1.24

电子签名　electronic signatures

电子签名是审核跟踪签署记录的一部分，为数据的输入、验证、修改或删除提供签名。

1.25

标签　label

任何印在或贴在样本容器或包装上的手写、印刷或图形材料。

1.26

标识　mark

标志人类生物样本可被正确追溯的过程。

1.27

标识符/识别信息　identifier/identifying information

可识别主体的信息（如姓名、社保号码、医疗记录或病理号码等）。对于某些样本，这些信息可能包括分类学上的名称和收集时的编号。

1.28

特异性标识符　unique identifier

仅与给定系统内的唯一实体关联的代码。

1.29

条码　bar code

任何印在或贴在样本容器或包装上的手写、印刷或图形材料。

1.30

一维条码　linear bar code

只在一维方向上表示信息的条码符号。

1.31

二维条码　two-dimensional bar code

在二维方向上都表示信息的条码符号。

1.32

条码密度　bar code density

单位长度条码所表示条码字符的个数。

注：通常用 CPI 表示，即每英寸内能表示的条码字符的个数。

1.33

预印条码 preprinted bar code

将设计好的条码在离心管、冻存管等不同生物样本容器或其他需标识的物品出厂前蚀刻或喷印在物品的外表面。

1.34

打印条码 self-print bar code

用自有条码打印机打印的记录所有需要信息的条码。

1.35

层排式二维条码 two-dimensional stacked bar code

由多个被截断的一维条码层排而成的二维条码。

1.36

矩阵式二维条码 two-dimensional matrix bar code

中心距固定的多边型单元组成的标记，用于一定信息的二维条码。

1.37

编码 code

一组用来表示人类生物样本标识(3.26)的数字、字母、特殊符号或它们之间的组合。

1.38

编号 LOT

一定数量的有独特识别号码的试剂、耗材或容器。

1.39

采集 collect

通过合规途径直接获取所需要的人类生物样本及其关联数据并加以暂时储存的过程。也可指已明确研究目的而经过特别方法获取的一个或多个样本。

1.40

采集设计 design of collection

在采集人类生物样本时的研究设计，主要指样本收集时的方法，如病例对照设计、队列研究设计、随机采样等。

1.41

查找 locating

通过生物样本库信息管理系统检索查询特定样本或信息的过程。

1.42

样本转移 sample transfer

在生物样本周期中需要移动、接收、返还、收集或采集生物样本的不同步骤。

1.43

收集 gather

通过各种方式运输和汇总多个区域采集的人类生物样本并加以储存并以备将来使用的过程。

1.44

不良后果　adverse outcome

由于某些不可预见的不良因素或不良反应而导致生物样本的完整度受损的现象。

1.45

保存期限　period of validity

人类生物样本在保存条件下有效的时间期限，计算格式采用“月”为单位计算。

1.46

隐私　confidentiality

人类生物样本供体不愿公开的，与公共利益、群体利益有关，可能会被其他人歧视的信息，或当事人不愿让他人知道或他人不便知道的个人信息。

1.47

伦理　ethics

人们处理人与社会、人与自然相互关系时所应遵循的具体行为准则，包括一系列指导行为的观念，是人与人相处的各种道德标准。

1.48

危险　hazard

可能导致死亡、伤害或疾病、财产损失、工作环境破坏或这些情况组合的根源或状态。

1.49

生物危害　biohazard

也称生物危险，指来源于生物并对人类健康构成威胁的有机体或物质，包括能影响人类健康的医疗废物、微生物样品、病毒或毒素（来源于生物），也包括对动物有害的物质。

1.50

防护设备　protective equipment

防止人员个体受到生物性、化学性或物理性等危险因子伤害的器材和用品。

1.51

风险　risk

危险发生的概率及其后果严重性的综合。

1.52

风险评估　risk assessment

评估风险大小以及确定是否可接受的全过程。

1.53

风险控制　risk control

为降低风险而采取的综合措施。

1.54

资源敏感度　resource sensitivity

人类生物样本稀缺性和重要性的程度。

1.55

体系　system

相互关联或相互作用的一组要素。

1.56

质量手册　quality manual

规定质量管理体系的文件。

1.57

质量保证　quality assurance (QA)

包括规划、实施、记录、评估和改进几个方面的综合性管理方式，该管理方式是为了确保每个操作或元素都能符合项目要求的类型和质量。

1.58

质量方针　quality policy

由组织的最高管理者正式发布的该组织总的质量宗旨和方向。

注1：通常质量方针与组织的总方针相一致并为制定质量目标提供框架。

注2：根据GB/T 19000—2008/ISO 9000：2005，定义3.2.4改写。

1.59

质量目标　quality lbjective

在质量方面所追求的目的。

注1：质量目标通常依据样本库的质量方针制定。

注2：通常对组织的相关职能和层次分别规定质量目标。

注3：根据GB/T 19000—2008/ISO 9000：2005，定义3.2.5改写。

1.60

最高管理者　top management

在最高层指挥和控制组织的一个人或一组人。

1.61

质量管理　quality management

在质量方面指挥和控制组织的协调活动。

1.62

质量控制　quality control

采用特定测试方式监控和验证QA或质量管理体系(QMS)的要求是否正确，这些要求包括样本的采集、处理、保存、储存、样本质量、测试准确度以及样本的测试方式，还包括但不局限于评估检测效率、实验和对照、设备和操作流程准确性和可靠性，以及对耗材、试剂、仪器和设备的监控。

1.63

改进　improvement

质量管理的一部分，致力于增强满足质量要求的能力。

1.64

持续改进　continual improvement

增强满足要求的能力的循环活动。

1.65

有效性　effectiveness

完成策划的活动和达到策划结果的程度。

1.66

效率　efficiency

达到的结果与所使用的资源之间的关系。

1.67

组织　organization

职责、权限和相互关系得到安排的一组人员及设施（公司、集团、商行、企事业单位、研究机构、慈善机构、代理商、社团或上述组织的部分或组合）。

1.68

组织结构　organizational structure

人员的职责、权限和相互关系的安排。

1.69

基础设施　infrastructure

组织运行所必需的设施、设备和服务的体系。

1.70

工作环境　work environment

工作时所处的一组条件。

1.71

产品　product

能够提供给市场，被人们使用和消费，并能满足人们某种需求的任何东西，包括有形的物品、无形的服务、组织、观念或它们的组合。

1.72

特性　characteristic

某事物所特有的性质，一种可测量的产品性质或一种可测量的过程性质。

1.73

缺陷　defect

未满足与预期或规定用途有关的要求。

1.74

预防措施　preventive action

为消除潜在不合格或其他潜在不期望情况的原因所采取的措施。

1.75

纠正措施　corrective action

为消除已发现的不合格或其他不期望情况的原因所采取的措施。

1.76

样本销毁　sample destroy

对出现质量问题且被证实失去应用价值的非稀缺样本、供体主动撤销知情同意的生物样本及其相关数据信息予以彻底毁坏、删除、禁止访问的活动。样本销毁要提出销毁申请并按照一定的销毁程序进行。

1.77

信息　information

有意义的数据。

1.78

信息管理系统　information management system

管理人类生物样本库所储存的生物样本及其相关临床、病理、随访、伦理审查及知情同意等信息的应用软件及硬件。

1.79

护照信息　passport information

样本的标识信息，在人类生物样本平台中指每份生物样本信息在这个平台样本中的 ID (identification)号，每份样本均有一组信息编号，包括平台资源号、资源编号、源数据主键。

1.80

样本信息　sample information

样本本身的一些特征信息。在此数据库中指样本的分类信息、类型、数量、保存和其他相关的信息。

1.81

数据库　database

储存在计算机系统中具有一定结构的记录或数据，允许计算机程序或个人使用查询功能搜索数据库里包含的相关信息。

1.82

批注/相关数据　annotation/related data

与生物材料相关的信息。

1.83

注释　annotation

一份文件的某个特定内容或另外信息的附加信息。

1.84

文件　document

作为名词，指可作为正式记录提供信息或证据的书面、印刷或电子资料；作为动词，指以书面、图像或其他形式记录、登记、报告(某事)。

1.85

规范　specification

阐明要求的文件。对于某一工程作业或行为进行定性的信息规定。

1.86

标准　standards

为促进最佳的共同利益,在科学、技术、经验成果的基础上,由各有关方面合作起草并协商一致或基本同意而制定的适用于公用并经标准化机构批准的技术规范和其他文件。

1.87

记录　record

阐明所取得的结果或提供所完成活动的证据的文件。记录(历史操作)是登记在册、永久保存、可追溯的信息。记录包括但不限于:培训文件、知情同意书、采购记录、处理记录、实验报告、设备维护记录、审计/审核报告、样本存储位置信息、生物样本转移协议、生物样本分发、质量控制报告和所有相关的表格等文件。记录的创建和维护,应以能够清晰地追踪并形成样本监管链为原则。安全系统应能确保所有存储记录的机密性和安全性。

1.88

表格　form

用于记录质量和管理体系所要求的数据的文件。

1.89

检验　examination

以确定一个特性的值或特征为目的的一组操作。

注 1:在某些学科中,一项检验是多项试验、观察或测量的总体活动。

注 2:确定人类生物样本一个特性的值的实验室检验称为定量检验;确定一个特性的特征的实验室检验称为定性检验。

注 3:人类生物样本检测也常称为检测或试验。

1.90

评审　review

为确定主题事项达到规定目标的适宜性、充分性和有效性所进行的活动。

1.91

审核　audit

为获得评审证据并对其进行客观的评价,以确定满足评审准则的程度所进行的系统的、独立的并形成文件的过程。对流程、记录、人员职能、设备、设施和/或供应商进行文件评审,评估其是否遵守已制定的标准作业程序(SOP)或政府的法律和法规。

1.92

测量设备　measuring equipment

为实现测量过程所必需的测量仪器、软件、测量标准、标准物质或辅助设备或它们的组合。

1.93

要素　factor

具有共同特性和关系的一组现象或一个确定的实体及其目标的表示。

1.94

过程方法　process approach

一个组织通过系统地识别和管理组织所有应用过程，特别是过程间相互作用的方法以得到期望的结果。

1.95

独立伦理委员会　independent ethics committee (IEC)/机构审查委员会　institutional review board (IRB)

伦理委员会是由某个机构正式任命的以理事会、委员会或小组的形式成立的组织，其宗旨是对本机构开展涉及人的生物医学研究项目进行伦理审查，包括初始审查、跟踪审查和复审等；并在本机构组织开展相关伦理审查培训。伦理委员会的职责是保护受试者合法权益，维护受试者尊严，促进生物医学研究开展。

1.96

隐私权　the right to privacy

供体个人享有的、对个人与公共利益无关的、可对私生活秘密进行支配并排除他人侵害的权利，包括对私人活动和私人领域，以及与私人活动和私人领域相关的私人信息的隐瞒权、利用权、维护权和支配权。

1.97

生物样本分发　sample distribution

从生物样本申请单的接收、生物样本选择、最终核查到运输至另一人类生物样本库、生物样本采集中心或分析测试中心的过程。

1.98

分析物　analyte

可用来测定定量的成分，包括任何一个元素、离子、化合物、反应产物、因子、感染性个体、细胞、细胞器、活性、性能或是其他有待确定因素。

1.99

分装　subpackage

将生物样本分成几份并储存到单个容器中的过程，分装后的生物样本即成为独立的生物样本个体，“分装”一词也可作为名词用来表示一个样本。

1.100

容器　container

可用来容纳或运输某物的物体；用来放置一个或多个样本的储存器。

1.101

平台资源号　No. of national infrastructure resource

人类生物样本在国家资源平台内的编号。该编号由平台统一规范制定，由资源大类，单位编码和资源流水号构成，人类生物样本平台资源号 1711Cxxxxxxxxxxx。

1.102

资源编号　No. of resource

人类生物样本平台为了自身数据管理设置的编号，其目的是给每份样本一个唯一的编号，以便于管理。

1.103

资源归类　rank of resource

资源在平台中的详细归类，应遵循制定的资源归类编码。

1.104

资源分类　classify of resource

根据资源特征在人类生物样本库内的分类。

1.105

实验室生物安全　laboratory biosafety

实验室的生物安全条件和状态不低于允许水平，可避免实验室人员、来访人员、社区及环境受到不可接受的损害，符合相关法规和标准等对实验室生物安全责任的要求。

1.106

生物安全柜　biological sfety cabinet

为了给工作人员提供隔离、无微生物危害的工作环境而设计的橱柜。

1.107

化学安全　chemistry safety

在使用化学物品时遵守一定的规范用以防止危险化学品事故的发生或有相应的紧急预案以应对事故从而将事故的影响或损失降至最低。

1.108

安全　safety

避免危险及伤害发生而制定的流程、程序或使用的技术。

1.109

感染性生物样本　infectious specimen

含感染性物质的生物样本，对可能接触到的人或动物有感染性危害。

1.110

生命周期　life cycle

生物样本在人类生物样本库从采集到应用的全部过程，即在人类生物样本库存在周期内所通过的一系列阶段过程。

1. 111

诊断资料　diagnoses information

用于判断个体健康状况，疾病发生的病史、体征、体格检查、实验室检查和辅助诊断结果的材料。

1. 112

干预资料　intervention information

记录对样本采集对象身体状况进行改善的资料。在临床上对患者疾病进行治疗的记录，包括药物使用、手术治疗、理化治疗、心理治疗等信息。

1. 113

流行病学资料　epidemiology information

在疾病研究时，采集的对疾病发生有关联的资料，例如吸烟、饮酒、接触高危因素等资料，同时包括该疾病相应的流行病学指标资料，例如发病率、死亡率等资料。

1. 114

随访资料　follow-up information

跟踪服务对象，进行指导、服务并记录的相关资料。

1. 115

家族资料　family information

与疾病发生相关的家族聚集性信息，包括疾病发生的家族遗传研究、家庭聚集、双生子研究等。

1. 116

籍贯　native place

本人出生或祖居地。

1. 117

民族　nationality

人们在历史上形成的有共同语言、共同地域、共同经济生活以及表现于共同的民族文化特点上的共同心理素质这四个基本特征的稳定的共同体。

1. 118

健康状况　health status

对个体生理、心理及社会适应三个方面状况的综合评价。

1. 119

居住地　habitation place

公民生活和活动的主要基地和中心场所，经常居住地一般为连续居住一年以上的居住地。

1. 120

环境监测系统　environmental monitoring system

自动化的中央控制的监控系统，主要是监控环境变化以及在远程访问电子数据库和其安全性方面出现异常时发出警报。

1.121

访问权限　access authority

根据在各种预定义的组中，用户的身份标识及其成员身份来限制访问某些信息项或某些控制的机制。访问权限的设置可以保障人类生物样本库信息安全和人员隐私。

1.122

登记入库　accessioning logging

记录添加新的生物材料和/或相关数据到生物样本库的过程。

1.123

认证　authentication

通过使用适当的技术将生物材料特征化到特定水平从而确立接收材料为真实可靠的样本库的过程。

1.124

生物资源　biological resource

包括生物材料及其相关数据，等同于生物样本。

1.125

原有生物资源　legacy biological resource

在本标准实施之前收集的生物资源。

1.126

权限　competence

运用知识、经验和技能来实现预期成果的能力。

1.127

危急　critical

对生物资源的适应性具有潜在影响的事物。

1.128

分配发布　distribution release

提供选定生物资源的过程。

1.129

工作人员　personnel

在人类生物样本库工作或代表人类生物样本库的人员。

1.130

标本　specimen

在临床上，标本是在特定的时间从某个体或供体采集的特定的用于分析的动物、植物的组织、血液、尿液或是其他材料，或指用于微观研究的一小片组织。从生物多样性角度而言，标本通常指单个的动物、植物等，或其一部分而被用作其物种/种群的一个例证，或是某一用于科学研究的类型（也被称为标本类型），被作为研究文件储存。为检验、研究或分析一种或多种量或特性而取出的认为可代表整体的一独立部分的体液、呼出气、毛发或组织等。

注 1：全球协调工作组（GHTF）在其协调指导文件中用“specimen”表示医学实验室检验用生物源样品。

注 2：在某些国际标准化组织（ISO）和欧洲标准化委员会（CEN）文件中，“标本”定义为“来自人体的生物样品”。

1.131

标准操作程序　standard Operating Procedures (SOP)

为实现高效率、有质量保证的输出和性能的一致性，按照步骤执行指定作业或指定情况下的指示。

1.132

政策和程序手册　policies and procedures mannua

参见“标准操作程序（SOP）手册”，即将某一事件的标准操作步骤和要求以统一的格式描述出来，用于指导和规范日常工作。

1.133

样本转让协议　material transfer agreement

机构与机构之间，一方向另一方提供生物样本而签订的有关转让生物样本及相关信息的协议，转让同意书的主要内容包括接收方将转让的生物样本用于自身研究需求，还规定了双方使用生物样本的权利和责任。

1.134

操作手册　operating manual

包含操作人员在执行其职责时使用的程序、说明和指导。记录下如何完成任务或处理在工作场所具体情况的步骤说明。

1.135

分类　taxon

分类体系中任何公认的类别。在许多方面，“物种”是最重要的。

1.136

干冰　dryice

固态的二氧化碳（CO_2），其固化温度是-78.5℃。

1.137

干燥　desiccation

水分流失的过程。

1.138

干燥液氮运输罐　liquid nitrogen dry shipper

用于运输保存在气相液氮中样本的容器。

1.139

回顾性　retrospective

对于以前的研究和采样（如疾病）进行再一次的审查。

1.140

校准　calibration

将测量仪器的输出或指示值调整到一定的准确度范围内并与所提供的标准值一致的过程。

1.141

冷冻保护剂　cryoprotectant

添加剂或混合添加剂，能使活细胞、组织、器官和生物体在低温环境下生存，主要类型是依数性冷冻保护剂。这种保护性添加剂能够穿透细胞，防止过度的细胞体积变化和溶质浓度过高对细胞造成损害（依数性损害）。渗透性保护剂是一种不穿透细胞的添加剂，它通过渗透作用使细胞脱水（渗透脱水），使细胞内能够形成冰晶的水分减少，从而使细胞得到保护。依数性保护剂和渗透性保护剂的混合物经常作为植物、藻类和微生物或哺乳动物细胞的冷冻保护剂。

1.142

液氮　liquid nitrogen

用于冷冻和储存样本的冷冻剂。氮的沸点是-196℃。储存在气相液氮中的样本温度保持在-190℃或更高。

1.143

冷冻干燥　freeze drying

真空条件下将冷冻样本中的冰转换成水蒸气，从而实现脱水存储，也称为冻干。

1.144

冷链　cold chain

对温度进行恒定控制的供应链。

1.145

冷链运输　cold-chain transportation

冷链物流的重要环节，可以是公路运输、水路运输、铁路运输、航空运输，也可以是多种运输方式组成的综合运输方式。在运输全过程中，无论是装卸搬运、变更运输方式、更换包装设备等环节，都使所运输货物始终保持一定温度的运输。

1.146

冷缺血　coldischemia

在血液灌注减少或血液供应减少或中断后，组织或器官被冷冻的时间。

1.147

热缺血　warm ischemia

器官在停止供血或减少血液供应后保持在体温的时间。

1.148

联合收集　joint collection

样本在位于不同地点的样本库被采集而创建、处理和存储，这些样本库作为独立的样本监管者在各自的采集区域发挥作用，相关的数据则通过中央数据库进行管理。

1.149

流程验证　process validation studies

论证某个流程的程序，此流程能持续产生预期的结果。

1.150

匿名　anonymous

不收集与样本相关的可识别的个人信息，或是收集的相关数据被隐藏而不能检索，从而无法追踪到样本来源。

1.151

匿名化　anonymization

将涉及样本和数据的可识别信息完全删除，从而消除了重新识别参与者或者重新接触供体的可能性。这也妨碍了研究成果的返还，排除了供体撤回的可能性，限制了在今后研究中样本的使用。

1.152

批次　lot

同一批处理或制造的试剂、耗材和容器，因此都具有唯一的批次号码。

1.153

偏差　deviation

偏离了程序或惯例的偶然或必然的事件。

1.154

前瞻性　processing

按现行确定的研究目的然后进行的研究或收集数据方式。

1.155

去识别化　de-linking

样本库行业经常使用唯一的代码将标本和数据链接到实际的供体，人类生物样本库或第三方储存机构可充当“诚实的经纪人”，在代码与供体标本和数据之间保持联系。接收样本的研究人员接收到的都是编码过的样本。

1.156

生物多样性样本库　biodiversity biobank

保存分子水平生物多样性样本的生物样本库（例如来自动物、植物、真菌、微生物的样本，还包括许多类型的环境样本）。

1.157

全能性　totipotency

单个植物体细胞（非生殖细胞）能够通过发育中的细胞分化过程再生为一个完整的植物个体。更简单地说，就是未分化的细胞还具备再生的能力。

1.158

人类工程学　ergonomics

一门探索人类的能力和极限的科学，能促进人类与环境、工具、产品和实践的相互作用。

1.159

人类受试者研究　study of human subjects

任何涉及人类受试者的研究或临床调查，研究人员进行研究获取受试者的如下信息：

—通过对受试者进行干预或与其互动而获得的数据；

—可识别的个人信息，包括受试者对某一给定话题的意见。

1.160

认同　assent

经过深思熟虑而达成一致性认识，如一个共同认可的方案或建议。

1.161

尸检　autopsy

死后对人体器官和组织进行检查以确定死亡原因或病理状态。

1.162

事故　incident

在生物样本检索、处理、标识、储存或分发过程中，任何因偏离标准操作流程和相关法律法规而影响到样本后续使用的意外情况。

1.163

提取　extract

标本(或数据)的移除、获取、恢复或收获。

1.164

脱水　dehydration

从组织中去除水分。

1.165

无菌　disinfectant

无可检测到的、可生长繁殖的污染微生物的存在。

1.166

无菌状态　axenic state

无任何活的微生物存在的无污染状态。

1.167

虚拟收集　virtual collections

对虚拟表示的标本(例如数字病理图像、染色玻片、用于免疫组织化学分析的组织切片、标本的数字图像、分子数据)进行收集，这些标本通常是在其他地方保存和分析的，或代表存放在其他地方的标本的目录。

1.168

自然历史收藏馆　natural history collections

例如博物馆、标本馆、动物园、植物园和水族馆等，允许和执行基于对象或基于样本的科学研究的资源库，保存着多种多样的传统标本(例如活的有机体、干燥的表皮、骨骼、昆虫标本、腊叶标本、经防腐处理的完整有机体和显微镜玻片)，并且通常也保存冷冻样本。

1.169

终端用户　end-user

医疗系统工作人员、研究者或实验室的工作人员，需要执行某个程序、检测或存档等相关工作。

1.170

装货清单　loading list

运输货物的书面说明。

1.171

实物信息　sample information

标本本身的一些特征信息，在此资源数据库中指标本的资源分类信息、类型、数量、保存和其他相关的信息。

1.172

基本信息　character information

样本采集对象的生物学特征，主要包括性别、年龄、籍贯等。

1.173

内部编号　No. of interior

资源提供单位对其资源管理的原始编号。

1.174

器官来源　origin of organ

根据人体器官的解剖学位置进行初步分类，描述资源采集的部位。

1.175

实物状态　status of sample

样本目前的可用状态，分为不限、可用、不可用和无实物等。

1.176

资源用途　purpose of resource

资源采集的目的，分为科研用途和临床治疗用途。

1.177

性别　sex

日常称呼的男性(male)与女性(female)，一般具有XY染色体者为男性，具有XX染色体者为女性。

1.178

职业　occupation

从业人员为获取主要生活来源所从事的社会工作类别。参考GB/T 6565－2015《职业分类与代码》。

1.179

血型　blood type

血液成分(包括红细胞、白细胞、血小板及某些血浆蛋白)在个体之间均具有抗原成分的差异。人类血型最常见的分类为“ABO”及“Rh”(恒河因子)。除此以外,还有其他比 ABO 及 Rh 罕见的其他 46 种抗原。

1.180

文化程度　culture grade

人们在教育机构中接受科学、文化知识训练的学习经历。一个人在什么层次的教育机构中学习,接受了何种层次的训练,便具有相应层次的文化程度。

1.181

共享方式　mode of share

资源获取时协议资源使用的方式,例如公益型共享、借用共享、合作研究共享、交换性共享等。

1.182

认可　accreditation

权威机构对一个组织有能力执行特定工作给出正式承认的过程。

1.183

文件化程序　documented procedure

被文件化、实施和维持的完成一项活动或一个过程的规定途径。

注:一个文件化程序的要求可以在一个或一个以上的文件中描述。

1.184

样本库管理层　laboratory management

指导和管理样本库活动的一人或多人。

注:术语“样本库管理层”与 GB/T 19000—2016/ISO 9000:2005 的“最高管理者”同义。

1.185

人类生物样本分析前阶段　pre analytical phase

按时间顺序自样本申请入库至样本应用分析检验启动的过程,包括申请、供体准备和识别、原始样品采集、运送和实验室内传递等。

1.186

质量指标　quality indicator

一组内在特征满足要求的程度的度量。

注 1:质量的测量指标可表示为产出百分数(在规定要求内的百分数)、缺陷百分数(在规定要求外的百分数)、百万机会缺陷数(DPMO)。

注 2:质量指标可测量一个机构满足用户需求的程度和所有运行过程的质量。

示例:如“要求”为接收的所有尿液样品未被污染,则收到被污染的尿液样品占收到的所有尿液样品(此过程的固有特性)的百分数就是此过程质量的一个度量。

1.187

质量管理体系　quality management system

在质量方面指挥和控制组织的管理体系。

注 1：本定义中的术语“质量管理体系”涉及以下活动：通用管理活动，资源供给与管理，人类生物样本生命周期全过程，评估和持续改进。

注 2：根据 GB/T 19000－2008/ISO 9000：2005，定义 3.2.3 改写。

1.188

安全管理　security management

人类生物样本库的安全，不仅涉及生物安全，也包含人类生物样本库工作人员的个人健康风险，也因其作为特殊资源的不可复制性，可能涉及个人及族群的隐私安全。人类生物样本库的安全管理涉及很多方面，包括但不限于对生物、信息、化学、物理、辐射、电气、水灾、火灾、自然灾害等方面进行风险评估和安全管理。

1.189

相关信息　associated data

特指人类生物样本的相关联数据，包括但不限于人类生物样本本身理化数据、研究数据、表型数据、临床数据、流行病学数据和人类生物样本处理和使用过程中得到的数据等。

1.190

样本确认　authentication

通过特定技术手段建立样本属性的鉴定基础，确认样本是否符合要求。

1.191

生物样本管理方/收集方　the management concerning the human genetic resources

负责人类生物样本管理和/或收集的实体组织机构等。指对人类生物样本拥有保管权，并承担相应的责任，包括妥善保管人类生物样本、保护供体隐私、对相关联的数据保密、合理使用样本和或相关联的数据，以及可透明公开人类生物样本库的样本和信息相关政策和规章制度。

1.192

弱势群体　social vulnerable groups

弱势群体是一个社会分层基础上的概念，指由于自然与社会的、先天与后天的、人为与非人为因素的影响，在社会地位、财富分配、政治权力行使、法律权利享有方面处于不利地位以及在发展方面潜力相对匮乏的人群。包括服用大量镇静剂者、痴呆症患者、意识障碍综合征患者（如昏迷者、脑死亡者、闭锁综合征患者及植物人）。

1.193

去身份识别　de-identification

去除有关样本和数据能暴露供体隐私的信息身份识别，同匿名化。

1.194

可识别的生物材料　discernible biological material

对于那些单独或与数据相结合的、允许直接或间接通过使用代码来识别人体生物材料供体身份的生物材料。在通过代码识别的情况下，生物材料的用户可直接访问代码，或代码可能在第三方的控制之下使用。

1.195

组织样本　tissue sample

由生物样本供体提供的、由专业人员采集的人体离体实体组织。如人体肿瘤等病灶组织及其对照组织（如病灶旁组织、病灶远端的“正常组织”）等。

1.196

新鲜组织　fresh tissue

未经其他任何处理的手术离体样本，一定时间内由专业人员按标准化取材程序进行取材，即为新鲜组织样本。

1.197

冷冻组织　frozen tissues

新鲜活组织样本加或不加冷冻保护剂，贮存于-80℃以下环境，即为冷冻组织样本。

1.198

石蜡组织　paraffin tissue

手术离体组织样本经过化学固定处理程序（如甲醛固定），由专业人员进行取材，再经过标准化的固定、脱水、透明、浸蜡和包埋等程序，所制备的样本即为石蜡组织样本。

1.199

热缺血时间　warm ischemia time

人体器官或组织供血停止到离开人体的这段时间。

1.200

冷缺血时间　cold ischemia time

器官或组织从离开人体到处理完成的这段时间。处理包括加入固定液或分装到冻存管后（加或不加保护液等）冷冻保存。

1.201

血液　blood

在人体血管和心脏中循环流动的液体组织，由血浆和血细胞组成。血细胞包括红细胞、白细胞和血小板三类。

1.202

动脉血　arterial blood

在体循环（大循环）的动脉中流动的血液以及在肺循环（小循环）中从肺回到左心房的肺静脉中的血液。动脉血含氧较多，含二氧化碳较少，呈鲜红色。

1.203

静脉血　venous blood

在体循环（大循环）的静脉中流动的血液以及在肺循环（小循环）中从右心室流到肺动脉中的血液。血液中含较多的代谢废物的血液，呈暗红色，如二氧化碳、尿素等物质。

1.204

外周血　peripheral blood

除骨髓之外的血液。

1.205

抗凝　anti-coagulatory

应用物理或化学方法,除掉或抑制血液中的某些凝血因子,阻止血液凝固,称为抗凝。

1.206

抗凝剂　anticoagulant agent

能够阻止血液凝固的化学试剂或物质,称为抗凝剂或抗凝物质。常用抗凝剂有肝素、乙二胺四乙酸(EDTA)盐、枸橼酸钠、草酸钾等。

1.207

促凝　coagulating

帮助血液快速凝固的过程。

1.208

促凝剂　coagulate

帮助血液快速凝固以达血清快速析出的物质。

1.209

全血　whole blood

将人体外周血液采集到有适量抗凝剂的采血管/袋内所形成的混合物称为全血,即包括血细胞和血浆的所有血液成分。

1.210

血细胞　haemocytes

又称"血球",是存在于血液中的细胞,能随血液的流动遍及全身。血细胞约占人体血液容积的45%,包括红细胞、白细胞和血小板。

1.211

血浆　plasma

血液的液体成分,血细胞悬浮于其中。血浆的化学成分中,水分约占90%,其他10%以溶质血浆蛋白为主,并含有电解质等重要组成部分。血浆蛋白是多种蛋白质的总称,用盐析法可将其分为白蛋白、球蛋白和纤维蛋白原三类。

1.212

凝血　cruor

即血液凝固,是指血液由流动的液体状态变成不能流动的凝胶状态的过程,其实质是血浆中的可溶性纤维蛋白原变成不可溶的纤维蛋白的过程。

1.213

血凝块　blood clot

凝血过程中,血浆中的纤维蛋白原转变为不溶的血纤维,血纤维交织成网,将血细胞网罗在内,形成血凝块。

1.214

血清　serum

体外凝血过程中,血液凝固后,血凝块又发生回缩,并释放出淡黄色液体,称为血清,其中已无纤维蛋白原。

1.215

晨尿　fist morning urine

清晨起床、未进早餐和运动之前排出的尿液。通常晨尿在膀胱中的存留时间达6~8h,各种成分较为浓缩,可用于肾浓缩功能的评价,以及血细胞、上皮细胞、管形、细胞病理学等有形成分的分析。

1.216

随机尿　random urine specimen

尿液供体无需任何准备,不受时间限制、随时排出的尿液样本。

1.217

计时尿　timed urine specimen

采集规定时段内的尿液样本,如收集治疗后、进餐后、白天或卧床休息3、12、24h内的全部尿液。

1.218

中段尿　midstream urine

在一次连续的排尿过程中,弃去前、后时段排除的尿液,以无菌容器收集的中间时段的尿液。收集中段尿,可避免生殖道和尿道远端细菌的污染。

1.219

导管尿　catheterized urine

对于尿储留或排尿困难的尿液样本供体(2岁以下小儿慎用),采用无菌导尿技术采集的尿液样本。

1.220

常温保存　room temperature preservation

将生物样本保存于常温环境(16℃~28℃)。

1.221

冷藏保存　cold storage

将生物样本保存于普通冷藏设备中,保存温度为2℃~8℃。

1.222

冷冻保存　cryopreservation

将生物样本保存于低温存储设备中。根据低温程度的不同分为普通低温冷冻保存(-40℃低温设备)、超低温冷冻保存(-86℃低温设备)、深低温冷冻保存(-135℃以下低温设备)。

1.223

样本源　source of the sample

提供样本的动植物个体或微生物集群。

1.224

样本源编号　sample code

标注样本源信息的编号或字符。同一样本库中，样本源编号具有唯一性。

1.225

样本源 ID 号　sample source number ID

样本源信息录入样本库信息管理系统时，系统自动分配给每一个样本源一个唯一的编号，在同一个样本库内具有唯一性。

1.226

样本原始管号　sample original pipe numbe

样本采集时标注于样本管上的原始编号或字符。同一样本库中，样本原始管号可能会有重复，因此，样本在储存入库时，应给定每一份样本具有唯一性的样本储存编号。

1.227

样本贮存编号　sample storage number

样本库中用以辨别确认样本身份的识别码，在同一个样本库中具有唯一性。

1.228

样本储存位置　sample storage location

样本库中存放样本的具体的空间位置。样本库中每份样本的储存位置应具有唯一性。样本储存位置编码通常包含样本储存设备、样本盒架、样本盒以及盒内的样本位置编号信息。

1.229

库存管理系统　inventory management system

用以管理和追踪每一份库存样本储存所处位置和相关注释的、具备完善的数据查询功能的信息化系统，是整体样本库信息化管理系统的组成部分。该系统还应该追踪样本的接收、冻融、分发和返还，以及样本销毁等信息。

1.230

设备　equipment

通常指可供人们在生产中长期使用，并在反复使用中基本保持原有实物形态和功能的生产资料和物质资料的总称。

1.231

人类生物样本库设备　human biobank equipment

通常指人类生物样本库活动中使用的设备。

1.232

人类生物样本　human biological material

从人体获得或衍生的任意物质，包括但不限于组织、血液、尿液、皮肤、骨髓、肌肉、毛发、分泌物和内脏器官等。

1.233

人类生物样本类型 type of human biological material

根据生物样本本身的特性,对资源进行分类,人类生物样本按其本身性质可分为组织、血液、精液、分泌物、细胞混悬液、排泄物、细胞或经处理过的生物样本(DNA、RNA、蛋白等),以及其他生物材料等。

1.234

人体样本 general sample

实物标本,相对于切片样本而言,是完整的器官或生物体,例如用甲醛浸泡的人体大脑或胚胎样本。

1.235

游离 DNA circulating-free cell DNA (cf-DNA)

又称循环 DNA 或无细胞 DNA,存在于血浆或血清等体液中的细胞外 DNA。

1.236

循环肿瘤 DNA circulating tumor DNA (ct-DNA)

坏死或凋亡的肿瘤细胞释放到外周血中的肿瘤 DNA 片段,其带有肿瘤特异性突变或表观遗传学改变,它被包含在 cf-DNA 当中,是肿瘤患者 cf-DNA 中的一部分。

1.237

原始样品 primary sample

来自人体的生物个体为检验、研究或分析一种或多种量或特性而从人体取出的认为可代表整体的一个独立部分生物样本,如体液、毛发或组织等。

1.238

标准操作流程 standard operation procedure (SOP)

生物样本库是如何分配给特定负责人,进行工作流程操作的具体描述。标准操作流程确保生物样本过程处理方法的一致性和可重复性。

1.239

生物样本体内分析前变量 variables before in vivo analysis of biological samples

样本捐献者的生理状况、所处环境、采集时间(例如术前、术后)、药物、饮食、压力等因素,均会对样本质量造成一定影响,应对这些因素给予关注。

1.240

生物样本体外分析前变量 variables before in vitro analysis of biological samples

生物样本离体之后到分析之前的相关因素,包括血液样本采集管类型、离心前延迟时间和温度、离心条件、组织样本热缺血和冷缺血时间、采样方式、样本固定方式和时间、长期保存前的延迟时间、长期贮存温度和时间、样本冷冻保存和复苏的方案等,应对这些因素进行记录,保证数据可回溯。

1.241

质量控制　quality analysis (QC)

质量控制是一个技术操作系统，它以确定的标准评估一个程序或项目的品质和性能，验证所规定的要求是否被满足。

1.242

室间比对　interlaboratory comparison

按照预先规定的条件，由两个或多个实验室对相同或类似的生物样本进行测量或检测的组织、实施和评价。

1.243

验证　verification

对某一方法的检测过程，确保实现某一目的。验证可以由单一组织或多个合作者以系统化、正规化的合作来完成。

1.244

生物样本室间质量评价　interchamber quality evaluation of biological samples

为使样本库之间生物样本质量具有可比性，由权威外部机构（一般为标准化组织）、组织实施的，按照预先制定准则，定期发放一定数量的统一测试样本给各参加质评实验室，然后将其测定结果在规定时间内按照统一格式报告至组织者进行统计学分析，最后向每一个参加质评实验室寄发能力评价报告和成绩。

1.245

稳定性　stability

在样本处理全过程中，样本能够在规定的期限内测量数据（生物样本特定的质量特征）保持在特定的范围。

1.246

样本分析前变量　variables before sample analysis

生物样本分析前变量可有效管理和追溯生物样本分析前的影响因素，提高样本的质量，提升实验结果的准确性。生物样本的特点，如蛋白质结构、酶的功能、代谢水平、基因表达水平、DNA甲基化状态、细胞活力水平和微生物的活力会受到样本采集、运输、处理和贮存过程的影响。分析前变量包括体内分析前变量和体外分析前变量。体内分析前变量包括患者的临床状况、采集时间（例如术前、术后）、药物、饮食、压力、昼夜节律、样本所处环境、样本类型、主体状态、是否无菌状态、采集的季节和微生物所处阶段等变量，这些变量都是很难控制和标准化的，属于个体差异。对这些变量应给予适当的关注。

1.247

程序性文件　documented procedure

被文件化、实施和维持的完成一项活动或一个过程的规定途径，一个文件化程序的要求可以在一个或一个以上的文件中描述。

1.248

能力　competence

具备足够的知识、经验和技术，能够达到预期要求。

（来源：ISO17100：2015，2.4.9）

1.249

实验室间比对　interlaboratory comparison

按照预先规定的条件，由两个或多个样本库对相同或类似的物品进行测量或检测的组织、实施和评价。[GB/T 27043－2012/ISO/IEC 17043：2010，定义 3.4]

注：根据 GB/T 19000－2008/ISO 9000：2005，定义 3.4.1 改写。

1.250

样本库主任　laboratory director

对人类生物样本库负有责任并拥有权力的一人或多人。

注 1：本准则所指的一人或多人统称为样本库主任。

注 2：国家、地区和地方法规对资质和培训的要求可适用。

1.251

不符合　nonconformity

未满足要求。[GB/T 19000－2008/ISO 9000：2005，定义 3.6.2]

注：常用的其他术语包括事故、不良事件、差错、事件等。

1.252

过程　process

将人类生物样本输入转化为输出的相互关联或相互作用的一组活动。

注：一个过程的输入通常是其他过程的输出。

1.253

质量　quality

一组固有特性满足要求的程度。

注 1：术语“质量”可使用形容词（如差、好或优秀）来修饰。

注 2：“固有的”（其反义是“赋予的”）是指本来就有的，尤其是那种永久的特性。[GB/T 19000－2008/ISO 9000：2005，定义 3.1.1]

1.254

第三方人类生物样本管理中心　third party human biological sample management center

样品被送检的不是组织或法规要求送检外部样本库保存和管理。

注：受委托样本库是样本库管理层选择转送样品或分样品供保存。

1.255

样品　sample

取自原始样品的一部分或多部分。

1.256

确认 validation

通过提供客观证据对特定的预期用途或应用要求已得到满足的认定。

注 1:"已确认"一词用于表明相应的状态。

注 2: 根据 GB/T 19000－2008/ISO 9000: 2005,定义 3.8.5 改写。

1.257

人类生物样本的相关信息 associated Information about human biological samples

包括但不限于人类生物样本本身理化数据、研究数据、表型数据、临床数据、流行病学数据和人类生物样本处理过程得到的数据等。

1.258

人类遗传资源样本 human genetic resources

包括人类生物样本生物材料及其相关数据。

1.259

生物安全 biosafety

一系列预防和控制原则、技术和措施,以防止意外暴露于病原体、毒素或其意外泄露的情况发生。(来源:《实验室生物安全手册第三版》,世界卫生组织,2004)

1.260

生物安保 biosecurity

机构和个人的安全保卫措施和程序,旨在防止由人类生物样本库持有、转移和/或提供的病原体或经过基因修饰的生物体或其部分,产生毒素的生物体及其毒素的丢失、盗用、误用、转移或故意泄露。

1.261

样本库室间比对 interlaboratory comparison

同一个涉及人类生物样本质量评估的项目在能力相同或相似的两个或两个以上实验室中按照预设条件同时进行。(来源: ISO/IEC17043: 2010,3.4)

1.262

能力测试 proficiency testing

通过室间质评评估参与者执行预定标准的情况。

1.263

知识产权 Intellectual property rights

数据、研究成果、专利、商标、著作、版权、标准、工艺流程、软件、产品、设计、技术诀窍、其他成果、获取某个数据库信息的权利,以及世界上任何地区可能存在的与以上任何一种权利的性质相似,或具有同等或相似效力的(不论是否已注册/申请)所有权利或保护形式,包括相应的注册申请。

附录二　人类遗传资源共享平台生物样本全流程质量控制规范

1　范围

本规范可用于人类遗传资源共享平台建立质量管理体系和评估共享参与单位的能力，共享平台也可用该参考文件来评估和识别人类遗传资源样本及相关数据的质量能力。

本规范包括管理要求、资源要求、过程要求、质控要求和不合格的处理等五个部分。

2　管理要求

2.1　组织和管理责任

人类遗传资源样本库(以下简称“样本库”)在其固定设施、相关设施或移动设施开展工作时，均应符合本准则的要求，目的是在符合相应的法律法规的情况下，提供高质量的样本及其相关数据，必须对采集、处理、保存、分发的每一份样本详细跟踪。

2.1.1　组织要求

2.1.1.1　法律实体

样本库或其所在组织应是能为其活动承担法律责任的实体。

2.1.1.2　伦理行为

样本库管理层应做出适当安排以确保：

a）不卷入任何可能降低样本库在能力、公正性、判断力或诚信性等方面的可信度的活动。

b）管理层和员工不受任何可能对其工作质量产生不利的不正当的商业、财务或其他压力和影响。

c）利益竞争中可能存在潜在冲突时，应公开且适宜地做出声明。

d）有适当的程序确保员工按照相关法规要求处理人类样品、组织或剩余物。

e）维护信息的保密性。

2.1.1.3　样本库主任

样本库应由一名或多名有能力且对样本库提供服务负责的人员领导。样本库主任的职责应包括与样本库提供服务相关的专业、学术、顾问或咨询、组织、管理及教育事务。样本库主任可将选定的职能和/或职责指定给合格的人员，但样本库主任对样本库的全面运行及管理承担最终责任。样本库主任的职能和职责应文件化。样本库主任(或指定人员)应具有必需的能力、权限和资源，以满足本准则要求。

样本库主任(或指定人员)的职责：

a) 根据所在机构赋予的职能范围，对样本库服务实行有效领导，包括预算策划和财务管理。

b) 与相应的认可和监管部门、相关行政管理人员、卫生保健团体、所服务的捐赠者人群以及正式的协议方有效联系并发挥作用(需要时)。

c) 确保有适当数量的具备所需的教育、培训和能力的员工，以提供满足供体需求和要求的样本库服务。

d) 确保质量方针的实施。

e) 建立符合良好规范和适用要求的安全样本库环境。

f) 在所服务的机构中发挥作用(适用且适当时)。

g) 利用样本库服务及高质量的人类遗传资源样本为研究者提供建议。

h) 选择和监控样本库的供应方。

i) 选择受委托第三方人类遗传管理中心并监控其服务质量。

j) 为样本库员工提供专业发展计划，并为其提供机会参与样本库专业性组织的科学和其他活动。

k) 制定、实施并监控样本库服务绩效和质量改进标准。

l) 监控样本库开展的全部工作以确定未来输出给人类遗传资源样本的质量。

m) 处理样本库员工和/或样本库服务用户的投诉、要求或建议。

n) 设计和实施应急计划，以确保样本库在服务条件有限或不可获得等紧急或其他情况下能提供必要服务。

o) 策划和指导研发工作(适当时)。

2.1.2　管理责任

2.1.2.1　管理承诺

样本库管理层应通过以下活动提供建立和实施质量管理体系的承诺的证据，并持续改进其有效性：

a) 告知样本库员工满足用户要求和需求以及满足法规和认可要求的重要性。

b) 建立质量方针。

c) 确保制定质量目标和策划。

d) 明确所有人员的职责、权限和相互关系。

e) 建立沟通过程。

f) 设立独立的质量管理部门，负责参与所有与质量有关的活动，指定一名质量主管(或其他称谓)。

g) 建立内部审理和外部审核(含供货商评估)机制；实施管理评审。

h) 确保所有人员有能力承担指定工作。

i) 确保有充分资源以正确开展人类遗传资源样本生命周期的全流程工作。

j）定期检查质量管理系统的有效性和适用性。

k）控制不合格样品的数量。

L）具有对投诉与不良反应的管理。

2.1.2.2　用户需求

样本库管理层应确保样本库服务，包括适当的解释和咨询服务，满足未来研究者的需求与共享服务使用方的需求。

2.1.2.3　质量方针

样本库管理层应在质量方针中规定质量管理体系的目的。样本库管理层应确保质量方针：

a）与组织的宗旨相适应。

b）包含对良好职业行为、采集和保存适合于预期目的、符合本准则的要求以及样本库服务质量的持续改进的承诺。

c）提供建立和评审质量目标的框架。

d）在组织内传达并得到理解。

e）持续适用性得到评审。

2.1.2.4　质量目标和策划

样本库管理层应在组织内的相关职能和层级上建立质量目标，包括满足用户需求和要求的目标。质量目标应可测量并与质量方针一致。样本库管理层应确保落实质量管理体系的策划以满足要求(见 2.2)和质量目标。样本库管理层应确保在策划并改变质量管理体系时，维持其完整性。

2.1.2.5　职责、权限和相互关系

样本库管理层应确保对职责、权限和相互关系进行规定、文件化并在样本库内传达。此应包括指定一人或多人负责样本库每项职能，指定关键管理和技术人员的代理人。

注：在小型样本库一人可能会同时承担多项职能，对每项职能指定一位代理人可能不切实际。

2.1.2.6　沟通

样本库管理层应有与员工进行沟通的有效方法；应保留在沟通和会议中讨论事项的记录。

样本库管理层应确保在样本库及其利益方之间建立适宜的沟通程序，并确保就样本库人类遗传资源样本生命周期过程以及质量管理体系的有效性进行沟通。

2.1.2.7　质量主管

样本库管理层应指定一名质量主管，不管其是否有其他职责，质量主管应具有以下职责和权限：

a）确保建立、实施和维持质量管理体系所需的过程。

b）就质量管理体系运行情况和改进需求向负责样本库方针、目标和资源决策的样本库管理层报告。

c）确保在整个样本库组织推进理解用户需求和要求的意识。

2.2　质量管理体系

2.2.1　总则

样本库应按照本准则的要求建立质量文件化、实施并维持质量管理体系并持续改进其有效性。质量管理体系应整合所有必需过程，以符合质量方针和目标要求并满足用户的需求和要求。

样本库应做到：

a）确定质量管理体系所需的过程并确保这些过程在样本库得到实施。

b）确定这些过程的顺序和相互关系。

c）确定所需的标准和方法以确保这些过程得到有效运行和控制。

d）确保具备所需的资源和信息以支持过程的运行和监控。

e）监控和评估这些过程。

f）实施必要措施以达到这些过程的预期结果并持续改进。

2.2.2　文件化要求

2.2.2.1　总则

质量管理体系文件应包括：

a）质量方针和质量目标的声明。

b）质量手册。

c）本准则要求的程序和记录。

d）样本库为确保有效策划、运行并控制其过程而规定的文件和记录。

e）适用的法规、标准及其他规范文件。

注：只要方便获取并受到保护，不会导致非授权的修改及不当的损坏，文件的媒介可采用任何形式或类型。

2.2.2.2　质量手册

样本库应建立并维护一份质量手册，包括：

a）质量方针（2.1.2.3）或其引用之处。

b）质量管理体系的范围。

c）样本库组织和管理结构及其在母体组织中的位置。

d）确保符合本准则的样本库管理层（包括样本库主任和质量主管）的作用和职责。

e）质量管理体系中使用的文件的结构和相互关系。

f）为质量管理体系而制定的文件化政策并指明支持这些政策的管理和技术活动。所有样本本库员工应能够获取质量手册及其引用的文件并能得到使用和应用这些文件的指导。

2.3　文件控制

样本库应控制质量管理体系要求的文件并确保防止意外使用废止文件。

注 1：宜考虑对由于版本或时间而发生变化的文件进行控制，例如，政策声明、使用说明、流程图、程序、规程、表格、校准表、人类遗传资源样本来源、图表、海报、公告、备忘录、软件、画图、计划书、协议和外源性文件（如法规、标准和提供样本程序的教科书）等。

注 2：记录包含特定时间点获得的结果或提供所开展活动的证据信息，并按照 2.13“记录控制”的要求进行维护。

样本库应制定文件化程序以确保满足以下要求：

a）组成质量管理体系的所有文件，包括计算机系统中维护的文件，在发布前经授权人员审核并批准。

b）所有文件均进行识别，包括：

—标题。

—每页均有唯一识别号。

—当前版本的日期和/或版本号。

—页码和总页数（如“第 1 页共 5 页”、“第 2 页共 5 页”）。

—授权发布。

注：“版本”（也可使用其他同义词）用于表示不同时间段发布的、带有修改或补充内容的一系列文件中的一个。

c）以清单方式识别现行有效版本及其发放情况（例如：文件清单、目录或索引）。

d）在使用地点只有适用文件的现行授权版本。

e）如果样本库的文件控制制度允许在文件再版前对其手写修改，则规定修改程序和权限。在修改之处清晰标记、签名并注明日期。修订的文件在规定期限内发布。

f）文件的修改可识别。

g）文件易读。

h）定期评审并按期更新文件以确保其仍然适用。

i）对受控的废止文件标注日期并标记为废止。

j）在规定期限或按照适用的规定要求，至少保留一份受控的废止文件。

2.4 服务协议

2.4.1 建立服务协议

样本库应制定文件化程序用于建立提供样本库服务的协议并对其进行评审。样本库收到的每份申请均应视为协议。样本库服务协议应考虑申请和保存。协议应规定申请所需的信息以确保适宜的人类遗传资源样本的解释。样本库执行服务协议时应满足以下要求：

a）应规定、文件化并理解客户和用户、样本库服务提供者的要求，包括人类遗传生命周期的分析前的全过程。

b）样本库应有能力和资源满足要求。

c）样本库人员应具备实施预期样本库所需的技能和专业知识。

d）当协议的偏离影响到样本质量时，应通知客户和用户。

注 1：客户和用户可包括临床医师、卫生保健机构、第三方付费组织或机构、制药公司和供体。

注 2：当供体是客户时（例如：供体有能力直接申请检验），宜在样本库解释性信息中说明服务的变更。

2.4.2　服务协议的评审

样本库服务协议的评审应包括协议的所有内容。评审记录应包括对协议的任何修改和相关讨论。

样本库服务开始后如需修改协议，应重复同样的协议评审过程，并将所有修改内容通知所有受影响方。

2.5　第三方资源管理中心

2.5.1　第三方资源管理中心和顾问的选择与评估

样本库应制定文件化程序用于选择与评估受委托样本库和对各种人类遗传资源样本保存提供意见和解释的顾问。该程序应确保满足以下要求：

a）在征求样本库服务用户的意见后（适用时），样本库应负责选择受委托样本库及顾问，监控其工作质量，并确保受委托样本库或顾问有能力开展所申请的保存。

b）应定期评审并评估与受委托样本库和顾问的协议，以确保满足本准则的相关要求。

c）应保存定期评审的记录。

d）应维护一份所有受委托样本库和征求意见的顾问的清单。

e）应按预定时限保留所有委托样品的申请单。

2.6　外部服务和供应

样本库应制定文件化程序用于选择和购买可能影响其服务质量的外部服务、设备、试剂和耗材。样本库应按照自身要求选择和批准有能力稳定供应外部服务、设备、试剂和耗材的供应商，但可能需要与组织中的其他部门合作以满足本要求。应建立选择标准。应维持选择和批准的设备、试剂和耗材的供应商清单。购买信息应说明所需购买的产品或服务的要求。样本库应监控供应商的表现以确保购买的服务或物品持续满足规定标准。

2.7　咨询服务

样本库应建立与用户沟通的以下安排：

a）为选择保存和使用服务提供建议，包括所需样品类型和相关的数据。

b）为样本应用者提供建议。

c）为未来科学研究人类遗传资源样本的使用提供专业判断。

d）推动样本库服务的有效利用。

e）咨询科学和后勤事务，如样品不满足可接受标准的情况。

2.8　投诉的解决

样本库应制定文件化程序用于处理来自临床医师、捐赠者、样本库员工或其他方的投诉或反馈意见；应保存所有投诉、调查以及采取措施的记录。

2.9　不符合的识别和控制

样本库应制定文件化程序以识别和管理质量管理体系各方面发生的不符合，该程序应确保：

a）指定处理不符合的职责和权限。

b）规定应采取的应急措施。

c）确定不符合的程度。

d）必要时终止采集和保存。

e）收回或适当标识已发出的存在不符合或潜在不符合的人类遗传资源样本的结果（需要时）。

f）记录每一不符合事项并文件化，按规定的周期对记录进行评审，以发现趋势并启动纠正措施。

注：不符合的保存或活动可发生在不同方面，可用不同方式识别，包括医师的投诉、内部质量控制指标、设备校准、耗材检查、实验室间比对、员工的意见、报告和证书的核查、样本库管理层评审、内部和外部审核。如果确定人类遗传资源样本过程的不符合可能会再次发生，或对样本库与其程序的符合性有疑问时，样本库应立即采取措施以识别、文件化和消除原因。应确定需采取的纠正措施并文件化。

2.10　纠正措施

样本库应采取纠正措施以消除产生不符合的原因。纠正措施应与不符合的影响相适应。

样本库应制定文件化程序用于：

a）评审不符合。

b）确定不符合的根本原因。

c）评估纠正措施的需求以确保不符合不再发生。

d）确定并实施所需的纠正措施。

e）记录纠正措施的结果。

f）评审采取的纠正措施的有效性。

注：为减轻影响而在发现不符合的当时所采取的措施为“应急”措施。只有消除导致不符合产生的根本原因的措施才视为“纠正措施”。

2.11　预防措施

样本库应确定措施消除潜在不符合的原因以预防其发生。预防措施应与潜在问题的影响相适应。

样本库应制定文件化程序用于：

a）评审样本库样本和信息以确定潜在不符合存在于何处。

b）确定潜在不符合的根本原因。

c）评估预防措施的需求以防止不符合的发生。

d）确定并实施所需的预防措施。

e）记录预防措施的结果。

f）评审采取的预防措施的有效性。

注：预防措施是事先主动识别改进可能性的过程，而不是对已发现的问题或投诉（即不符合）的反应。除对操作程序进行评审之外，预防措施还可能涉及数据分析，包括趋势和风险分析以及外部质量评价（能力验证）。

2.12　持续改进

样本库应通过实施管理评审，将样本库在评估活动、纠正措施和预防措施中显示出的实际表现与其质量方针和质量目标中规定的预期进行比较，以持续改进质量管理体系的有效性。改进活动应优先针对风险评估中得出的高风险事项。适用时，应文件化并实施改进措施；应通过针对性评审或审核相关范围的方式确定采取措施的有效性。

样本库管理层应确保样本库参加覆盖供体医疗的相关范围及医疗结果的持续改进活动。如果持续改进方案识别了持续改进机会，则不管其出现在何处，样本库管理层均应着手解决。样本库管理层应就改进计划和相关目标与员工进行沟通。

2.13　记录控制

样本库应制定文件化程序用于对质量和技术记录进行识别、收集、索引、获取、存放、维护、修改及安全处置。应在对影响检验质量的每一项活动产生结果的同时进行记录。

注 1：只要易于获取并可防止非授权的修改，记录的媒介可采用任何形式或类型。应能获取记录的修改日期（相关时，包括时间）和修改人员的身份识别。样本库应规定与质量管理体系相关的各种记录的保存时间。记录保存期限可以不同。

注 2：某些记录，特别是电子存储的记录，最安全的存放方式可能是用安全媒介和异地储存记录，至少应包括：

a）供应商的选择和表现，以及获准供应商清单的更改。

b）员工资格、培训及能力记录。

c）检验申请。

d）样本库接收样品记录。

e）样本库用试剂和材料信息（如批次文件、供应品证书、包装插页）。

f）样本库工作簿或工作单。

g）仪器打印结果以及保留的数据和信息。

h）质控结果和报告。

i）仪器维护记录，包括内部及外部校准记录。

j）校准函数和换算因子。

k）质量控制记录。

l）事件记录及采取的措施。

m）风险管理记录。

n）识别出的不符合及采取的应急或纠正措施。

o）采取的预防措施。

p）投诉及采取的措施。

q）内部及外部审核记录。

r）实验室间比对结果。

s）质量改进活动记录。

t）涉及样本库质量管理体系活动的各类决定的会议纪要。

u）管理评审记录。

所有上述管理和技术记录应可供实验室管理评审利用。

2.14 评估和审核

2.14.1 总则

样本库应策划并实施所需的评估和内部审核过程以：

a）证实人类遗传资源样本过程以及支持性过程按照满足用户需求和要求的方式实施。

b）确保符合质量管理体系要求。

c）持续改进质量管理体系的有效性。评估和改进活动的结果应输入到管理评审。

2.14.2 申请、程序和样品要求适宜性的定期评审

授权人员应定期评审样本库提供的质控结果，确保其在样本库适合于收到的申请。适用时，样本库应定期评审血液、尿液、其他体液、组织和其他类型样品的采样量、采集器械以及保存剂的要求，以确保采样量既不会不足也不会过多，并正确采集以保护被测量。

2.14.3 用户反馈的评审

样本库应就所提供服务是否满足用户需求和要求征求用户反馈信息。反馈信息的获取和使用方式应包括：在样本库确保对其他用户保密的前提下，与用户或其代表合作对样本库的表现进行监督。应保存收集的信息以及采取措施的记录。

2.14.4 员工建议

样本库管理层应鼓励员工对样本库服务任何方面的改进提出建议。应评估并合理实施这些建议，并向员工反馈。应保存员工的建议及样本库管理层采取措施的记录。

2.14.5 内部审核

样本库应按计划定期实施内部审核以确定质量管理体系的所有活动是否：

a）符合本准则要求以及样本库规定要求。

b）已实施、有效并得到保持。

注 1：正常情况下，宜在一年内完成一次完整的内部审核。每年的内部审核不一定要对质量管理体系的全部要素进行深入审核。样本库可以决定重点审核某一特定活动，同时不能完全忽视其他活动。

应由经过培训的人员审核样本库质量管理体系中管理和技术过程的表现。审核方案应考虑到过程的状态和重要性、被审核的管理和技术范围，以及之前的审核结果。应规定审核的准则、范围、频率和方法并文件化。

审核员的选择和审核的实施应确保审核过程的客观和公正。只要资源允许，审核员应独立于被审核的活动。

注 2：参见 GB/T 19011/ISO 19011。

样本库应制定文件化程序，规定策划、实施审核、报告结果以及保存记录的职责和要求。

被审核领域的负责人应确保识别不符合时，应立即采取适当的措施。应及时采取纠正措施以消除所发现不符合的原因。

2.14.6 风险管理

当样本质控结果影响供体安全时，样本库应评估工作过程和可能存在的问题对样本保存结果的影响，应修改过程以降低或消除识别出的风险，并将做出的决定和所采取的措施文件化。

2.14.7　质量指标

样本库应建立质量指标以监控和评估人类遗传资源样本保存过程中的关键环节。应策划监控质量指标的过程，包括建立目的、方法、解释、限值、措施计划和监控周期。应定期评审质量指标以确保其持续适宜。

2.14.8　外部机构的评审

如果外部机构的评审识别出样本库存在不符合或潜在不符合，适当时，样本库应采取适宜的应急措施、纠正措施或预防措施，以持续符合本准则的要求。应保存评审以及采取的纠正措施和预防措施的记录。

注：外部机构评审的示例包括认可评审、监管部门的检查，以及卫生和安全检查。

2.15　管理评审

2.15.1　总则

样本库管理层应定期评审质量管理体系，以确保其持续的适宜性、充分性和有效性以及对供体医疗的支持。

2.15.2　评审输入

管理评审的输入至少应包括以下评估结果信息：

a) 对申请、程序和样品要求适宜性的定期评审(见 2.14.2)。

b) 用户反馈的评审(见 2.14.3)。

c) 员工建议(见 2.14.4)。

d) 内部审核(见 2.14.5)。

e) 风险管理(见 2.14.6)。

f) 质量指标(见 2.14.7)。

g) 外部机构的评审(见 2.14.8)。

h) 参加实验室间比对计划(PT/EQA)的结果。

i) 投诉的监控和解决(见 2.8)。

j) 供应商的表现(见 2.6)。

k) 不符合的识别和控制(见 2.9)。

l) 持续改进的结果(见 2.12)，包括纠正措施(见 2.10)和预防措施(见 2.11)现状。

m) 前期管理评审的后续措施。

n) 可能影响质量管理体系的工作量及范围、员工和样本库所的改变。

o) 包括技术要求在内的改进建议。

2.15.3　评审活动

评审应分析不符合的原因、提示过程存在问题的趋势和模式的输入信息。评审应包括对改进机会和质量管理体系(包括质量方针和质量目标)变更需求的评估。应尽可能客观地评估样本库对供体医疗贡献的质量和适宜性。

2.15.4　评审输出

应记录管理评审的输出，包括下述相关管理评审决议和措施：

a）质量管理体系及其过程有效性的改进。

b）用户服务的改进。

c）资源需求。

注：两次管理评审的时间间隔不宜大于 12 个月。然而，质量体系初建期间，评审间隔宜缩短。应记录管理评审的发现和措施，并告知实验室员工。样本库管理层应确保管理评审决定的措施在规定时限内完成。

3 资源要求

样本库应制定战略规划文件，确保样本库活动有足够的资金支持，应有合适设施环境、人员、设备、试剂耗材、方法等相应的资源技术要求来满足样本库的运行。

3.1 人员

3.1.1 总则

样本库应制定文件化程序，对人员进行管理书面规程，应明确所有人的工作职责、权限和任务并保存记录以符合相关要求，并应规定和记录参与人类遗传资源样本库活动的人员的能力要求。保持所有人员记录，以证明满足要求。

3.1.2 人员资质

3.1.2.1 样本库管理层应将每个岗位的人员资质要求文件化。该资质应反映适当的教育、培训、经历和所需技能证明，并且与所承担的工作相适应。样本库应保留工作人员能胜任岗位需求并已参与相关教育和/或培训的证据文件。

3.1.2.2 所有涉及安全的环节都应指定健康和安全负责人。安全培训的等级需求必须基于生物和化学材料、过程和设备的综合风险评估要求进行。

3.1.2.3 被任命执行外包工作的人员应接受培训和能力评估，并应具有理论和实践背景和经验。

注：专业判断的形式可以是意见、解释、预测、模拟、模型及数值，并符合国家、区域、地方法规和专业指南。

3.1.3 岗位描述

样本库应对所有人员的岗位进行描述，包括职责、权限和任务。

3.1.4 培训

3.1.4.1 全体人员应接受适当的相关培训（内部和/或外部培训），定期更新培训内容，获取新知识，保持工作能力。培训应有文档记录。应监督正在接受培训的人员，直到样本库确认该人员有能力胜任分配的职责为止。

样本库内部应为所有员工提供培训，包括以下内容：

a）质量管理体系。

b）所分派的工作过程和程序。

c）适用的样本库的信息系统。

d）健康与安全，包括防止或控制不良事件的影响。

e）伦理。

f）信息的保密。

对在培人员应始终进行监督指导，应定期评估培训效果。

3.1.4.2　建立新员工的培训制度，对新员工进行针对性培训。样本库新员工入岗前介绍应有固有程序，向新员工介绍组织及其将要工作的部门或区域、聘用的条件和期限、员工设施、健康和安全要求（包括火灾和应急事件）以及职业卫生保健服务。

3.1.5　能力评估

样本库应根据所建立的标准，评估每一位员工在适当的培训后，执行所指派的管理或技术工作的能力。

3.1.5.1　样本库应确保每个工作人员有能力胜任工作：适当的教育基础、培训、技能和/或执行分配任务所必需的经验。

3.1.5.2　样本库应保留工作人员能胜任岗位需求并已参与相关教育和/或培训的证据文件。

3.1.5.3　所有涉及安全的环节都应指定健康和安全负责人。安全培训的等级需求必须基于生物和化学材料、过程和设备的综合风险评估要求进行。

3.1.5.4　被任命执行外包工作的人员应接受培训和能力评估，并应具有理论和实践背景和经验。应定期进行再评估。必要时，应进行再培训。

注 1：可采用以下全部或任意方法组合，在与日常工作环境相同的条件下，对样本库员工的能力进行评估：

a）直接观察常规工作过程和程序，包括所有适用的安全操作。

b）直接观察设备维护和功能检查。

c）监控质控结果的记录和报告过程。

d）核查工作记录。

e）评估解决问题的技能。

注 2：宜专门设计对专业判断能力的评估并与目的相适应。

3.1.6　员工表现的评估

除技术能力评估外，样本库应确保对员工表现的评估考虑了样本库和个体的需求，以保持和改进对用户的服务质量，激励富有成效的工作关系。

注：实施评估的员工宜接受适当的培训。

3.1.7　继续教育和专业发展

应对从事管理和技术工作的人员提供继续教育计划，员工应参加继续教育。应定期评估继续教育计划的有效性。员工应参加常规专业发展或其他的专业相关活动。

3.1.8　人员记录

应保持全体人员相关教育和专业资质、培训、经历和能力评估的记录。这些记录应随时可供相关人员利用，并应包括（但不限于）以下内容：

a）教育和专业资质。

b）证书或执照的复件（适用时）。

c）以前的工作经历。

d）岗位描述。

e）新员工入岗前介绍。

f）当前岗位的培训。

g）能力评估。

h）继续教育和成果记录。

i）员工表现评估。

j）事故报告和职业危险暴露记录。

k）免疫状态(与指派的工作相关时)。

3.2　设施和环境条件

3.2.1　*总则*

样本库应分配开展工作的空间。其设计应确保用户服务的质量、安全和有效，以及样本库员工、捐赠者和来访者的健康和安全。样本库应评估和确定工作空间的充分性和适宜性。在样本库主场所外的地点进行的原始样品采集和保存，也应提供类似的条件(适用时)。

3.2.2　样本库应设置功能区，功能区可包括样本采集区、操作区、质量控制区、保藏区，医疗废物存放区和其他辅助区等。各功能区应有独立的空间、设施和设备。

3.2.3　功能区的设计、建造、运行和维护应满足样本的保藏要求，应能防止污染、交叉污染、混淆和差错，应便于清洁、操作和维护。

3.2.4　宜采用持续供电系统和集中供氮系统，实现连续和稳定地提供电力和液氮，确保深低温保藏条件长期稳定。

3.2.5　应建立并实施针对断电、自然灾害、生物危害、化学危害、人员意外伤害、设备故障或者其他突发性事件的应急预案的标准规程，应按照预案的内容定期组织员工培训和演习，应定期修改和更新应急预案。

3.2.6　*应急预案的内容*

—制订事故报告方式和内容以及安全防护措施。

—确定联络人和联络方式，以便出现紧急状况时及时到场进行维护。

—根据紧急状况和事故类型制订应急事故处理方案。

—次生伤害的预报和预防。

—配置备用的设备、空间和转运工具。

—应及时、准确地报告相关部门名称。

—书面事故结论的格式和存档方式。

3.2.7　*样本库和办公设施*

样本库及相关办公设施应提供与开展工作相适应的环境，以确保满足以下条件：

a）对进入影响样本质量的区域进行控制。

注：进入控制宜考虑安全性、保密性、质量和通行做法。

b）应保护样本信息、样品、样本库的资源，防止未授权访问。

c）样本库设施应保证样本库正常运行、正确实施。这些设施可包括能源、照明、通风、噪声、供水、废物处理和环境条件。

d）样本库的通信系统与机构的规模、复杂性相适应，以确保信息的有效传输。

e）提供安全设施和设备，并定期验证其功能。

示例：应急疏散装置、冷藏或冷冻库中的对讲机和警报系统，便利的应急淋浴和洗眼装置等。

3.2.8　储存设施

储存空间和条件应确保样品材料、文件、设备、试剂、耗材、记录、结果和其他影响。样本质量的物品的持续完整性。应以防止交叉污染的方式储存过程中使用的临床样品和材料。危险品的储存和处置设施应与物品的危险性相适应，并符合适用要求的规定。

3.2.9　员工设施

应有足够的洗手间、饮水处和储存个人防护装备和衣服的设施。

注：如可能，样本库宜提供空间以供员工活动，如会议、学习和休息。

3.2.10　样品采集设施

样品采集设施应有隔开的接待/等候和采集区。这些设施应考虑供体的隐私、舒适度及需求（如残疾人通道、盥洗设施），以及在采集期间的适当陪伴人员（如监护人或翻译）。执行样品采集程序（如采血）的设施应保证样品采集方式不会使结果失效或对检验质量有不利影响。样品采集设施应配备并维护适当的急救物品，以满足捐赠者和员工需求。

注：某些样品采集设施可能需要配备适当的复苏设备。地方法规可适用。

3.2.11　设施维护和环境条件

样本库应保持设施功能正常、状态可靠。工作区应洁净并保持。有相关的规定要求，或可能影响样品质量和/或员工健康时，样本库应监测、控制和记录环境条件。应关注与开展活动相适宜的光、无菌、灰尘、有毒有害气体、电磁干扰、辐射、湿度、电力供应、温度、声音、振动水平和工作流程等条件，以确保这些因素不会使结果无效或对所要求的检验质量产生不利影响。样本库相邻部门之间如有不相容的业务活动，应有效分隔。必要时，样本库应提供安静和不受干扰的工作环境。

3.3　样本库设备、试剂和耗材

3.3.1　设备

3.3.1.1　总则

样本库应制定设备选择、购买和管理的文件化程序。样本库应配备其提供服务所需的全部设备（包括样品采集、样品准备、样品处理和储存）。如样本库需要使用非永久控制的设备，样本库管理层也应确保符合本准则的要求。必要时，样本库应更换设备，以确保样本的质量。

3.3.1.2　设备验收试验

样本库应在设备安装和使用前验证其能够达到必要的性能，并符合相关检验的要求。

注：本要求适用于样本库使用的设备、租用设备或在相关或移动设施中由样本库授权的其他人员使用的设备。每件设备应有唯一标签、标识或其他识别方式。

3.3.1.3　设备使用说明

设备应始终由经过培训的授权人员操作。设备使用、安全和维护的最新说明，包括由设备制造商提供的相关手册和使用指南，应便于获取。样本库应有设备安全操作、运输、储存和使用的程序，以防止设备污染或损坏。

3.3.1.4　设备校准和计量学溯源

样本库应制定文件化程序，对直接或间接影响样本质量的设备进行校准，内容包括：

a）使用条件和制造商的使用说明。

b）记录校准标准的计量学溯源性和设备的可溯源性校准。

c）定期验证要求的测量准确度和测量系统功能。

d）记录校准状态和再校准日期。

e）当校准给出一组修正因子时，应确保之前的校准因子得到正确更新。

f）安全防护以防止因调整和篡改而使检验结果失效。计量学溯源性应追溯至可获得的较高计量学级别的参考物质或参考程序。

注：追溯至高级别参考物质或参考程序的校准溯源文件可以由设备系统的制造商提供。只要使用未经过修改的制造商检验系统和校准程序，该份文件即可接受。

当计量学溯源不可能或无关时，应用其他方式提供结果的可信度，包括但不限于以下方法：

—使用有证标准物质。

—经另一程序检验或校准。

—使用明确建立、规定、确定了特性的并由各方协商一致的协议标准或方法。

3.3.1.5　设备维护与维修

样本库应制定文件化的预防性维护程序，该程序至少应遵循制造商说明书的要求。当发现设备故障时，应停止使用并清晰标识。样本库应确保故障设备已经修复并验证，表明其满足规定的可接受标准后方可使用。样本库应检查设备故障对之前检验的影响，并采取应急措施或纠正措施（见 2.10）在设备投入使用、维修或报废之前，样本库应采取适当措施对设备去污染，并提供适于维修的空间和适当的个人防护设备。当设备脱离实验室的直接控制时，实验室应保证在其返回实验室使用之前验证其性能。

3.3.1.6　设备不良事件报告

由设备直接引起的不良事件和事故，应按要求进行调查并向制造商和监管部门报告。

3.3.1.7　设备记录

应保存影响样本保存性能的每台设备的记录，包括但不限于以下内容：

a）设备标识。

b）制造商名称、型号和序列号或其他唯一标识。

c）供应商或制造商的联系方式。

d）接收日期和投入使用日期。

e）放置地点。

f）接收时的状态（如新设备、旧设备或翻新设备）。

g）制造商说明书。

h）证明设备纳入样本库时最初可接受使用的记录。

i）已完成的保养和预防性保养计划。

j）确认设备可持续使用的性能记录。

k）设备的损坏、故障、改动或修理。

以上 j)提及的性能记录应包括全部校准和/或验证的报告/证书复件，包含日期、时间、结果、调整、接受标准以及下次校准和/或验证日期，以满足本条款的部分或全部要求。

设备记录应按实验室记录控制程序(见 2.13)的要求，在设备使用期或更长时期内保存并易于获取。

3.3.2　试剂和耗材

3.3.2.1　总则

样本库应制定文件化程序用于试剂和耗材的接收、储存、验收试验和库存管理。

3.3.2.2　接收和储存

当实验室不是接收单位时，应核实接收地点具备充分的储存和处理能力，以保证购买的物品不会损坏或变质。样本应按制造商的说明储存收到的试剂和耗材。

3.3.2.3　验收试验

每当试剂盒的试剂组分或试验过程改变，或使用新批号或新货运号的试剂盒之前，应进行性能验证。影响样品质量的耗材应在使用前进行性能验证。

3.3.2.4　库存管理

样本库应建立试剂和耗材的库存控制系统。库存控制系统应能将未经检查和不合格的试剂和耗材与合格的分开。

3.3.2.5　使用说明

试剂和耗材的使用说明包括制造商提供的说明书，应易于获取。

3.3.2.6　不良事件报告

由试剂或耗材直接引起的不良事件和事故，应按要求进行调查并向制造商和相应的监管部门报告。

3.3.2.7　记录

应保存影响样品性能的每一试剂和耗材的记录，包括但不限于以下内容：

a）试剂或耗材的标识。

b）制造商名称、批号或货号。

c）供应商或制造商的联系方式。

d）接收日期、失效期、使用日期、停用日期(适用时)。

e）接收时的状态(例如：合格或损坏)。

f）制造商说明书。

g）试剂或耗材初始准用记录。

h）证实试剂或耗材持续可使用的性能记录。当样本库使用配制试剂或自制试剂时，记录除上述内容外，还应包括制备人和制备日期。

4 人类遗传资源样本应用前生命周期过程控制

4.1 通则

样本库应制定人类遗传资源样本应用前的活动的文件化程序和信息，以保证人类遗传资源样本的质量和有效性。

4.1.1 样本库应确保人类资源满足预期研究目的

样本库应明确并验证人类遗传资源样本应用前生命周期的每一个环节，确保人类资源否满足预期研究目的。工作流程图应包含人类遗传资源样本在样本库期间的全过程(如，评估、采集、处理、编码、保存、质控、转运和处置等)。人类遗传资源样本需要所有的流程都应有相应文件。所有的文件都应及时更新并且方便员工访问。每个流程步骤变更的情况都应记录归档。

4.1.2 提供给用户的信息

样本库应为捐赠者和用户提供样本库服务的信息。这些信息应包括：

a) 样本库的地址。

b) 样本库提供的服务种类。

c) 样本库开放时间。

d) 样本库提供的保存，适当时，包括样品所需的信息、原始样品的量、特殊注意事项、样本的周转时间。

e) 样本申请单填写说明。

f) 捐赠者准备说明。

g) 捐赠者自采样品的说明(如尿液样本)。

h) 样品运送说明，包括特殊处理要求。

i) 捐赠者知情同意要求。

j) 样本库接受和拒收样品的标准。

k) 已知对样本性能有重要影响的因素的清单。

l) 样本库保护个人信息的政策。

m) 样本库处理投诉的程序。

4.1.3 申请单信息

申请单或电子申请单应留有空间以填入下述(但不限于)内容：

a) 供体身份识别，包括性别、出生日期、供体地点/详细联系信息、唯一标识。

注：唯一识别可包括字母和/或数字的识别号。

b) 信息需求者的姓名或其他唯一识别号，以及报告的目的地和详细联系信息。

c) 原始样品的类型。

d) 申请的采集和保存的项目。

e) 与申请项目相关的临床资料。

注：需要的样本关联信息可包括供体的家系、家族史、旅行和接触史和其他相关临床信息，还可包括资源管理和使用的审核。

f) 原始样品采集日期，采集时间(相关时)。

g) 样品接收日期和时间。

注：申请单的格式(如电子或纸质)及申请单送达样本库的方式宜与样本库服务用户讨论后决定。

4.2　采集

4.2.1　总则

样本库应制定正确采集和处理原始样品的文件化程序。文件化程序应可供负责原始样品采集者使用，不论其是否为样本库的员工。当按照用户要求，文件化采集程序的内容发生偏离、省略和增加时，应记录并纳入含样本库的所有文件中，并通知适当的人员。

4.2.2　原始样品采集和处理

4.2.2.1　采集前活动的指导

样本库对采集前活动的指导应包括以下内容：

a) 申请单或电子申请单的填写。

b) 捐赠者的准备(例如：为护理人员、采血者、样品采集者或供体提供的指导)。

c) 原始样品采集的类型和量，原始样品采集所用容器及必需添加物。

d) 特殊采集时机(需要时)。

e) 影响样品采集与其相关的临床资料(如用药史)。

4.2.2.2　采集活动的指导

样本库对采集活动的指导应包括以下内容：

a) 接受原始样品采集的供体身份的确认。

b) 确认供体符合捐赠前要求，例如：禁食、用药情况(最后服药时间、停药时间)、在预先规定的时间或时间间隔采集样品等。

c) 血液和非血液原始样品的采集说明、原始样品容器及必需添加物的说明。

d) 当原始样品采集时，应确认与原始样品容器、必需添加物、必需的处理、样品运输条件等相关的信息和说明，并告知适合样本库工作人员。

e) 可明确追溯到被采集供体的原始样品标记方式的说明。

f) 原始样品采集者身份及采集日期的记录，以及采集时间的记录(必要时)。

g) 采集的样品运送到样本库之前的正确储存条件的说明。

h) 采样物品使用后的安全处置。

4.2.4　人类遗传资源样本信息采集

样本库应制定收集生物资源信息的文档，包括分类信息、时间、日期、地点和采集步骤(文档格式应符合 ISO8601 的要求)，以及任何与其属性、性质、特性相关的信息。

4.2.5　样本库制定的预分析步骤应界定可能影响人类遗传资源样本特性的因素，并提供相关依据。

4.2.6　采集过程

4.2.6.1　人类遗传资源样本采集应当由专业人员或使用者进行规划。

4.2.6.2　采集的过程应当根据人类遗传资源样本如何使用及所需人类遗传资源样本的质量和数量来确定。

4.2.6.3　人类遗传资源样本的采集应当由相关的专业人员负责。

4.2.6.4　人类遗传资源样本的取材、病理评估及制备应当由具有行医资格的人(如,委员会认证的)负责或在其监督下进行。

4.2.6.5　为保护供体权益,样本库在采集人类遗传资源样本时,应事先取得供体或其法定监护人(或代表人)的同意和授权,并签署知情同意书。样本库应遵守相关的伦理及法律要求,保护供体的隐私。

4.3　人类遗传资源样本转运

4.3.1　样品运送

样本库对采集后活动的指导应包括运送样品的包装。样本库应制定文件化程序监控样品运送,应为装运或接受人类遗传资源样本制定并实施相应的规章及流程。

确保符合以下要求:

4.3.1.2　样本库应有运输安全流程,装运和接收人类遗传资源样本应充分考虑各类人类遗传资源样本在运输过程中的包装及环境(如温度、湿度、光照、运输时间、防撞和冷媒挥发等)。

4.3.1.3　样本运输条件如温度和时间,应由人类遗传资源样本具体特性来确定。

4.3.1.4　只有经过装运培训的样本库工作人员才可进行样本的录入、包装和运输安排。需要时,装运责任人应具有相关授权文件或者能力证书。

4.3.1.5　样本库应在人类遗传资源样本转移前安排好各方的接收和配送工作。

4.3.1.6　样本库应做好人类遗传资源样本/材料从发出到接收的监管体系。每份样本运输应追踪和监测与人类遗传资源样本完好度有关的要素,如样本的运输时间、温度、湿度和光照等。监管体系应详细记录指定参数出现的偏差。

4.3.1.7　运送时间适合于未来样本应用申请检验的性质。

4.3.1.8　保证收集、处理样品所需的特定温度范围,使用指定的保存剂,以保证样品的完整性。

4.3.1.9　确保样品完整性,确保运送者、公众及接收样本库安全,并符合规定要求。

注:不涉及原始样品采集和运送的样本库,当接受的样品完整性被破坏或已危害到运送者或公众的安全时,立即联系运送者并通知应采取的措施以防再次发生。

4.3.2　样本库内的转移

4.3.2.1　样本库应制定并实施相关规程,管理所有库内生物资源及废弃物的转移。监管链条对所有库内人类遗传资源样本的转移应持续保持监控。不能随意丢弃人类遗传资源样本无人看管,除非在有明确标识的指定监管区域内,根据相关流程允许无人看管放置。

4.3.2.2　每次转移应在确保人类遗传资源样本完整的条件下进行。任何偏离标准的参数均被视为不合格。

4.4　样品接收

样本库的样品接收程序应确保满足以下条件:

4.4.1　样品可通过申请单和标识明确追溯到确定的捐赠者或地点。

4.4.2　应有样本库制定并文件化的样品接受或拒收的标准。

4.4.3　如果供体识别或样品识别有问题，运送延迟或容器不适当导致样品不稳定，样品量不足，样品对应用者很重要或样品不可替代，而样本库仍选择处理这些样品，应在最终报告中说明问题的性质，并在备注的解释中给出警示（适用时）。

4.4.4　应在登记本、工作单、计算机或其他类似系统中记录接收的所有样品。应记录样品接收和/或登记的日期和时间。如可能，也应记录样品接收者的身份。

注：所有取自原始样品的部分样品应可明确追溯至最初的原始样品。

4.5　保存和存储

4.5.1　每份样本应记录和监测关键参数。

4.5.2　根据最先进的或特定的文献确定每种类型人类遗传资源样本合适的保存方法，或跟研究人员协商具体保存方法。

4.5.3　全程监控，每个保存步骤的监控结果形成单独文档。

4.5.4　所有人类遗传资源样本的每个保存步骤的具体日期和时间应当记录，格式符合ISO8601的要求。

4.5.5　安保措施应被列入“重大事件”的应急预案，避免样本的意外丢失。

4.5.7　应记录人类遗传资源样本的存储日期和时间，以及接触人类遗传资源样本的人员，格式符合ISO8601的要求，形成特定的文档或录入数据管理系统（例如LIMS）。

4.5.8　样本库应当在数据库中记录和确认所有人类遗传资源样本的存储位置，并且做好备份。应完整记录每份样本在存储过程中的取用和归还记录。

4.5.9　应确保对样本的污染风险降到最低，保证人类遗传资源样本的固有特性和完整度或能符合相关的检测。

4.5.10　存储条件应符合要求。

4.5.11　样本库每年都应定期确认人类遗传资源样本的存储状况。

4.6　人类遗传资源样本入库

4.6.1　应对人类遗传资源样本的来源机构（含采集机构、制备机构或提供机构）的资质进行评估，评估内容应包括：

—应确认来源机构得到授权、指定、许可、注册或认证，可以提供人类遗传资源样本。

—应确认提供人类遗传资源样本的操作人员已经过培训，如适用，还应有合格资质。

—如来源人类遗传资源样本是经过采集获得，应确认采集过程满足人类样本库的质量要求。

—如来源人类遗传资源样本是经过制备获得，应确认制备过程符合相关规范和人类遗传资源样本库的质量要求。

4.6.2　应建立并向来源机构明确人类遗传资源样本入库的质量要求，包括：

—对人类遗传资源样本自身的质量要求。

—对人类遗传资源样本的份数要求。

—对采集记录或制备记录的要求。

—对人类遗传资源样本供体信息的要求。

—对人类遗传资源样本在采集或制备场所的临时贮存条件的要求。

—对人类遗传资源样本的包装和发运的要求。

4.6.3　为保证贮存人类遗传资源样本来源的可追溯性，人类遗传资源样本库应当获得并保管供体的健康调查资料。

4.6.4　应当设置专门的人类遗传资源样本接收室，进行待接收人类遗传资源样本的检查和取样、待接收人类遗传资源样本附带文件和记录的检查、赋予唯一性的标识代码、填写接收记录、暂时贮存等操作。

4.6.5　收到人类遗传资源样本后应进行待接收人类遗传资源样本的检查，以确定其可接受性。检查项目包括：

—人类遗传资源样本包装物的外观是否符合要求。

—人类遗传资源样本的标识是否符合要求。

—人类遗传资源样本运输容器的完整性。

—采集或制备记录的完整性。

—接收时人类遗传资源样本容器内的温度。

4.6.6　接收人类遗传资源样本时应填写接收记录，内容包括：

—人类遗传资源样本名称。

—人类遗传资源样本来源机构名称。

—唯一性的标识代码。

—人类遗传资源样本采集或制备日期。

—人类遗传资源样本附带的文件清单。

—检查结果。

—检查结论（合格、隔离或不合格等）。

—接收人员和复核人员的签名。

—接收日期和时间。

—如适用，唯一性的供体标识。

4.6.7　应根据待接收人类遗传资源样本的运输条件和人类遗传资源样本贮存的质量标准指定人类遗传资源样本的暂存条件。

4.6.8　发现人类遗传资源样本有异常或特殊情况时，接收人员应填写记录并及时通知质量管理人员。

4.6.9　应建立人类遗传资源样本隔离存放的标准规程。未完成检测、经检测合格或者经检测不合格的人类遗传资源样本应分别存放在物理隔离的贮存罐或贮存区中，贮存条件不应对人类遗传资源样本的质量产生影响。

4.6.10　发现待接收人类遗传资源样本或其样品未达到人类遗传资源样本库的接收要求时，人类遗传资源样本库应以通知的方式告知相关的机构或人员。如适用，人类遗传资源样本库应与有关机构或人员签署补充协议。

4.6.11　只有来源清楚、可追溯、经检验符合对应质量标准的人类遗传资源样本方可履行入库程序。

4.6.12　履行入库程序时，应由质量管理部门审查该批人类遗传资源样本的批记录；核对该批人类遗传资源样本的标识、警示和说明材料以及其他相关管理记录（如变更、偏差、控制记录等），核实无误后由质量管理负责人批准入库。

4.6.13　所有待入库人类遗传资源样本应同时提供符合人类遗传资源样本入库要求的足够份数的样品，样品（如细胞、组织、细胞悬液、血清、亲属样品等）的成分和加工过程（如适用）应和样品对象完全一致。

4.7　人类遗传资源样本出库

4.7.1　应建立并实施贮存人类遗传资源样本出库的标准规程。

4.7.2　履行出库程序前，应由质量管理部门对该批人类遗传资源样本相关资料进行审核，审核内容包括：

—应双重确认待出库人类遗传资源样本标识的准确性和完整度。

—应审核待出库人类遗传资源样本的出库申请。

—应审核待出库人类遗传资源样本的批记录、相关管理记录（如深低温保藏稳定性的考察记录、可能的变更、偏差、控制记录等）、警示与说明材料（如适用）。

4.7.3　审核合格后应出具审核合格结论并由审核人员签名。

4.7.4　审核合格后应由质量管理负责人批准出库。

4.7.5　依据供体筛选或其他检验结果，如果发现待出库人类遗传资源样本有可能影响受者的健康或人类遗传资源样本的预期效果，应先通知申请方，获得知情同意书后方可批准出库。

4.7.6　人类遗传资源样本出库后如需继续保管样品，应明确规定样品的继续保管时间并通知出库人类遗传资源样本的接收机构或人员。

4.7.7　人类遗传资源样本出库后应独立包装在唯一性标识的容器中。应双重确认该容器标识的准确性。

4.8　标识管理与追溯

4.8.1　应为人类遗传资源样本、样品、设备、物料、保藏容器、文件与记录、可能的供体或受者等建立唯一性标识，以便追溯。

4.8.2　标识应使用数字、字母、条形码或二维码格式，应不可被遮挡、改动或删除。由地方和/或国家政府批准或许可的人类遗传资源样本，应根据批准或许可的条款进行标识。

4.8.3　应建立并实施标识的标准规程，规程应至少涵盖以下方面：

—人类遗传资源样本的标识模板的设计、获取和管理。

—验证标识已满足人类遗传资源样本库的质量管理要求（包括对特定病原体检测阳性或其他特殊情况的贮存细胞的额外标识要求）。

—使用前对标识的鉴定、审核和批准。

—标识使用时的现场确认。

—标识的管理（包括使用、存放和废弃等）。

4.8.4 应至少在以下时间点核实标识：

—接收人类遗传资源样本时。

—在人类遗传资源样本库内部将人类遗传资源样本转移到不同的位置，或者对人类遗传资源样本的样品进行类似操作时。

—审查入库申请和入库放行时。

—审查出库申请和批准出库时。

4.8.5 应建立并实施对人类遗传资源样本及其样品进行追溯的标准规程。

追溯的标准规程应保证每一份人类遗传资源样本及其所有样品在最初来源和最终处理（出库、制备或废弃等）之间的所有步骤的可识别性和可追溯性。追溯的标准规程还应能满足正向和反向的追溯需要。

5 质控要求

5.1 通则

5.1.1 样本库应明确关键的处理步骤对人类遗传资源样本质量的影响，并对这些关键步骤建立文件和实施质量控制（QC）。

5.1.1.1 样本库应当提供符合预期目的的人类遗传资源样本，应当针对人类遗传资源样本来确定质量控制检测的最低限值。

5.1.1.2 质量控制流程应：

—根据科学研究的目的现状制定。

—定期更新。

—确保满足客户的相关需求。对于罕见或既存样本及可能导致人类遗传资源样本用完的质量控制除外。人类遗传资源样本的质控流程应由样本库进行审核和批准。

5.2 相关过程的质控

5.2.1 样本库应建立、形成文档和执行特定的质量控制规程，并说明该规程中的重点考察部分，确保整个存储过程中人类遗传资源样本都符合要求。

5.2.2 质量控制应按照计划的时间间隔执行，并记录质量控制的结果。

5.2.3 样本库应该分析质量控制数据，采取措施解决问题，并防止生成错误的数据报告和/或不合格人类遗传资源样本的分发，样本库应保证这些问题都记录在案并告知客户。人类遗传资源样本的分发过程中，客户可以选择是否接受这些存在问题的人类遗传资源样本。

5.2.4 样本库应保证质量控制的结果按照合同要求提供给客户。

5.2.5 样本库应定期分析质量控制结果的趋势并持续改进质控流程。

5.2.6 样本库应当记录所有与数据相关的流程。

5.2.7 质控物是质量控制系统的一部分，样本库应有相应的质控物。应定期检查这些质控物，并评估其重要的质量特征，包括质控物的稳定性、制备方法的性能和准确性、质控方法的精确性。

5.2.8 样本库应通过适当的方法提供人类遗传资源样本质量的客观证明（处理过程中的结果或测试结果）。这些方法包括外部质量评估程序或能力测试程序，或者样本库可以自行开发自身适用的方法，使用以下材料：

—认证的标准物质。

—检测过的样本。

—以前与其他生物库分享的样本。

—需定期检验的质控品。

5.2.9　随机抽样

定期随机从样本库的所有样本中抽样，进行质量检测。根据检测结果评估人类遗传资源样本存储是否存在问题，及时发现并纠正问题。

5.2.9.1　样本库对其资源应具有采样计划和流程。确保采样时的计划和流程是可行的。在任何时候，采样计划是科学可行的。采样流程应该科学合理、合规，保证检测以及验证结果的有效。

注 1：采样是指使用代表生物材料整体的一部分进行检测或校准的过程。人类遗传资源样本需要在规定范围内进行检测或校准时也需要抽样。特殊情况下，被抽到的遗传资源可能由适用性决定。

注 2：抽样过程应描述选择抽样计划，样本的制备，以产生所需相关信息。

5.2.9.2　当客户对抽样程序进行改动，应将信息详细进行记录，同时也记录在测试和/或校准结果的所有文件中，并将信息传达给相关人员。

5.2.9.3　样本库应记录抽样过程中的相关数据和操作程序，作为测试和校准信息的一部分。记录应包括程序、采样设备、环境及其他图标或其他方法，以在必要时提供采样过程中所需资料。

5.3　数据特异性质控

5.3.1　样本库应确定重要数据对人类遗传资源样本质量的影响，至少对这些数据建立、记录并实施质量控制程序。

5.3.2　质量控制应注重数据的准确性、完整性和一致性，并应定期随机进行。

5.4　实验室间比对

5.4.1　参加实验室间比对

样本库应参加适于样品的实验室间比对计划(如外部质量评价计划或能力验证计划)。样本库应监控样本库间比对计划的结果，当不符合预定的评价标准时，应实施纠正措施。样本库应建立参加实验室间比对的程序并文件化。

5.4.2　替代方案

当无样本库间比对计划可利用时，样本库应采取其他方案并提供客观证据确定检验结果的可接受性。这些方案应尽可能使用适宜的物质。注：适宜物质可包括：

—标准物质/标准样品。

—以前检验过的样品。

—细胞库或组织库中的物质。

—与其他样本库的交换样品。

—样本库间比对计划中日常测试的质控物。

5.4.3 样本库间比对样品的分析

样本库应尽量按日常处理供体样品的方式处理实验室间比对样品。样本库在提交实验室间比对数据日期之前，不应与其他参加者互通数据。样本库室在提交实验室间比对数据之前，不应将比对样品转至其他样本库进行确认。

5.4.4 实验室表现的评价

应评价样本库在参加实验室间比对中的表现，并与相关人员讨论。当样本库表现未达到预定标准(即存在不符合)时，员工应参与实施并记录纠正措施。应监控纠正措施的有效性。应评价参加样本库比对的结果，如显示出存在潜在不符合的趋势，应采取预防措施。

5.4.5 质控结果的可比性

应规定比较程序和所用设备和方法，以及建立样本库适宜区间内捐赠者样品结果可比性的方法。此要求适用于相同或不同的程序、设备、不同地点或所有这些情况。样本库应对比较的结果进行整理、记录，适当时，迅速采取措施。应对发现的问题或不足采取措施并保存实施措施的记录。

6 不合格样本的处理

6.1 不合格样本的解释说明

6.1.1 样本库应当建立、形成文档并执行处理制度，针对不合格的人类遗传资源样本以及那些未按相关制度收集的资源。

6.1.2 样本库应制定相应制度和规程，确保操作中出现不符合规定或不符合客户要求的程序都能够依照这些制度来执行。

6.1.3 样本库应对不合格样本和不符合要求的结果做出改进和纠正。

6.1.4 针对不合格样本/结果的改进流程应关注以下方面：

—不合格样本/结果的负责人和签发人。

—评估不合格样本/结果造成的影响。

—做出接收、隔离、密封、退回、暂停供应或召回决定。

—允许接收的授权。

6.1.5 关于不合格样本/结果处理的情况应保留并记录。

6.1.6 不合格样本/结果的处理流程也适用于样本采集阶段。

6.2 不合格样本/结果的控制

6.2.1 样本库应尽量减小不合格样本/结果的影响，对预期产生的风险执行纠正和预防措施，防止再发生。挽救措施应在规定的范围内进行，纠正不合格样本/结果。

6.2.2 样本库应保留纠正措施的记录和核实效果。

6.2.3 针对以下情况，样本库应对相关的团体通报不合格样本/结果出现的案例：

—不合格样本/结果无法纠正。

—由于无法纠正不合格样本/结果的影响可能会继续出现。

6.2.4 样本库应当及时决定是否召回不合格的人类遗传资源样本和数据，防止客户使用不合格的材料和数据。

附录三　国内部分人类遗传资源样本库简介

本附录按首字母拼音顺序排序。

1. 安徽医科大学第一附属医院生物样本库

建地面积约 624.26 m²，超低温冰箱共计 78 台，目前包括生物样本储存室、生物样本处理间、实验室以及信息资料室等，主要职能是标准化收集、处理和储存医院有科研价值的临床患者标本。样本库所有操作均严格按照样本库建立的技术操作规范（SOP）执行，所有标本入库、出库均实行系统的软件管理。样本库的建设目的是将患者的样本规范、有序地收集保存，为临床和基础研究提供高质量的样本资源和临床信息的支持，为医院疾病大数据研究提供必要条件。

2. 安徽医科大学皮肤病研究所遗传资源样本库

我国最早的生物样本库之一，位于安徽医科大学科教大楼 10～12 层，总面积超过 800 m²，存储全血、组织样本、血清、DNA 及 RNA 等样本近 20 万份。依托样本资源，获得“973”、“863”、国家自然科学基金重点项目等近百项国家级科研项目。发表 *New England Journal of Medicine, Nature Genetics* 等原创性科研论文 300 余篇，研究成果获得 2007 年国家科学技术进步奖二等奖、2020 年国家自然科学奖二等奖，成果入选 2010 年度中国科学十大进展和 2012 年度中国高校十大科技进步奖等。

3. 爱尔眼科生物样本中心

始建于 2023 年，是由爱尔眼科医院集团投资并依托湖南省爱尔眼科研究所建设的眼科资源条件保障平台。样本库以丰富的眼科样本资源为主体，按照“分布设计、标准化管理、数字化融合”的理念，将覆盖全国主要城市及区域的爱尔眼科医院及中心，充分整合“爱尔眼科”丰富的临床样本资源与眼科医疗大数据，有效促进样本信息和样本资源共享。力争建成规模最大、样本种类最齐全的国内一流、世界领先的眼科专业生物样本库，为眼病的基础、临床和转化研究提供资源保障，为推进全球防盲治盲做出贡献。

4. 北京大学第六医院生物样本库

位于北京大学第六医院昌平院区，占地面积约 700 m²，整体储存量约为 300 万份，样本库主任为中国科学院院士、北京大学第六医院院长陆林教授。样本库于 2021 年 8 月 9 日获得了中国人类遗传资源保藏行政许可(国科遗办审字〔2021〕BC0050 号),根据 ISO:20387《生物样本库质量和能力通用要求》建立了覆盖样本保藏全流程的质量管理体系。2023 年 10 月 23 日,样本库荣获中国合格评定国家认可委员会(CNAS)颁发的生物样本库认可证书(注册号为 BB0014),成为精神医学领域首家获得 CNAS 认可的生物样本库。

5. 北京大学第三医院生物样本库

成立于 2016 年 6 月,占地面积 380 m^2,具备人类遗传资源保藏许可审批资质。生物样本库配备 15 台超低温冰箱、2 台气相液氮罐和全自动液体工作站等大型低温存储处理设备,可满足不低于 100 万份的生物样本存储容量。生物样本库可以满足从样本上游标准化处理保藏,到下游基于临床样本技术服务,包括流式细胞染色、CBA 检测、单细胞测序样本前制备、肿瘤类器官构建等技术服务。

6. 北京大学第一医院生物样本库

于 2022 年 10 月获得科技部中国人类遗传资源保藏行政许可,是中国医药生物技术协会团体会员单位。作为院级综合平台,生物样本库面向全院各科室和研究团队开放。在合法合规、符合伦理的前提下,持续为医院科研、医疗和教学提供高质量的生物样本、数据资源、技术支持和专业服务。为促进学科交叉,提升创新水平,推动精准医学与临床研究发展,加速研究成果的临床转化和产业化贡献生物样本库人的力量。

7. 北京大学人民医院生物样本库

位于北京大学人民医院 54 号院内,总面积超过 500 m^2;目前共有血清、血浆、血细胞、全血、血块、PBMC、组织、粪便、尿液、羊水、颗粒细胞等 20 多种样本类型,入库约 74.12 万管,库内保存样本 62.9 万管,出库约 11 万管。样本库由专人管理,目前有专职人员 4 名,其中博士 1 名、本科生 3 名、兼职人员 5 名。北京大学人民医院生物样本库于 2021 年 7 月获批中国人类遗传资源保藏行政许可(国科遗办审〔2021〕BC0032 号)。生物样本库现配备有 60 台超低温冰箱、1 台气相液氮罐等样本保藏和质量控制设备。

8. 北京大学肿瘤医院生物样本库

始建于 1996 年,充分利用肿瘤医院现有的肿瘤标本资源,为人类疾病的基础和临床研究提供研究资源。建立至今,已收集样本百万份。有深低温冰箱 100 余台,实现了生物样本全生命周期自动化管理模式。2013 年北京大学肿瘤医院生物样本库成为 ISBER 会员单位,并通过 ISBER PT 室间质评。2015 年生物样本库通过 ISO9001 质量管理体系认证。2023 年通过 GB/T 37864—2019/ISO20387:2018 生物样本库质量与能力 CNAS 认可。样本库建设期间,季加孚教授主持编写了《肿瘤组织标本库常用实验技术手册》及《生物样本库的能力建设与最佳实践》,为国内的生物样本库建设规范与管理、合理利用及可持续发展提供了依据和模板。2017 年至今，北京大学肿瘤医院生物样本库人员参与国家生物样本库行业标准、指南的制定及相关评审工作，为推动本行业的发展贡献力量。

9. 北京生命科学园生物科技研究院生物样本库

成立于2018年，是一家由北京市科委立项支持建立的第三方生物样本库，汇集北京市科委2009年发起的“北京重大疾病临床数据和样本资源库”项目十余年的发展成果，聚合众多专家的专业共识，致力于打造临床样本资源“采-存-管-用”供需生态，为生物医药研发提供依法合规、获取高效、质量公信的样本资源服务。研究院在北京中关村生命科学园昌平园区（“生命谷”）已建成2000 m^2 生物样本保藏中心，最大存储规模达1000万份，并于2020年8月和2022年7月先后获得国家人类遗传资源保藏行政许可和CNAS生物样本库认可证书。研究院作为北京临床生物样本资源公共服务载体，已与15家在京医疗机构签署样本库共建共享战略合作协议，并先后承担/参与了10余项国家和省部级科技项目。

10. 重庆大学附属肿瘤医院生物样本库

始建于2009年，样本库严格遵守伦理和法律规定，确保样本的合法获取和使用。不仅汇集了来自不同类型肿瘤患者的生物样本，还设有肿瘤专病库及类器官专库。有液氮存贮、超低温冰箱存贮、蜡块存贮三个储存区；样本前处理、样本质控、样本后处理及信息管理全链条管理系统。样本库“有批文，有保障，有特色，制度全，流程畅，质控好”。近三年已为全院400余项科研项目提供保障。

11. 重庆西南医院生物样本库

成立于2014年，于2018年、2021年分别获科技部人类遗传资源保藏审批。截至2023年9月，共保藏样本120余万份，疾病类型包括恶性肿瘤、心血管疾病、肾病、新冠肺炎等64种，样本类型包括新鲜冻存组织、石蜡包埋组织、血液、原代肿瘤细胞、PBMC细胞等11种。占地面积1000 m^2，拥有液氮箱、超低温冰箱等设备共计180余件。生物样本库包含中心库、新冠肺炎分库、感染病科分库、西南肿瘤干细胞库等功能单元，其中新冠肺炎分库保藏有卞修武院士带领团队在武汉、重庆等地开展新冠肺炎病理尸检的样本及对照尸检样本，共计73例、39450份，为国内规模最大的新冠肺炎尸检样本库。西南肿瘤干细胞库是国家干细胞与再生医学协同创新平台首批十家成员单位之一，建立了完善的原代肿瘤细胞和肿瘤干细胞“采集-培养-鉴定-使用”流程。自成立以来，生物样本库获批各级科研经费3000余万元，国家专利15项，为相关科研团队提供样本及数据服务500余次，支撑科研课题申报100余项，支撑在 *Cell*、*Nature*、*Science*、*Cell Stem Cell*、*Cancer Cell*、*Nature Neuroscience* 等期刊发表高水平SCI论文50余篇。

12. 重庆医科大学附属第一医院生物样本库

建筑面积762 m^2，规划保藏总容量约300万份。生物样本库获得人类遗传资源保藏行政许可后收集和保藏血清、血浆、尿液、新鲜组织、脑脊液等样本20万余份，为医院数十项国家和省部级科研项目提供样本支持服务。生物样本库将本着"标准规范，保证质量，共建共享，注重产出"的原则统筹管理全院临床样本资源，科学、规范开展临床生物样本的采集、保藏，为高水平临床科研项目提供样本深加工公共服务平台，为医院临床科研提供样本资源支撑。

13. 重庆医科大学附属儿童医院生物样本资源中心

成立于2018年，是重庆市最早获得人类遗传资源保藏资质的两家样本库之一。中心作为国家儿童健康与疾病临床医学研究中心重要组成部分，为医院公共科研服务平台，占地面积约1600 m²。中心拥有低温储存设备－80℃冰箱56台，大型气相液氮罐40台，预计可标准化储存超过1500万份样本。重庆医科大学附属儿童医院生物样本资源中心规范化收集和储存儿童样本，致力于搭建高水准国家儿童样本资源共享平台。

14. 东南大学附属中大医院生物样本库

于2018年正式运行，2019年获批国家"人类遗传资源保藏行政许可"，低温样本存储能力达50万份。样本库参照国际生物和环境资源库(ISBER)推荐的生物资源库建设最佳方案进行设计，分为样本接收和处理区、超低温存储区、深低温存储区及质控区等，配备超低温冰箱、气相液氮罐、全自动血液分离工作站、核酸提取仪等设备。样本库现有专职工作人员3人，其中博士1人，硕士1人。目前样本库共保藏超16万份样本，涵盖恶性肿瘤、心血管系统疾病、代谢性疾病等多种病种。支撑全院取得国家级、省部级项目60余项，横向课题50余项。

15. 复旦大学附属妇产科医院生物样本库

自2005年开始筹建，2012年肿瘤生物样本库建设获得上海市科委课题的专项资助，医院给予配套经费支持，为生物样本库在杨浦院区开辟专门的空间，购置样品收集的仪器及设备等硬件设施，并逐步完善低温冰箱管理软件及生物样本库管理软件建设等，力求逐步发展为符合国内、国际标准的一流临床生物样本资源库。2021年1月，医院决定对杨浦院区样本储存区进行扩建改造，扩大样本库的储存能力。目前，样本库在杨浦院区和绿地汇方广场总建筑面积约为570 m²，共有专职人员9名，标准化及严格质控的样本库为医院承担的国家级、省部级项目地顺利实施提供有力的支持。

16. 复旦大学附属肿瘤医院生物样本库

是复旦大学附属肿瘤医院恶性肿瘤生物样本及相关数据保藏库，以医院中心库形式建成，徐汇院区样本库占地面积550 m²。依据ISO20387建立运行质量管理体系开展标准化恶性肿瘤生物样本和相关数据的保藏工作；根据"公正规范　合作共享　科学管理　持续改进"的质量方针，向院内外提供生物样本相关服务，支撑国内外肿瘤学研究。

17. 复旦大学泰州健康科学研究院大型自然人群队列和人类遗传资源平台

该平台依托"泰州队列"，建设一个使中国人群受益，为转化医学服务，推动中国健康科技发展的公共科研平台。现拥有各类生物学样本近 300 万份，包括血浆、血清、白细胞、红细胞、唾液、尿液、粪便等。平台占地面积 880 m²，拥有 −80 ℃超低温冰箱、液氮罐、冷库等存储设备和各类安全保障设施。平台采用先进智能的数字化管理体系，精细化进行样本资源的管理，实时动态地掌握平台的出入库、库存和环境信息，努力建设可以支撑科学研究、实现资源共享、支撑大健康产业发展的国家级遗传资源平台。

18. 广东省肾脏病研究所生物样本保藏库

成立于 2015 年，为广东省肾脏病研究所和国家肾脏病临床研究中心（南方医院）提供生物样本保藏服务，是国内规模最大的肾脏病生物样本库之一。样本库目前拥有工作人员 10 人，现存生物样本约 127 万份，涵盖血液、尿液、腹膜透析液、DNA/RNA 及肾脏组织等多种类型。样本库依据《国际生物和环境样本库协会（ISBER）2018 最佳实践》及 GB/T 37864—2019《生物样本库质量和能力通用要求》建立了标准化质量管理体系，于 2021 年 6 月通过中国人类遗传资源保藏申请（国科遗办审字〔2021〕BC0015 号），于 2023 年 4 月获得由中国合格评定国家认可委员会（CNAS）颁发的生物样本库认可证书，成为全国第九家通过 ISO 20387 的单位。

19. 广东省中医院生物资源中心

全国中医系统首家院级生物样本库，始创于 2013 年 7 月，是全国生物样本标准化技术委员会（SAC/TC559）副主任委员单位，中国医药生物技术协会生物样本库分会（BBCMBA）副主任委员单位、BBCMBA 中医药学组组长和质量管理学组组长双组长单位，广东省人类遗传资源保藏应用学会理事长单位。2021 年成为全国医疗系统第一家通过 ISO 20387 国际标准认可的综合性生物样本库。截至 2023 年 10 月，牵头研制生物样本库国家标准 8 部，出版《生物样本库质量体系文件范例》、《生物样本库信息系统功能设计与实践》等专著 5 部。2020 年获《中医药特色生物样本医学大数据综合分析平台 V1.0》国家软件著作权单位。2021 年中华医学科技二等奖《国家生物样本库中大基础工程的标准化建设与应用》。目前在库样本达 97 万份，样本类型涵盖全血、PBMC、全尿、粪便、舌苔、诱导痰等 10 余种。

20. 广西医科大学生物样本库[广西生物样本库(筹)]

校级大型标准化生物样本库，于 2020 年建成投入运行，2022 年 8 月获得国家人类遗传资源保藏审批行政许可。样本库由常温存储区、超低温冰箱存储区和液氮存储区构成，低温样本总储量达 300 万份。拥有一支高素质的管理团队，其中高级职称 8 人，博士 11 人。样本库立足广西、面向西南、辐射东盟，为区域高发重大疾病科学研究和临床转化提供战略资源性支撑。

21. 广州市妇女儿童医疗中心临床生物资源库

为院级科研平台，获得第二期人类遗传资源保藏审批。建成了存储密度约每平方米 14 万份，总容量超 500 万份综合存量的全自动样本库。截至 2023 年 10 月底，入库了来自 5 院区共 160 余个科室，包括 29 个重大疾病队列及 32 个常见疾病队列的各类样本 290 万份，出库 5 万余份(自动化出库 2 万多);建有儿童白血病原代细胞库、川崎病 PBMC/血小板等特色库。现有专职工作人员 7 人,其中博士 3 人;带教博士后及研究生多人,团队主要从事儿童心血管疾病研究,发表 SCI 文章 50 余篇,获得国自然面上、青年基金多项、广东省重点及自然基金多项;团队主要从事儿童心血管疾病研究,2023 年在 *Nature Cardiovascular Research* 发表川崎病研究论文。样本库支持医院每年 30～40 项国自然立项。

22. 广州医科大学附属第一医院呼吸疾病生物样本库

依托于国家呼吸医学中心/国家呼吸系统疾病临床医学研究中心平台建设,包括越秀库区和大坦沙新库区,总占地面积约 1700 m^2,拥有 103 台超低温冰箱、34 台气相液氮罐等多种储存设备。样本库目前有专职人员 5 名,支撑在研项目 91 项,科研团队 55 个,累计收入病例数 24.2 万例,储存慢性阻塞性肺疾病、哮喘过敏性疾病、呼吸系统感染、肺部肿瘤等病例的血液、尿液、痰液和组织等生物样本超过 120 万份。样本库联合 488 家合作单位主持搭建了呼吸疾病生物样本库资源共享平台,可共享样本量达 26 万份。2022 年样本库通过国家科技部人类遗传资源样本库保藏行政审批,同年通过 CNAS 的评审,并成为全国第五家通过 ISO 20387 认可的单位。

23. 国家干细胞资源库

国家科技资源共享服务平台,以实现细胞资源的高质量共享,为领域提供丰富的资源服务为目标。干细胞库在资源的来源合规性建设、保藏类型多样性、知识产权的全方位布局以及标准体系的建设等方面前瞻布局,获得诸多成效。目前已建立完善的质量管理体系,获颁国内首张生物样本库认可证书,主导发布了首个干细胞国际标准 ISO 24603,推进细胞资源支撑基础研究和十余项干细胞临床研究,其中五项获得临床注册试验批件,为领域高质量可持续发展提供了重要资源支撑。

24. 国家人类遗传资源中心

经国家发改委和科技部批准,依托国家卫生健康委科学技术研究所,在北京中关村生命科学园建设的国家级大型科技基础设施。2017 年,经科技部遴选批准国家人类遗传资源中心成为生物资源类和科学数据类国家科技创新基地。其中:大型生物样本库存储系统由国内首次装备的 3 套 −80℃全自动生物样本存储系统,8 套全自动液氮存储系统,以及 122 台自充式气相液氮罐和 200 台 −80℃超低温冰箱组成,实现了各类储存设备的自动充填、条码管理、数据库匹配和计算机联网监控,建立了国际先进的生物样本高质量存储与管理大型装置,存储能力达到 4500 万人份,于 2021 年 10 月获得人类遗传资源保藏资质(国科遗办审字〔2021〕BC0086 号)。

25. 哈尔滨医科大学附属第二医院心血管疾病临床数据和标本资源库

东北三省唯一获得科技部人遗保藏资质的心血管疾病生物样本库。样本库主任于波教授。总面积 2000 m^2,拥有样本采集部、样本处理部、数据保存部和随访部,硬件设备与软件管理系统配套齐全。目前共收录 25207 名患者合计 44 余万管心血管生物样本。利用样本库资源共申报科研项目 40 余项，其中获批国家级课题 16 项，包括国家“十三五”重大研发计划 1 项，国自然优秀青年基金 2 项，区域联合重点项目 2 项。发表国际高水平文章 90 余篇。

26. 哈尔滨医科大学附属第一医院生物样本库

于 2023 年 7 月获得国家人类遗传资源保藏行政许可（国科人遗审字〔2023〕BC0052 号），是一个技术团队专业、设施设备完善、管理程序标准的临床样本资源库。样本库建设面积约 550 m^2，位于血液肿瘤楼负一楼，配有超低温冰箱及液氮罐等设备，初期最高可实现约 200 万份生物样本的存储能力。样本库是哈医大一院疑难病症诊治能力提升工程项目的重要组成部分，以建成区域性存储中心、取得良好的社会和经济效益为发展目标，为临床与基础的转化医学研究提供重要支撑。

27. 湖北省肿瘤医院生物样本库

成立于 2014 年，是湖北省首个加入中国组织生物样本库分会的委员单位，中国生物样本库联盟单位，武汉生物样本库科研合作单位。2022 年获批国家科技部人类遗传资源保藏行政许可资质。依照《中华人民共和国人类遗传资源管理条例》《中华人民共和国生物安全法》《中国医药生物技术协会组织生物样本库分会标准》建设和运行，常规采集、保藏、利用、对外提供人类肿瘤组织、血液样本及其临床信息。样本库根据医院肿瘤资源特色，专门建立了各病种的肿瘤专病队列样本分库，即库中库，如乳腺癌分库、结直肠癌分库、肺癌、鼻咽癌分库等；同时样本库参与并负责国家肿瘤疑难病症能力提升工程建设项目：“十三五”国家重大专项中国结直肠癌专病队列研究项目、城市癌症早诊早治项目、中国医学科学院肿瘤医院早期肺癌诊疗及预后研究合作项目、湖北省科技重大专项等一系列重大项目。

28. 华中科技大学同济医学院附属协和医院生物样本中心

医院的公共科研平台之一，行政管理归属科研处，是集科学研究、成果转化、人才培养以及学科建设于一体的科学研究平台。现有 7 名专职人员，目前占地面积为 600 m^2，存储总量可达 100 万份。生物样本中心二期占地面积为 2 000 m^2，位于协和医院金银湖院区，分为传染性样本库和非传染性样本库，预计存储总量可达 1 000 万份，计划 2024 年底投入使用。

29. 吉林大学第一医院生物样本库

始建于 2008 年，现有专职员工 10 人，占地面积近千平方米，建有标准化、规范化的质量管理体系，入出库流程清晰，便捷。于 2019 年 6 月，作为吉林省首家单位，获得科技部人类遗传资源保藏资质。目前已建成涵盖内、外、妇、儿等多个学科，150 余病种的综合性生物样本库，已保存样本 12 万人，样本管数近 80 万管。已建成肝移植、恶性肿瘤、产前出生缺陷和罕见病等四大特色库和组织芯片高端库，支持医院在科研项目申请、SCI 论文发表、临床医学研究中心申请等多个方面取得重大成果。

30. 江苏省人民医院生物样本库

已初步建成符合 GBT37864 的生物样本库，并逐步开始有目的地储备临床已采样本，涵盖肝脏、肾脏、心脏、肺脏、小肠等终末期疾病的各种珍贵的组织及体液样本，样本量已达百万份。借助上述样本资源，全院研究者获得国家自然科学基金 401 项（其中重大科研仪器研制项目 1 项、重点项目 5 项、国际合作与交流项目 3 项、优秀青年基金 1 项），牵头国家新药创制重大专项 1 项、国家重点研发计划 3 项，承担省部级（含厅级）科研项目 334 项，累计获科研经费 11 亿元。同时承担研究者发起临床科研项目 829 项，药物临床试验项目 1 089 项。以上成果获国家、省部级以上科技成果奖 37 项（其中国家科技进步二等奖 1 项（合作），省科技进步一等奖 5 项、二等奖 7 项，教育部科技进步一等奖 2 项、二等奖 1 项，中华医学科技二等奖 3 项）。获国家发明专利 55 项、实用新型专利 763 项。

31. 江苏省肿瘤医院生物样本库

始建于 2013 年，依托单位江苏省肿瘤医院（南京医科大学附属肿瘤医院）是国家癌症区域医疗中心建设单位，首批公立医院高质量发展试点单位，入选江苏省癌症中心、江苏省首批研究型医院，是集医教研康为一体的全国排名前十的肿瘤中心。样本库围绕“需求导向、精准保藏、转化为纲”质量方针全面支撑肿瘤基础、临床、转化研究，年合作单位超过 40 家，样本使用率达 30%，连续 4 年成为省级优秀资源库，是样本库行业首个国家标准起草单位之一。

32. 锦州医科大学附属第一医院临床生物样本中心

成立于 2012 年 12 月，是辽宁省首家三级甲等综合性医院直属的临床、科研单位。目前位于医院 11 号楼负一层，建筑面积约 400 m^2，中心配备超低温冰箱、液氮罐等中小型设备及软件约 300 万元。临床生物样本中心人员 6 名，其中博士学位 2 人，硕士学位 4 人。主要开展临床患者样本的标准化收集、处理、储存、应用、抽检，以及与这些样本相关的临床、病理、治疗、知情同意等资料的信息管理。

33. 昆明医科大学第一附属医院生物样本库

于 2018 年建成并投入使用，是云南省疾病领域首个规范化院级生物样本库，获得科技部人类遗传资源保藏行政许可。样本库占地面积 1 000 m^2，样本总存储容量 300 万份。入库样本由专职、专业的样本库管理人员按照生物样本操作 SOP 规范开展各类样本的采集、处理、储存、质控及相关信息管理。截至 2023 年 8 月，生物样本库已存入全院 39 个科室/病区 1.6 万例患者的 12 万余份样本，包括各类疾病组织、血液、脑脊液、精子、尿液、粪便以及提取物核酸/蛋白质等类型。

34. 南方医科大学南方医院生物样本资源中心

是“中国生物样本库联盟”成员单位，占地面积 2 163 m^2，样本设计存储容量 1 000 万份，

2020 年 11 月投入使用，2021 年 10 月获批中国人类遗传资源保藏行政许可（国科遗办审字〔2021〕BC0075 号），2022 年 8 月完成广东省二级病原微生物实验室备案。作为医院综合性生物样本保藏平台，不仅可为科研项目提供生物样本存储，还建立了以医院临床重点专科为特色的多学科优势病种、罕见病种保藏库，涵盖包括全血、血浆、血清、粪便、尿液、组织、脑脊液、核酸等多种样本类型。

35. 南方医科大学珠江医院临床生物样本资源中心

成立于 2019 年 11 月，是南方医科大学首个综合性院级生物样本库，总规划面积 1300 m^2，可实现 500 万份样本存储。中心围绕“单病种特色、合规与标准、高效与价值、转化与共享”的质量方针，建立了标准化、高质量特色单病种与人群队列生物样本库，同时推进特色样本库建设（肿瘤类器官样本库、人脑资源库等），促进生物样本库与大数据深度融合，建立临床研究型生物样本库。目前已构建集样本采集管理、处理管理、存储管理、质控管理、出入库管理和信息管理于一体的样本全生命周期管理体系，初步建成生物样本库质量管理体系，并于 2023 年 10 月通过 CNAS - CL10：2020（ISO20387）初评现场评审。

36. 南京鼓楼医院生物样本库

占地面积 1000 m^2，存储容量 200 万份，具有样本处理、存储、质控、转化多个功能区，建立了全流程样本库质量管理体系。是南京市多中心生物样本库的示范库，也是江苏省重大疾病生物资源样本库的妇产疾病子库。参与多项样本库国家标准的制定，通过科技部的行政审批，获得国际、国内样本库协会的质控认证。通过南京卫生信息中心健康医疗大数据平台获取捐献者全面诊疗信息，与院内多个科室合作，承担样本保藏项目 40 余项，库存样本 60 余万份。

37. 南京普恩瑞生物科技有限公司肿瘤活组织样本库

南京普恩瑞生物科技有限公司是由国家科技部成果转化基金、南京政府引导基金等共同投资的国家高新技术企业。该库是基于 PDTX 技术的肿瘤活组织库，是集肿瘤活组织临床信息、药效信息及多组学信息为一体的综合库，先后获得科技部中国人类遗传资源保藏行政许可（国科遗办审字〔2023〕BC0005 号）和江苏省科技资源（重大疾病生物样本）统筹服务平台培育库（苏科统发〔2023〕15 号），其分析平台获得临床检验实验室等资质，拥有肿瘤活组织约 20 万份及对应数据 3000 亿条，涵盖肝癌、胃癌、肉瘤、妇瘤、肠癌等 40 余种，相关科研成果已获国家发明专利授权 11 项，软件著作权 19 项，成果转化实现营收累计超亿元。

38. 南通大学附属医院生物样本库

于 2019 年启用，占地 800 m^2，拥有 600 万份容量。作为一家三级甲等综合医院和江苏省研究型医院的临床科研平台，目前有 5 名专职人员（2 名博士和 3 名硕士）。挂牌南通大学肿瘤研究所、南通大学附属医院肿瘤学研究所，江苏省神经疾病样本库。近年来获批国家自然科学基金 5 项。科主任黄剑飞为主任医师、教授，博导，江苏省医学重点学科（肿瘤学负责人），医学重点人才,江苏省医学会临床流行病学分会副主任委员。

39. 山东大学齐鲁医院生物样本资源库

于 2016 年正式运行,2016 年和 2022 年分别获批国家科技部“人类遗传资源保藏行政许可”,2016 年通过中国医药生物技术协会组织生物样本库分会质量达标检查认证,同年,山东大学齐鲁医院成为“中国生物样本库联盟”发起单位之一。样本库占地面积 3 683 m^2,存储能力为 1 100 万份,建有样本智能化处理入库、超低温及深低温存储、样本高质量检测、全流程信息化管理的工作体系。样本库共保藏各类型样本 48 万余份,涵盖心脑血管疾病、肿瘤疾病等,支撑国家重大项目和省部级项目的申报和开展。样本库坚持“战略导向、资源融合、转化共享”的建设理念,聚力打造集样本、信息、转化、共享于一体的生物样本库平台。

40. 山西省肿瘤医院生物样本库

拥有 900 m^2 功能区域划分合理的专用场地,具备 100 万份的保藏能力。样本类型包括但不限于组织样本、血液样本、尿液样本、核酸和蛋白样本、细胞样本、组织切片和组织芯片等。样本收集、保藏、应用实现自动化、信息化、高通量,并利用生物样本信息管理系统对接相关临床数据,为实体样本匹配对应动态可更新的临床数据信息。科室于 2018 年通过科技部关于人类遗传资源保藏的行政许可审批,为山西省第一家获批的生物样本保藏单位,同时也是省内首个合法合规化、标准化、制度化建设的生物样本库。

41. 上海交通大学生物样本库

依托 Bio-X 研究院建设和管理,上海交通大学 Bio-X 研究院是在国际上从事以重大精神疾病为主的复杂疾病遗传学研究的团队,已形成了鲜明的特色和重要的国际影响。早在 1996 年初就着手对我国遗传资源进行收集与保护,为防止我国遗传资源的流失起到了重要作用。Bio-X 研究院建立了由全国 30 多家精神疾病专科医院参加的精神神经疾病样品收集网络,建立了目前世界上最具影响力的精神神经疾病标准化样品库,曾多次引起国际学术界的高度关注(*Nature*, 1998、2001)。上海交通大学生物样本库将继续以精神疾病为主的重大疾病样本为特色,为国家和地方脑科学及精神神经疾病的转化医学研究提供全方位的样本资源和服务。

42. 上海交通大学医学院附属第九人民医院生物样本库

按照《中国医药生物技术协会生物资源库标准(试行)》及《国际生物和环境样本协会最佳实践指南》设计,以《GBT 37864—2019 生物样本库质量与能力通用要求》为指导,建成标准化、集约型的生物资源共享平台,占地面积 1 200 m^2,设有体液处理平台、组织处理平台、形态学平台、分子生物学平台、存储管理平台和测序及组学数据平台,规划满足 800 万份的样本存储需求。平台于 2019 年投入使用,聚焦医院优势疾病队列、学科特色疾病和罕见病战略性存储的生物样本收集,引入“项目管理制”样本库专项基金牵引模式,共遴选 90 余种疾病类型,全方位构建面向服务架构的生物资源公共服务平台。

43. 上海交通大学医学院附属第六人民医院生物样本库

建立于 2012 年，是国家代谢性疾病临床样本资源库，也是国内最大的糖尿病家系库，目前占地面积 2500 m^2。样本库支撑了多项大型临床和基础医学研究项目，获得与糖尿病相关的各类奖项 20 余项，其中国家科技进步二等奖 2 项、上海市科技进步一等奖 3 项、教育部高等学校科学研究优秀成果一等奖 1 项。

44. 上海交通大学医学院附属儿童医院生物样本库

始建于 2012 年，建成以儿童肿瘤、遗传代谢及出生缺陷为特色的儿童专科疾病生物样本库，已获批科技部人类遗传资源保藏许可。样本处理与质控、存储、信息管理等区域占地面积超 300 m^2，并依托两千余平方的中心实验室的科研配置开展样本质控和活库研究。样本库于 2023 年牵头成立“中国医药生物技术协会组织样本库分会-生物样本学学组”，依托 ISBER 官方杂志 *Biopreservation and Biobanking* 亚洲主编的工作服务于全国样本库同行。样本库作为 ISBER 儿科小组 PedSIG 中国成员、致力于服务临床研究全流程的样本质量管理和活库建设，为儿科临床学科的可持续发展和转化研究提供战略性支撑。

45. 上海交通大学医学院附属仁济医院临床生物资源中心

始建于 2008 年，正式成立于 2013 年，现为中国医药生物技术协会组织生物样本库分会副主委单位、中国生物样本标准化技术委员会（TC559）和中国研究型医院学会临床数据与样本资源库分会委员单位，承担和参加多项生物样本库国家标准和团体标准的编制和发布。中心建有包括自身免疫性疾病数据库和样本库、器官移植数据库和样本全息库、心脑协防人群队列样本库、胆囊癌多中心临床数据库和样本库等特色临床研究资源，储存规模可达 800 万份。截至 2023 年 8 月，已累计保藏样本近 8 万例，150 万份。中心已获得中国人类遗传资源保藏资质（国科遗办审字〔2021〕BC0067、〔2016〕505），可提供包括血液、组织、尿液等 24 种样本及其衍生物的制备、储存服务。自 2018 年，每年参加并通过了中国医药生物技术协会组织生物样本库分会（BBCMBA）生物样本库第三方质控和室间质评。现有专职人员 8 人，其中 5 人已取得生物样本库质量和能力认可内审员资质。

46. 上海交通大学医学院附属瑞金医院标准化临床生物样本库

是转化医学国家重大科技基础设施（上海）的六大平台之一，于 2020 年建成启用。平台建筑面积约 6000 m^2，位于转化医学大楼内的地下 B1、B2 层。平台主要以世界首家实现百万级全气动传输、深低温存储、可扩展的“气动式自动化超低温存储系统”为核心基础设施，通过大楼内的气动物流体系，将大气动（大楼）与小气动（样本库）结合，样本可方便快捷地在实验室与样本库之间实现跨楼层的自动化传输、存取和整理，同时配套有“超低温冰箱存储系统”、“自动化气相液氮存储系统”、“冷库存储系统”和“自动化生物样本前处理实验室”等设施，打造千万级的国际先进的临床生物样本保存中心。平台主要围绕三大类疾病（肿瘤、代谢性疾病和心脑血管疾病）标准化、高质量地收集、处理、存储和应用生物样本。截至 2023 年已累计保藏生物样本 500 余万管，样本类型包括血清、血浆、全血、尿液、组织、细胞、粪便、DNA、RNA 等。

47. 上海交通大学医学院附属新华医院新华生物样本库(XH Biobank)

是国内较早期建立的生物样本库之一，是“中国生物样本标准化技术委员会(SAC/TC559)”副主任委员，“中国抗癌协会第一届肿瘤样本整合研究分会”副主任委员和“中国研究型医院学会临床数据和样本资源专业委员会”的副主任委员单位，“中国医药生物技术协会组织生物样本库分会”常委单位。上海交通大学医学院附属新华医院于 2012 年 1 月引进具有生物样本库建设和管理经验的王伟业教授回国参与以上海优生队列(Shanghai Birth Cohort, SBC)研究资源建设为起点的生物样本库建设。几年后又以 SBC 为模式，采用不同策略，建立了“生命千天计划”大型专病队列。样本库以上海儿童优生队列资源建设流程化和信息化管理为建设特色，已保藏 100 余种样本类型和约 260 余万份生物样本。

48. 上海生物样本库(原上海张江生物银行)

于 2016 年由上海张江管委会政府立项，生物芯片上海国家工程研究中心旗下上海芯超生物科技有限公司牵头承担建设，先后两次通过国家人类遗传资源保藏审批许可，并获得 CNAS 颁发的 ISO20387 生物样本库认可证书，同时也是生物样本库领域唯一一家获得 CNAS 能力验证提供者(ISO17043)认可单位。经过两期工程建设，上海生物样本库现已投入使用的总储存能力逾 1 500 万份，是物权明晰，集约化、标准化、专业化、自动化、智能化、信息化、数据化、高度安全的独立第三方生物样本资源平台，并陆续在全国各地开设标准化建设的分库，领跑了我国集约化生物样本资源库新模式，是大型医院、高校院所、科研单位的重要样本保存库、备份库、储存中心。

49. 上海市第一妇婴保健院样本库

于 2014 年筹建，总占地面积约 400 m^2，具备超低温冰箱存储区、液氮存储区、石蜡块存储区、样本处理室、质控室及配套的设施设备。2018 年通过科技部人类遗传资源保藏审批(国科遗办审字〔2017〕2404 号)，并于 2022 年获批第二轮保藏资质(国科遗办审字〔2022〕BC0082 号)。样本库以保藏妇科肿瘤、妊娠并发症的生物样本为特色，涵盖的疾病种类主要有卵巢癌、宫颈癌、子宫内膜癌、乳腺癌、子痫前期、早产。样本类型包括血清、血浆、血细胞、外周血单个核细胞、尿液、粪便、肿瘤组织、癌旁组织、胎盘组织等。

50. 上海长海医院样本库

于 2015 年正式运行，是按照标准建立的院级综合性样本库，于 2020 年通过科技部现场勘查获批人类遗传资源保藏许可。占地约 600 m^2，建设有体液处理室、细胞培养间、核酸抽提、样本质控平台、样本超低温及深低温存储区等。配备相应的专业仪器设备、样本及实验室监控管理系统、样本信息管理软件，可实现样本相关信息的综合管理与一体化查询。质量管理体系覆盖样本库全流程，截至目前，已保藏 12 类病种的实体样本约 75 万份。

51. 上海长征医院生物样本库

于 2016 年 12 月 6 日建成并启用，是国内第一家百万级超低温全自动生物样本库，秉持开放、合作、共享的宗旨，服务于临床转化研究，重点关注疑难疾病诊治、战创伤救治、优生优育和抗衰老等领域。样本库采用“长征模式”进行管理。以长征诊疗特色和研究型科室、研究型医师的临床需求为导向，参考国内外先进建库原则，结合科室特点，形成规范的样本管理体系及运行机制，为临床研究提供高质量样本及信息支撑。

52. 深圳国家基因库(China National GeneBank，CNGB)

由国家发展和改革委员会、财政部、工业和信息化部、国家卫生健康委员会(原卫生部)四部委批复建设。由深圳国家高技术产业创新中心负责运行管理，委托深圳华大生命科学研究院开展运营工作。深圳国家基因库是服务于国家战略的重大科技基础设施之一，对生物遗传资源进行存储、读取和开放共享，是世界领先的综合性生物遗传资源基因库。

53. 深圳市第三人民医院生物样本库

筹建于 2018 年，筹建期间完成了组织架构、保藏管理制度、程序性文件体系等建设工作，着力打造“以感染性疾病队列为牵引”特色生物样本库。并于 2022 年 11 月正式获得科技部人类遗传资源保藏审批。已经建立了以艾滋病、结核、肝病、新冠等感染性疾病为主的队列，共计入组病例逾 3000 人。在 2020—2022 年新冠疫情期间，深圳市第三人民医院生物样本库为新冠抗体研发、抗原/抗体检测类试剂盒开发等提供了大量宝贵的资源。

54. 深圳市人民医院生物样本库

创建于 2017 年，是在医院党政领导顶层设计下重点建设的科技创新平台之一。目前拥有专职人员 3 人，兼职技术人员 2 人，并于 2022 年获批中国人类遗传资源保藏行政许可。样本库成立至今总面积达 708 m^2，设有收/发、处理、深加工，质控、超低温、液氮、全自动化存储平台等功能区，已入库样本涉及多种疾病，涵盖血、尿、细胞、组织等十余种类型，并对其进行规范化管理和质量控制。未来将联合国家高性能医疗器械创新中心致力于临床优势学科单病种库保藏与产业转化支撑。

55. 首都医科大学附属北京安贞医院临床生物样本资源中心

中心坚持“突出特色、科学严谨、标准规范、共建共享”的工作方针，以心血管疾病稀有病例的样本资源保藏为科室特色，建立和运行保障样本资源安全和质量的管理体系，面向院内外的研究团队提供专业化样本资源的获取、存储、使用和共享服务。科室致力于构建规范化、信息化、标准化的院级样本资源专业技术服务平台，为医院科技创新和转化研究提供重要支撑，为研究型医院高质量发展助力赋能。

56. 首都医科大学附属北京儿童医院临床数据和样本资源库

为院级样本库，于 2014 年 11 月获得 ISO9001 质量管理体系认证，配备近 40 台超低温冰箱及 4 套气相液氮样本存储系统。目前工作人员 15 名，博士 8 名，硕士 2 名，本科学历 5 名。截至 2023 年 9 月，已保藏儿童常见及罕见疾病样本 33 万余份，包括重大及罕见病例 5 万余例，标本 10 万余份，标本整体利用率已超过 20%。

57. 首都医科大学附属北京天坛医院生物样本库

建设目标为搭建神经系统疾病为主的临床研究生物样本资源共享平台，是目前我国临床研究领域重要的样本库之一。样本库有专属工作人员共 7 名，占地面积 700 m^2，配备仪器设备 140 余台，建立了涵盖生物样本采集、处理、存储、废弃、转运全周期的样本库质量管理体系，并于 2019 年通过 ISO9001 认证。已支撑 30 余项临床研究生物样本相关工作，截至目前在库生物样本 11 万余人次、120 余万管，样本种类包括血清、血浆、白细胞、核酸、尿样等。使用在库生物样本资源开展的检测数据实行资源共享，研究结果已在 *JAMA*、*JAMA Neurology*、*NEUROLOGY*、*STROKE* 等学术期刊发表 SCI 文章 20 余篇。

58. 首都医科大学附属北京友谊医院临床样本与数据资源库

成立于 2014 年，是北京生物银行的成员，占地 500 余平方米，是全院科学研究和转化的重要基础平台。本着“安全合规、质量第一、严控过程、真实可靠”的方针，已支撑完成全院科学研究和临床试验 100 余项，现存各类型样本 60 余万份，并于 2022 年 5 月通过 CNAS 生物样本库质量和能力认可。样本库在实践中不断总结经验、勇于探索，主持编制北京市地方标准-《临床生物样本库基本安全要求》(DB11/T 2065—2022)；参与编制国家标准 3 项；合作研发拥有 5 项自主知识产权的“有易”样本管理信息系统。

59. 首都医科大学宣武医院临床样本中心

成立于 2015 年，为医院独立科室。是“北京生物银行”成员库，ISBER 成员库。样本库存储和质检空间 200 m^2，设计建设满足 ISBER 最佳实践和 GB/T 37864 标准。保藏设备包括深低温冰箱 33 台，气相液氮罐 3 台，样本保藏能力超过 150 万份。分析设备包括 Simoa HD－X 数字式单分子免疫阵列分析仪、Luminex 200、安捷伦 2100 等。团队专职工作人员 8 人，其中拥有博士学位 4 人。样本库基于循证建立了用于神经系统疾病研究的脑源外泌体、cfDNA 等一系列独具特色的样本制备和保藏方法。

60. 四川大学华西第二医院生物样本库

以充分利用医院临床人类遗传资源，促成大数据、大协作，加快精准医学发展为宗旨；采用“样本共建、样本共享、成果共享”的“三步走”共享模式；通过标准化、规范化采集、处理、储存和应用生物样本资源，为促进医院科学研究、学科发展而建立的生物样本管理公共服务平台。样本库占地约 1800 m^2，按照国际标准建设，配置有国际领先的样本处理专业仪器设备，可标准化保藏样本 1000 余万份。样本库采用“统一标准、二级管理、第三方核查”的管理模式，建有一支专业结构合理、技术能力突出的技术团队，极大地提高了生物样本使用效率，为医院高水平科学研究与学科发展提供保障。

61. 四川大学华西医院华西生物样本库

从国家和医院战略层面出发，针对我国常见重大疾病以及西南地区多民族的特殊性，建立包含多民族自然健康人群、重大疾病、罕见病、地方病、高原病、特殊职业病等有自主特色的表型组和特色生物样本库，成为具有全球竞争力的中国西南人类遗传资源保藏中心。华西生物样本库建成空间 2030 m^2，包括生物样本采集及质控平台、生物样本预处理及质控平台、生物样本及临床信息资源平台（其中 P2＋实验室 105 m^2）、生物样本储存及质控平台（其中 P2＋实验室 110 m^2）和生物样本创新技术平台 5 个功能单元，同时拥有专业化的生物样本库信息管理系统，并配备了先进的样本预处理、质量检测、样本储存和科研设备，样本深低温储存能力达 1000 万份，现存储样本 500 多万份。

62. 天津医科大学肿瘤医院肿瘤生物样本库

始建于 2003 年，是医院专门从事生物样本收集，处理，保藏和利用的综合性肿瘤生物样本资源平台。样本库曾获得科技部“十二五”期间“恶性肿瘤临床标本资源库”新药创制重大专项，先后参与“十三五”、“十四五”重点研发建设项目，参与多个国家级、省市级科研项目，为 400 余项科研课题提供样本资源达 5 万余份。样本库历经发展与积淀，现已建成覆盖 20 余种常见恶性肿瘤，容纳 160 万份各类生物样本，服务于肿瘤医学研究的资源共享服务平台。

63. 武汉大学中南医院生物样本库

参照国际规范，采用国际先进的自动化技术建设，包括湿库、干库、活库和研究转化平台四大主体。先后两次获得中国人类遗传资源管理办公室百万级资质保藏批件，被省科技厅及卫健委联合认定为“湖北省人类遗传资源保藏中心”。中心参与 ISO 20387 的制修订，成为 ISBER 全球保藏基地，多次在 ISBER 官方期刊 *Biopreservation and Biobanking* 发表保藏技术的研究论文。库区保藏有省内外多家单位的样本，并承接“湖北省新生儿耳聋基因早期筛查”等项目的保藏任务。至今，中心已在 *Cell Mol Immunol*、*Nat Commun*、*Oncogene* 等期刊发表 300 余篇论文、专利 50 余项，获批国家自然科学基金等项目 30 余项。

64. 武汉国家级人类遗传资源库

湖北省、武汉市、东湖高新区重点打造的“生命健康产业创新平台”。按照“政府主导、资源整合，开放共享、推进创新”的总体思路和“1＋N”的模式建设，致力于建成一个国家级的科技资源共享服务平台和科学数据中心，以应用需求和样本质量为导向，推进人类遗传资源的高效转化，推动数据资源的开放共享，实现样本资源最大化利用，支撑生物医药产业创新发展。目前，武汉样本库已通过人类遗传资源保藏行政许可，获得 CNAS 生物样本库认可，实现 1 500 万管样本保藏能力和 30PB 数据及综合信息处理能力，截至 2023 年 11 月，已拥有湖北省内超过 15 万例参与者的去标识化样本及其相关信息，支撑国家和地方科技计划项目 20 余项，服务科技型中小微企业近 400 家，支撑发表高水平文章 50 余篇，获批发明专利和软著 52 项。

65. 西安交通大学第一附属医院生物样本信息资源中心

按照国际样本库最高标准 ISBER、ISO 20387 标准建设，是西北地区最大的院级综合性生物样本库，也是陕西省首家获得国家科技部人类遗传资源管理办公室审批的人类遗传资源保藏中心（批准号：国科遗办审字〔2018〕2019 号）。中心占地面积约 2 300 m^2，现有工作人员 27 人，存储容量可达 700 万份。涵盖活细胞研究平台、组织病理平台、生物大分子平台、耐药菌与噬菌体平台、临床信息数据平台五大体系，构建了融合生物样本实体、样本表型及组学研究、耐药靶点发现与抗菌药物研发与转化应用的综合科研平台。

66. 西京医院消化系疾病生物样本库

有先进的样本采集、转移、储存和自动化的温控系统等硬件以及专业的信息管理软件。现保存临床消化道疾病相关的标本达 53 万份，研究队列 22 417 人例；信息库纳入病例 52 万；同时借助质谱平台和芯片扫描系统，将重要标本数字化和图像化；另外，还有细胞库、PDX 库、PDO 库等活库。生物样本库通过国家临床医学研究中心（西安）已与 7 家科研单位和 267 家医院建立了网络平台，现有两大高发现场，支持国家级在研项目 31 项。

67. 新疆医科大学附属肿瘤医院肿瘤生物样本库

始建于 2010 年，占地面积 1 695 m^2。样本库为研究型生物样本库，有专职工作人员 6 人，其中博士及在读博士 3 人、硕士 3 人，样本库严格按照国家法律法规及保藏技术规范要求，做好生物样本战略资源储备工作，引领新疆地区生物样本库标准化、规范化、数字化建设，为肿瘤基础及临床转化研究提供全面的样本支撑。样本库于 2016 年和 2022 年两次获批中国人类遗传资源保藏行政许可（国科遗办审字〔2016〕620 号、〔2022〕BC0077 号）；2023 年顺利通过中国医药生物技术协会组织生物样本库分会组织开展的生物样本质量达标检查工作，标志着生物样本库质量管理和技术能力达到国家标准。

68. 新桥医院生物样本资源中心

于 2016 年 10月挂牌，依托病理科运行管理。目前采集样本类型包括血清、血浆、DNA、尿液、肿瘤组织等。样本库采取主库加分库的分布式管理模式，主库占地 600 m^2，包括常温区、低温区、深低温冰区、前处理室、质控区及信息资料室等，可容纳 20 台 −80 ℃超低温冰箱及多个大容量液氮储存罐，整个储存空间接近 300 万份库容。除常规业务外，平台同时设有细胞生物学/分子生物学检测平台、数字病理系统、流式和电镜平台等，可满足生物医学研究需求。

69. 烟台毓璜顶医院生物样本库

2012 年 10 月，烟台毓璜顶医院建立山东省内首个生物样本库，迄今共收集样本 17 万余份。2020 年 11 月，样本库加入中国医药生物技术协会。2022 年 9 月，成立人类遗传资源管理办公室，全面负责生物样本库运行。2022 年 10 月，中国医药生物技术协会组织生物样本库分会批复同意由烟台毓璜顶医院牵头成立全国耳鼻咽喉头颈外科学组。2023 年 2 月，生物样本库顺利通过国家科技部人类遗传资源保藏行政许可。2023 年 7 月，发起成立山东省生物样本库联盟，正式开启山东省生物样本库发展新篇章。

70. 浙江大学医学院附属第二医院临床生物样库

始设于 1973 年，由我国著名肿瘤专家郑树教授创建，并展开大肠癌和乳腺癌的肿瘤随访工作，历经 26 年建成了随访资料全、病例多、管理规范和软硬件齐备的最早的生物样本库之一。近年来，样本库管理严格遵循 ISBER 2018 最佳实践、人遗管理条例、GB/T37864—2019、CNAS-CL10:2020 等标准和法规，统筹规划并建设一院多区、信息共享，从人、机、料、法、环多个角度覆盖样本全生命周期。目前已建成投入使用 1 100 m^2，具备 750 万份保藏能力的样本库，并于 2022 年获得科技部中国人类遗传资源保藏行政许可。未来 3 年已规划在浙江大学医学院附属第二医院柯桥院区、滨江院区和萧山院区建设生物样本库分库，将实现样本库总面积 4 200 m^2，样本保藏能力达 3 000 万份。

71. 浙江大学医学院附属第一医院生物样本库

浙江大学医学院附属第一医院生物样本库统筹多院区建设，主库位于之江院区，总占地面积约 1 000 m^2，拟存储样本 1 000 万份，涵盖医院诊疗涉及的人体血液、尿液、粪便、血细胞、骨髓、组织等多种样本类型。已通过中国人类遗传资源保藏审批。依托临床数据、生物样本及样本生物数据为核心的样本资源库平台支持医学和转化研究。建立信息资源和利益共享机制以及相应的信息服务平台。现有生物样本库工作人员 9 名，组织架构明确，分工合理，制度完善。

72. 浙江大学医学院附属妇产科医院生物资源保藏中心

隶属医院科研部/临床研究中心，2021 年获批科技部人类遗传资源保藏资质。中心配备专兼职工作人员 13 人，从多领域搭建结构合理、实力雄厚的专业人才团队，目前已建成集样本资源、影像数据、临床信息于一体、以资源和数据共享为目标的专科特色生物资源保藏中心，依托浙江大学医学院附属妇产科医院多院区丰富妇产专科临床资源，开展学科导向、有组织的规范化样本保藏工作，为我国妇产领域高质量创新临床研究和转化提供有力支撑。

73. 浙江大学医学院附属杭州市西溪医院生物样本资源中心(Xixi Hospital Biobank)

总规划面积为 560 m^2，根据生物样本资源库的功能结构及医院传染性疾病特色，围绕“临床数据与样本资源库一体化”平台建设理念，现划分为大数据处理中心、样本存储区(低温存储区、深低温存储区)、样本处理区(P2 级)、质控区、PCR 扩增区、污洗区等。自 2021 年年初开始筹建以来,始终坚持合规化、标准化、信息化、共享化和高质量发展路径,秉持“客观公正、标准规范、个性高效、共享转化”的建库理念,为肝病及传染性疾病的医学转化、药物研发、新技术开发提供多样化、高质量的样本信息资源。

74. 浙江大学医学院附属邵逸夫医院生物样本资源库

成立于 2018 年 9 月,是全院多科室、多病种的样本资源管理平台。2019 年 11 月获批中国人类遗传资源保藏行政许可,2023 年 5 月通过 CNAS ISO20387 认可评审(注册号:BB010),专职员工 11 名,在库样本 50 余份,涵盖全院数十个病种。样本库将围绕邵逸夫医院特色病种,整合全院样本资源,建设以临床需求为核心的大数据和样本资源管理平台,为打造生物医学资源新生态,构建全景生命数据库贡献自身力量。

75. 浙江省台州医院生物资源中心

成立于 2004 年,现有专职人员 9 人,其中硕博士 5 人,工作场地 500 余平方米,有自动化液氮存储及样本处理工作站,患者随访时间长达 20 年。2014 年,中心成为全国首家通过行业质量达标检查的单位。两次获得中国人类遗传资源保藏行政许可,已支持国家自然科学基金等项目近 200 项,实现成果转化 6 项。现为中国医药生物技术协会组织生物样本库分会常委单位、国家人类遗传资源共享服务平台成员单位,参与 5 项国家标准制订。

76. 浙江省肿瘤医院生物样本库

于 2007 年成立院级生物样本库,2011 年 7 月成立生物样本库管理中心,2021 年 4 月成为科研部二级内设机构。主要从事各类生物样本保藏活动,开展类器官培养和生物样本学研究,提供相关技术服务,储存的样本资源向院内外开放。2013 年 10 月牵头成立“中国医药生物技术协会组织生物样本库分会浙江协作组”。2024 年初将建成建筑面积近 2 500 m^2,储存量超过 1 000 万份的超大型生物样本库。截至 2023 年 8 月底,生物样本库专职人员 15 人,设备和信息化建设累计投入超 7 000 万元。获得中国人类遗传资源保藏行政许可,通过中国医药生物技术协会生物样本库质量达标检查,2023 年 8 月通过 CNAS 现场评审。

77. 郑州大学第一附属医院生物样本库

于 2017 年 12 月正式运行,总建设面积约 1200 m^2,可储存样本约 500 万份。生物样本库严格遵守现行法律法规和相关政策,遵循公认的伦理准则,规范化开展生物样本保藏相关工作,于 2019 年 3 月、2022 年 8 月两次获得科技部中国人类遗传资源保藏资质审批。生物样本库秉持开放、共享的原则,结合医院学科优势,重点建设恶性肿瘤、肾脏病、罕见病、药物临床研究、眼科疾病等特色库,为医院基础和临床研究提供强有力支撑。

78. 解放军总医院临床生物样本中心

成立于 2012 年，隶属于医学创新研究部。总建筑面积 4 100 m^2，超低温存储能力约 1200 万份，液氮总存储能力为 500 万份，共计 1 700 万份。在库生物样本约 281 万份。2016 年底为国内首家通过 ISO 9001：2015 认证的生物样本库单位、2023 年通过 CNAS ISO 20387 样本库认可。于 2016 年、2017 年、2022 年分别通过中国人类遗传资源保藏行政许可。为医院科研工作的重要支撑平台、公共服务平台，先后支撑 4 个国家临床医学研究中心，为全院 35 个科室的 112 个项目提供样本和数据存储管理服务。

79. 解放军总医院第五医学中心生物样本与人类遗传资源库

以感染性疾病、肝脏疾病、恶性肿瘤和血液病等重大疾病为重点，按照战略资源库（用于未来研究）和项目资源库（项目应用导向）并举的保藏布局，严格执行伦理规范和生物样本库建设标准，制订完善的管理运行机制，持续深化样本采集、储存和利用等全流程高质量的建设和管理。目前已储存近 40 万份人体组织、体液和细胞等样本，并始终秉承资源共享、科学利用的原则，有力推动和支撑临床诊疗关键难题深入研究，促进中心学科建设发展。

80. 中国医科大学附属盛京医院生物样本库

成立于 2016 年 9 月，以肿瘤样本、小儿先天性疾病样本、疾病 IPS 细胞及类器官等样本为主，建设的大型综合性临床生物资源样本库。已通过科技部关于人类遗传资源保藏行政许可。生物样本库采用信息化和网络化管理模式，对标本和数据信息进行自动化、标准化管理。承担各临床科室的标本留取、处理、存取和管理工作。已参与各类课题项目 50 余项，为基础研究、转化医学、精准医学提供基础样本支撑。

81. 中国医学科学院北京协和医院临床生物样本中心

依托“十二五科技重大专项”，按照 ISBER 最佳实践、《生物样本库质量和能力通用要求》（GB/T 37864—2019/ISO 20387：2018）、CNAS《生物样本库质量和能力认可准则》等标准建设的规范化、大型综合临床生物资源样本及数据库，已通过 ISO 20387 国际标准认可。以疑难罕见病、恶性肿瘤、代谢性疾病、心血管疾病、神经和精神疾病、感染性疾病、免疫疾病等为特色，建立前处理制备、信息管理、质量控制、检测分析和深度加工和多样化存储五大平台，覆盖医院东单和大兴两个院区，总面积 2500 m^2，总容量 1000 万份，形成人类、动物和微生物三大种属库，涵盖组织、细胞、体液、核酸、病原菌株五大类型亚库，支撑 200 余项国家级及省部级各类研究的快速开展、转化和产出。

82. 中国医学科学院血液病医院血液样本与健康大数据资源平台

集生物样本、临床诊疗、数据科学、生物信息等多种信息资源于一体，建立国家血液病专病队列（NICHE），建成以保藏血液系统疾病骨髓活细胞为特色的生物样本活库，形成“干湿”结合的

“样本＋数据＋X”高效运转模式，现存活细胞样本超 50 万份，已在行业标准制定、科学研究开展、多学科协作实现、珍贵资源保护利用等多方面提供了强有力的保障，支撑血液学临床转化高质量研究，强化国家血液战略资源储备。

83. 中国医学科学院医学生物学研究所中国不同民族永生细胞库

中国人类基因组项目 1994 年开始启动，已持续 20 余年。牵头单位为中国医学科学院医学生物学研究所，负责人褚嘉祐，参加单位为哈尔滨医科大学、中国科学院遗传与发育研究所。项目得到国家自然基金、国家科技部及云南省项目支持。迄今建立了中国 85 个民族群体（含民族支系），6000 多份永生细胞及相应 DNA 库。这一工作具备遗传资源保藏库资质。基于细胞库开展的研究在 *Science*、*Nature* 和 *PNAS* 等国内外期刊发表，出版两部专著。细胞库已广泛应用于医学遗传学、免疫学、药学、再生医学等科学领域。于 2005 年、2007 年两次获得国家自然科学二等奖，1999 年获国家科技进步三等奖，2016 年获云南省科技进步二等奖。

84. 中国医学科学院整形外科医院临床样本与数据资源库

于 2023 年 7 月通过国家科技部人类遗传资源行政许可事项审批，占地 300 余平方米，共有专职人员 3 名、兼职人员 2 名，可存储样本总量达 50 余万份，其中包括血液、组织、细胞、尿液、核酸等样本类型，覆盖正常人及唇腭裂、耳畸形、颅颌面畸形、血管瘤、神经纤维瘤等体表出生缺陷疾病。样本库是以整形外科为特色覆盖全院各学科的院级平台式资源库，为全院临床与基础研究提供“一站式”样本保藏服务。配备自动化液氮存储系统、自动化液体工作站、深低温存储冰箱及完备的全流程信息管理系统，致力于打造规范化、高质量、全流程可追溯的临床样本与数据资源库。

85. 中南大学湘雅生物样本库

样本库涵盖中南大学湘雅医学院内各二级学院、并辐射各附属医院，以家族性遗传疾病、恶性肿瘤、代谢性疾病、眼科疾病等样本资源为主体，采取分布式建库模式。目前已与国家老年疾病、代谢性疾病、精神心理疾病三个临床医学研究中心，个体化诊疗技术国家工程研究中心、医疗大数据应用技术国家工程研究中心，芙蓉实验室等全面互动，各学院与医院高度融合。样本库储存能力已达 1600 万份，建库总面积达 980 m^2，2017 年、2022 年获国家人遗办保藏行政许可，为生物医药高质量发展提供资源保障。

86. 中南大学湘雅医院临床生物样本中心

成立于 2019 年，面积 2200 m^2，配备有 −80 ℃超低温冰箱、−80 ℃自动化存储系统、−196 ℃深低温气相液氮罐、智能密集柜及样本预处理、分装、后期加工所需的各类型科研仪器设备。样本库管理软件与医院 His、Lis 系统对接，管理制度与 SOP 文件完整。中心有专职人员 6 名，并配备环境温湿度、冷链物联及视频监控管理系统，具有远程手机报警功能，实时监控临床样本的存储环境和设备运行情况，确保生物样本安全。

87. 中日友好医院生物样本库

2017年建立，一期建设面积150 m^2，拥有专职人员4名，采用成熟的样本信息管理系统。现有入库样品约80万份。为进一步改善样本库的储存和硬件条件，已经启动样本库的二期建设，建设面积700 m^2，将引入自动化储存设施，为医院临床和科研的发展提供更好的支撑。

88. 中山大学附属第三医院生物样本资源库

建设于2014年。样本库拥有专业化的样本数据与信息管理系统，配备全自动液体工作站、数字切片扫描仪、组织切片机等仪器设备70余件。医院组建专业的技术人员队伍，制订、完善各类管理制度和质量管理体系技术文件，同时成立“中山三院生物样本资源库专家管理委员会”以保障样本库的有序运行和可持续发展。生物样本资源库于2016年、2022年两次获得国家科技部中国人类遗传保藏资质行政审批｛国科遗办审字〔2022〕BC0049号｝，目前已建成以单病种为系列、近50万份重大疾病生物样本库。

89. 中山大学孙逸仙纪念医院生物样本库

在中山大学精准医学科学中心的统筹支持下规范建设起来的自动化、标准化生物样本保藏平台，于2018年投入使用。样本库占地500余平方米，存储容量达到230余万份。国际一流的百万级超低温存储系统以及液氮备份系统的建立，保障了样本库的智能化、自动化、集约化、节能化运转。目前样本库保藏样本约60余万份，疾病类型多达300余种，形成了以乳腺肿瘤、泌尿系肿瘤等优势学科为特色的病种资源库。

90. 中山大学中山眼科中心生物样本库

依托中山眼科中心建立的重要科研平台，以眼部微样本的采集和存储为特色，样本类型包括房水、囊膜、虹膜、玻璃体液等，涵盖先天性白内障、先天性青光眼等罕见眼病和多种常见致盲眼病。样本库现已实现样本全生命周期智能化管理，目标是建设眼科特色生物样本库，为眼科发展提供高质量的样本及科研服务。

91. 中山大学肿瘤防治中心生物资源库

于2001年12月启动建设，经过20余年的建设发展，已成为国内规模最大、癌种最全、信息化程度最高、样本使用最活跃的肿瘤生物样本资源平台之一，配备有国际先进水平的全流程自动化硬件系统及信息完整、数据规范的智能化信息管理系统。目前已存储各类良恶性肿瘤样本数十余万例，成为恶性肿瘤精准医学研究的重要支撑平台，助力多项肿瘤诊疗技术和产品的研发。

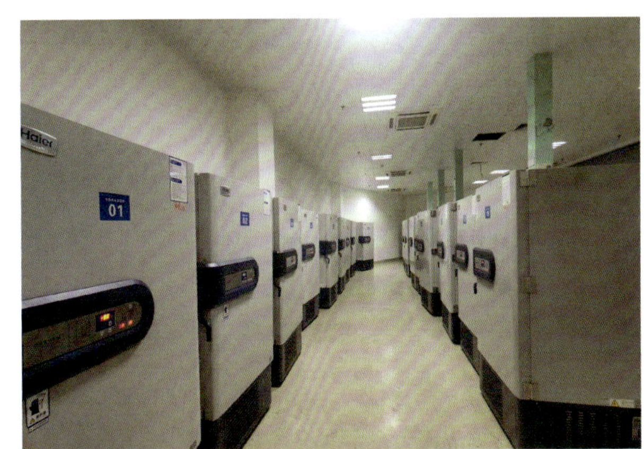

安徽医科大学第一附属医院生物样本库

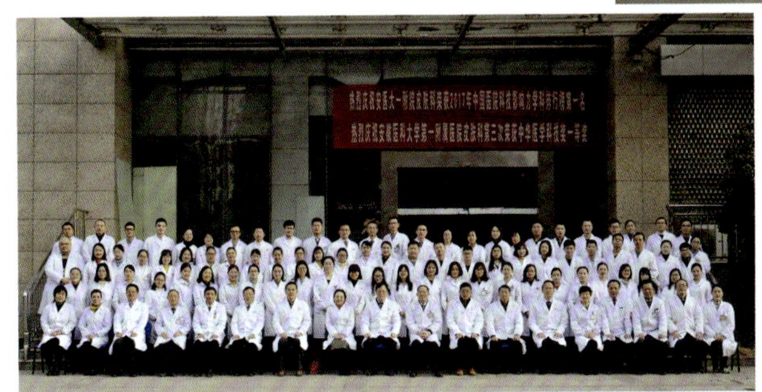

安徽医科大学皮肤病研究所遗传资源样本库团队

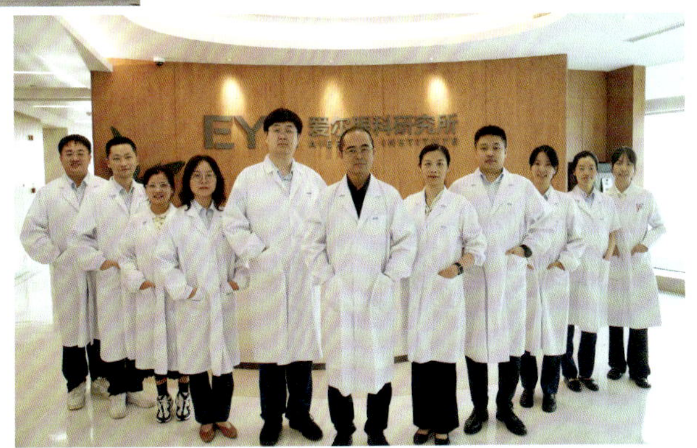

爱尔眼科生物样本中心团队

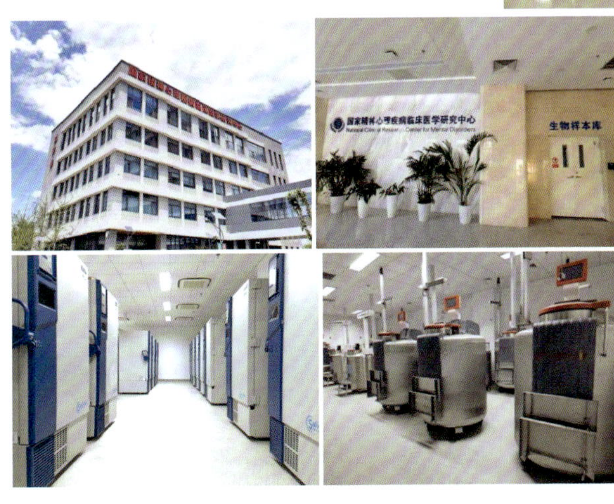

北京大学第六医院生物样本库

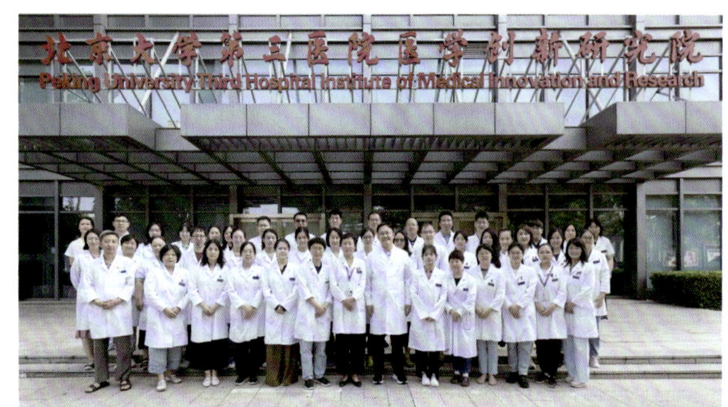

北京大学第三医院生物样本库团队

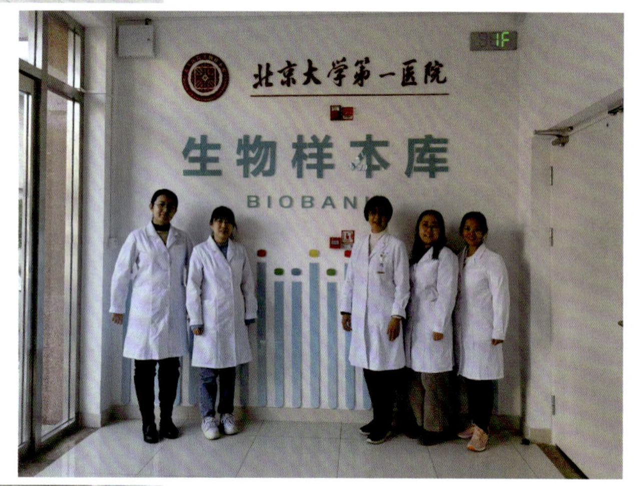

北京大学第一医院生物样本库团队

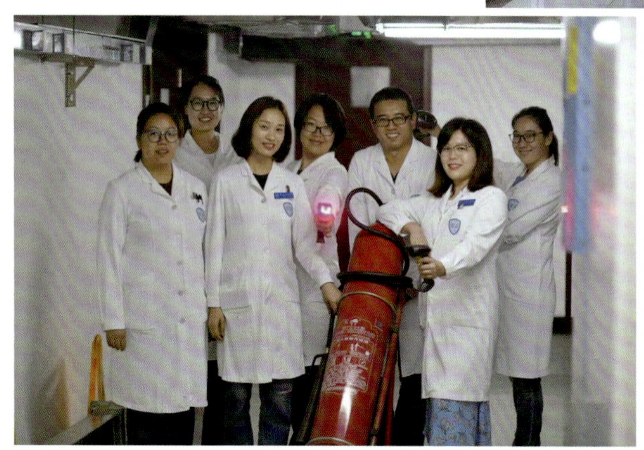

北京大学人民医院生物样本库团队

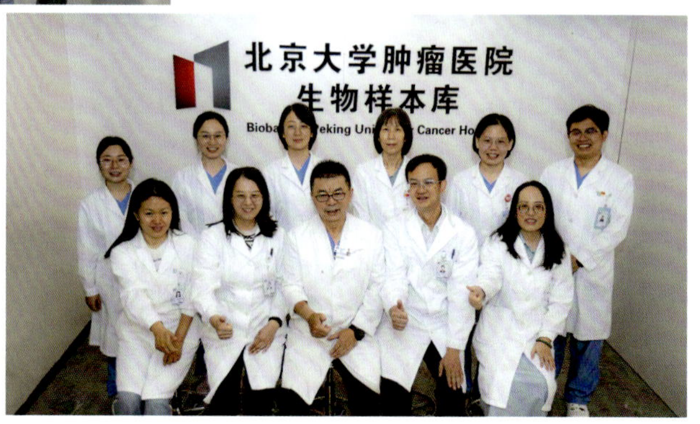

北京大学肿瘤医院生物样本库团队

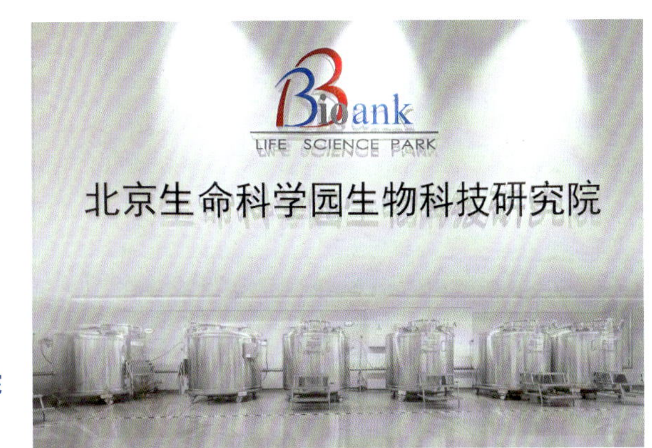

北京生命科学园生物科技研究院
生物样本库

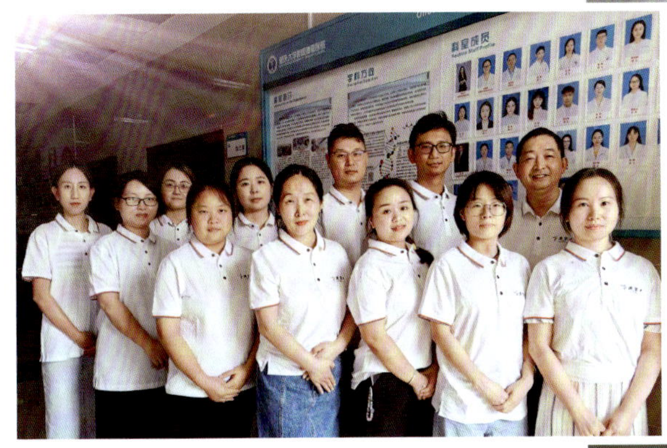

重庆大学附属肿瘤医院生物样本
库团队

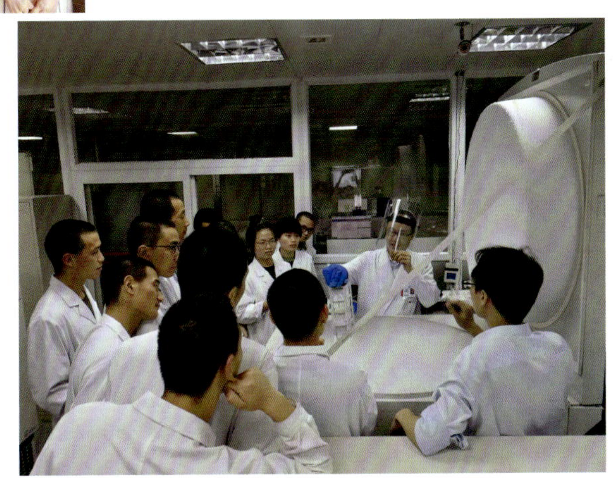

重庆西南医院生物样本库团队

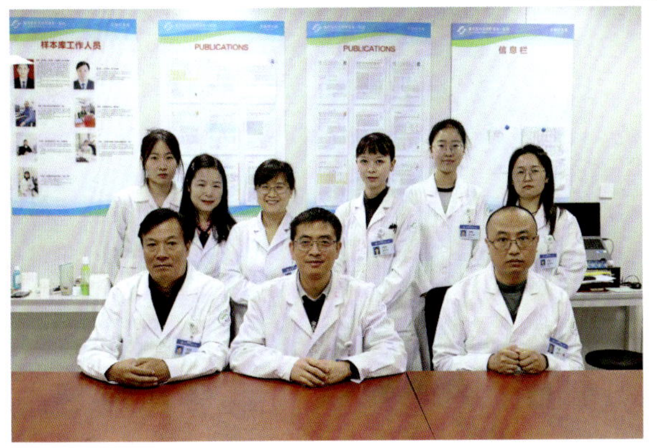

重庆医科大学附属第一医院生物
样本库团队

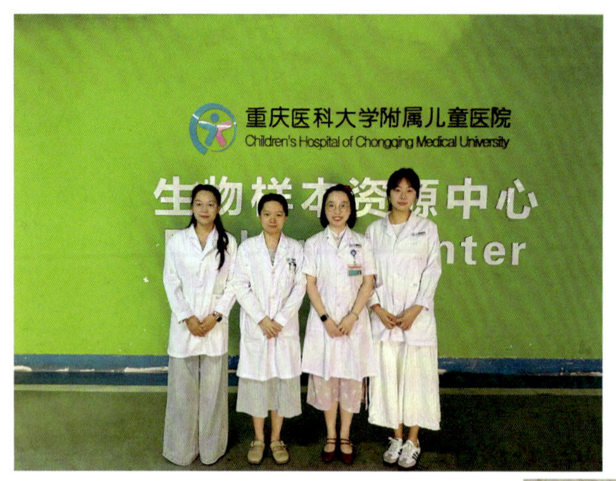

重庆医科大学附属儿童医院生物样本资源中心团队

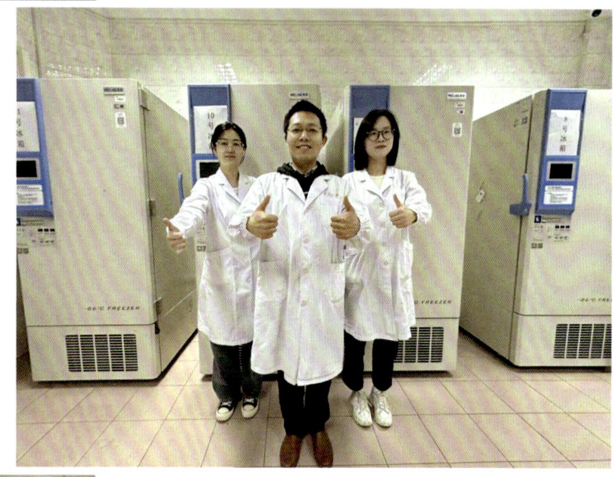

东南大学附属中大医院生物样本库团队

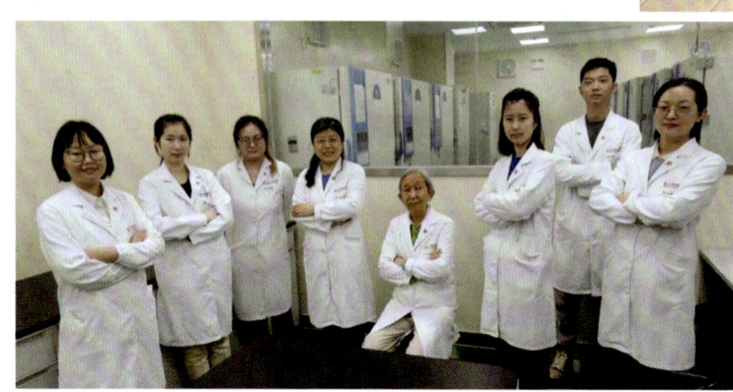

复旦大学附属妇产科医院生物样本库团队

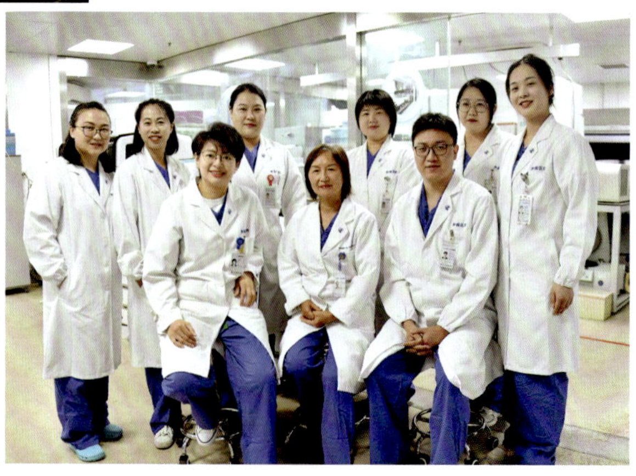

复旦大学附属肿瘤医院生物样本库团队

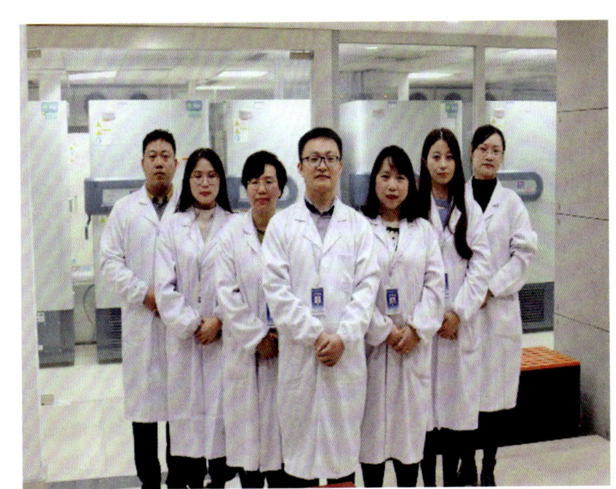

复旦大学泰州健康科学研究院大型自然人群队列和人类遗传资源平台团队

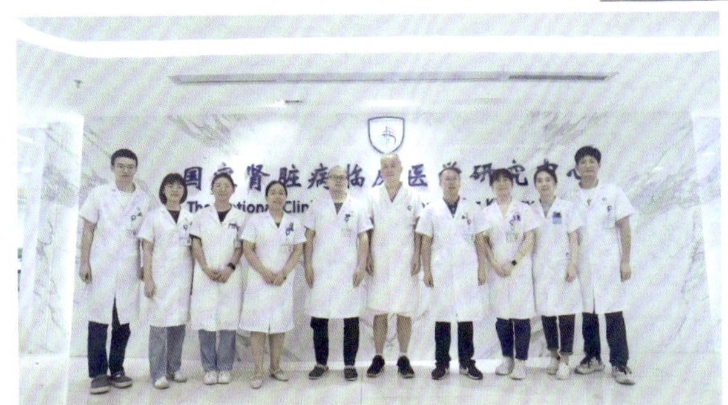

广东省肾脏病研究所生物样本保藏库团队

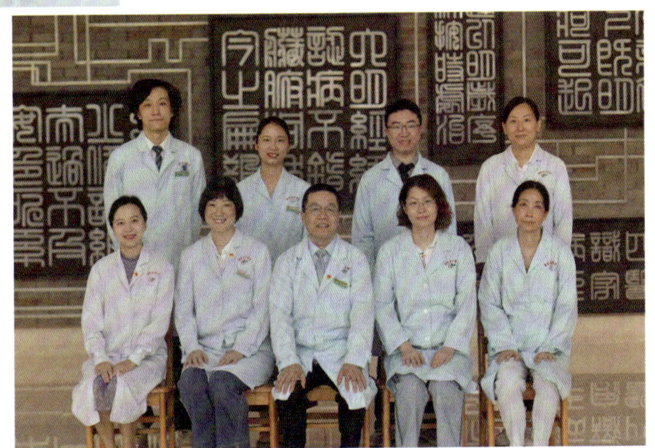

广东省中医院生物资源中心团队

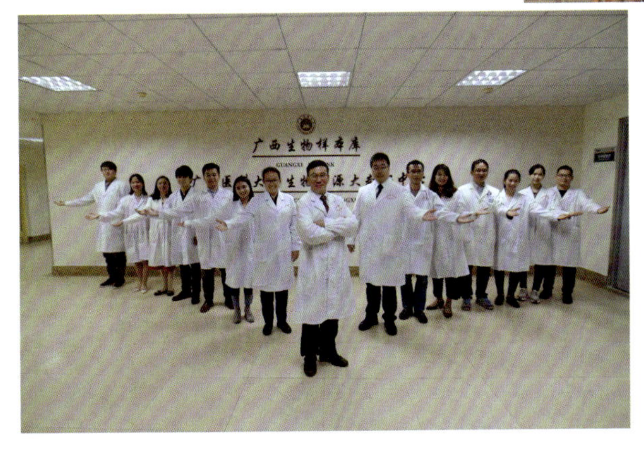

广西医科大学生物样本库[广西生物样本库(筹)]团队

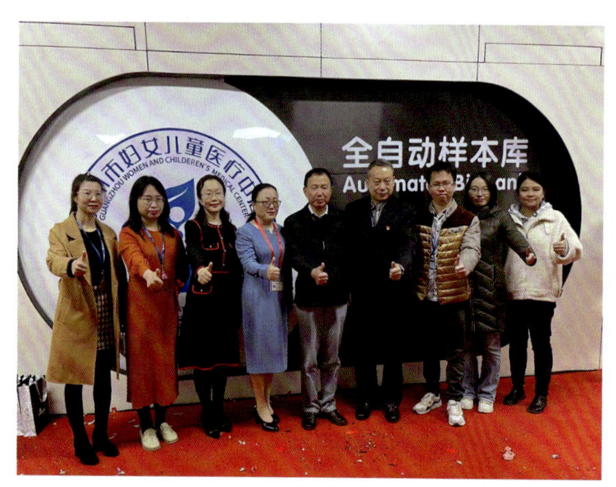

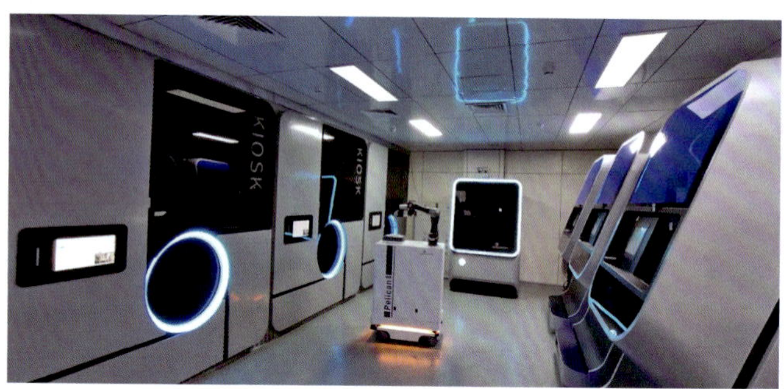

广州市妇女儿童医疗中心临床生物资源库全自动化样本库

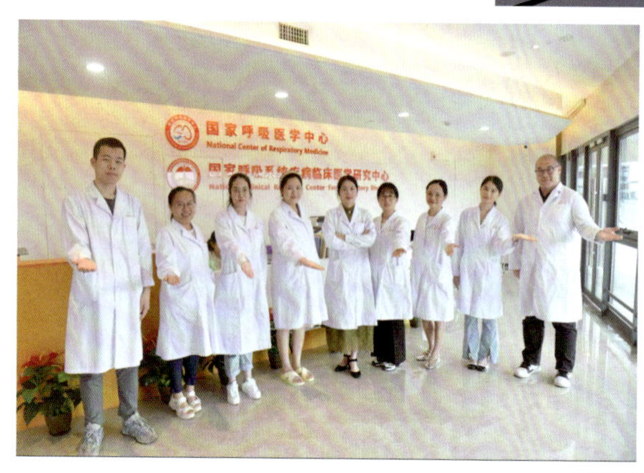

广州医科大学附属第一医院呼吸疾病生物样本库团队

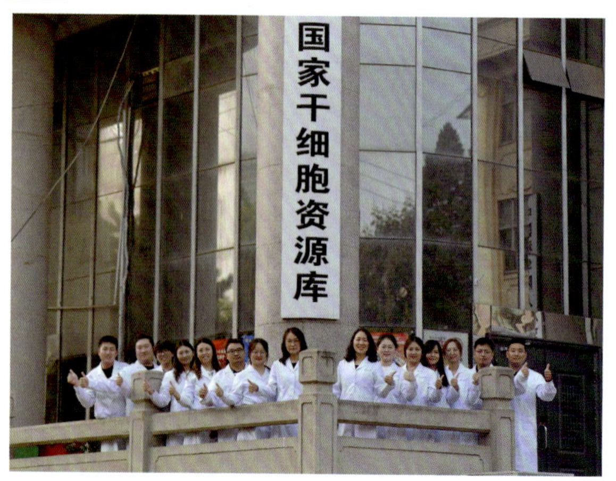

国家干细胞资源库团队

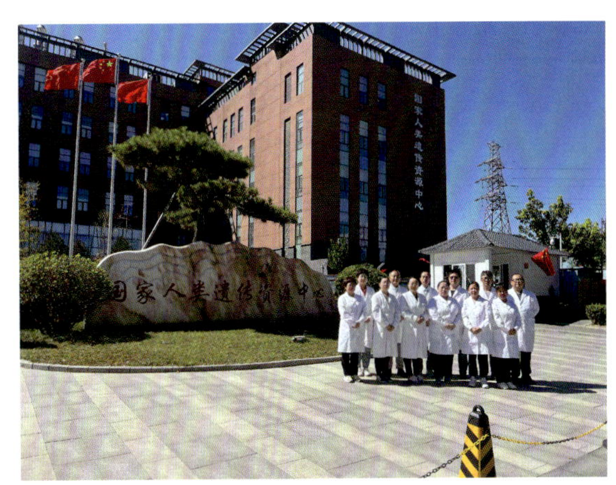

国家人类遗传资源中心团队

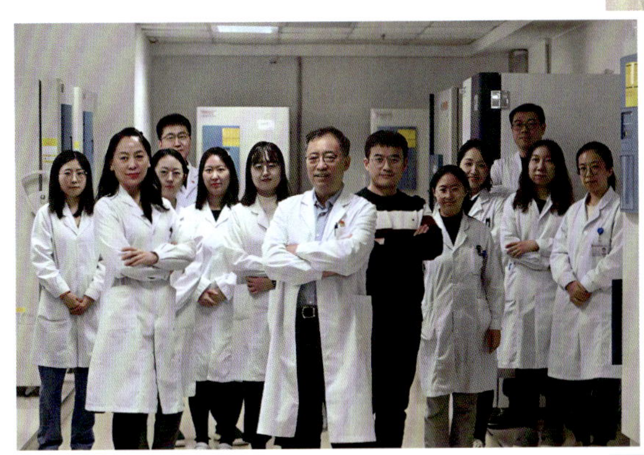

哈尔滨医科大学附属第二医院心血管疾病临床数据和标本资源库团队

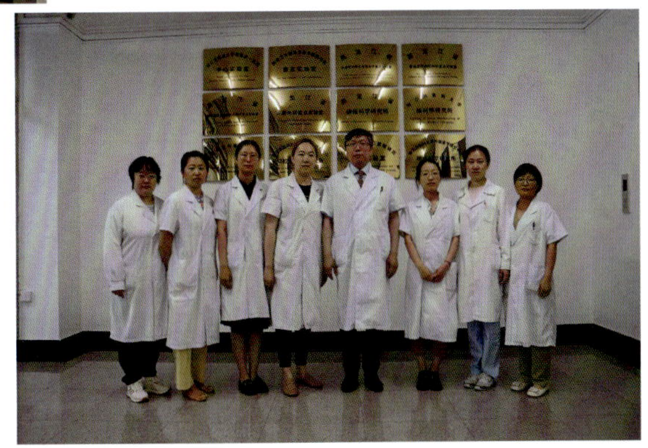

哈尔滨医科大学附属第一医院生物样本库团队

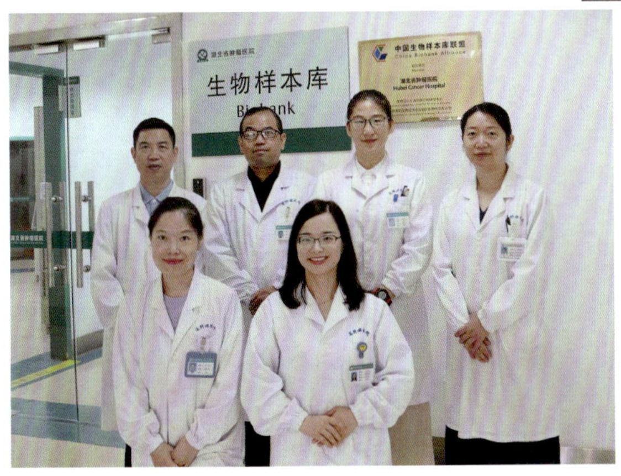

湖北省肿瘤医院生物样本库团队

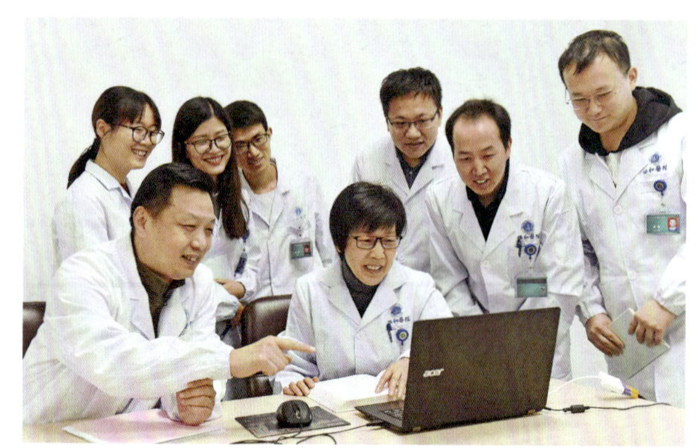

华中科技大学同济医学院附属协和医院生物样本中心团队

吉林大学第一医院庆祝中国共产党
成立100周年
乘风
破浪
百年征程 波澜壮阔
1921-2021
牢记
使命

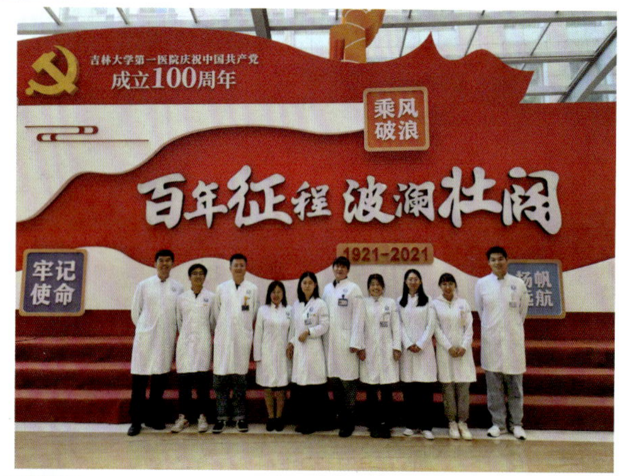

吉林大学第一医院生物样本库团队

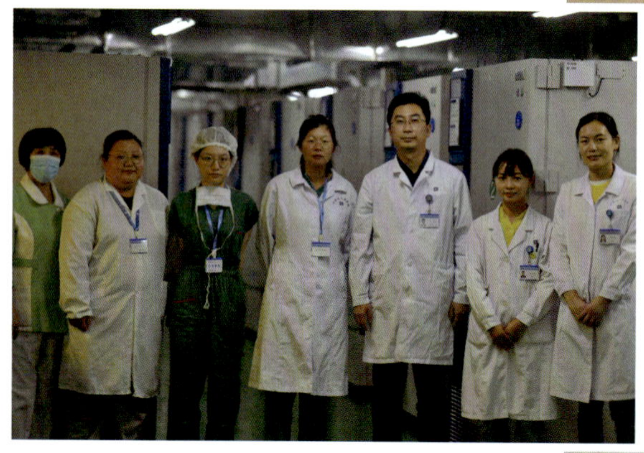

江苏省人民医院生物样本库团队

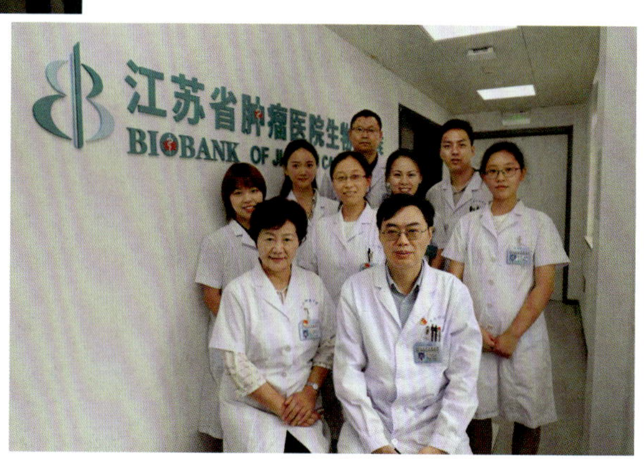

江苏省肿瘤医院生物样本库团队

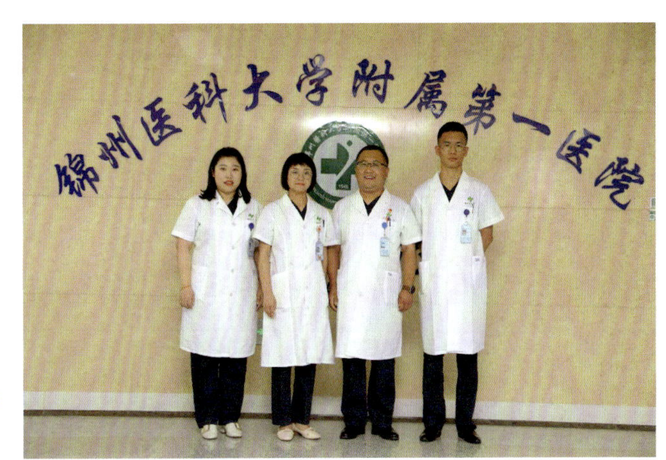

锦州医科大学附属第一医院临床生物样本中心团队

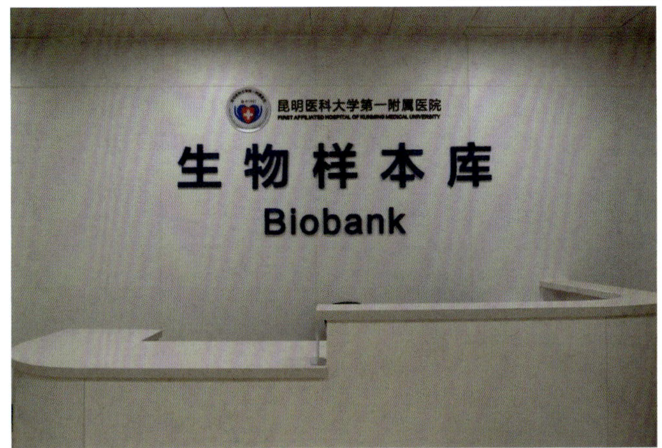

昆明医科大学第一附属医院生物样本库

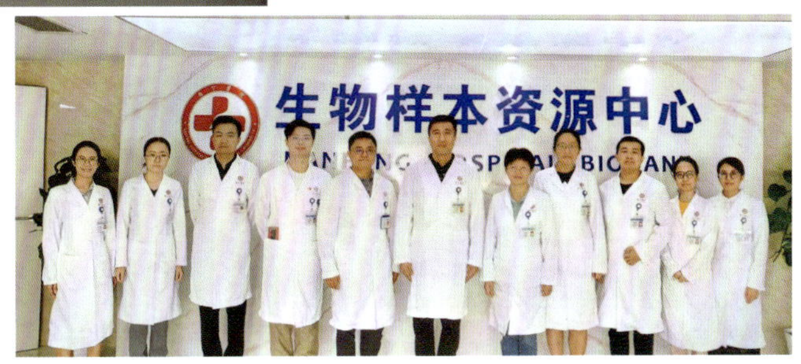

南方医科大学南方医院生物样本资源中心团队

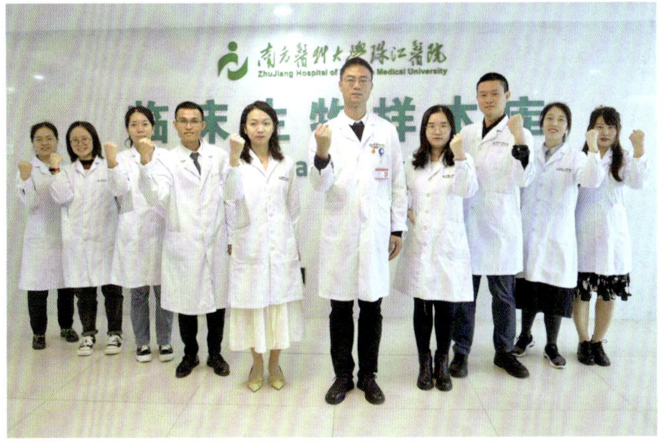

南方医科大学珠江医院临床生物样本资源中心团队

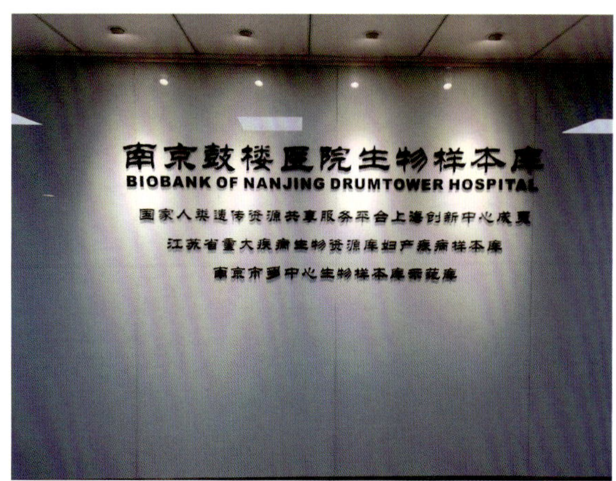

南京鼓楼医院生物样本库

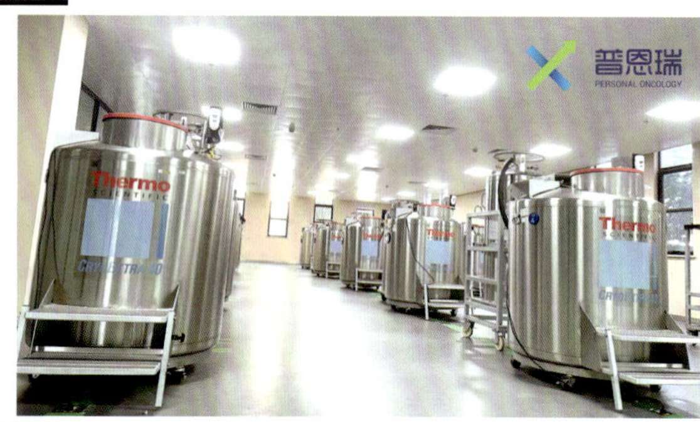

南京普恩瑞生物科技有限公司肿瘤活组织样本库

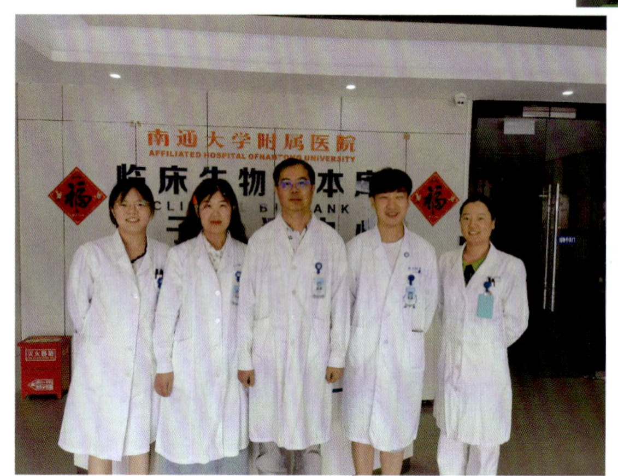

南通大学附属医院生物样本库团队

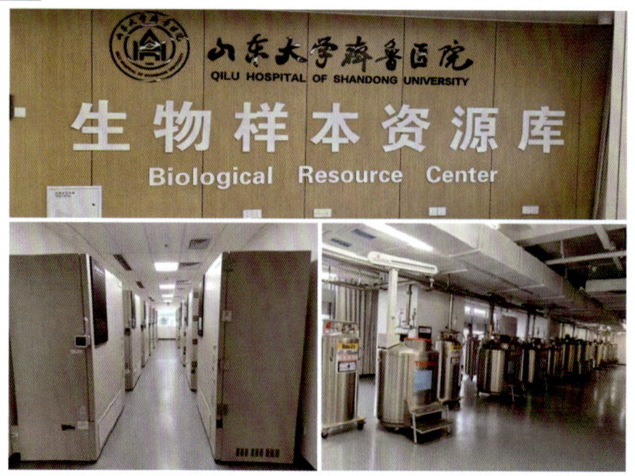

山东大学齐鲁医院生物样本资源库

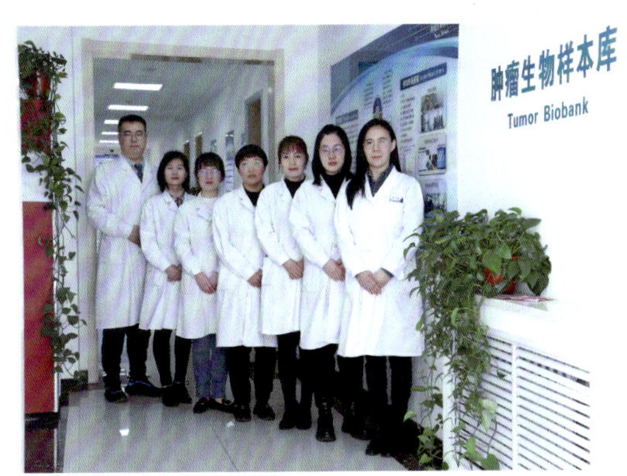

山西省肿瘤医院生物样本库团队

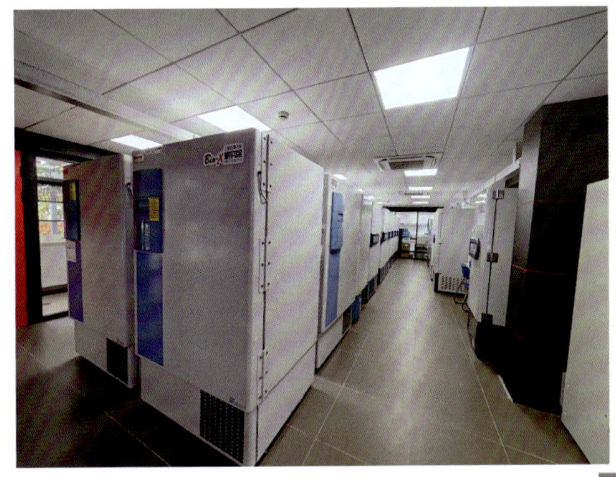

上海交通大学生物样本库

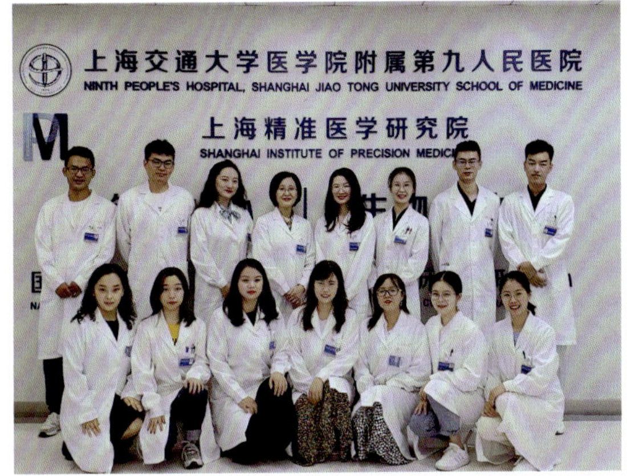

上海交通大学医学院附属第九人民医院生物样本库团队

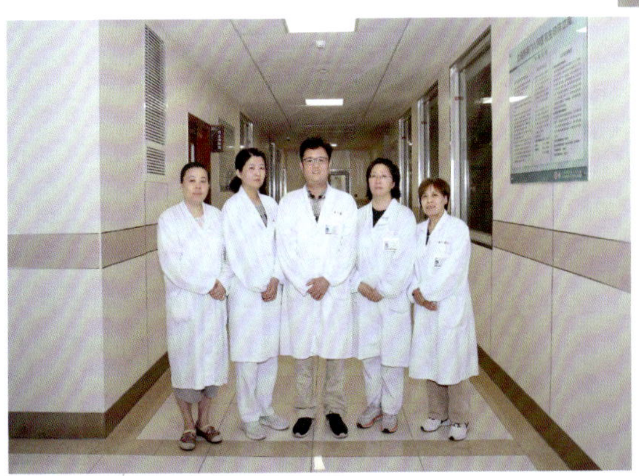

上海交通大学医学院附属第六人民医院生物样本库团队

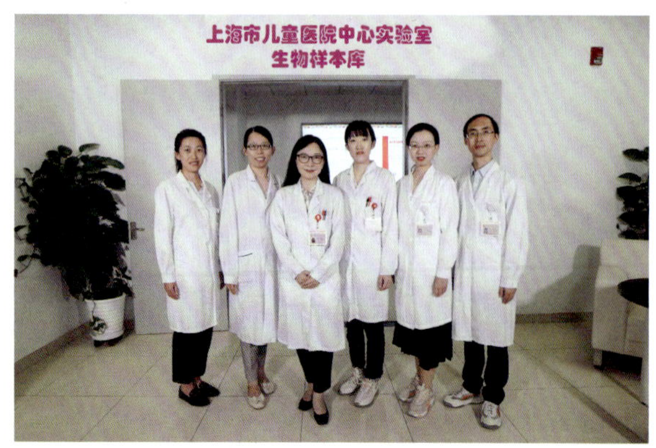

上海交通大学医学院附属儿童医院生物样本库团队

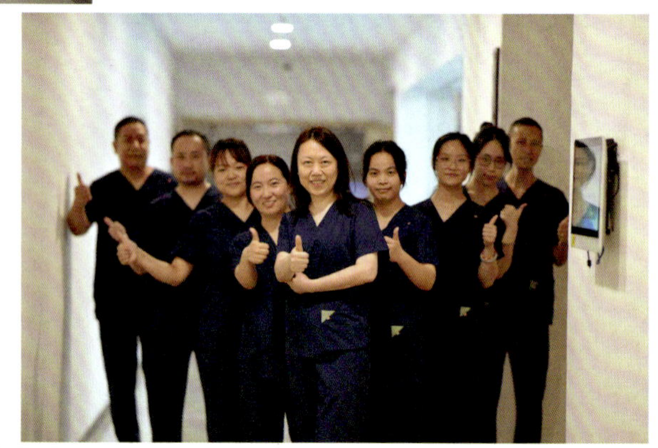

上海交通大学医学院附属仁济医院临床生物资源中心团队

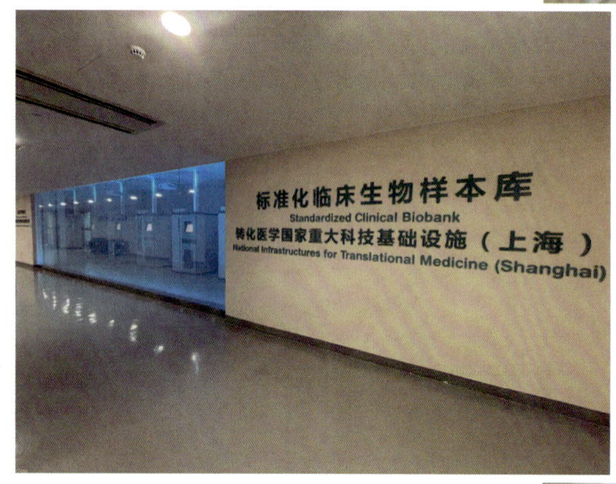

上海交通大学医学院附属瑞金医院标准化临床生物样本库

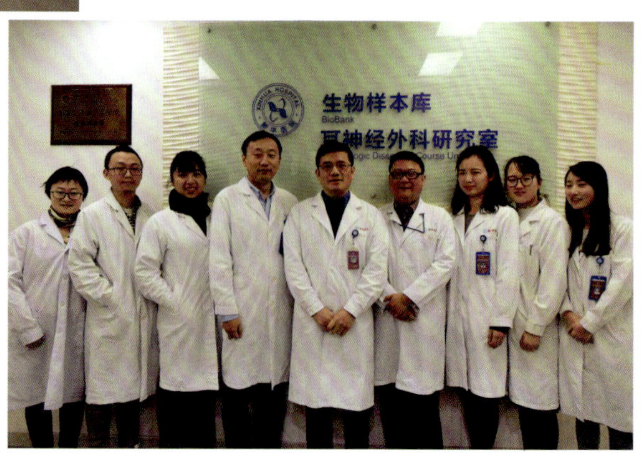

上海交通大学医学院附属新华医院新华生物样本库团队

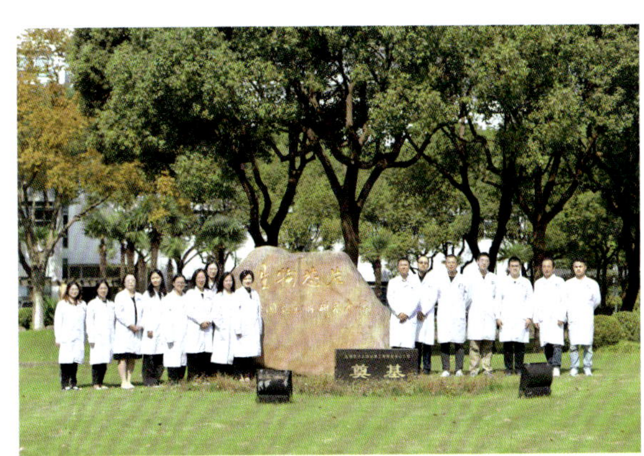

上海生物样本库（原上海张江生物银行）团队

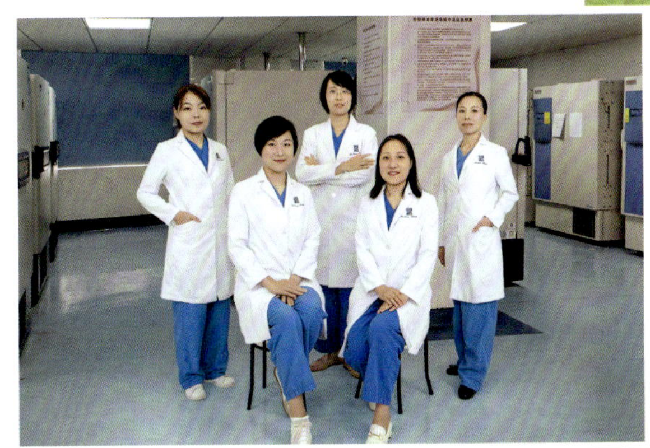

上海市第一妇婴保健院样本库团队

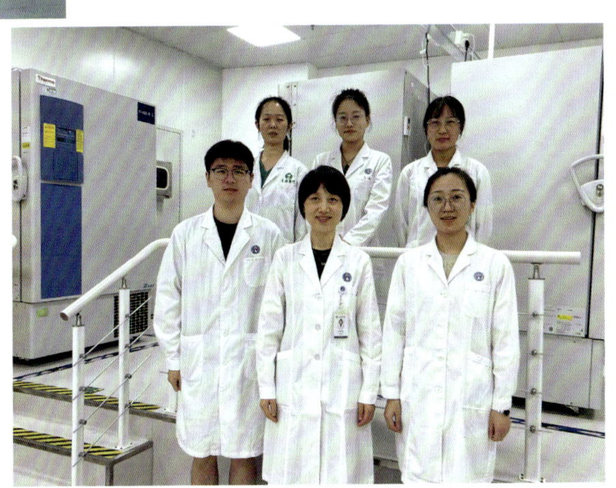

上海长海医院样本库团队

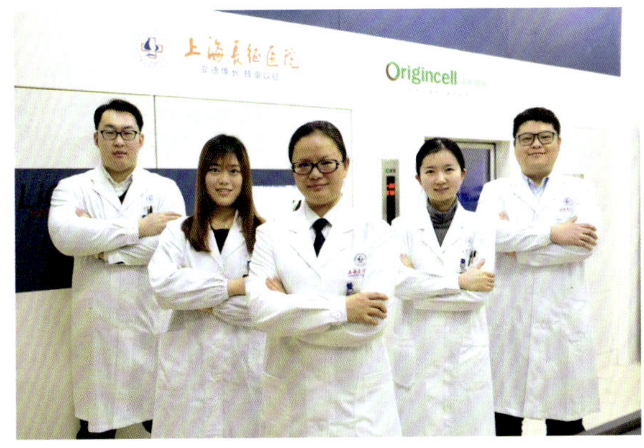

上海长征医院生物样本库团队

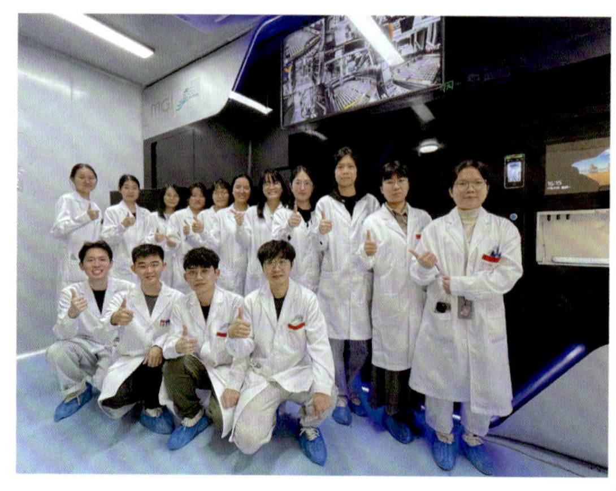

深圳国家基因库团队

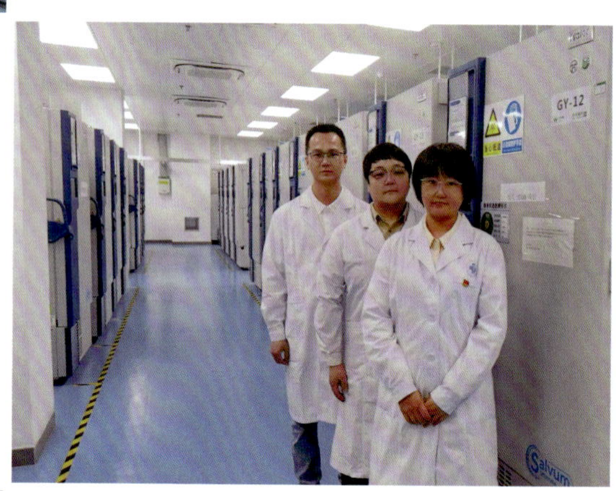

深圳市第三人民医院生物样本库团队

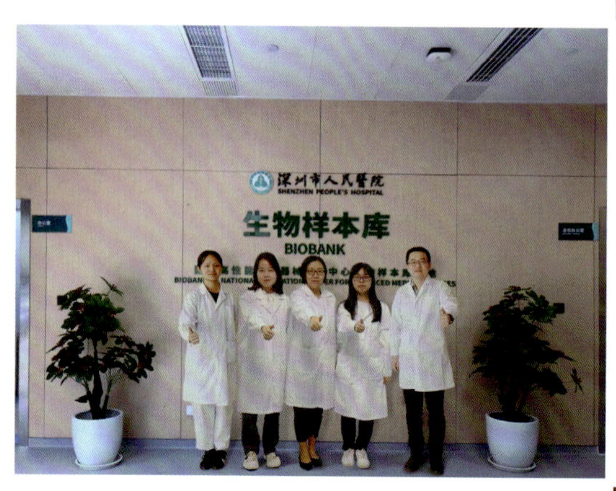

深圳市人民医院生物样本库团队

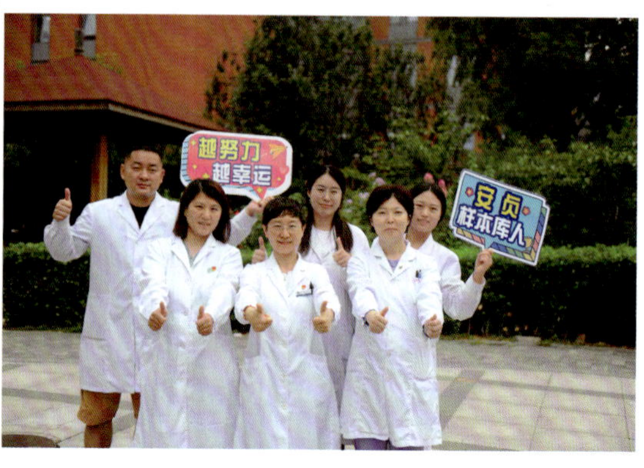

首都医科大学附属北京安贞医院临床生物样本资源中心团队

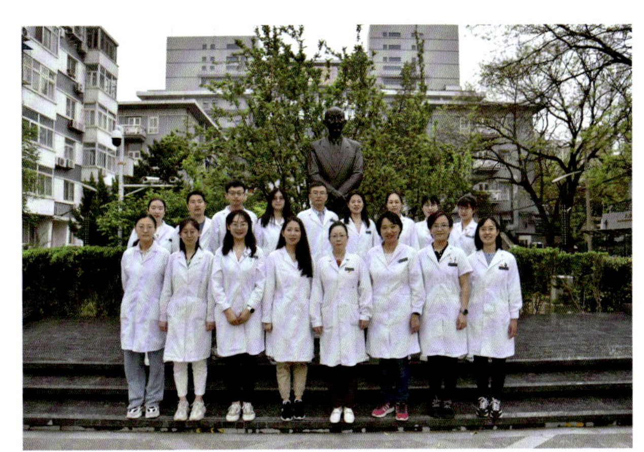

首都医科大学附属北京儿童医院
临床数据和样本资源库团队

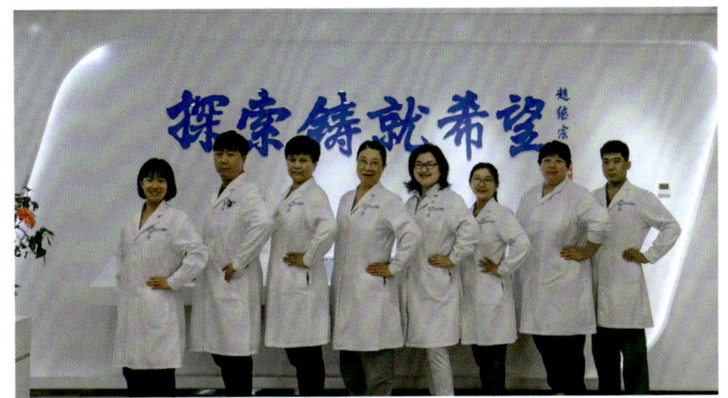

首都医科大学附属北京天坛医院
生物样本库团队

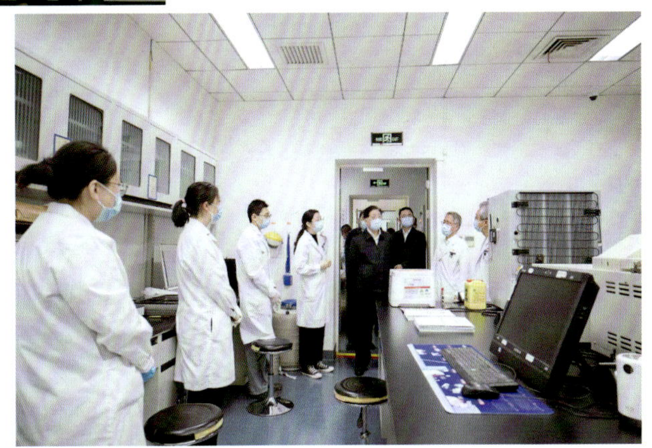

首都医科大学附属北京友谊医院
临床样本与数据资源库团队

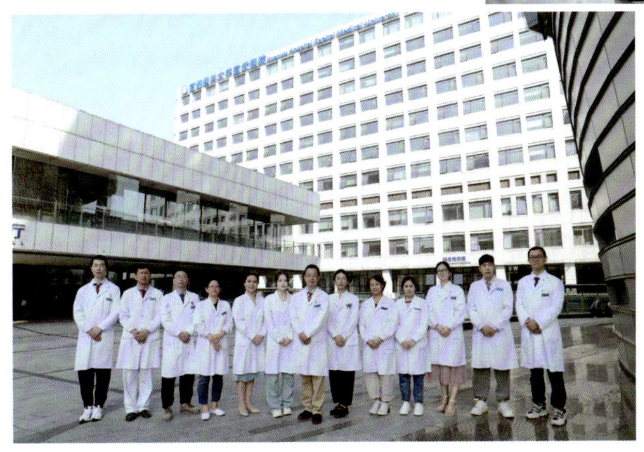

首都医科大学宣武医院临床样本
中心团队

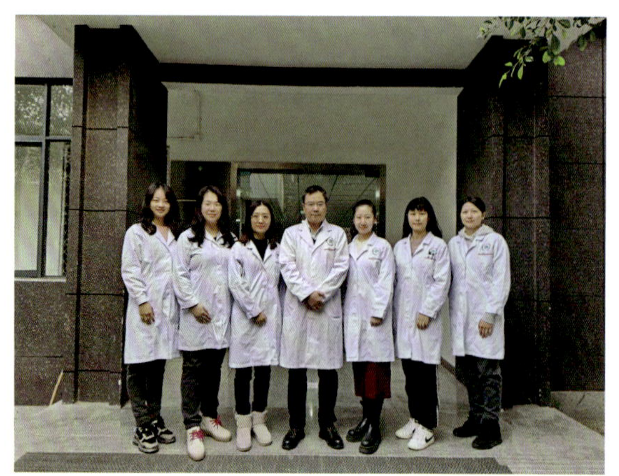

四川大学华西第二医院生物样本库团队

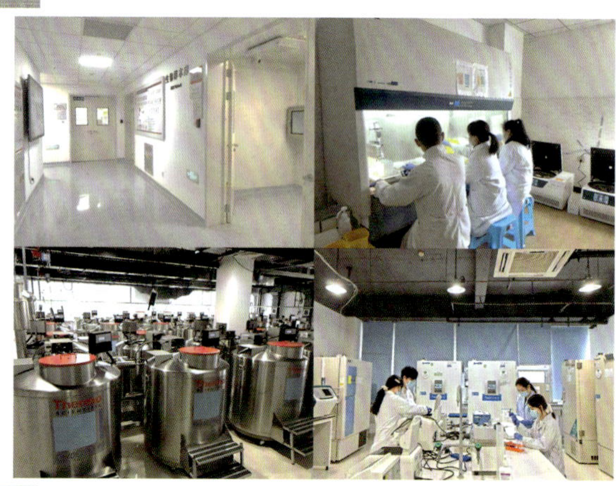

四川大学华西医院华西生物样本库

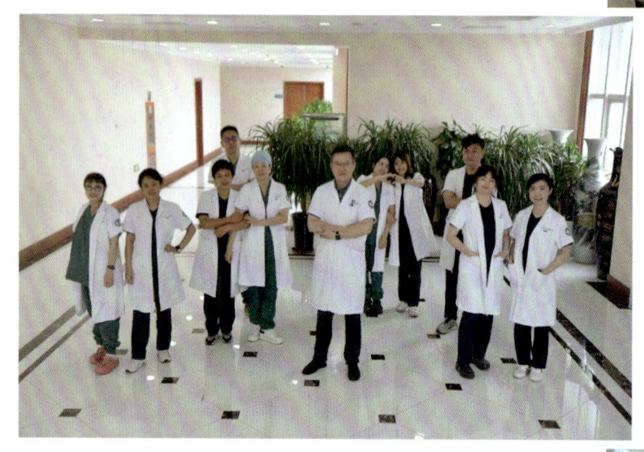

天津医科大学肿瘤医院肿瘤生物样本库团队

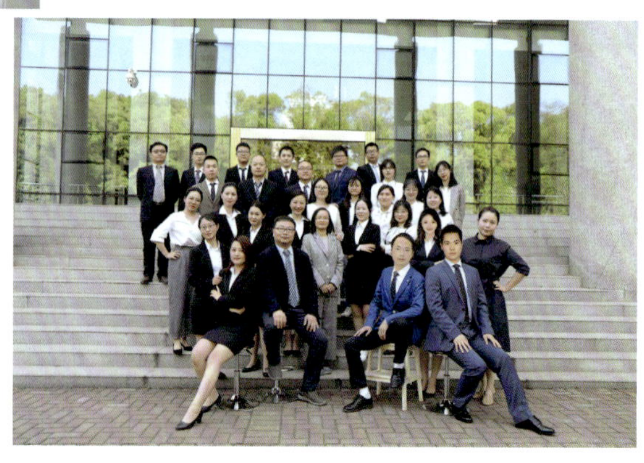

武汉大学中南医院生物样本库团队

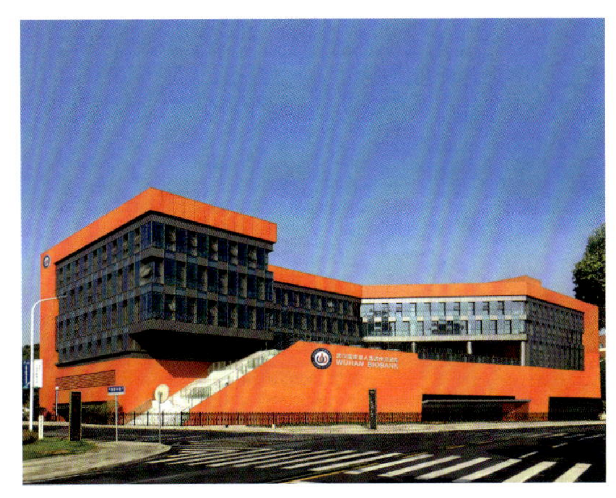

武汉国家级人类遗传资源库

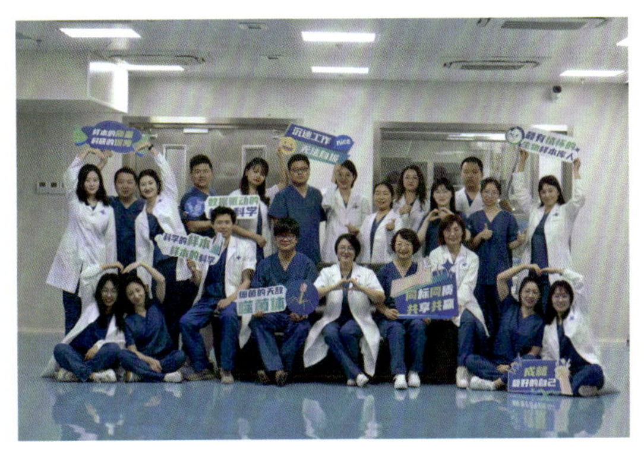

西安交通大学第一附属医院生物样本信息资源中心团队

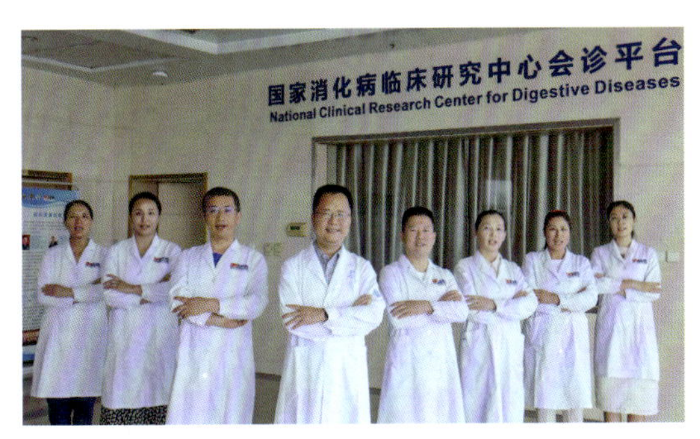

西京医院消化系疾病生物样本库团队

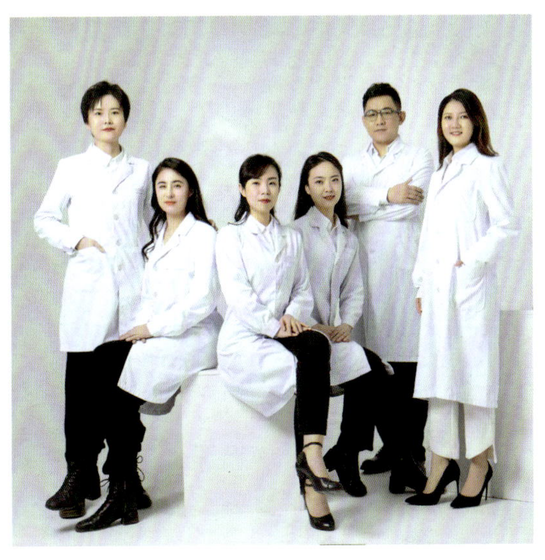

新疆医科大学附属肿瘤医院肿瘤生物样本库团队

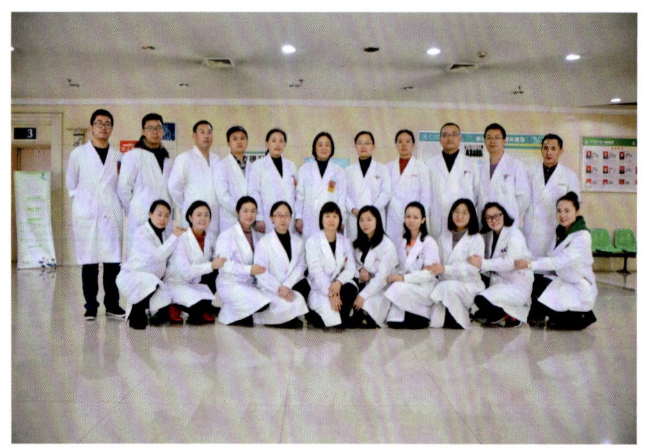

新桥医院生物样本资源中心团队

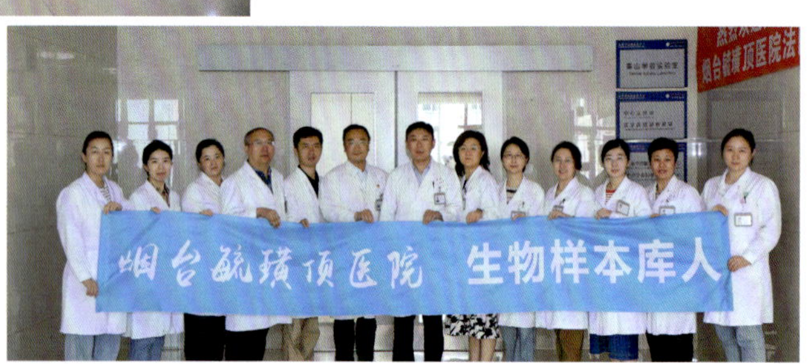

烟台毓璜顶医院生物样本库团队

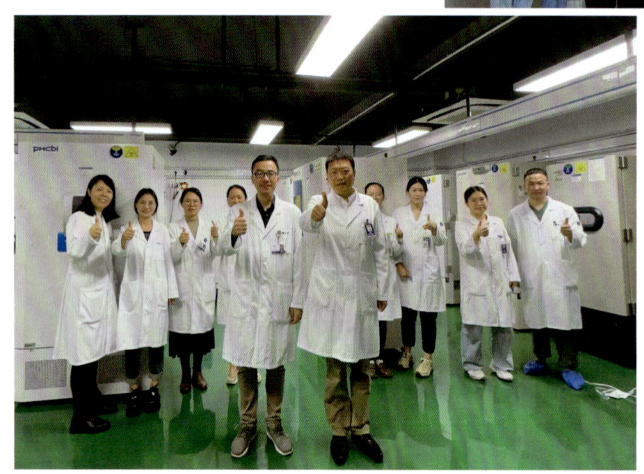

浙江大学医学院附属第二医院临床生物样库团队

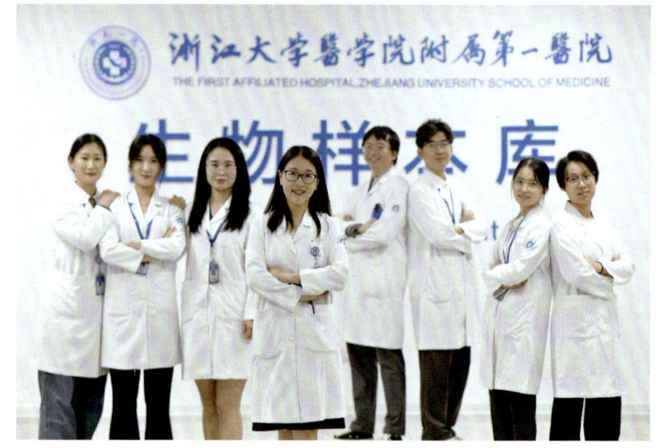

浙江大学医学院附属第一医院生物样本库团队

生物资源保藏中心

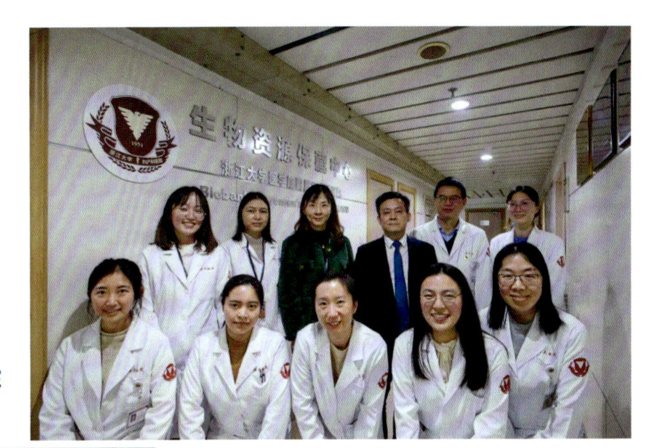

浙江大学医学院附属妇产科医院
生物资源保藏中心团队

贯彻党的二十大精神 推动全面贯彻实施宪法

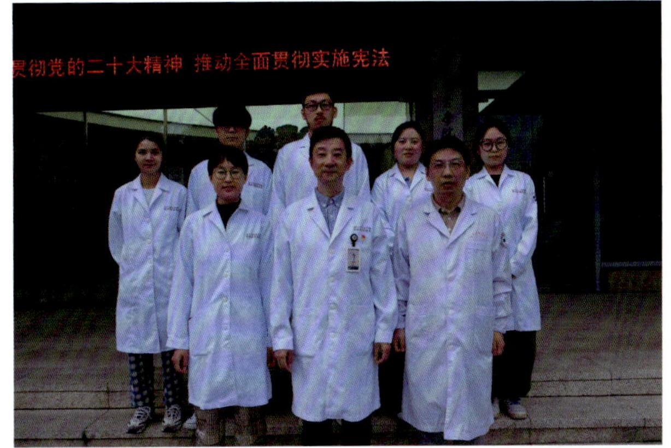

浙江大学医学院附属杭州市西溪
医院生物样本资源中心团队

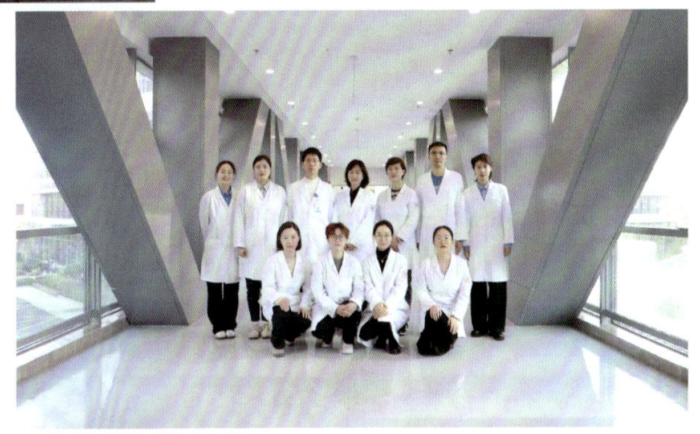

浙江大学医学院附属邵逸夫医院
生物样本资源库团队

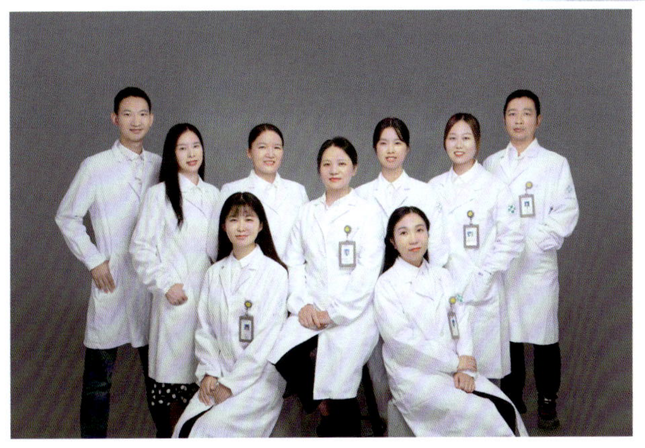

浙江省台州医院生物资源中心
团队

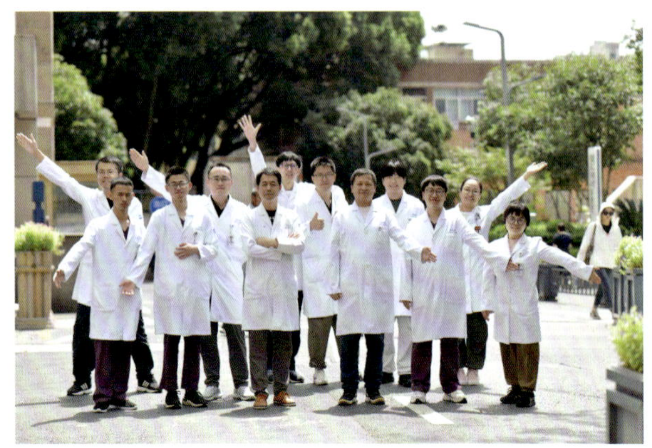

浙江省肿瘤医院生物样本库团队

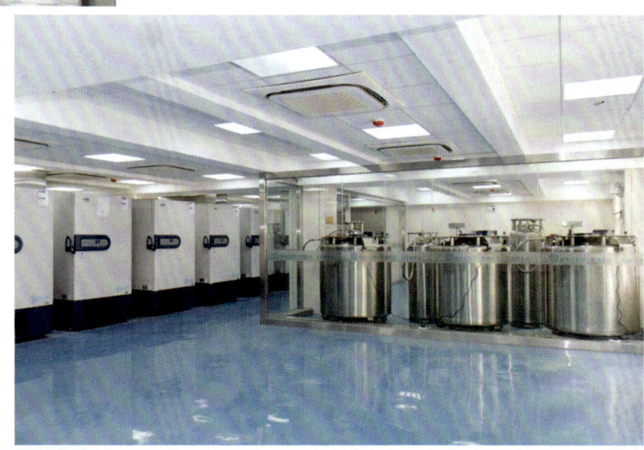

郑州大学第一附属医院生物样本库

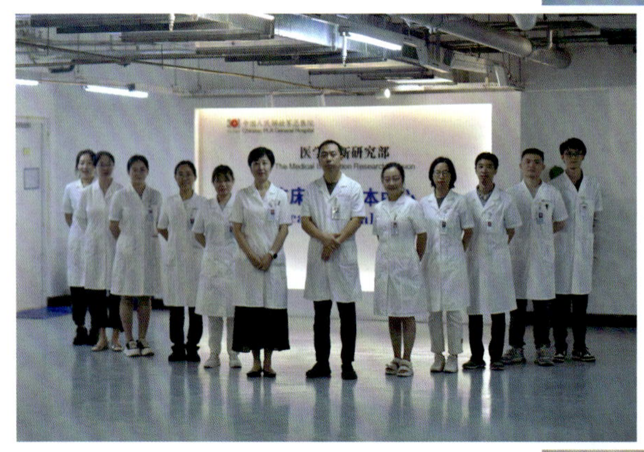

解放军总医院临床生物样本中心团队

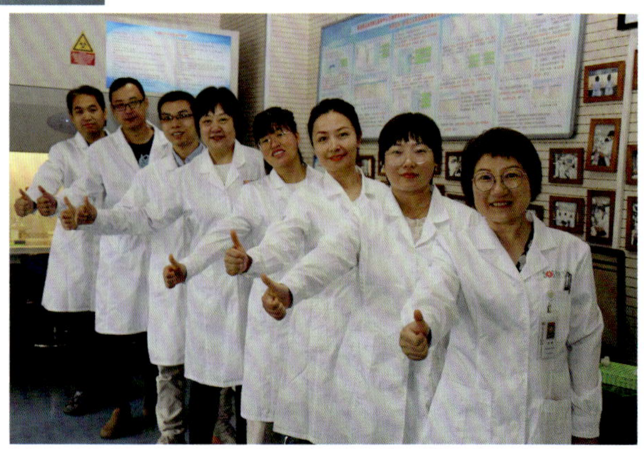

解放军总医院第五医学中心生物样本与人类遗传资源库团队

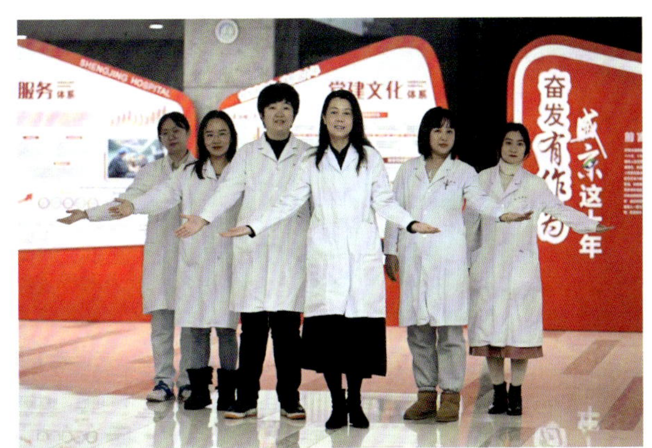

中国医科大学附属盛京医院生物样本库团队

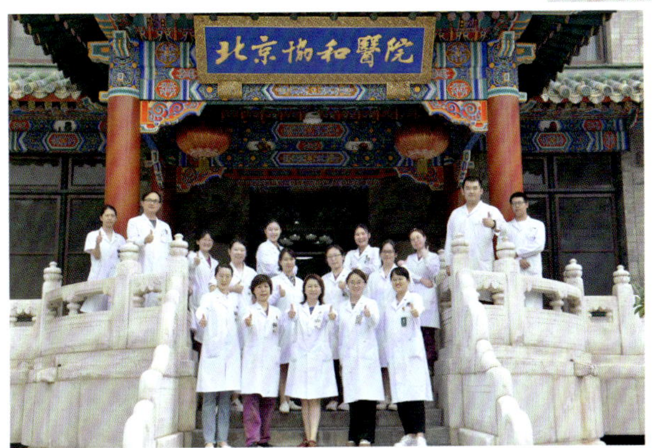

中国医学科学院北京协和医院临床生物样本中心团队

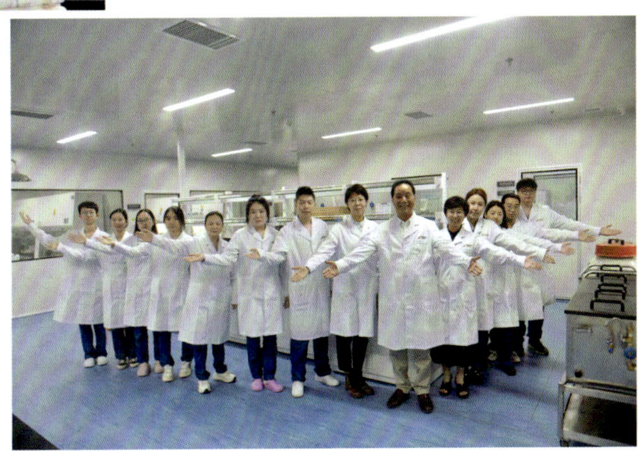

中国医学科学院血液病医院血液样本与健康大数据资源平台团队

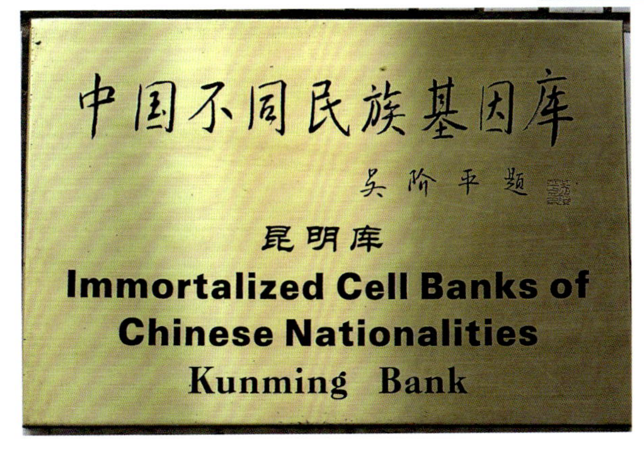

中国医学科学院医学生物学研究所中国不同民族永生细胞库

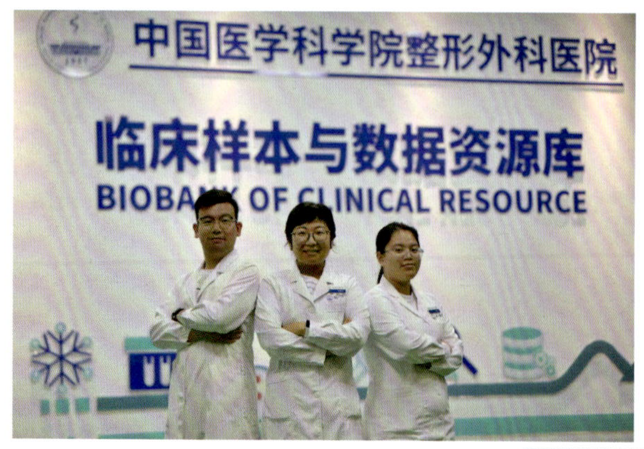

中国医学科学院整形外科医院临床样本与数据资源库团队

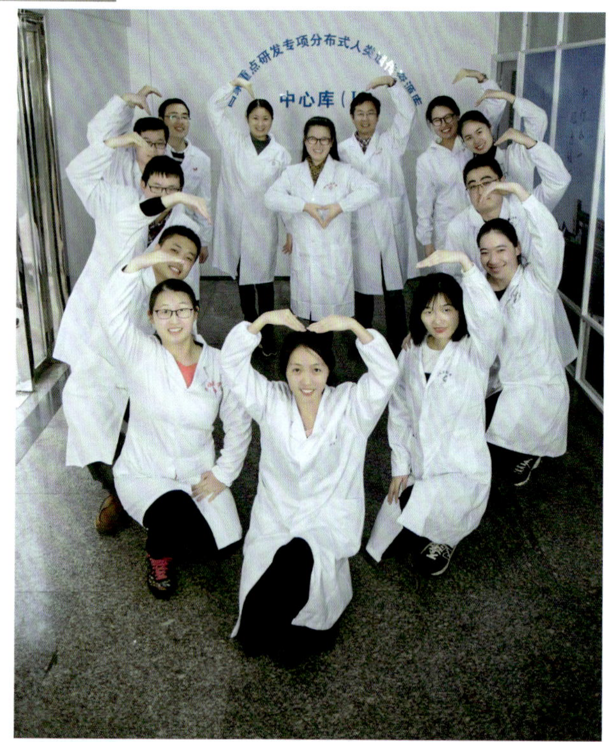

中南大学湘雅生物样本库团队

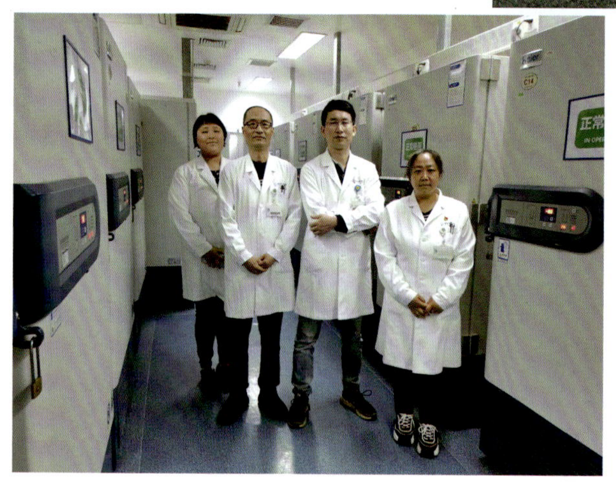

中日友好医院生物样本库团队

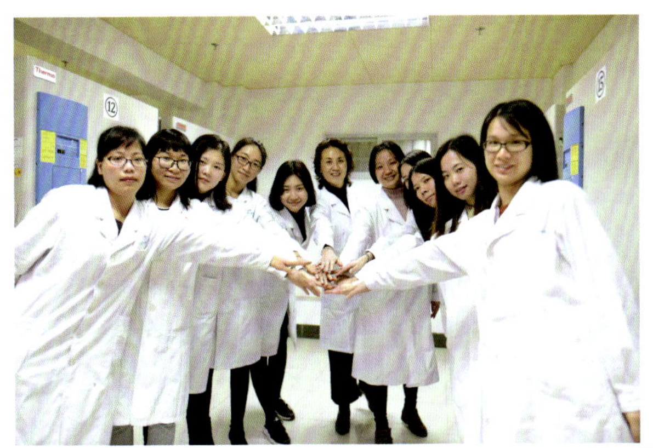

中山大学附属第三医院生物样本资源库团队

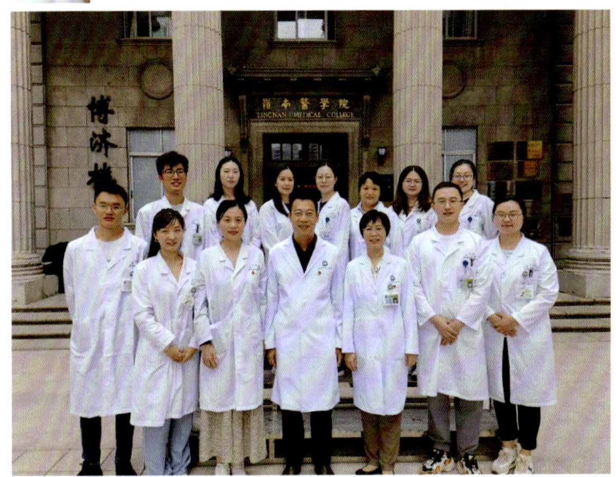

中山大学孙逸仙纪念医院生物样本库团队

中山大學 中山眼科中心

中山大学中山眼科中心生物样本库团队

永葆初心
永担使命
实干成就未来
奋斗创造历史

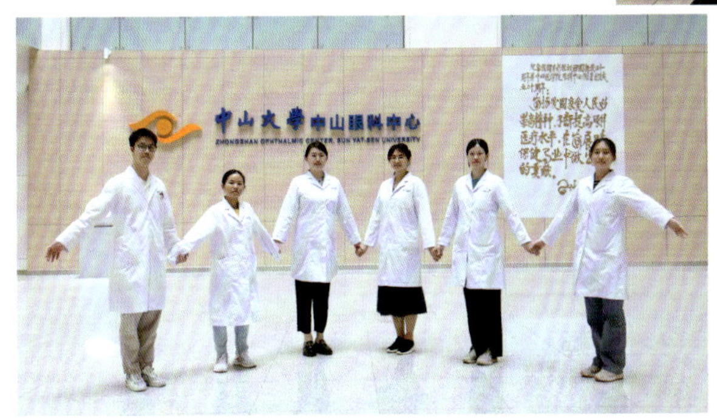

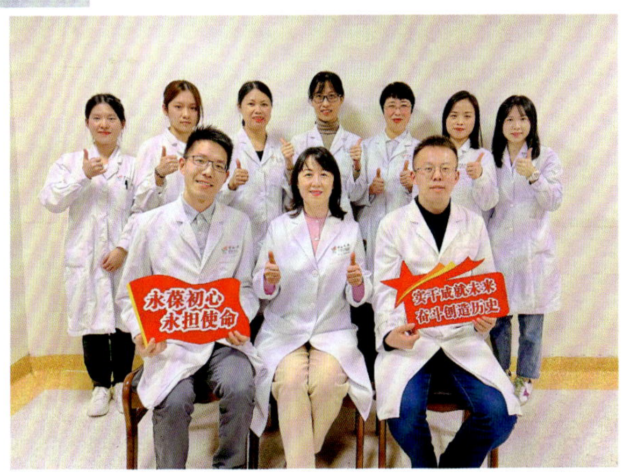

中山大学肿瘤防治中心生物资源库团队

图书在版编目(CIP)数据

中国人类遗传资源的共享设计与解决方案/金力主编. —上海：复旦大学出版社，2024. 7
ISBN 978-7-309-16020-8

Ⅰ. ①中…　Ⅱ. ①金…　Ⅲ. ①种质资源-资源共享-研究-中国　Ⅳ. ①S32

中国版本图书馆 CIP 数据核字(2021)第 234846 号

中国人类遗传资源的共享设计与解决方案
金　力　主编
策划编辑/魏　岚
责任编辑/王　瀛
装帧设计/马晓霞

复旦大学出版社有限公司出版发行
上海市国权路 579 号　邮编：200433
网址：fupnet@fudanpress.com　http://www.fudanpress.com
门市零售：86-21-65102580　团体订购：86-21-65104505
出版部电话：86-21-65642845
上海盛通时代印刷有限公司

开本 787 毫米×1092 毫米　1/16　印张 24　字数 567 千字
2024 年 7 月第 1 版
2024 年 7 月第 1 版第 1 次印刷

ISBN 978-7-309-16020-8/S · 14
定价：198.00 元